手足口病中西医诊治精要

主　编　李秀惠

副主编　聂　广

编　委

丁剑波（北京卫生职业学院）	李　丽（首都医科大学附属北京中医医院）
过建春（杭州市第六人民医院）	李秀惠（首都医科大学附属北京佑安医院）
田一梅（深圳市第三人民医院）	张国梁（安徽中医药大学第一附属医院）
许文君（首都医科大学附属北京佑安医院）	张佳莹（首都医科大学附属北京佑安医院）
刘　丹（首都医科大学附属北京佑安医院）	官升灿（福建医科大学孟超肝胆医院）
刘宝蓉（福建医科大学孟超肝胆医院）	周　文（福建医科大学孟超肝胆医院）
刘映霞（深圳市第三人民医院）	聂　广（深圳市第三人民医院）
李　芹（福建医科大学孟超肝胆医院）	戴　洁（首都医科大学临床病理中心）

秘　书

尚小飞（首都医科大学附属北京佑安医院，中国农业科学院兰州畜牧与兽药研究所）

人民卫生出版社

·北　京·

图书在版编目(CIP)数据

手足口病中西医诊治精要 / 李秀惠主编. -- 北京 : 人民卫生出版社，2025. 11. -- ISBN 978-7-117-37522-1

Ⅰ. R512. 5

中国国家版本馆 CIP 数据核字第 2025K6V230 号

人卫智网	**www.ipmph.com**	**医学教育、学术、考试、健康，购书智慧智能综合服务平台**
人卫官网	**www.pmph.com**	**人卫官方资讯发布平台**

手足口病中西医诊治精要

Shouzukoubing Zhongxiyi Zhenzhi Jingyao

主　　编：李秀惠

出版发行：人民卫生出版社（中继线 010-59780011）

地　　址：北京市朝阳区潘家园南里 19 号

邮　　编：100021

E - mail：pmph @ pmph.com

购书热线：010-59787592　010-59787584　010-65264830

印　　刷：北京盛通印刷股份有限公司

经　　销：新华书店

开　　本：787 × 1092　1/16　　**印张：**21

字　　数：485 千字

版　　次：2025 年 11 月第 1 版

印　　次：2025 年 12 月第 1 次印刷

标准书号：ISBN 978-7-117-37522-1

定　　价：108.00 元

打击盗版举报电话：010-59787491　E-mail：WQ @ pmph.com

质量问题联系电话：010-59787234　E-mail：zhiliang @ pmph.com

数字融合服务电话：4001118166　E-mail：zengzhi @ pmph.com

主编简介

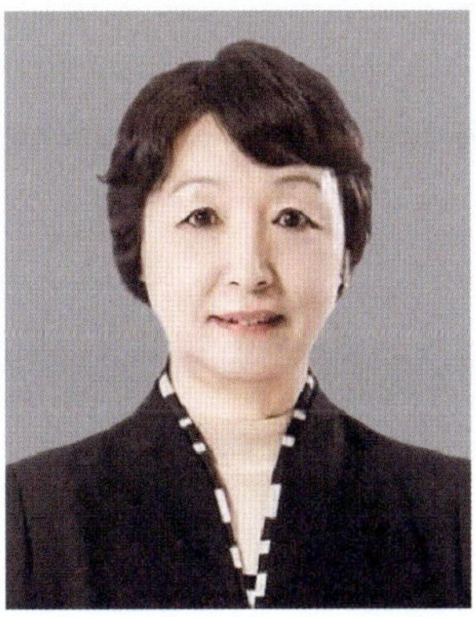

李秀惠，首都医科大学附属北京佑安医院首席专家、主任医师、教授、博士研究生导师，中西医结合会诊中心主任。首都名中医，北京市三八红旗手。第七批全国老中医药专家学术经验继承工作指导老师，中华中医药学会名医名家科普工作室负责人。

中华中医药学会理事、肝胆病分会原主任委员，世界中医药学会联合会疫病专业委员会、临床用药安全研究专业委员会副会长，北京中医药学会中医应急工作委员会主任委员，全国中医标准化技术委员会委员。

国家临床重点专科中医肝病负责人，国家中医药管理局重点学科中医传染病学学科带头人和中医药防治传染病重点研究室主任。《中西医结合肝病杂志》专家委员会主任委员，《临床肝胆病杂志》副主编。

作为第一申报人获得省部级科技奖等 5 项。发表论文 200 余篇，科学引文索引（SCI）收录论文 30 篇。牵头制定指南、共识等 10 项。

前　言

手足口病是世界范围广泛流行的传染病，1957年由新西兰学者首次报道；多发生于5岁以下儿童，可引起手、足、口腔等部位的皮疹和疱疹，部分重症可导致死亡，严重威胁儿童健康。自2008年5月手足口病被列入我国法定报告传染病管理以来，我国大陆31个省（自治区、直辖市）均有报告病例，年均报告发病人数超百万，报告死亡病例上百例。肠道病毒A组71型（EV-A71）和柯萨奇病毒A组16型（CV-A16）等肠道病毒感染是引起我国手足口病持续流行的主要病因。

2009年，国家中医药管理局设立行业专项以研究手足口病中医药治疗方案，课题组负责人李秀惠教授在完成课题基础上，于2014年出版了《手足口病中西医基础与临床》一书；该书共分16章，系统介绍了手足口病的病原学、流行病学、病理学、发病机制、临床表现、辅助检查、诊断与鉴别诊断、治疗学，以及中医对发热伴出疹性疾病的认识、病因病机、证候研究、治则治法、辨证论治、常用疗法、方药研究、中医预防与调护等内容。

2013年以后，我国手足口病流行病学和病原学有了很大变化。2008—2012年手足口病主要因感染EV-A71和CV-A16而广泛流行。2013—2015年流行毒株构成发生转变，CV-A6、CV-A10、CV-A2等其他肠道病毒感染导致的手足口病散发、暴发逐年增多，优势毒株转变为CV-A6。2016年，我国3种EV-A71灭活疫苗均获国家食品药品监督管理总局批准上市使用，EV-A71感染所致手足口病病例数以及构成比进一步下降，CV-A6/CV-A16成为优势毒株。

在中西医诊疗方面，手足口病的发病机制、中医辨证理论研究有了长足进步，西医重症支持治疗不断优化，中医及中西医结合随机对照临床研究等有效循证证据快速增加，手足口病的诊治获得了长足的进步。在此背景下，主编再次组织相关专家对《手足口病中西医基础与临床》进行了修订，以适应新变化、展现新进展，并更名为《手足口病中西医诊治精要》。与《手足口病中西医基础与临床》相比较，《手足口病中西医诊治精要》的基本结构框架保持不变，对病原学、流行病学、中西医治疗进展等相关内容做了更新和补充。

对于本书的编写，我们始终坚持资料客观、内容丰富、与时俱进、简明实用，以便适合不同层次的读者。本书的编写得到了专家、同道的关注，未来恳请有关专家、学者和广大同道继续给予关注和支持。随着更多循证证据的涌现，本书将及时再版修订。

编　者

2024年9月

目 录

上篇

下篇

上篇

第一章

概　论

一、定义与病原体

手足口病（hand-foot-mouth disease，HFMD）是由多种肠道病毒引起的急性出疹性传染病，具有病原体众多且彼此间共进化共循环，变异速度快，传播途径复杂，流行期隐性感染率高的特点。本病多发生于学龄前儿童，尤以3岁以下年龄组发病率最高。大多数患者症状轻微，以发热和手、足、口腔等部位的皮疹或疱疹为主要特征。少数病例可出现脑膜炎、脑炎、脑脊髓炎、肺水肿、循环障碍等，个别重症患儿病情进展快，易发生死亡。患儿和隐性感染者均为传染源，成人感染后多不发病，但能够传播病毒，主要通过消化道、呼吸道和密切接触等途径传播。

人肠道病毒（human enterovirus，HEV）属于小RNA病毒（picornavirus）家族，包括4种肠道病毒（A～D）和3种鼻病毒（A～C）。致手足口病的肠道病毒几乎均具有相似的基因组结构及复制策略（图1-1），均具有正二十面体对称结构。病毒蛋白（viral protein，VP）在序列上各异但结构极为相似，即由病毒蛋白P1基因组编码4个病毒蛋白（VP1～VP4）构成原聚体（protomer），5个原聚体组装成五聚体（pentamer），12个五聚体组成完整衣壳。

引起手足口病的病原主要为肠道病毒属的柯萨奇病毒（Coxsackie virus）A组16、4、5、7、9、10型，B组2、5型；埃可病毒（ECHO virus）和肠道病毒71型（enterovirus 71，EV71），其中以EV71及Cox A16最为常见。Cox A16感染所致疾病症状较轻，很少有死亡病例；EV71引起的HFMD可导致严重并发症，并可以大规模暴发流行，对儿童造成了极大威胁。

感染不同型肠道病毒所致手足口病的临床表现有所差异。如皮疹、发热和口腔溃疡主要出现在感染柯萨奇病毒的患者身上，EV71、CV-A16、CV-A6和CV-A10等4种病毒在并发呼吸道、消化道症状方面无差异，但EV71致咽峡部疱疹发生率最低，CV-A16在上腭、颊黏膜的疱疹发生率最高，CV-A6皮疹更具多形性，常表现为湿疹样的皮疹伴囊泡/大疱样皮疹等两种及以上皮疹形态共存，在颊黏膜、齿龈、舌部的疱疹发生率低，好发于脸，四肢近端，嘴唇，肛周的腹股沟皮肤，头皮，手背和脚背部位，易造成误诊。EV71感染致重症率最高，其次为CV-A10，CV-A6、CV-A16致重症概率最低。此外，如CV-B3、ECHO1、ECHO6、ECHO9等更易于并发病毒性心肌炎，ECHO30更易于出现神经症状。这种临床表现上的差异，应与不同型别肠道病毒利用不同受体入侵不同靶细胞有关。

近年来，随着大多数国家野生型脊髓灰质炎病毒（PV）的根除，EV-A71、CV-B、ECHO11、EV-C96等重要的嗜神经肠道病毒受到关注。队列研究发现，感染肠道病毒后出现脑炎等神经系统并发症的儿童长时间存留肢体运动障碍，部分慢性疾病与肠道病毒

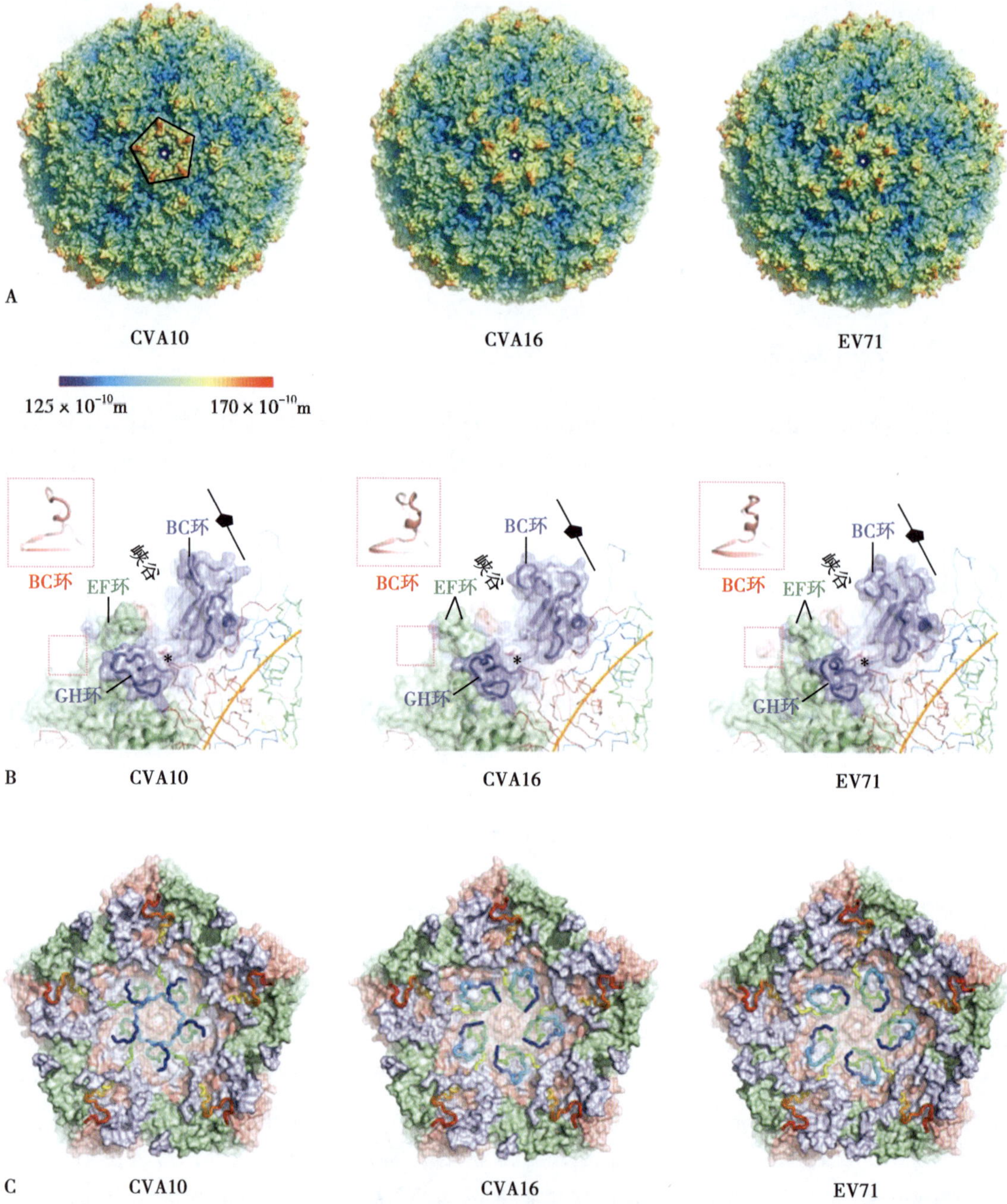

图 1-1 致手足口病肠道病毒颗粒衣壳结构图

［引自 Nat Commun，2018，9（1）：4985］

感染后的关联也逐渐引起关注。虽然目前已研制出有效的 EV-A71 疫苗，但尚无多种肠道病毒的联合疫苗可应用，总体上并不能降低手足口病的发病，其流行依然对家庭及社会造成巨大的负担。未来最有效的防控手段仍依赖于特效药物及多种肠道病毒联合疫苗的研发。

目前，对于肠道病毒的病原学特征仍有诸多未明了的地方，例如肠道病毒的毒力与基因位点变异的关联、入胞和脱壳过程中不同血清型的对应受体的情况、受体间及与其他因素间协同作用，还有基因组释放过程中涉及的衣壳蛋白变构情况、膜间通道如何打开、各种宿主因子的参与，以及病毒劫持细胞器形成Ros、诱导的细胞miRNAs调节细胞自噬的过程，并通过靶向宿主信使核糖核酸（mRNA）或病毒核糖核酸（RNA）参与发病、是否存在更多的可读框（ORF）等的分子水平上的病原学特点仍有待进一步阐明。病毒毒力基因、入侵机制等病原学方面的进展将为抗病毒治疗提供新的靶点，并为发现具有抗病毒活性的化合物奠定基础。开发泛肠病毒疫苗和抗病毒药物是今后一个重要而可实现的目标。

二、重大流行事件

手足口病是一种全球性传染病，世界大部分国家和地区均有此病流行的报道。1957年首先发生于加拿大，并于同年被新西兰Seddon加以描述和报告。随后，多国学者分别从患者的粪便、咽拭子、疱疹液等标本中分离出Cox A16或EV71。此后EV71感染与Cox A16感染交替出现，成为手足口病的主要病原体。

日本是历史上记载发生手足口病最多的国家之一，1969—1970年以Cox A16流行为主，1973年和1978年以EV71为主，发病多为良性，但也观察到并发无菌性脑膜炎病例。1994—2003年日本约每3年出现EV71导致的手足口病流行，EV71毒株的基因型也与以往不同。

20世纪70年代中期，保加利亚暴发EV71流行，705人发病，149人致瘫，44人死亡。根据英国皇家全科医师学会流行病学数据显示，英国1963年以来手足口病流行的间隔期为2～3年。

20世纪90年代后期，手足口病开始东亚地区流行。1997年马来西亚沙捞越发生主要由EV71引起的手足口病暴发流行，沙捞越卫生署报告1—8月总病例2 628例。2007年马来西亚再次出现大规模暴发流行，全国报告5 380例。

2000年，新加坡发生EV71引起的手足口病暴发，报告3 790例，2001年报告16 228例，2005年报告15 256例，2006年报告15 282例，2007年报告20 003例。2008年再次发生大规模暴发，在2008年前24周报告15 030例。2012年新加坡手足口病发病较2011年同期升高，截至2012年4月7日，已报告10 724例。

2003年越南胡志明市暴发手足口病导致的脑炎，2011年越南全国暴发手足口病，全国报告超过112 000例。

我国于1980年在广州首次报告1例5岁男孩患手足口病，同一时期患儿所在幼儿园同班中的5名儿童也有类似病史及皮疹，1981年上海报告26例手足口病病例。此后，北京、河北、天津、福建、吉林、山东、湖北、青海和广东等地均有本病报道。1983年天津暴发Cox A16引起的手足口病，5—10月间发生了7 000余病例，经过2年低水平散发后，1986年再次暴发，是我国首次报道的较大规模手足口病暴发流行。1983年厦门市也发生手足口病流行，3—6月间共发现157例。1998年我国台湾地区发生大规模手足口病暴发流行，从3月到年底报告病例数共计129 106例。2000年山东省招远市暴发手足口病流行，3—8月共报告手足口病2 026例。2007年山东省发生手足口病大范围流行，全省共报告39 606例。2008年3月，安徽省阜阳市暴发手足口病流行，5月1日安徽省政府决定，把应对此次疫情的突发公共卫生事件应急预案从Ⅲ级反应提升为Ⅱ级反应，截至5月2日，阜阳累计报告手足口病3 736例，死亡22例。

我国于2008年5月2日将手足口病列入《中华人民共和国传染病防治法》，并按丙类传染病进行管理。发现手足口病患者时，要按照《传染病信息报告管理规范（2015年版）》的要求，实行网络直报的医疗机构应于24小时内进行网络直报，未实行网络直报的医疗机构应于24小时之内寄送出传染病报告卡。

我国自2009年建立起的手足口监测网络是以疾病临床表现为主，仅对EV-A71、CV-A16、CV-A6等几种有限的病原进行监测，但手足口病仅是肠道病毒总体流行表现及所致疾病谱中的一小部分，针对肠道病毒造成疾病的防控不应仅仅局限于手足口病，而应该扩展到多种相关疾病范畴中。有学者认为，手足口病与疱疹性咽峡炎的致病原相互平行，常将手足口病与疱疹性咽峡炎结合作为研究肠道病毒暴发流行的趋势指征。也有人提出应构建以肠道病毒血清型监测为基础的监测网络，甚至建立亚太区域的肠道病毒监测网络（APNES）。今后有必要建立起以多种肠道病毒相关的疾病和覆盖多种致严重疾病的血清型为基础的监测网络，才能更全面评估疾病负担，了解病毒的演变，并通过协调实验室诊断和数据收集促进疫苗及药物的开发。

三、现代防控措施

（一）健全组织

成立手足口病防控领导小组、治疗专家小组，根据国家卫生健康委员会《医院感染管理办法》《医院感染诊断标准》《消毒技术规范》及医院分级管理要求等法律法规建立手足口病医院感染管理组织，明确各自的分工和职责，协调各部门的工作，制订手足口病医院感染管理制度、医院感染控制方案、预检分诊制度、消毒隔离措施、儿童就诊流程、转诊流程，使医务人员工作有据可依。定期对医院感染防控工作的落实情况进行监测和总结，提出对策，不断完善医院感染管理的规章制度。及时上报手足口病疫情发展态势及下达上级有关收治手足口病和防控精神。

（二）防治培训

提高医务工作者及有关人员对手足口病的防控意识是做好疾病防控的关键。积极开展手足口病防治知识和消毒隔离技术培训。提高医务工作者及有关人员防治手足口病的能力和水平，充分认识手足口病的传染性、传播途径、发病特点、诊疗原则、预检分诊制度、个人防护、消毒隔离措施等的重要性，避免交叉感染，熟悉掌握医院感染的防控知识，及时正确填写传染病报告卡。

（三）预检分诊

实行预检分诊，设立预检分诊处、手足口病专用诊室和候诊区，有专用进出通道和明显的标识。如遇发热或有皮疹患儿排除手足口病后方到普通门诊就诊，发热伴皮疹患儿引导到专用诊室就诊，对不排除或不确诊手足口病的患儿，单间留观室隔离观察，确诊的患儿定点医院就诊治疗。每次诊室内只能为1名患儿，医务人员对每一位患儿诊疗后，均应立即洗手或用消毒液消毒双手。诊室及候诊等区域应增加清洁消毒频次，每日对门把手、楼梯扶手、桌面等物体表面进行擦拭消毒，清扫时应采用湿式清洁方式，开窗通风，让空气流通，做好患儿之间的保护性隔离，减少在诊室及候诊区的逗留时间，减少发生交叉感染的机会。门诊医师在接诊中要仔细询问病史，着重询问周边有无类似病例以及接触史、治疗经过，体检时注意皮疹、生命体征、神经系统及肺部体征。普通病例可门诊治疗，并告知患者及家属在病情变化时随诊。重症病例应收入院治疗。危重病例及时收入重症医学科救治。

（四）疫情报告

自2008年5月2日起，手足口病纳入丙类传染病管理，各级医疗机构要按照《中华人民共和国法定传染病防治法》和《传染病信息报告管理规范（2015年版）》对手足口病病例进行报告。网络直报的医疗机构于24小时内进行网络直报，未实行网络直报的医疗机构于24小时之内寄送出传染病报告卡。局部地区或集体单位发生流行或暴发时，按照《突发公共卫生事件应急条例》《国家突发公共卫生事件应急预案》《突发公共卫生事件与传染病疫情监测信息报告管理办法》及有关规定，及时进行突发公共卫生事件信息报告。各级疾病预防控制机构对疫情报告信息进行逐级审核。县区级疾病预防控制机构应每日浏览并分析监测数据，发现异常升高或病例呈聚集性分布或出现死亡病例，应及时核实并向同级卫生行政部门及上级疾病预防控制机构报告。各级疾病预防控制机构应及时向下级疾控机构及医疗机构反馈疫情分析信息。杜绝手足口病疫情的漏报、迟报、瞒报、谎报等情况。

（五）消毒隔离

医务人员在诊疗、护理每一位患儿时应佩戴帽子、口罩，并及时更换，如有污染随时更换，诊疗、护理后均应认真洗手或对双手消毒，可能接触患儿的分泌物、排泄物时要戴手套，脱去手套后立即用消毒剂消毒双手。诊疗过程中尽量使用一次性医疗用品，所使用的非一次性的仪器、物品等要擦拭消毒。同一间病房内不应收治其他非肠道病毒感染的患儿。因手足口病无交叉免疫，普通患儿、重症患儿应单独隔离治疗，最大限度地避免交叉感染。肠道病毒适合在湿热环境中生存，对紫外线及干燥敏感，故紫外线照射进行空气消毒，每日1次，每次30～60分钟，病室加强开窗通风换气，每天开窗通风2次，每次不少于30分钟，外界空气温度较低时，可适当缩短通风时间，增加通风次数，病区禁止吸烟，以保持病室空气流通、洁净、温度适宜。对住院患儿使用过的病床及桌椅等设施和物品必须消毒后才能继续使用，患儿的呼吸道分泌物和粪便及其污染的物品要进行消毒处理。患儿出院、转院、死亡后，进行严格的终末消毒处理。病区地面清扫时应采用含氯消毒剂湿式清洁方式，每日对经常接触的物体表面，如门把手、床扶手、床头柜、床护栏、玩具、桌面等进行含氯消毒剂擦拭消毒2次。严格落实陪护探视制度，陪护人员及家属出入病室要进行严格消毒，疾病流行期间，严禁无关人员出入病房。医护人员的手是携带病原微生物的载体，尤其是护理人员和患者接触频繁，洗手是控制医院感染最简单、最有效的方法，病区安装非手触式水龙头，每个洗手池上张贴六步洗手法示意图及配有擦手纸巾或干手设施，以提高手卫生依从性。

（六）健康教育

手足口病是常见、多发性传染病，传播途径多，婴幼儿和儿童普遍易感，目前对于肠道病毒71（EV71）感染导致的手足口病，接种疫苗是最有效，最经济安全的防御措施。但是，掌握手足口病预防知识依然是预防本病感染的关键。政府机构、医疗机构等做好卫生健康宣教，采取多种宣传形式积极宣传手足口预防知识，印刷并张贴、分发相关宣传资料，对公众进行健康知识普及。向家长讲解手足口预防措施、流行病学特点、临床表现、疾病预后等，让家长认识到手足口病是可防、可治、可控的，不必造成心理恐慌。指导家长做儿童卫生保健，引导儿童正确洗手，倡导建立良好的个人卫生习惯，饭前便后、外出后要用肥皂或洗手液等给儿童洗手，不要让儿童喝生水、吃生冷食物，避免接触患病儿童；婴幼儿使用的奶瓶、奶嘴使用前后应充分清洗；注意孩子的营养与休息，提高机体抵抗力。本病流行期间不宜带儿童到人群聚集、空气流通差的公共场所，注意保持家庭环境卫生，居室要经常通风，勤晒衣被。儿童出现发热、皮疹等相关症状时要及时到医疗机构就诊。轻症患儿不必住院，宜居家治疗、休息，以减少交叉感染。居家治疗的儿童，不要接触其他儿童，父母要及时对患儿的衣物进行晾晒或消毒，对患儿粪便及时进行消毒处理。

四、问题与展望

（一）传染源难以控制

手足口病的传染源是患者和隐性感染者，在流行过程中隐性受染者比显性发病者多百倍以上，而成人大多是隐性感染，这种潜在的威胁给手足口病传染源的控制带来极大的困难。手足口病多发生于学龄前儿童，尤以3岁以下儿童发病率最高，3岁以下幼儿体内没有EV71的保护性抗体，加之此年龄段儿童自理能力差，自我防范和保护能力弱，很难通过卫生教育实现自我卫生习惯的改善，不能主动发现首发症状，造成疾病传播，而且此年龄段儿童主要分布在托幼机构，医疗往往配备不足，而且部分单位对传染病防控工作的认识不够，未设置医务室或医务室无专业医务人员，由教师兼职承担传染病防控工作，缺乏专业的医学知识，使预防工作落实不到位。部分农村地区环境条件较差，群众卫生意识淡薄，未养成良好的卫生习惯，缺乏对疾病的正确认识和自我保护能力，成为传染病发生和流行的因素之一。基层医疗机构设施不完善，社区医师少，工作量大，对手足口病的诊断经验欠缺，容易造成漏诊、误诊，使感染者再次成为传染源。基层疾控机构人员和能力相对薄弱，不能及时有效地开展流行病学调查，难以做到做到疾病的早发现、早诊断、早报告、早隔离等防控措施，故使得传染源难以发现和控制，从而造成较大范围内的流行。

（二）传播途径复杂

手足口病的传播方式有多种，如经粪 - 口传播、呼吸道飞沫传播，亦可经接触患者皮肤、黏膜疱疹液而感染，污染的公共游泳池、医疗器械的交叉感染等也会导致感染。由于引起手足口病的肠道病毒传染性强、可在外环境下长期存活、不同亚型之间没有交叉免疫、传播途径复杂、传播速度快，所以在短时间内可引起大流行。

（三）疫苗研制及应用

在当前严峻的流行趋势下，疫苗是预防HFMD的有效措施之一。目前，国内开发的EV71灭活疫苗在各期临床试验中均展现出了一定的效果。有学者收集2015年1月—2017年12月中国疾病预防控制中心公共卫生科学数据中心手足口病数据库中中国大陆地区<5岁儿童手足口病发病率的月度数据，发现EV71疫苗接种可有效降低2～5岁儿童的手足口病发病率，但需要结合其他非疫苗防控措施进一步加强疫苗对<2岁低龄儿童的防控效果。

目前，疫苗接种还存在一些问题：如灭活疫苗不能产生持久免疫，需要多次接种；全国各地HFMD流行株存在一定差别，而EV71灭活疫苗只针对EV71引起的HFMD，对其他肠道病毒无保护作用；虽然各类疫苗的研究都取得不同程度的进展，但大都还只停留在动物试验阶段；不含病毒遗传物质但保留抗原表位特性的病毒样颗粒（VLP）疫苗，目前已成为研究热点，但需进一步观察其免疫效果。总之，未来疫苗应具备安全、有效、广谱且价格低廉以及方便使用等优点。

（四）危重症早期预警

虽然，手足口病为一种多发生于5岁以下儿童的自限性疾病，但极少数重症患儿具有病情进展迅速、病死率高的特点。因此，国内外学者对手足口病危重症的预警评估（方法）进行了较多的探索和研究，如小儿危重病例评分（pediatric critical illness score，PCIS）、儿童早期预警评分（pediatric early warning score，PEWS）、手足口病重症程度评分标准、手足口病快速评分表、Brighton早期预警评分等。不同的评估方法有着各自的特点，但临床上诊断手足口病危重症有着一定的时间窗，采用目前的评估方法往往无法做到及时预警。因此，继续探索适用于临床医护人员甚至患儿监护人的高效评分系统，从而及时对手足口病危重症患儿进行识别具有非常重要的意义。

神经源性肺水肿是导致手足口病危重症患儿死亡的主要原因之一，而这通常与手足口病患儿并发脑炎，引起心肺衰竭有关。一项前瞻性研究结果显示，手足口病患儿发生神经系统并发症的预警指标包括体温≥38.5℃、发热时间≥3天以及嗜睡。手足口病患儿常见的临床症状之一为肌肉痉挛，与患儿神经系统并发症，尤其是脑干脑炎的发生存在密切联系，因此可作为危重症发生的早期预警指标。手足口病患儿若出现心率增快、末梢循环不良以及肺部啰音等应高度重视，因心动过速、血压异常增高或下降、血糖上升等均是患儿发生神经源性肺水肿的重要危险因素。手足口病重症患儿在临床上往往出现呕吐、嗜睡、毛细血管充盈时间延长、心动过速、呼吸节律改变等症状，这些也是神经源性肺水肿发生的危险因素。荟萃分析结果表明，抽搐、呼吸困难、臀部皮疹、感染EV71、与其他手足口病患儿接触等均是手足口病重症发病的危险因素。实验室检测指标包括白细胞介素-2（IL-2）、IL-6、IL-10、肿瘤坏死因子-α（TNF-α）、γ干扰素（IFN-γ）等细胞因子，以及N末端脑利尿钠肽前体（NT-proBNP）、肾素-血管紧张素系统（RAS）等。

（五）关于治疗药物

对于手足口病的治疗，目前还没有公认的特效治疗药物。临床上常用利巴韦林等广谱抗病毒药物进行治疗，其他以预防严重并发症为主。目前，正在研发中以及进入临床试验的治疗手足口病的新药，大多以抑制病毒复制环节中的某个特定步骤为目标。Zeng等发现螺旋霉素和阿奇霉素能够抑制EV71和柯萨奇病毒A组16型（CA16病毒），且抑制EV71的活性强于CA16病毒。Xu等发现，两性霉素B通过阻断EV71与宿主细胞的结合和内在化，从而抑制EV71的感染。免疫增强剂干扰素α-1b，穿心莲内酯磺酸盐能够激活体内的嗜中性粒细胞和T淋巴细胞，从而提高自身免疫力，降低EV71感染的死亡率。

此外，中药多以疏散风热、清热解毒、祛湿祛邪等药物为主，如金振口服液、开喉剑喷雾剂、喜炎平注射液、热毒宁注射液等，还有一些抗病毒制剂，如直接灭活 EV71 的鱼腥草水提液、中药海藻提取物，影响 EV71 的复制周期（吸附、穿入、脱壳和生物合成）的清热解毒化浊片、疏清颗粒等，调节机体免疫系统和细胞因子的大黄素、喹吖啶等，及临床有效的中药如馥感啉口服液、黄芩等（但不清楚其确切的治疗机理）。不过，随着对 EV71 及其他肠道病毒的分子学特征和复制过程的了解，研发出新型特效治疗且安全的药物值得期待。

（六）中西医结合诊疗

当前，由于缺乏特效抗病毒药物，临床上以中医、中西医结合治疗为主。中医治疗主要体现在辨证论治、专方专药、中成药、中药外治法（如喷雾剂、灌肠疗法、喷灌疗法、针灸治疗、中药贴敷、中药外洗等）几个方面。在患儿退热、减轻和消退皮疱疹、减少危重症发生率、较少危重症患儿合并用药量等方面显示出疗效。虽然积累了越来越多的经验，但仍然缺少高质量的循证医学依据。有鉴于此，中华中医药学会儿科分会、中华中医药学会中药临床药理分会制定了《手足口病中药临床试验设计与评价技术指南》，其目的是以临床价值为导向，在病证结合模式下，讨论具有手足口病、儿童和中药特点的临床定位、试验设计与实施等相关问题，为中药治疗手足口病临床试验设计与评价提供思路和方法。《手足口病中药临床试验设计与评价技术指南》的主要内容包括临床定位、试验总体设计、诊断标准与辨证标准、受试者的选择与退出、干预措施、有效性评价、安全性观察、试验流程、试验的质量控制 9 部分。其制定和发布，将为研究者在中药治疗手足口病的临床试验设计，提供借鉴与参考。

（李秀惠　聂广）

参考文献

1. 黄浩，盘珍梅，潘燕兰. 致手足口病肠道病毒的病原学研究进展 [J]. 病毒学报，2021（6）：1491-1501.
2. 张荫，陈祥鹏，谢正德. 我国近十年手足口病病原谱及分子流行病学研究进展 [J]. 中华实验和临床病毒学杂志，2020，34（6）：660-664.
3. 包丽娟，许富民，梁兴业. 国内手足口病流行病学特征及疫苗研究进展 [J]. 微生物学免疫学进展，2020，48（6）：82-86.
4. 朱杨洋，袁琼，王阳敏，等. 肠道病毒 71 型防治研究进展 [J]. 中华微生物学和免疫学杂志，2020，40（11）：883-888.
5. 韦春峥，潘宇贵. 手足口病危重症早期预警评估的研究进展 [J]. 内科，2021，16（4）：500-503.
6. 何美玲. 重症手足口病患儿预后影响因素分析 [J]. 中国民康医学，2021，33（14）：95-96，99.
7. 汤洪洋. 手足口病研究进展和防控策略 [J]. 应用预防医学，2021，27（3）：277-279，284.
8. 张荫，陈祥鹏，谢正德. 我国近十年手足口病病原谱及分子流行病学研究进展 [J]. 中华实验和临床病毒学杂志，2020，34（6）：660-664.
9. 邓星超. 重症手足口病早期识别指标研究进展 [J]. 应用预防医学，2020，26（4）：358-360，364.
10. 杨妍妍，谢潘潘，史爱欣. 手足口病治疗药物及其研究现状 [J]. 中国临床药理学杂志，2020，36（16）：2547-2550.

11. 冯骁，李琦涵. 柯萨奇病毒 A16 型疫苗的研究进展 [J]. 中国生物制品学杂志，2021，34(3)：357-361.
12. 黄伟，李芹. 中西医结合治疗重症手足口病临床研究进展 [J]. 中国中医急症，2015，24(2)：283-285.
13. Tan YW，Yam WK，Sun J，et al. An evaluation of Chloroquine as a broad-acting antiviral against Hand，Foot and Mouth Disease[J]. J Antivir Res，2018，149：143-149.
14. Jiang M，Wei D，Ou WL，et al. Autopsy findings in children with hand，foot，and mouth disease[J]. N Engl J Med，2012，367(1)：91-92.
15. Ni H，Yi B，Yin J，et al. Epidemiological and etiological characteristics of hand，foot，and mouth disease in Ningbo，China，2008-2011[J]. J Clin Virol，2012，54(4)：342-348.
16. Wu Y，Yeo A，Phoon MC，et al. The largest outbreak of hand.foot and mouth disease in Singapore in 2008：the role of enterovirus 71 and coxsackievirus A strains[J]. Int J Infect Dis，2010，14(12)：e1076-e1081.
17. Chan KP，Goh KT，Chong CY，et al. Epidemic hand，foot and mouth disease caused by human enterovirus 71，Singapore[J]. Emerg Infect Dis，2003，9(1)：78-85.
18. Huang H，Deng L，Jia L，et al. A clinical scoring system for pediatric hand-foot-mouth disease[J]. BMC Infect Dis，2021，21(1)：722.
19. Chang LY，Tsao KC，Hsia SH，et al. Transmission and clinical features of enterovirus 71 infections in household contacts in Taiwan [J]. JAMA，2004，291(2)：222-227.
20. 石斌，刘正芸，王欢. 传统中药抗 EV71 的作用机制研究进展 [J]. 遵义医科大学学报，2021，44(3)：383-388.
21. 杨芬，梁文佳，孙立梅，等. 广东省 EV71 疫苗接种水平与手足口病流行分析 [J]. 中国公共卫生，2020，36(3)：351-354.
22. 中国疾病预防控制中心. 肠道病毒 71 型灭活疫苗使用技术指南 [J]. 中国疫苗和免疫，2016，22(4)：458-464.
23. 白云骅，李丽，张军楠，等. 肠道病毒 71 型灭活疫苗上市后安全性主动监测 [J]. 中国公共卫生，2017，33(7)：1045-1047.
24. 王希峰，朱大伟，袁莎莎. EV71 疫苗对中国大陆地区儿童手足口病发病率影响间断时间序列分析 [J]. 中国公共卫生，2021，37(9)：1418-1420.
25. 张文静，时念民，张彦利，等. 国产 EV71 灭活疫苗上市后大人群接种安全性分析 [J]. 中国公共卫生，2019，35(4)：385-387.
26. 胡思源. 手足口病中药临床试验设计与评价技术指南 [J]. 药物评价研究，2021，44(9)：1824-1829.
27. 洪可，聂凡，聂广，等. 手足口病 2 024 例病因病机和分期辨证研究 [J]. 环球中医药，2012，5(5)：332-336.
28. 甘凤坤. 手足口病患儿中西医结合护理研究进展 [J]. 现代医学与健康研究电子杂志，2021，5(6)：128-130.
29. Ling Zhu，Yao Sun，Jinyan Fan，et al. Structures of Coxsackievirus A10 unveil the molecular mechanisms of receptor binding and viral uncoating[J]. Nat Commun，2018，9(1)：4985.

第二章

病原学

第一节 人类肠道病毒的分型

手足口病（HFMD）是由多种肠道病毒引起的常见传染病，以婴幼儿发病为主。引起手足口病的肠道病毒包括 Cox A 组 16、4、5、6、7、9、10 型，Cox B 组 1、2、3、5、13 型，埃可病毒和 EV71 等，其中以 EV71 及 Cox A16 型最为常见。

目前，肠道病毒已发现超过 90 种血清型。所有血清型的发现分为 3 个阶段：3 种脊髓灰质炎血清型是在 20 世纪上半叶从非人灵长类动物中首次分离出来的；中世纪，利用实验小动物和细胞培养技术发现了 61 种甚至更多的肠道病毒血清型，如：柯萨奇病毒、埃可病毒和新肠道病毒；之后利用聚合酶链式反应（PCR）和基因测序的方法发现了另外 30 多种血清型。

一、传统分型

传统的肠道病毒分型主要基于病毒分离和抗血清中和试验，将 EV 分为 64 种血清型，包括脊髓灰质炎病毒 1～3，Cox A 组 1～22、Cox A 组 24 和 Cox B 组 1～6，埃可病毒 1～7、埃可病毒 9、埃可病毒 11～21、埃可病毒 24～27、埃可病毒 29～33 和新肠道病毒 68～71。

二、基因分型

鉴于传统分类方法在一定程度上受到可应用细胞系和自然情况下 EV 表型变异等因素限制，自 1970 年起，新鉴定的 EV 不再归入以上组别，而以数字编码命名。随着分子生物学技术与生物信息学方法的应用，新的 EV 型别多是采用 PCR 和基因序列测定技术从患者样本中发现。至今已报道的 EV 基因型已超过百种，最新序号到了 HEVA119，同时根据 EV 基因构建系统进化树分析，还可将 EV 区分为不同的基因亚型。

（一）基因分型的遗传基础

肠道病毒的基因组为单链正链 RNA，长度约 7 500bp。5′ 端为长度约 500bp 的非编码区（5′UTR），紧接的是一个编码长度约为 2 100 个氨基酸的多聚蛋白的可读框（ORF），随后是 3′ 端非编码区（3′UTR）与多（A）尾。5′UTR 与病毒的多个重要功能有关。对于 PV 来说，5′ 端起始的 100bp 与病毒复制关系密切。肠道病毒采用内部起始翻译模式而不是细胞 mRNA 的核糖体扫描模型）进行病毒蛋白的翻译。这一过程需要大部分 PV 的 5′UTR（从 130nt 到约 600nt 处）的参与，不过目前尚不知道确切的核糖体结合序列。采用定向点突变的研究结果显示，5′UTR 与病毒的毒力、温度敏感性和病毒感染细胞空斑形态有关。

ORF 编码一个多聚蛋白，后者在翻译的同时或翻译后被水解为组成核衣壳的 4 个病毒蛋白（VP4、VP2、VP3、VP1）和 7 个非病毒蛋白。VP1、VP2 和 VP3 均部分暴露在病毒粒子的表面，VP4 则完全位于病毒粒子内部。VP1 是主要分布于病毒颗粒表面的衣壳蛋白，是中和抗原位点的主要组成部分，该区段的核苷酸序列与肠道病毒血清型相关。采用单克隆中和抗体中和免疫逃逸株，发现在 PV 病毒的 VP2、VP1 和 / 或 VP3 存在 3 或 4 个中和表位。同样，在 CBV3/CBV4 的 VP1 也发现了中和表位决定簇。不仅如此，核衣壳区被证明与病毒的毒力、病毒粒子的温度稳定性、宿主范围的变化、细胞亲嗜性、病毒持续性感染和病毒在感染细胞中形成的空斑形态密切相关。非病毒蛋白及其前体的某些功能已经明确。其中，P2A 是病毒的蛋白酶，在多聚蛋白 P2A 与 VP1 之间水解多聚蛋白，游离核衣壳蛋白前体。P2A 还通过间接诱导细胞 P220 蛋白的降解，后者是帽依赖转录的关键因子，而参与关闭宿主蛋白翻译。在 ORF 后的 3′UTR 长度 70～100bp，该区域对于病毒负链合成的启动很重要。

（二）基因分型法

1. 基于 VP1 序列分析定型 基于肠道病毒 VP1 的简并引物反转录聚合酶链反应（RT-PCR）和核苷酸序列分析，已成为 EV 血清型鉴定的主要方法，对 VP1 全部或部分基因序列分析已广泛应用于 EV 感染的分子流行病学研究。1999 年，Oberste 等建立了根据 VP1 基因序列分析来鉴定 EV 型别的方法。通过对 47 株 EV 血清型原型株和 10 株抗原变异株的 VP1 全长序列测序，联合美国国家生物技术信息中心建立的 DNA 序列数据库（GenBank）中可利用的序列，构成了一个包含 66 种 EV 原血清型和另外 7 种血清型的 VP1 序列数据库，用这些 VP1 序列建立的系统发生树，将 EV 分为 A～D 组。VP1 的 3′ 端基因序列常应用于 EV 分型、新血清型鉴定和分子流行病学研究。2001 年，Caro 等通过 RT-PCR 产物测序，鉴定出 64 株原型株中的 59 个型，并对 45 株不同来源的分离株和 6 株用血清学方法未能定型的病毒株进行了分型。根据建立的系统发生树，他们还将 HEV 分为 5 个亚组，形成了一个新的 HEV 分类方法。有研究表明，VP1 分型引物不能对某些埃柯病毒株、柯萨奇病毒株或 B 组某些 EV 毒株进行有效扩增。

2. 基于 VP2 序列分析定型 Nasri 等建立了基于 VP2 抗原表位的基因序列对 EV 进行分型，对 116 株临床和环境来源的 EV 进行分型结果显示：61 株以中和试验定型的 EV 分型结果完全符合；55 株未定型 EV 中，48 株分型结果与 VP1 分型结果一致，6 株鉴定结果分别为 EV71、ECV9、ECV30，用 VP1 分型引物未能扩增，1 株以 VP1 分型鉴定为 CVB-4，而以 VP2 和血清分型结果为 CVB-3，进一步分析表明该株为 CVB-3/4 重组株。

3. 基于 VP4 序列分析定型 2002 年，Ishiko 等建立了基于 VP4 核苷酸序列的系统发生树进行 EV 基因分型的方法，对来自急性出血性结膜炎、无菌性脑膜炎、手足口病和疱疹性咽峡炎等患者的临床分离株进行分析。结果表明，所有毒株与其同型原型株都有最高的核苷酸同源性，在系统发生树中，96% 的毒株都与其同型原型株处在同一簇。

4. 基于多段序列分析定型 2002 年，Manzara 等采用了多片段序列分析定型的方法，除 VP1、VP4～VP2 序列分析外，还应用了 5′ 非编码区序列进行分析，将 3 段区域序列分析的方法联合使用，实现了对其收集的所有 EV 标本的分子分型。

（三）人肠道病毒 71 型基因分型

Brown 等对 1970—1998 年美国和其他 5 个国家的 113 株 EV71 病毒基于 VP1 基因序列分析，将其分为 A、B、C 3 个基因型，进一步可分为 B1、B2、C1 和 C2 基因亚型。其型内变异率低于 12%，型间变异率为 16.5%～19.7%。1970 年，分离于美国加利福尼亚的 BrCr-CA-70 原型株属于 A 型；1972—1988 年在澳大利亚和美国、1994 年在哥伦比亚和 1997 年在马来西亚分离株属于 B 型，1985 及以后在美国、加拿大、澳大利亚和中国台湾的 EV71 感染中分离出 C 型，马来西亚 1997 年为 B3 型，中国台湾 1998 年为 C2 型，澳大利亚 1999 年为 B3 型和 C2 型，新加坡、中国台湾、马来西亚 2000 年为 B4 型，韩国 2000 年为 C3 型 B 型和 C 型基因型的核苷酸年变异率约为 1.35×10^{-2}，与脊髓灰质炎病毒的变异率相似。自 1998 年以后，美国出现其主要流行毒株 B 型逐渐被 C 型所取代的趋势；加拿大、澳大利亚以及中国台湾地区流行毒株属于 C 型。

1997—2012 年，EV71 病毒的流行在亚太地区呈上升趋势。通过对当地流行株 VP1 和 / 或 VP4 核苷酸序列分析，将 B 和 C 基因型各分为了 4 个亚型，且 C 基因型有逐渐取代 B 基因型的趋势，这可能是流行后人群免疫屏障压力下，病毒变异引起的。

Mitsuaki 等研究了日本福岛 1983—2003 年和手足口病有关的 EV71 的基因变异，发现存在众多的基因亚型，包括基因亚型 B1～B5、C1～C4，以及 C-U1 和 C-U2，不同基因亚型和不同年份的流行有关。

中国大陆 20 世纪 80 年代主要是 AF135934 株的流行，90 年代是 C3 基因亚型，1998 年开始出现 C4 基因亚型流行，并成为优势病毒株，C 型株可能具有更强的传染力，但 VP1 基因与疾病的严重程度无明显关联。据文献报道，C4b 主要流行于 1998—2004 年，C4a 主要流行于 2003 年至今，只有 2008 年安徽和 2009 年湖北发现了 A 型。2008—2011 年河南省、2009 年西安地区、2009 年重庆地区、2008—2010 年北京地区、2009—2010 年苏皖地区、2010 年南京地区、2011 年郴州市流行的 EV71 均属于 C4 亚型，主要为 C4a 型。

（四）柯萨奇 A16 基因分型

1951 年，从南非手足口病患者标本中分离出第 1 株 Cox A16，即 Cox A16 的原型株 Cox A16～G10，而随后在东南亚地区广泛流行的 Cox A16 基因序列均属于 B2 亚型，其核苷酸和氨基酸的差异分别为 0.1%～10.8% 和 0～0.7%。2001 年之后发现的病毒株以 B1 亚型为主。近 10 年来，世界范围内流行的 Cox A16 以 B1a 和 B1b 型交互出现，未发现有时间和地点的分布规律。B1c 型较少出现，搜集到的核酸序列信息中仅发现了 1 例来自马来西亚和 2 例来自法国的毒株。西方国家关于 Cox A16 的研究较少，从 GenBank 中检索和相关文献中查阅到的基因序列，经分析均为 B1 亚型。

目前尚无公认的 Cox A16 基因分型依据，最初以 VP4 和 VP1 作为对 Cox A16 基因特征进行分析，将 Cox A16 分为 A、B、C 3 个基因型。Perera D 等使用 VP1 和 VP4 对 Cox A16 进行了基因的进化分析，发现 VP1 和 VP4 的分型结果基本相同，均可将病毒分为 A 型和 B 型，其中 B 型又分为 2 个分支。

随着核酸序列研究的不断进展，VP1 区逐渐成为 Cox A16 序列分析的主要区域，并将 Cox A16 分为 A、B、C 3 个基因型，A 型仅含有 G10 一个毒株。按照肠道病毒分子分型方法，不同基因型间核苷酸差异至少为 15.0%，而 B 和 C 型之间核苷酸差异 <13.8%，因

此，把二者归于同一个基因型——B 型，并将 B 和 C 型分别命名为 B2 亚型和 B1 亚型，其中 B1 亚型又分为 B1a、B1b 和 B1c。Iwai M 等利用 VP1 的基因全序列将日本富山地区 1981—2007 年的手足口患者的 Cox A16 分为 A、B、C 3 个基因型，其中又将 C 基因型分为 C1、C2、C3 三个亚型，并认为在 1995—1998 年，Cox A16 由 B 型向 C 型转变，在 2002 年左右，从 C1 亚型向 C2 亚型转变，并在 2005—2007 年转变为 C3 亚型。

Li 等利用 Cox A16 的 VP4 核苷酸序列差异将 Cox A16 分为 A、B、C 3 个分支，并认为亚洲在 1990 年前以 A 和 B 2 个分支的流行为主，其中 B 分支为主要流行株；20 世纪 90 年代后 Cox A16 的基因发生了变异导致 C 分支的出现，并逐步成为主要流行株。

我国学者研究 1999—2000 年深圳地区、2002 年上海地区、2007—2008 年北京地区 Cox A16 的分子流行病学情况，结果发现这些地区的 Cox A16 基因型为 B 型和 C 型。与 EV71 在中国目前仅流行 C4 亚型的报道不同，Cox A16 呈多个基因型流行。近 11 年来，中国内地 Cox A16 毒株 VP1 区基因的变异程度较低，核苷酸变异率为 4%～12.7%。2010 年，广州地区流行的 Cox A16 可能为 B1 型。2010—2011 年山东大学齐鲁儿童医院任倩等分离的 2 株柯萨奇病毒均属于 B1b 型。2009—2010 年苏皖地区分离到的 Cox A16 毒株也属于 B1b 基因亚型。

Cox A16A 型中仅有 G10 一个病毒株，为最早被分离到的毒株。B2 型多分离自 1981—2000 年的日本和马来西亚。2000 年以后，B1 型取代 B2 型成为 Cox A16 主要的流行病毒株，B1a 和 B1b 亚型主要流行于东南亚，而在其他区域较少见。B1c 亚型仅见于 2005 年马来西亚和 2010 年法国分离的 3 个病毒株。

第二节 肠道病毒的结构与理化特征

一、肠道病毒的形态结构和基因结构

肠道病毒属于小核糖核酸病毒科、肠病毒属，病毒体积小，呈球形，病毒衣壳为对称的二十面体，无包膜，病毒基因组为单股正链 RNA，基因组长约 7.4kb。基因组仅含 1 个可读框（ORF），两端为保守的非编码区（UTR），5′ 端 UTR 共价结合 1 个小分子蛋白，与病毒 RNA 合成和基因组装配有关；3′ 端有多（A）尾，加强了病毒的感染性。基因组的 5′ 末端至 3′ 末端依次排列着 5′UTR，编码区 P1、P2、P3,3′UTR 及多（A）尾。P1 编码主要的病毒蛋白，终产物为 VP1～VP4。病毒颗粒裸露无包膜和突起，主要包括 4 个病毒蛋白（VP1、VP2、VP3 和 VP4）和 7 个非病毒蛋白（2A、2B、2C、3A、3B、3C 和 3D），4 种病毒蛋白中，VP4 包埋在病毒粒子外壳的内侧与病毒核心紧密连接，VP1～VP3 暴露在病毒颗粒表面，因而抗原决定簇基本上位于 VP1～VP3 上。VP1 是主要分布于病毒颗粒表面的衣壳蛋白，是中和抗原位点的主要组成部分，该区段的核苷酸序列与肠道病毒血清型相关。

EV71 的病毒颗粒为二十面立体对称的球形结构，无包膜和突起，直径 24～30nm，采用磷钨酸盐染色在电镜下观察到的 EV71 原型株 BrCr 病毒直径为 27nm。病毒核酸为单股正链 RNA，是由约 7 408 个核苷酸组成，病毒的单链 RNA 具有侵染性。病毒基因两端为保守的非编码区，在肠道病毒中同源性非常高，中间为基因组中仅有的 1 个 ORF，编

码含 2 193 个氨基酸的多聚蛋白，在其两侧分别为 746 个核苷酸的 5′-UTRs 和 83 个核苷酸的 3′- 非编码区。病毒基因组在 3′- 非编码区的末端含有一个长度可变的多(A)尾，其长度与其他小 RNA 病毒有所差异，如果去除 3′- 末端的多(A)尾，病毒基因组将出现断裂，感染性就会消失；病毒 5′- 末端共价结合 1 个小分子量的蛋白——病毒基因组连接蛋白(VPg)，VPg 通过其酪氨酸残基的羟基基团与 RNA5′- 末端的 pUpU 形成磷酸二酯键与基因组 RNA 结合，相对 3′- 末端的多(A)尾而言，VPg 的缺失对病毒的感染活性没有明显影响。病毒粒子的衣壳由 60 个亚单位构成，后者又是由 4 种衣壳蛋白(VP1～VP4)拼装成的五聚体样结构。4 种病毒蛋白中，除 VP4 包埋在病毒粒子外壳的内侧与病毒核心紧密连接以外，其他 3 种病毒蛋白均暴露在病毒颗粒的表面。因而抗原决定簇基本上位于 VP1～VP3 上。

Cox A16 为 20 面立体对称球形颗粒，直径为 23～30nm，无包膜和突起，由核酸和蛋白质组成。其核酸是单股正链 RNA，全长约为 7 410 个核苷酸，基因组含 1 个 ORF，编码 1 个多聚前体蛋白，经蛋白酶切水解为 P1、P2 和 P3 三个前体蛋白，P1 编码病毒的病毒蛋白 VP1、VP2、VP3 和 VP4，组成病毒衣壳，VP1 区长 891bp，编码 297 个氨基酸残基，是病毒主要的中和抗原决定簇所在的部位；P2、P3 区编码非病毒蛋白。RNA 两侧为 5′- 和 3′-UTRs，分别含有多肽翻译和 RNA 合成的起始信号，在 3′- 非编码区的末端带有一个长度可变的多(A)尾。

二、理化特征

肠道病毒适合在湿热的环境下生存与传播，该病毒耐酸、不耐热，对乙醚、去氯胆酸盐等不敏感，75% 乙醇溶液和 5% 来苏水亦不能将其灭活，但对紫外线及干燥敏感，因此应经常暴晒衣被。各种氧化剂(高锰酸钾、漂白粉等)、甲醛、碘酒都能灭活病毒。病毒在 50℃可被迅速灭活，病毒在 4℃可存活 1 年，在 −20℃可长期保存，环境生存能力与环境有关，有机物可保护病毒，可在粪便和污水中长期存活。

（丁剑波　许文君）

参考文献

1. 王宇平，鄢雪梨. 肠道病毒基因分型检测研究进展 [J]. 中国国境卫生检疫杂志，2012，35(4)：286-288.
2. Oberste MS，Maher K，Michele SM，et al. Enteroviruses 76，89，90 and 91 represent a novel group within the species Human enterovirus A[J]. J Gen Virol，2005，86(Pt 2)：445-451.
3. Shimizu H，Utama A，Onnimala N，et al. Molecular epidemiology of enterovirus 71 infection in the Western Pacific Region[J]. Pediatr Int，2004，46(2)：231-235.
4. 张晓玲，胡芸文，周志统. 人肠道病毒分型方法和鉴定技术的研究进展 [J]. 微生物与感染，2013，8(1)：38-42.
5. Caro V，Guillot S，Delpeyroux F，et al. Molecular strategy for ‘serotyping’ of human enteroviruses[J]. J Gen Virol，2001，82(Pt 1)：79-91.
6. Leitch EC，Harvala H，Robertson I，et al. Direct identification of human enterovirus serotypes in cerebrospinal fluid by amplification and sequencing of the VP1 region[J]. J Clin Virol，2009，44(2)：119-124.

7. Hu Y F, Yang F, Du J, et al. Complete genome analysis of coxsackievirus A2, A4, A5, and A10 strains isolated from hand, foot, and mouth disease patients in China revealing frequent recombination of human enterovirus A[J]. J Clin Microbiol, 2011, 49(7): 2426-2434.
8. Caro V, Guillot S, Delpeyroux F, et al. Molecular strategy for 'serotyping' of human enteroviruses[J]. J Gen Virol, 2001, 82(Pt 1): 79-91.
9. Bolanaki E, Kottaridi C, Markoulatos P, et al. A comparative amplification of five different genomic regions on Coxsackie A and B viruses. Implications in clinical diagnostics[J]. Mol Cell Probes, 2005, 19(2): 127-135.
10. Kottaridi C, Bolanaki E, Siafakas N, et al. Evaluation of seroneutralization and molecular diagnostic methods for echovirus identification[J]. Diagn Microbiol Infect Dis, 2005, 53(2): 113-119.
11. Nasri D, Bouslama L, Omar S, et al. Typing of human enterovirus by partial sequencing of VP2[J]. J Clin Microbiol, 2007, 45(8): 2370-2379.
12. Ishiko H, Shimada Y, Yonaha M, et al. Molecular diagnosis of human enteroviruses by phylogeny-based classification by use of the VP4 sequence[J]. J Infect Dis, 2002, 185(6): 744-754.
13. Manzara S, Muscillo M, La Rosa G, et al. Molecular identification and typing of enteroviruses isolated from clinical specimens[J]. J Clin Microbiol, 2002, 40(12): 4554-4560.
14. Yang F, Jin Q, He Y, et al. The complete genome of enterovirus 71 China strain[J]. Sci China C Life Sci, 2001, 44(2): 178-183.
15. 江丽风，叶鹏凌，高风华，等. 中国大陆EV71病毒分离株的分子流行病学研究[J]. 热带医学杂志，2011，11(12)：1341-1345，1353.
16. Zhang Y, Tan XJ, Wang HY, et al. An outbreak of hand, foot and mouth disease associated with subgenotype C4 of human enterovirus 71 in Shandong, China[J]. J Clin Virol, 2009, 44(4): 262-267.
17. Zhang Y, Zhu Z, Yang W, et al. An emerging recombinant human enterovirus 71 responsible for the 2008 outbreak of hand foot and mouth disease in Fuyang city of China[J]. Virol J, 2010, 7: 94.
18. 黄学勇，康锴，许玉玲，等. 2008—2011年河南省手足口病患儿病原学监测结果[J]. 中华预防医学杂志，2012，46(10)：883-887.
19. 马超锋，郑海潮，邓惠玲，等. 2009年西安地区手足口病病原血清型分析及肠道病毒71型基因特征[J]. 西安交通大学学报：医学版，2010，31(5)：603-607.
20. 蔡丽君. 2009年重庆地区肠道病毒71型流行株的分离鉴定及病毒基因特征[D]. 重庆：重庆医科大学，2010.
21. 张慧娟，朱汝南，钱渊，等. 2008至2009年北京地区分离的肠道病毒71型全基因组序列分析[J]. 中国循证儿科杂志，2011，6(1)：23-30.
22. 李洁，曲梅，贾蕾，等. 北京市2010年手足口重症病例EV71检出情况及病原学分析[J]. 中华流行病学杂志，2012，33(9)：926-929.
23. 张建华，江炳福，程险峰，等. 肠道病毒71型和柯萨奇病毒A16型分离株的VP1基因特征分析[J]. 东南大学学报：医学版，2013，32(2)：173-179.
24. 李静，金玉，檀晓娟，等. 2010年南京市手足口病患儿的病原构成及肠道病毒71型分子流行病学特征分析[J]. 中华儿科杂志，2012，50(4)：267-270.
25. 谢群，谭徽，刘爱平，等. 2011年郴州市手足口病病原学及EV71型分离株基因特性研究[J]. 实用预防医学，2013，20(3)：287-291.

26. Zong W，He Y，Yu S，et al. Molecular phylogeny of Coxsackievirus A16 in Shenzhen，China，from 2005 to 2009[J]. J Clin Microbiol，2011，49(4)：1659-1661.
27. Iwai M，Masaki A，Hasegawa S，et al. Genetic changes of coxsackievirus A16 and enterovirus 71 isolated from hand，foot，and mouth disease patients in Toyama，Japan between 1981 and 2007[J]. Jpn J Infect Dis，2009，62(4)：254-259.
28. Li L，He Y，Yang H，et al. Genetic characteristics of human enterovirus 71 and coxsackievirus A16 circulating from 1999 to 2004 in Shenzhen，People's Republic of China[J]. J Clin Microbiol，2005，43(8)：3835-3839.
29. 任倩，王世富，张忠，等. 柯萨奇病毒 A16 型 VP1 区基因变异和进化分析 [J]. 中华实验和临床感染病杂志：电子版，2013，7(1)：27-32.
30. 郭敏. 2009—2011 年广州地区儿童手足口病柯萨奇病毒 A16 型(CA16)流行病学调查及 CA16-IgM 抗体动态规律分析 [D]. 广州：南方医科大学，2012.
31. 任倩，王世富，张忠，等. 柯萨奇病毒 A16 型 VP1 区基因变异和进化分析 [J]. 中华实验和临床感染病杂志：电子版，2013，7(1)：27-32.
32. 中华人民共和国卫生部. 2008 年手足口病预防控制指南 [J]. 中华实验和临床感染病杂志：电子版，2008，2(3)：210-213.
33. 朱启镕，曾玫. 手足口病的流行现状及挑战 [J]. 微生物与感染，2012，7(2)：82-88.
34. 周伯平，李成荣. 肠道病毒 71 型手足口病 [M]. 北京：人民卫生出版社，2009.
35. 中华人民共和国国家卫生健康委员会. 手足口病诊疗指南(2018 年版)[J]. 中华临床感染病杂志，2018，11(3)：161-166.

第三章

流行病学

第一节 流行概况

手足口病是一种全球性传染病，世界大部分国家和地区均有此病流行的报道。1957年，首先发生于加拿大，并于同年被新西兰 Seddon 加以描述和报告。1958 年，加拿大 Robinson 从患者粪便和咽拭子中分离出 Cox A16，并在血清中检测到抗体升高 4 倍，显示 Cox A16 为病原。1959 年，英国伯明翰出现手足口病流行，Alsop 从患者疱疹液中分离出 Cox A16，进一步证明其与手足口病的关系，并将其命名为“手足口病”。1974 年，美国 Schmidt NJ 首次描述从暴发的脑炎患儿中分离出来 EV71。1974 年，瑞典 Blomberg J 和日本 Gobara F 从发生的 2 起局部手足口病流行疫情中发现 EV71 与该疾病相关。此后，EV71 感染与 Cox A16 感染交替出现，成为手足口病的主要病原体。

日本是历史上记载发生手足口病最多的国家之一，有过多次大规模流行，1969—1970 年以 Cox A16 流行为主，1973 年和 1978 年以 EV71 为主，发病多为良性，但也观察到并发无菌性脑膜炎病例。1994—2003 年日本约每 3 年出现 EV71 引起的手足口病流行，EV71 毒株的基因型也与以往不同，其中 2000 年报告病例 205 365 例，2003 年 172 659 例，90% 的患者年龄≤5 岁。

20 世纪 70 年代中期，保加利亚暴发 EV71 流行，705 人发病，149 人致瘫，44 人死亡。1972—1973 年、1986 年和 1999—2001 年澳大利亚均发生过 EV71 流行，重症患者大多伴有中枢神经系统症状，部分患者还有严重的呼吸系统症状。根据英国皇家全科医师学会流行病学数据显示，英国 1963 年以来手足口病流行的间隔期为 2～3 年。1994 年英国发生 Cox A16 引起的手足口病暴发流行，患者大多为 1～4 岁婴幼儿，大部分患者症状较轻，监测哨点共观察到 952 例患者。

20 世纪 90 年代后期，手足口病开始东亚地区流行。1997 年马来西亚沙捞越发生主要由 EV71 引起的手足口病暴发流行，沙捞越卫生署报告 1—8 月总病例 2 628 例，其中住院患儿 889 例，发生无菌性脑炎或急性弛缓性麻痹 39 例，死亡 29 例。2007 年马来西亚再次出现大规模暴发流行，全国报告 5 380 例，而 Cox A16 是优势病原体。

2000 年新加坡发生 EV71 引起的手足口病暴发，报告 3 790 例，3 例死亡。2001 年报告 16 228 例，2005 年报告 15 256 例，2006 年报告 15 282 例，2007 年报告 20 003 例。2008 年再次发生大规模暴发，在 2008 年前 24 周报告 15 030 例。2012 年新加坡手足口病发病较 2011 年同期升高，截至 2012 年 4 月 7 日，报告 10 724 例。

2003 年，越南胡志明市暴发手足口病导致的脑炎；2005 年，越南胡志明市报告诊断为手足口病例 764 例；2011 年，越南全国暴发手足口病，全国报告超过 112 000 例，其中 169 例死亡。

1998 年，我国台湾地区发生大规模手足口病暴发流行，从 3 月到 1998 年底报告病例数共计 129 106 例，其中 405 例重症病例，78 例死亡。检测 37 例死亡病例，34 例检出 EV71，在 782 例住院和门诊患者中，EV71 检出率 59.6%，Cox A16 检出率 28.9%。

我国香港地区 1987 年曾发生 EV71 引起的手足口病流行，2001 年首次报道 1 例 2 岁 EV71 所致手足口病患儿死亡，尸检发现脑干脊髓炎。

我国内地于 1980 年在广州首次报告 1 例 5 岁男孩患手足口病，同一时期患儿所在幼儿园同班中的 5 名儿童也有类似病史及皮疹，1981 年上海报告 26 例手足口病病例。此后，北京、河北、天津、福建、吉林、山东、湖北、青海和广东等十几个省份均有本病报道。1983 年，天津暴发 Cox A16 引起的手足口病，并在国内首次分离到 Cox A16 病原，5—10 月发现了 7 000 余病例，经过 2 年低水平散发后，1986 年再次暴发，是我国首次报道的较大规模手足口病暴发流行。1983 年，厦门市也发生手足口病流行，3 月中旬发现首例患者，3—6 月共发现 157 例，发病 4 岁以下年龄组居多（80%）。1984 年 3—5 月，在吉林省的吉林、长春两市发生 Cox A16 引起的手足口病流行，尤其在吉林市，疫情非常迅速地蔓延到全市，引起大批婴幼儿发病，从 16 名吉林市患者咽拭子或粪便中分离到 Cox A16 者 6 人。1987 年，我国从武汉市 1 例 34 岁女性手足口病患者皮肤疱液中首次分离得到 EV71，EV71 H 与 EV71 BrCr 的区别在于 5′- 非编码区。2000 年，山东省招远市暴发手足口病流行，3—8 月共报告手足口病病例 2 026 例，60 例住院患儿中 10 例并发脑炎，其中 4 例死亡。2007 年，山东省发生手足口病大范围流行，全省共报告 39 606 例，在临沂、枣庄、烟台等局部地区尤为显著。其中，2007 年 4 月—5 月 23 日，山东省临沂市发生手足口病疫情，其间共报告手足口病 1 263 例，死亡 3 例。2008 年 3 月，安徽省阜阳市暴发手足口病的流行，5 月 1 日安徽省政府决定，把应对此次疫情的突发公共卫生事件应急预案从Ⅲ级反应提升为Ⅱ级反应，截至 5 月 2 日，阜阳累计报告手足口病 3 736 例，死亡 22 例。

卫生部（国家卫生和计划生育委员会、国家卫生健康委员会）发布的数据显示，2008—2012 年全国共分别报告手足口病 488 955 例、1 155 525 例、1 774 669 例、1 619 706 例、2 168 737 例，死亡病例数分别为 126 例、353 例、905 例、509 例、567 例，2013—2020 年全国共分别报告手足口病 1 828 377 例、2 778 861 例、1 997 371 例、2 442 138 例、1 929 550 例、2 353 310 例、1 918 830 例、761 355 例，死亡病例数分别为 252 例、501 例、129 例、195 例、95 例、3 例、20 例、3 例，从 2017 年开始手足口病的死亡率较前明显下降，2020 年发病人数较往年明显下降，说明手足口病在一定程度上已得到有效控制。

我国卫生部于 2008 年 5 月 2 日将手足口病列入传染病防治法规定的丙类传染病进行管理，发现手足口病患者，要按照《传染病信息报告管理规范（2015 年版）》的要求，实行网络直报的医疗机构应于 24 小时内进行网络直报，未实行网络直报的医疗机构应于 24 小时之内寄送出传染病报告卡。

第二节 流行过程

一、传染源

人是肠道病毒的唯一宿主，手足口病患者和隐性感染者为本病的传染源，患者粪便、疱疹液和呼吸道分泌物及其污染的手、毛巾、手绢、牙杯、玩具、食具、奶具、床上用品、内衣以及医疗器具等均可造成本病传播。在流行过程中隐性受染者比显性发病者多百倍以上，而且成人大多是隐性感染。患者在出现症状前数天其血液、疱疹液、鼻咽分泌物和粪便中均存在病毒，因而在潜伏期就具有传染性，通常以发病后 1 周内传染性最强。

二、传播途径

手足口病的传播方式有多种，密切接触传播是重要的传播方式，儿童接触被病毒污染的手、毛巾、玩具、食具、奶具、牙杯及床上用品、内衣等引起感染；还可通过粪 - 口和 / 或呼吸道飞沫传播，亦可经接触患者皮肤、黏膜疱疹液而感染。污染的公共游泳池、医疗器械的交叉感染等也会导致感染。

三、易感人群

人群普遍对肠道病毒易感，不同年龄阶段均可感染，以隐性感染为主。由于儿童免疫力差，手足口病的患者以 5 岁及以下儿童占多数，尤其以 3 岁以下儿童易发病。显性感染和隐性感染后均可获得特异性免疫力，但不同血清型间一般无交叉免疫作用。EV71 型灭活疫苗已应用于临床，主要针对 6 月龄～5 岁儿童，预防 EV71 感染所致的手足口病，基础免疫为 2 剂次，间隔 1 个月，仅能预防 EV71 所致手足口病，并不能预防其他肠道病毒所致手足口病的流行。所以同时保持儿童生活规律，多饮水，勤洗手，避免接触患病儿童，儿童玩具和常接触到的物品应定期进行清洁消毒，居住与活动空间多通风，保持空气流通具有重要意义。

四、流行特征

手足口病流行无明显的地区性。一年四季均可发病，但以夏秋季为主，每年 4 月份各地区发病水平开始上升，冬季的发病较为少见。男性患儿多于女性，病例以散居儿童为主，特别是农村散居儿童，其次是幼托儿童和学生，该病流行期间，可发生幼儿园和托儿所集体感染和家庭聚集发病现象。肠道病毒传染性强、隐性感染比例大、传播途径复杂、传播速度快，在短时间内可造成较大范围的流行，疫情控制难度大。

（李秀惠 丁剑波）

参考文献

1. Robinson CR，Doane FW，Rhodes A J. Report of an outbreak of febrile illness with pharyngeal lesions and exanthem：Toronto，summer 1957；isolation of group A Coxsackie virus[J]. Can Med Assoc J，1958，79（8）：615-621.

2. Alsop J, Flewett TH, Foster JR. Hand-foot-and-mouth disease in Birmingham in 1959[J]. Br Med J, 1960, 2(5214): 1708-1711.

3. Schmidt NJ, Lennette EH, Ho HH. An apparently new enterovirus isolated from patients with disease of the central nervous system[J]. J Infect Dis, 1974, 129(3): 304-309.

4. Blomberg J, Lycke E, Ahlfors K, et al. Letter: New enterovirus type associated with epidemic of aseptic meningitis and- or hand, foot, and mouth disease[J]. Lancet, 1974, 2(7872): 112.

5. Gobara F, Itagaki A, Ito Y, et al. Properties of virus isolated from an epidemic of hand-foot-and-mouth disease in 1973 in the city of Matsue. Comparison with Coxsackievirus group A type 16 prototype[J]. Microbiol Immunol, 1977, 21(4): 207-217.

6. Tagaya I, Tachibana K. Epidemic of hand, foot and mouth disease in Japan, 1972-1973: difference in epidemiologic and virologic features from the previous one[J]. Jpn J Med Sci Biol, 1975, 28(4): 231-234.

7. Hagiwara A, Tagaya I, Yoneyama T. Epidemic of hand, foot and mouth disease associated with enterovirus 71 infection[J]. Intervirology, 1978, 9(1): 60-63.

8. Shinohara M, Uchida K, Shimada S, et al. Characterization of enterovirus type 71 isolated in Saitama Prefecture in 2000[J]. Kansenshogaku Zasshi, 2001, 75(6): 490-494.

9. Mcminn PC. An overview of the evolution of enterovirus 71 and its clinical and public health significance[J]. FEMS Microbiol Rev, 2002, 26(1): 91-107.

10. Gilbert GL, Dickson KE, Waters MJ, et al. Outbreak of enterovirus 71 infection in Victoria, Australia, with a high incidence of neurologic involvement[J]. Pediatr Infect Dis J, 1988, 7(7): 484-488.

11. Prager P, Nolan M, Andrews IP, et al. Neurogenic pulmonary edema in enterovirus 71 encephalitis is not uniformly fatal but causes severe morbidity in survivors[J]. Pediatr Crit Care Med, 2003, 4(3): 377-381.

12. Kennett ML, Birch CJ, Lewis FA, et al. Enterovirus type 71 infection in Melbourne[J]. Bull World Health Organ, 1974, 51(6): 609-615.

13. Bendig JW, Fleming DM. Epidemiological, virological, and clinical features of an epidemic of hand, foot, and mouth disease in England and Wales[J]. Commun Dis Rep CDR Rev, 1996, 6(6): R81-R86.

14. Chan KP, Goh KT, Chong CY, et al. Epidemic hand, foot and mouth disease caused by human enterovirus 71, Singapore[J]. Emerg Infect Dis, 2003, 9(1): 78-85.

15. 朱启镕，曾玫. 手足口病的流行现状及挑战 [J]. 微生物与感染，2012，7(2)：82-88.

16. 刘文东，吴莹，梁祁，等. 江苏省 2009—2011 年手足口病流行特征及时空聚集性分析 [J]. 中华流行病学杂志，2012，33(8)：813-817.

17. 常昭瑞，张静，孙军玲，等. 中国 2008—2009 年手足口病报告病例流行病学特征分析 [J]. 中华流行病学杂志，2011，32(7)：676-680.

18. 李雷雷，隋霞，周敬祝，等. 2008—2011 年贵州省手足口病报告病例流行病学特征分析 [J]. 实用预防医学，2013，20(2)：165-167.

19. 刘京生，于秋丽，谢赟，等. 河北省 2009—2011 年手足口病流行病学和病原学特征研究 [J]. 实用预防医学，2012，19(9)：1284-1287.

20. 李锡太，王全意，黄芳，等. 北京市 2007—2010 年手足口病流行特征分析 [J]. 国际病毒学杂志，2011，18(1)：5-10.

21. Ni H，Yi B，Yin J，et al. Epidemiological and etiological characteristics of hand，foot，and mouth disease in Ningbo，China，2008—2011[J]. J Clin Virol，2012，54（4）：342-348.

22. Mao LX，Wu B，Bao WX，et al. Epidemiology of hand，foot，and mouth disease and genotype characterization of Enterovirus 71 in Jiangsu，China [J]. J Clin Virol，2010，49（2）：100-104.

23. 陈鹏，王海岩，陶泽新，等. 肠道病毒 71 型及其候选疫苗株研究进展 [J]. 中国疫苗和免疫，2011，17（5）：456-461.

24. 李玫颖，姚昕，梁争论. 肠道病毒 71 型基因工程疫苗研究进展 [J]. 中国病毒病杂志，2012，2（4）：315-319.

25. 李小雷，张瑞芳，王占国，等. 综合医院手足口病预防控制管理 [J]. 中国消毒学杂志，2011，28（5）：661.

26. 中华人民共和国卫生部. 2008 年手足口病预防控制指南 [J]. 中华实验和临床感染病杂志，2008，2（3）：210-213.

27. 中华人民共和国卫生部. 手足口病诊疗指南（2010 年版）[J]. 国际呼吸杂志，2010，30（24）：1473-1475.

28. 马秋云，张科华，毕峰. 2008 年泰安市岱岳区手足口病流行现状与预防对策 [J]. 中国当代医药，2010，17（30）：131-132.

29. 白桦，张安琴. 汶川地震救援中手术室的医院感染控制与管理 [J]. 中华护理杂志，2008，43（11）：989-990.

30. 崔妮，黄燕，李悦. 儿童医院手足口病院内感染防控管理对策 [J]. 中国医药科学，2011，1（10）：77-78.

31. Chang LY，Tsao KC，Hsia SH，et al. Transmission and clinical features of enterovirus 71 infections in household contacts in Taiwan[J]. JAMA，2004，291（2）：222-227.

32. 中华人民共和国国家卫生健康委员会. 手足口病诊疗指南（2018 年版）[J]. 中华临床感染病杂志，2018，11（3）：161-166.

第四章

发病机制与病理表现

第一节　发病机制

多种肠道病毒感染都可引起手足口病，但是 EV71 常引起重症手足口病的发生，临床上较为重视。EV71 是小 RNA 病毒科（*Picornaviridae*）肠道病毒属（*Enterovirus*）的成员，其感染主要引起患者手足口病（hand-foot-and-mouth disease，HFMD），还能够引起无菌性脑膜炎、脑干脑炎、脊髓灰质炎样麻痹、神经源性肺水肿和神经源性急性心力衰竭等多种与神经系统相关的严重疾病，提示其在致病性方面的特殊性。

一、EV71 致病的病原学基础

EV71 的病毒基因组为 7 408 个核苷酸的单股正链 RNA，基因组中仅有 1 个可读框，编码含 2 194 个氨基酸的多聚蛋白，该多聚蛋白可被水解成 3 个前体蛋白 P1、P2、P3。P1 前体蛋白由 4 个病毒蛋白组成 VP1、VP2、VP3、VP4；P2 和 P3 前体蛋白由 7 个非病毒蛋白（2A～2C 和 3A～3D）组成，见图 4-1。

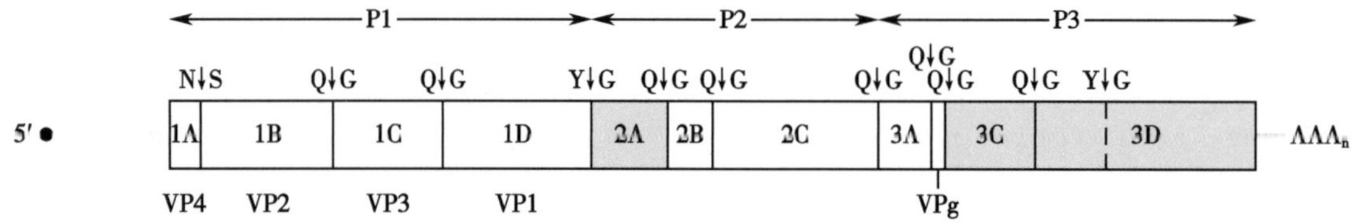

图 4-1　EV71 病毒基因组结构模式图

［引自 Clin Microbiol Rev，1998，11（1）：202-227］

EV71 病毒粒子的衣壳由 60 个亚单位构成，由 4 种衣壳蛋白（VP1～VP4）拼装成五聚体样结构。4 种病毒蛋白中，除 VP4 包埋在病毒粒子外壳的内侧与病毒核心紧密连接以外，其他 3 种病毒蛋白均暴露在病毒颗粒的表面，因而抗原决定簇基本上位于 VP1～VP3 上。根据病毒衣壳蛋白 VP1 核苷酸序列的差异，可将 EV71 分为 A、B、C 3 个基因型，其中 B 型和 C 型又分为 B1、B2、B3、B4 以及 C1 和 C2 亚型。但 EV71 基因分型仅反映了病毒 VP1 基因序列的部分特征，未能全面解释病毒基因组其他部分的结构特征与致病性的相关性，即是否存在神经毒力决定簇。

根据脊髓灰质炎病毒（poliomyelitis virus，PV）的 5′ 端非编码区（5′UTR）和 VP1 区存在对其神经毒性有决定作用的序列位点，提示 EV71 相应区域也可能存在神经毒力决定簇。肠道病毒的 5′UTR 包括病毒复制所需的启动子和一些调控元件，通常具有多个特异性的空间结构，通过与宿主细胞某些蛋白因子和结构相互作用而影响病毒基因组复制的起始及翻译，从而影响其毒力和复制能力。研究发现 PV 的 5′UTR 含有内部核糖体进入位点（IRES），使病毒无帽 mRNA 直接能与细胞核糖体结合，为病毒蛋白质合成所必需。野生型 PV 的 IRES 序列中仅一个碱基的改变就足以改变该病毒的毒力，5′UTR 的序列结构还涉及肠道病毒的宿主范围和毒力。实验研究证实，EV71 同样存在 IRES，并对病毒蛋白质的翻译起调控作用，IRES 序列中碱基的改变可直接影响病毒蛋白的翻译效能，从而影响 EV71 的毒力致病性。为了证实上述假设，中国台湾学者将实验鼠感染不致病的 EV71 病毒株 4643 进行连续传代，获得了具有明显细胞毒性和神经嗜性的突变毒力株 MP4。将 MP4 株与 4643 株分别感染实验动物进行比较，MP4 的半数感染致死剂量减少到原来的 1%，并可导致实验动物出现后肢弛缓性肌肉麻痹现象。组织病理学检查结果显示，MP4 突变毒力株感染可导致包括神经、肌肉、肝脏、脾脏、小肠等全身多种组织细胞的坏死和凋亡。对 MP4 株与 4643 株进行基因组全序列分析显示，突变毒力株 MP4 发生了 3 个基因组区域的突变，5′UTR 区有 4 个位点的核苷酸突变，VP2 区有 3 个位点突变，2C 区有 8 个位点突变。5′UTR 区 4 个突变位点中，有 3 个位于 IRES 基因元件中，被认为有重要意义；且突变位点核苷酸替代情况与有脑膜脑炎的重症 HFMD 的分离株一致，提示 EV71 的 5′UTR 突变与其毒力致病性可能相关。EV71 不同毒株 5′UTR 区 6 个热点突变位点的比较，见图 4-2。

```
     21                                     40
4643 C A C C C A C C C A C A G G G C C C A C
6356 - - - - - - - - - - - - - - - - - - - T
5746 - - - - - - - - - - - - - - - - - - - C
MP4  - - - - - - - - - - - - - - - - - - - T

     121                                   140
4643 A A A T C A A C G A T C A A T A G C A G
6356 - - - - C - - - - - - - - - - - - - - -
5746 - - - - T - - - - - - - - - - - - - - -
MP4  - - - - C - - - - - - - - - - - - - - -

     301                                   320
4643 C A A C C C C A G T G T A G A T C A G G
6356 - - - - - - T - - - - - - - - - - - - -
5746 - - - - - - C - - - - - - - - - - - - -
MP4  - - - - - - T - - - - - - - - - - - - -

     491                                   510
4643 T G C T C A C A A A C C A G T G G G T G
6356 - - - - - - - G - - - - - - - - - - - -
5746 - - - - - - - A - - - - - - - - - - - -
MP4  - - - - - - - G - - - - - - - - - - - -

     561                                   580
4643 G T G T T T C C T T T T A T T C C T A T
6356 - - - - - - - - - - - - - - - - T - - -
5746 - - - - - - - - - - - - - - - - C - - -
MP4  - - - - - - - - - - - - - - - - T - - -

     721                                   740
4643 A T T T T G A C C C T C A A C A C A A T
6356 - - - - - - A - - - - - - - - - - - - -
5746 - - - - - - G - - - - - - - - - - - - -
MP4  - - - - - - A - - - - - - - - - - - - -
```

图 4-2 EV71 突变株 5′UTR 突变热点的排序比较

4643：鼠感染适应株；6356：脑膜脑炎病例分离株；5746：普通手足口病例分离株；MP4：4643 毒力突变株

［引自 J Virol，2004，78（15）：7916-7924］

EV71 病毒蛋白中的 VP1 位于病毒颗粒表面，是肠道病毒与细胞上受体进行识别、结合的主要结构；另一方面，VP1 衣壳蛋白也包含了病毒主要的抗原中和位点。因此，编码 VP1 序列变化可能会影响病毒对不同组织的亲嗜性，从而导致其致病性发生变化。

有学者对 1999 年澳大利亚流行的 EV71 的 VP1 基因进行序列分析，发现属于同一亚型（C2）的分离株中，只表现为 HFMD 的分离株与具有神经毒性的分离株的主要区别在于第 170 位氨基酸的不同，前者为丙氨酸（alanine，A），而后者是缬氨酸（valine，V）。EV71 的 VP1 蛋白的第 170 位氨基酸是非常保守的，推测可能正是这一个氨基酸的变化，改变了 VP1 蛋白的空间结构，导致病毒与受体结合能力下降，从而使其毒力发生根本的改变，见图 4-3。随后陆续有学者发现 VP1 的突变影响病毒与受体的结合能力和毒性，甚至使病毒逃避宿主的免疫反应。VP1 中 L97R 氨基酸突变增强了 EV71 的神经元趋向性。改变 VP1 244 残基正电荷赖氨酸侧链可能会影响 VP1 145 残基与 P 选择素糖蛋白配体 -1（PSGL-1）负电荷 N 端之间的相互作用，从而调节白细胞中的病毒趋向性。

```
                  150       160       170       180       190       200
                  |         |         |         |         |         |
CA16 (G10–51)     lqymyvppgapkptsrdsfawqtatnpsifvkltdppaqvsvpfmspasa
EV71 consensus    lqymfvppgapkpesreslawqtatnpsvfvkltdppaqvsvpfmspasa
A (BrCr–CA–70)    ----------------d----p----------ss----------------
B consensus       --------------------------------------------------
C consensus       -------------d-------------------s----------------
27M/AUS/2/99      -------------d-------------------s----------------
2M/AUS/3/99       -------------d----v--------------s----------------
5M/AUS/5/99       -------------d----v--------------s----------------
6F/AUS/6/99       -------------d----v--------------s----------------
8M/AUS/6/99       -------------d----v--------------s----------------
9F/AUS/6/99       -------------d----v--------------s----------------
7F/AUS/6/99       -------------d-------------------s----------------
14F/AUS/9/99      -------------d-------------------s----------------
NCKU9822          -------------d-------------------s----------------
```

图 4-3　EV71 病毒株病毒蛋白 VP1 部分氨基酸序列的比较

［引自 J Virol，2001，75（16）：7732-7738］

EV71 病毒蛋白中的 VP4 不暴露于病毒衣壳外表面，但参与了病毒感染细胞时的穿入、脱衣壳过程。VP4 蛋白中特定氨基酸位点的改变能影响病毒穿入时离子通道的形成及其电学特性，也说明 VP4 蛋白的部分氨基酸序列有可能参与离子通道的形成，从而影响病毒的感染致病过程。为了解 EV71 病毒蛋白 VP4 基因序列特征与其致病性的相关性，日本学者对 2000 年 6—8 月分离自日本 Hyogo 地区，表现为脑干脑炎症状和 HFMD 的 EV71 毒株的病毒蛋白 VP4 基因序列进行了分析，结果表明，表现为脑干脑炎症状的 39 个毒株的 VP4 基因序列（除 1 株外）都是一致的；而与表现为 HFMD 的 EV71 毒株的 VP4 基因序列与其有较大的区别，提示 EV71 毒株 VP4 基因序列特征是否影响了其致病性。另外，EV71 的非病毒蛋白在病毒感染、复制和先天性免疫应答逃避中也发挥着重要的作用。

3D 蛋白，是一种 RNA 依赖的 RNA 聚合酶，在 RNA 延伸过程中通过核苷酸的掺入在病毒复制中发挥重要作用。有学者研究表明，EV71 通过 3D 蛋白可将不同物种（人类和猴子）或不同器官（大脑、肌肉或肾脏）细胞的细胞周期阻滞在 S 期，其机制为调节 S 期控制蛋白表达谱，从而促进细胞进入 S 期，且 S 期阻滞可促进病毒复制。3D 蛋白还与过氧化物酶体蛋白酰基辅酶 A 氧化酶 1（ACOX1）相互作用，并参与其下调，从而降低过氧化物酶体数量。过氧化物酶体含有多种酶，可产生或降解活性氧（ROS）和活性氮，它们对维持细胞氧化平衡至关重要，它的减少促进神经细胞凋亡和自噬。

2BC 蛋白可触发自噬溶酶体形成，利于病毒复制，用自噬抑制剂氯喹阻断自噬溶酶体产生后，EV71 的病毒滴度、病毒拷贝和病毒蛋白均降低。

Ⅰ型干扰素（IFN）是宿主免疫防御的第一道防线，在先天性免疫应答中发挥重要作用，是介导宿主抗病毒应答的重要细胞因子，Ⅰ型 IFN 可直接抑制 CA16 感染，控制 EV71 的感染和复制。其中 2A 蛋白可通过降低 IFN 受体（IFNAR1）蛋白表达，从而阻断Ⅰ型 IFN 介导的抗病毒机制。而 3C 蛋白则通过阻断Ⅰ型 IFN 的合成来抑制宿主免疫应答。

二、EV71 致病的宿主因素

除了病毒因素，宿主和环境因素也可能与 EV71 的易感性和临床结果有关。多因素回归分析的结果表明，患儿年龄是 EV71 感染致重症或死亡病例的最显著高危因素，尤其是 3 岁以下的儿童。此外，与年龄相关的机体免疫状态和是否获得其他肠道病毒感染所致的交叉免疫也很重要。中国台湾的研究报告提示，1994—1997 年中国台湾婴幼儿 EV71 抗体的阳性率明显下降，人群基础免疫水平的下降，被认为是导致 1998 年中国台湾 HFMD 大流行的重要因素。一项体外研究也证实，EV71 与 Cox A16 型（Coxsackie A16 virus，CAV16）间存在着部分交叉免疫保护。

1. 宿主体液免疫因素 体液免疫在抗病毒感染中的主要作用为：阻止病毒吸附、侵入易感细胞，限制病毒在组织细胞间及经血液播散，通过激活补体、调理作用、依赖抗体的细胞毒性（ADCC）等机制破坏病毒感染细胞。血清型抗体分泌型免疫球蛋白 A（sIgA）、免疫球蛋白 G（IgG）、免疫球蛋白 M（IgM）在参与抗病毒的体液免疫中起重要作用。补体在体内一方面通过溶解免疫球蛋白复合物杀灭细菌和病毒，另一方面具有直接中和及溶解病毒的作用，因此在一些病毒或细菌感染的患者中会出现总补体甚至是 C_3、C_4 含量下降。在肠道病毒感染中，体液免疫系统具有免疫监视与防御病毒感染的作用。小鼠实验研究发现，淋巴细胞尤其是 B 淋巴细胞缺陷的小鼠很容易感染 EV71，而且 B 淋巴细胞、$CD4^+$ 或 $CD8^+$T 淋巴细胞缺陷的小鼠 EV71 感染后，其疾病严重性、病死率和组织病毒载量明显高于正常鼠，且 EV71 感染前后使用病毒特异性中和抗体能改善 B 细胞缺陷小鼠的病情、降低病死率及病毒载量。张艳灵临床中发现手足口病患儿 IgG、IgA、C_3、C_4 水平均显著低于健康儿童，故推测体液免疫功能下降的儿童容易感染肠道病毒。

抗体介导的免疫应答在多种病毒的感染致病过程中发挥着重要作用，而特异性抗体产生的反应调节需要通过宿主免疫效应细胞表面的免疫球蛋白 IgG Fcγ 受体（Fcγ R）介导完成。因此，FcγR 基因的遗传多态性也可能与病毒感染的临床结果有关。

2. 宿主细胞免疫因素 肠道病毒感染宿主后细胞免疫起介导作用。鉴于婴幼儿为 EV71 感染的易感人群，不成熟的免疫功能可能与 EV71 感染发病率与病死率增加有关。一项流行病学调查 3～12 个月的婴儿血清中 92%～94% 未检测出 EV71 特异性中和抗体，提示婴儿并未从母体中获得保护性抗体，意味着细胞免疫在 EV71 感染中的作用更重要。有研究显示，并发脑干脑炎、肺水肿患儿体内外周血淋巴细胞下降、$CD4^+$、$CD8^+$T 淋巴细胞减少以及细胞免疫功能低下；正常情况下 $CD4^+$、$CD8^+$T 淋巴细胞起到了免疫调节作用，二者协作共同维持机体的正常免疫功能。其中 $CD4^+$T 淋巴细胞通过其表达的表面分子和其分泌的细胞因子调节免疫网络中其他细胞的生物学活性，对免疫反应的启动、最终表现形式和强弱起着关键作用；$CD8^+$T 淋巴细胞最重要的功能是直接杀伤靶抗原。

既往研究发现，$CD4^+T$ 淋巴细胞在转化生长因子 1（TGF-1）和 IL-6 作用下，生成 Th17 细胞，后者依赖 IL-23 增强作用，促进炎症反应；而 $CD8^+T$ 淋巴细胞在 TGF-1 单独作用下，分化为 Treg 细胞，分泌 IL-10、IL-4 等细胞因子，抑制免疫反应。体外研究提示，EV71 可直接感染 T 细胞，并激活脂肪酸合成酶（Fas）配体表达及诱导凋亡，提示手足口病患儿出现细胞免疫功能紊乱。曾慧慧等研究证明，手足口病患儿外周血 T 淋巴细胞亚群减低，且病情越重、降低越明显，表明免疫功能低下可能促使病情加重。冉飞等观察了 EV71 感染 HFMD 患儿血清 γ 干扰素、TNF-α、IL-6、IL-8、IL-10 的表达水平，各组患儿上述细胞因子水平均高于健康对照组，且随着病情加重而增加。在全身炎性反应（SIRS）早期，分泌 γ 干扰素、TNF-α、IL-6 等促炎因子，激发机体的炎性反应，随后分泌 IL-10 等抗炎因子，参与代偿性抗炎应答。说明感染 EV71 后，同时存在免疫抑制和免疫亢进，机体处于复杂的免疫功能紊乱和失衡，导致重症 HFMD。与前述外周血中 T 淋巴细胞亚群变化相反的是，胡泽华等发现重症 HFMD 患儿脑脊液中 $CD3^+$、$CD3^+CD4^+$、$CD3^+CD8^+$ 绝对数均高于对照组，$CD19^+$ 绝对数低于对照组，提示脑脊液中 T 淋巴细胞参与为主的细胞免疫功能受到强化，B 淋巴细胞功能受到抑制。

3. 宿主细胞受体因素 肠道病毒对宿主细胞的感染入侵启动需要细胞表面的特定大分子结构介导完成，它可以是多肽、碳水化合物或脂多糖；该大分子结构能够单独、或与其他细胞表面分子协作吸附病毒，并启动感染信号传递，使病毒完成穿膜、脱壳、细胞内复制的过程，称作肠道病毒受体。肠道病毒通常以其 VP1、VP2 和 VP3 组成的功能区与受体上的 2～5 个保守的免疫球蛋白决定域的位点结合，完成吸附过程。肠道病毒与受体的作用模式图，见图 4-4。近年来对 EV71 感染的主要受体研究如下：

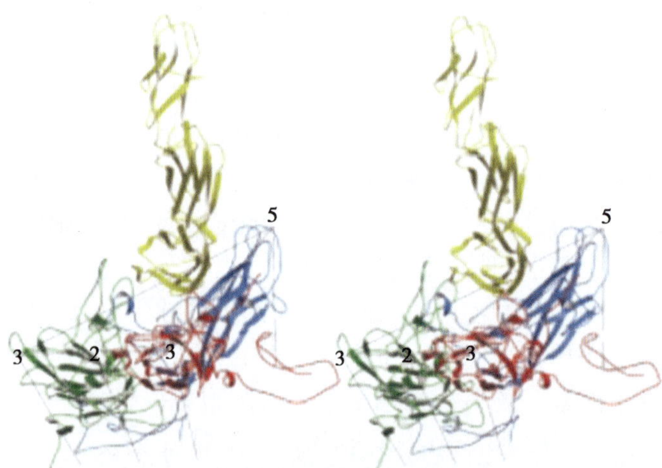

图 4-4　肠道病毒与其受体相互作用的模式图

黄色为受体多肽，蓝色为 VP1，绿色为 VP2，红色为 VP3

［引自 Trends Microbiol，2002，10（7）：324-331］

B 类清道夫受体 2（SCARB2）是 EV71 的主要受体。SCARB2 主要定位于溶酶体膜，只有一小部分存在于质膜中（图 4-5），支持病毒的附着和内化，并引发构象变化，导致细胞质中病毒核糖核酸（RNA）的脱壳。SCARB2 在多种人体组织中都有表达，如中枢神经系统的神经元、肺细胞、肝细胞、脾生发中心、肾小管上皮和肠上皮等。在致命病例中，中枢神经系统神经元和腭扁桃体隐窝上皮细胞中都检测到 EV71 抗原，两者都是 SCARB2 表达的区域。最近，利用低温电子显微镜测定了 EV71-SCARB2 复合物结构。分析表明，SCARB2 的 α5（153-163）和 α7（183-193）是与病毒粒子接触的主要位点（图 4-6）。因此，SCARB2 被认为在 EV71 的体内感染中起重要作用。

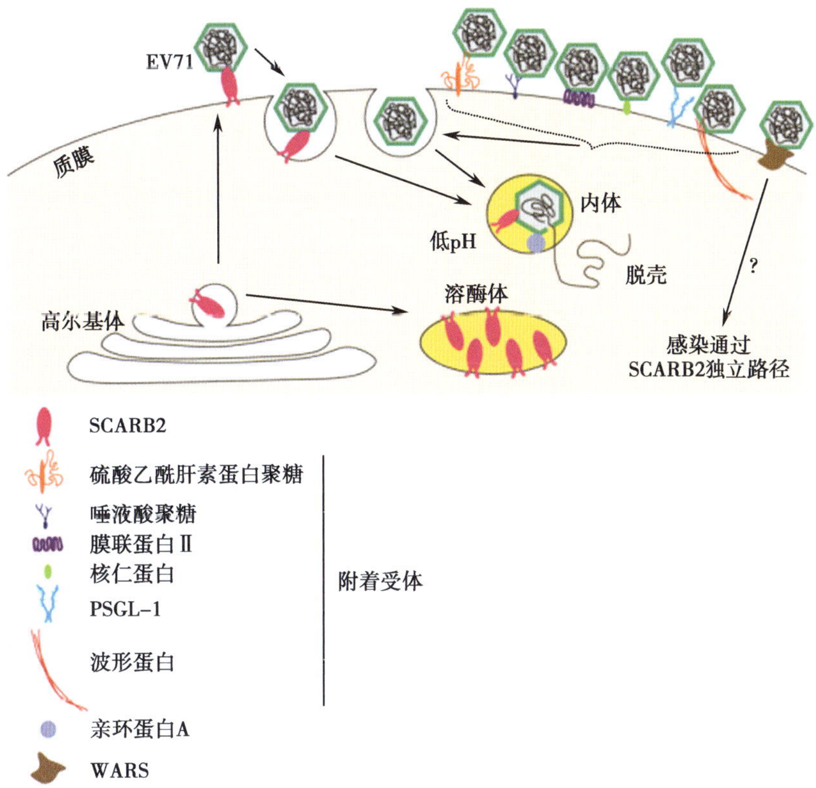

图 4-5 SCARB2 和附着受体的作用

SCARB2 在溶酶体中大量表达，但不在细胞表面。EV71 通过附着受体进入细胞。附着受体不能引起病毒粒子的构象改变。内在化的病毒可能会在核内体中遇到 SCARB2，在这些核内体酸化后发生脱壳。亲环蛋白 A（CyPA）可能与脱衣壳有关［引自 J Biomed Sci，2020，27（1）：22］

P 选择素糖蛋白配体 -1（PSGL-1）、硫酸乙酰肝素蛋白聚糖（HSPG）、唾液酸聚糖、膜联蛋白Ⅱ（又称依钙结合蛋白）、波形蛋白、纤维连接蛋白、阻抑素可将病毒保留在细胞表面而增强病毒感染，以上这些分子被称为“附着受体”，不能启动脱壳。其中，PSGL-1 广泛表达于髓系、淋巴系和树突状细胞以及一些非造血细胞中，在肠黏膜淋巴结树突状细胞和巨噬细胞中明确表达。PSGL-1-EV71 复合物能够通过小泡蛋白依赖的途径进入细胞，显著抑制 EV71 感染。

膜联蛋白Ⅱ是一种多功能蛋白，在大多数细胞和组织中表达，并与许多配体结合，参与胞吞作用、胞吐作用、膜结构域组织、肌动蛋白重塑、信号转导、蛋白质组装、转录和 mRNA 转运、脱氧核糖核酸（DNA）复制和修复等过程，可特异性结合 EV71，而不结合 CVA16。

纤维连接蛋白（FN）是一种高分子量糖蛋白，在细胞黏附、生长、迁移和分化中发挥

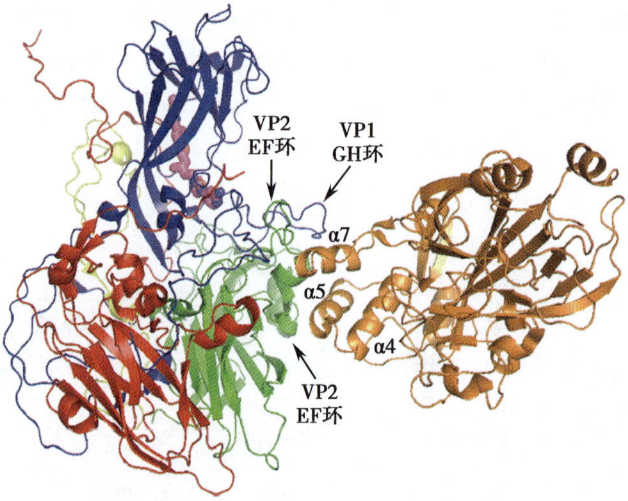

图 4-6 EV71-SCARB2 复合物的三维结构

EV71 衣壳原体（VP1、VP2、VP3 和 VP4 分别为蓝色、绿色、红色和黄色）和 SCARB2 外域（橙色）的三维结构如图所示。SCARB2 的 α5 和 α7 螺旋与 VP1 的 GH 环和 VP2 的 EF 环接触，形成峡谷南缘。袋状因子（品红）的腔距 SCARB2 结合位点较远。未显示碳水化合物链。［引自 Nat Microbiol，2019，4（3）：414-419］

重要作用；它在配体病毒中识别精氨酸 - 甘氨酸 - 天冬氨酸（RGD）基序。He 等发现，过表达 FN 增强 EV71 感染，EV71 蛋白 VP1 的 N 端可与 FN 的 D2 结构域相互作用，增加对宿主细胞的结合亲和力，敲除 FN 基因可降低 EV71 的复制。以往研究表明，婴儿的 FN 表达高于成人，这种较高的 FN 表达，加上儿童不成熟的免疫系统，可能是 EV71 只感染儿童的原因。

阻抑素（PHB）主要定位于质膜、线粒体和细胞核，参与生长因子、免疫应答、线粒体生物发生、细胞迁移、增殖和存活等多种信号通路调控。PHB 介导 EV71 的进入，参与病毒复制，复制位点定位于线粒体，且在 EV71 进入和复制中的作用仅限于神经元来源的细胞，提示它特别参与了 EV71 的神经毒性。

亲环蛋白 A（CyPA）可能与上述的附着受体不同。有学者研究发现，CyPA 是一种 pH 依赖性脱壳调节剂，是调节脱壳的宿主因子。

另外，还有一个重要的模式识别受体，Toll 样受体（TLR），表达于单核巨噬细胞、树突状细胞、淋巴细胞、小胶质细胞等多种细胞。TLR1～TLR10 在人体抗感染免疫中发挥重要作用，它们与相应的病原相关模式分子结合后构象发生改变，进而激活下游信号通路的核因子 -κB（NF-κB），活化免疫细胞，介导 IL-1、IL-6、IL-8、IFN-γ 以及 TNF-α 等炎性介质表达。卢春玉等研究发现，重症组手足口病患儿 TLR2、TLR4 细胞百分比较普通组、健康组明显升高，提示重症手足口病患儿由 TLR 介导的固有免疫反应升高，炎症反应增强，可能是导致机体免疫紊乱的始动因素。Lin 等通过实验发现 TLR7 基因敲除小鼠脊髓中 IgG 和 IgM 水平的降低以及 B 细胞数量的减少可能会削弱对 EV71 感染的体液免疫功能，从而延迟从 EV71 感染中的恢复；小胶质细胞被认为是中枢神经系统的吞噬细胞，能够清除病毒感染的细胞和碎片，抗体介导的吞噬细胞效应的启动是由抗体活性 Fc 部分与吞噬细胞上 FcgRs 的 Fc 部分控制的，而 EV71 感染 TLR7 基因敲除小鼠的小胶质 FcgRs 水平降低，细胞功能受损。由此证明，TLR7 在中枢神经系统中对 EV71 体液免疫起到关键作用。

4. 宿主先天性免疫因素 先天性免疫是机体抗感染的第一道防线，自然杀伤细胞（NK cell）是先天性免疫的关键。NK 细胞是与 T、B 淋巴细胞并列的第三类淋巴细胞，通过其表面表达的活化性杀伤细胞受体和抑制性杀伤细胞受体对靶细胞进行识别，具有直接杀伤靶细胞效应。其杀伤机制主要是通过：①脂肪酸合成酶（Fas）和 Fas 配体（FasL）相互作用；②释放颗粒酶 B 和穿孔素破坏靶细胞；③ NK 细胞的抗体依赖性细胞介导的细胞毒作用。研究证实，NK 细胞功能低下或缺陷可发生严重的肠道病毒感染，而 NK 细胞功能在 1 岁以前尚不成熟。在 3 岁以下的 EV71 感染致神经源性肺水肿（NPE）患儿体内 NK 细胞数量明显减少。近年来越来越多的实验证据显示，机体的氧化应激状态与病毒和宿主间的相互作用有关。谷胱甘肽过氧化物酶缺失或活性降低，抗氧化剂不足，不能有效对抗生命代谢过程中氧自由基和反应性氧代谢产物对机体细胞的 DNA 损伤、蛋白质氧化和生物膜脂质过氧化作用，导致机体免疫功能降低，病毒对机体的易感性增加，病毒感染组织细胞造成的病变更为显著。葡萄糖 -6- 磷酸脱氢酶（G6PD）活性降低会导致还原型谷胱甘肽缺乏，因而推测 G6PD 缺乏症患者可能是 EV71 的易感人群。中国台湾学者采用 G6PD 缺乏的成纤维细胞模型研究显示，EV71 感染可致细胞内还原型谷胱甘肽 / 氧化型谷胱甘肽的比率显著下降，氧化应激状态被激活，从而导致 EV71 复制水平明显提高，细胞病变也更为显著；在 G6PD 缺乏的成纤维细胞中重组表达外源性 G6PD，则细胞内还原型谷胱甘肽 / 氧化型谷胱甘肽的比率上升，EV71 复制水平明显降低。上述研究结果提示，G6PD 可能与 EV71 感染的致病性和易感性有关。

Ho 等也发现，宿主细胞的氧化还原状态与 EV71 的易感性有关。病毒进入细胞后的翻译及复制过程对细胞内的氧化还原环境比较敏感，在氧化环境下会更活跃，病毒蛋白表达会通过一个未知机制诱生活性氧产物，建立活性氧产物和病毒复制的恶性循环，在 G6PD 缺乏的细胞中，抗氧化的能力受到限制，细胞内环境转向氧化状态，这种恶性循环便会加速，导致强烈的细胞病变效应和病毒复制。抗氧化剂的补充可能会改善患儿的病情。

三、EV71 入侵与中枢神经系统致病机制

EV71 从咽部或胃肠道侵入人体，其能够抵抗胃酸性环境及各种蛋白酶的灭活作用，从而定植和入侵鼻咽部、胃肠局部黏膜，选择性地与集合淋巴结的特殊微褶细胞结合并被转胞进入淋巴样组织中繁殖；若机体能及时应答产生足量的中和抗体，将病毒清除，可不发病而呈隐性感染；若病毒进入血流，形成第一次病毒血症，则引起前驱局部症状，此时若体内有足量中和抗体，病毒被清除，疾病停止发展（钝挫型感染）。如感染病毒量大、毒力强或机体免疫功能差，则病毒血症可导致 EV71 扩散至全身网状内皮组织、深层淋巴结、肝、脾、骨髓等处并大量繁殖，随后更多的病毒进入血液循环，引起第二次病毒血症，最后进入靶器官细胞，如脊髓、脑、脑膜、心肌、横纹肌和皮肤黏膜等，引起病变。

EV71 感染可导致中枢神经系统（CNS）的严重损害。对死亡病例的组织病理学和磁共振成像（MRI）病理片观察显示，EV71 造成的 CNS 损伤位置和状况类似于脊髓灰质炎。

脑干受损大多发生在脑桥内皮，脑干、脊髓索受损的主要神经损伤表现在延髓椭圆口、脑桥、中脑、小脑的齿状核，有的还包括脊髓索、丘脑和核。一般认为间脑、中脑、脑桥、延脑是主要的病理靶区。EV71 造成的 CNS 损伤致病机制仍不十分清晰，根据既往研究，推测有如下模式：

1. 病毒直接致病 既往对脊髓灰质炎病毒感染神经系统的研究结果提示，EV71 可能通过病毒血症播散突破血脑屏障或经周围神经途径逆向轴突输送感染 CNS。中国台湾学者研究发现，周围神经逆向轴突输送可能是 EV71 感染 CNS 的主要途径。依据是：口服接种 EV71 感染实验动物，可出现持续性病毒血症，但颅内感染时间短暂、病毒滴度低，不出现临床症状和体征；给实验动物下肢肌内注射 EV71，EV71 首先出现在脊髓下节段的前角运动神经元中，随后才播散到上节段和脑部的神经组织，如果给上肢接种 EV71，情况则相反；在接种前注射快速轴突转运抑制剂秋水仙碱，可显著抑制 EV71 对 CNS 的感染，且抑制效果呈剂量相关性（图 4-7，图 4-8）。随后，有学者进行以鼠为模型的实验研究发现逆向轴突运输为病毒在体内传输的主要途径，并指出病毒的复制仅在特定的组织，如肌肉、脊髓、脑组织。但是 Yang 等利用 EV71 感染小鼠，在其体内用小分子核糖核酸（miRNA）芯片检测大脑，发现病毒能诱导血脑屏障的破坏。

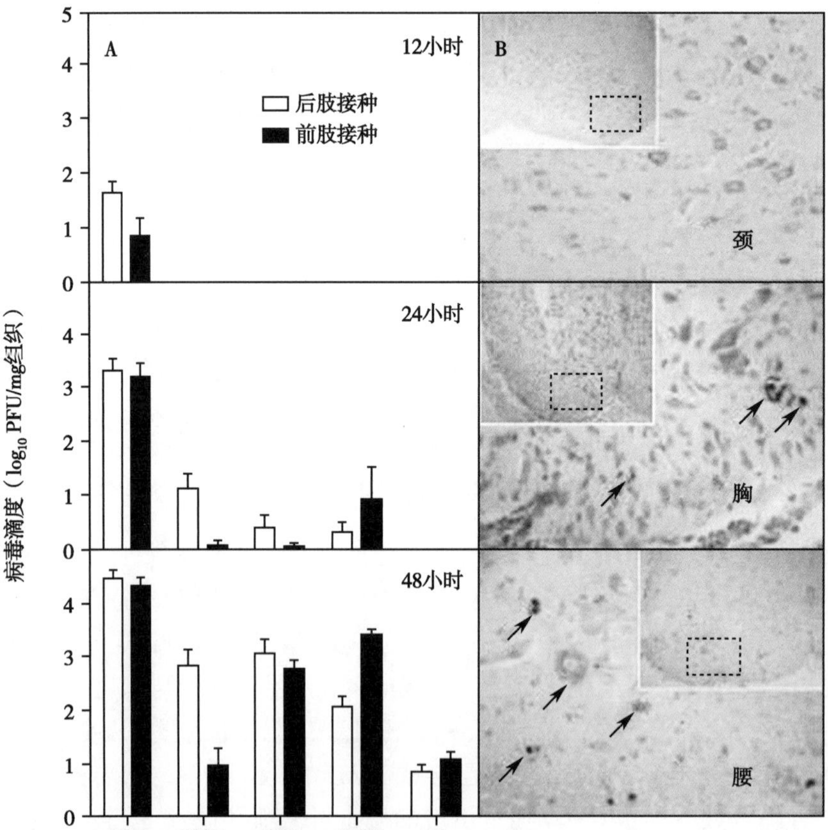

图 4-7　实验动物 EV71 接种部位与 CNS 感染的时间效应

［引自 J Virol，2007，81（17）：8996-9003］

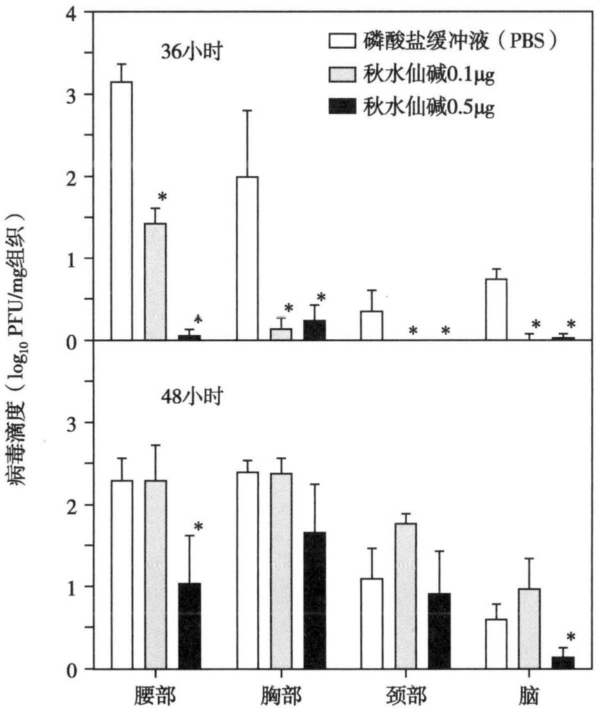

图 4-8　秋水仙碱(colchicine)抑制 EV71 感染中枢神经系统

［引自 J Virol，2007，81（17）：8996-9003］

Wong 等对马来西亚 7 例死于 EV71 感染性脑脊髓炎患者进行尸检，发现 CNS 的炎性反应主要分布在脊髓灰质、脑干、下丘脑、丘脑下部、齿状核和大脑运动区皮质，少见于背侧根神经节，而在小脑皮质、丘脑、基底核、周围神经和自主神经节等部位则未见炎性反应，提示 EV71 可直接侵犯 CNS 而引起神经损害。

EV71 感染 CNS 直接致病的证据为：可以从 EV71 感染 HFMD 患儿脑脊液、或死亡患者脑和脊髓组织标本中分离出病毒核酸；免疫组化方法也已证实 EV71 病毒抗原存在于患者的神经元细胞体内。Chen 等采用免疫组化方法检测 EV71 感染小鼠的 EV71 抗原，结果显示，感染 6 小时可在小肠检测到；24 小时能在胸段脊髓检测到；50 小时能在颈段和腰段脊髓检测到；78 小时能在脑干检测到。表明病毒在体内传播速度很快，并大量复制，可部分解释临床上 EV71 感染性脑脊髓炎病情进展凶险的原因。CNS 受累神经细胞大多变性、坏死而被炎症细胞所取代，但在炎性浸润以外的正常部位以及海马、丘脑等缺氧易感区域，却未见缺血性改变。上述结果提示，EV71 具有明显的嗜神经性，并非缺血性损伤。

EV71 感染神经细胞嗜神经性机制尚未完全确定，推测可能与神经细胞膜上的某些免疫球蛋白超家族（IgSF）有关，即 EV71 选择某种 IgSF 作为受体，通过受体 - 病毒抗原结合方式感染宿主神经细胞，继而致神经细胞病变受损。中国台湾学者采用 EV71 脑炎毒株 4643 在体外感染神经元细胞、神经胶质细胞和咽喉部黏膜细胞等 3 种靶细胞系，结果显示 EV71 感染可导致上述 3 种细胞产生病变及神经生长因子受体（NGFR）特征性表达上调，其中以神经元细胞最为明显，提示 NGFR 可能是 EV71 的神经嗜性受体。另外，如前述，PHB 可能介导 EV71 进入神经元细胞。

2. 免疫、炎症损伤 EV71 感染 CNS 免疫损伤，一般发生在感染后期，由于过度的免疫反应介导误伤脑组织，主要包括病态噬神经现象、脱髓鞘病变等。多项研究证实，EV71 感染 HFMD 患儿血浆及脑脊液中 IL-10、IFN-γ、IL-6、TNF-α、IL-1β、IL-8 等细胞因子或前炎症细胞因子均可以明显升高，也提示免疫机制介导了神经元的细胞病变。

有报道表明，EV71 诱导的抗体可以与小鼠脑组织和人发生交叉反应，表明 EV71 和脑组织之间存在共同抗原，诱导产生与病毒和宿主抗原同时反应的抗体，导致自身免疫介导的神经病变。小鼠实验表明，在 EV71 VP1 蛋白和人类中介复合物 25（RNA 聚合酶Ⅱ转录所需的基因，MED25）之间有一个共同的表位（PPGAPKP），MED25 在脑干中高表达。该共同表位位于衣壳外表面峡谷的斜坡表面，紧挨着 EF 环（图 4-9C）。针对该抗原表位，制备了单克隆抗体标记为（2H2），后者在体外和体内都能以较高的亲和力与 VP1 和

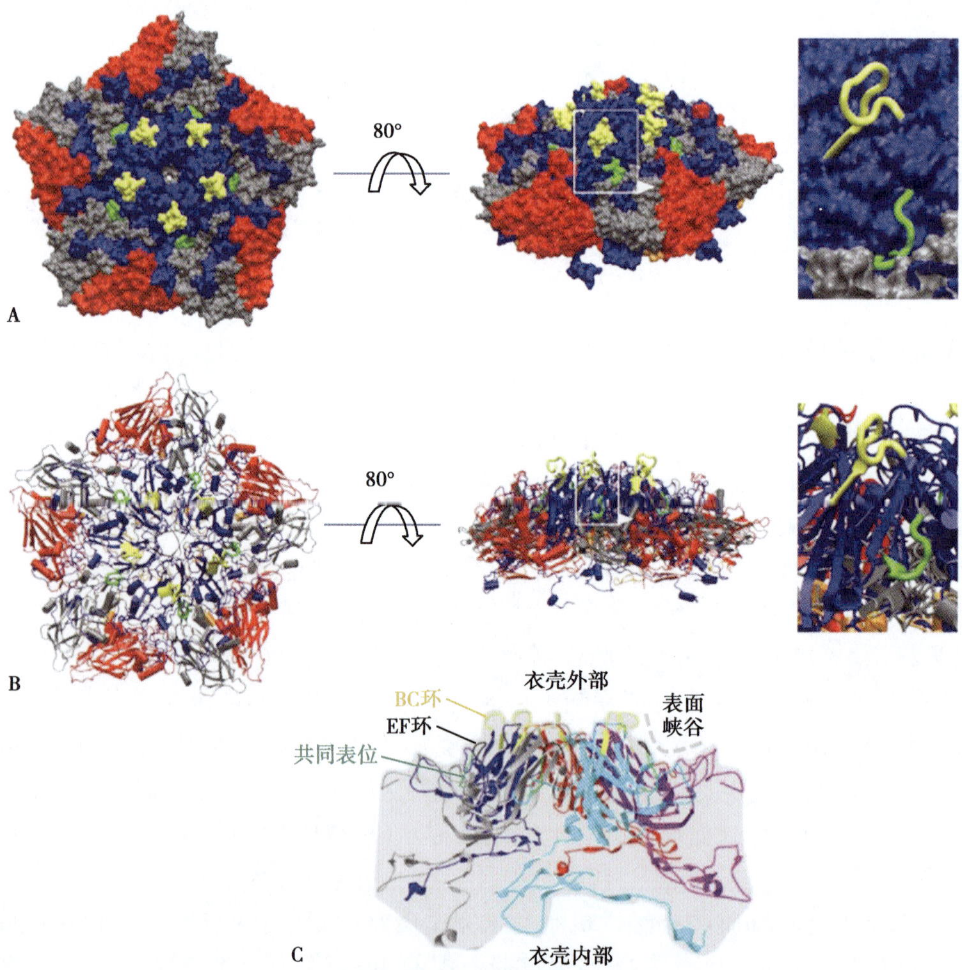

图 4-9 常见抗原表位在病毒衣壳表面的位置

A. 五聚体［VP1，蓝色；VP2，红色；VP3，灰色；EV71 病毒衣壳（pdb ID：3VBS）的 VP4，橙色］显示为静电表面模型，其中共同表位以绿色突出，BC 环以黄色突出；B. 颜色方案与面板 A 相同的五聚体的动画；C. 在 VP1 的五聚体中用 BC 环和 EF 环标出共同表位的位置并进行定位［引自 Viruses，2015，7（4）：1558-1577］

MED25 结合，且经感染 EV71 病毒的个体中均可发现高水平的 2H2 样自身反应抗体。免疫组化分析显示，EV71 感染诱导的 2H2 样抗体也特异性结合于小鼠脑干组织切片。以上结果提示，EV71 感染导致宿主免疫系统产生高水平的自我反应性抗体，导致神经组织自身免疫损伤。

炎症损伤包括炎症因子透过血脑屏障的炎症损伤作用和局部脑组织炎性相关细胞激活后的炎症损伤作用两方面。脑组织炎性相关细胞包括星形细胞、神经胶质细胞、血管内皮细胞、室管膜细胞、单核巨噬细胞、中性粒细胞、淋巴细胞等。中国台湾成功大学附属医院对一组 EV71 感染性脑干脑炎或肺出血患儿临床研究显示，血浆中 IL-10、IL-13 和 IFN-γ 升高，单核细胞趋化蛋白 1（MCP-1）和 IL-8 的脑脊液与血浆比值越高，预后越好。Min Feng 等用新生恒河猴感染 EV71 后，观察其脑组织不同区域的病理特征，并与经 EV71 感染手足口病并诊断为严重神经源性肺水肿和心肺衰竭的死亡患者的尸检结果进行比较，发现在人和恒河猴中，病毒复制发生在少数神经元中，但主要局限于星形胶质细胞，分布在脑干血管和神经核周围区域。对这些受感染星形胶质细胞的上清液进行测量，发现去甲肾上腺素、多巴胺水平明显上调，IL-6、IL-8 水平明显上调，提示受星形胶质细胞调节的神经元受到了直接刺激。有学者大鼠实验中发现 EV71 在星形细胞中通过激活核因子 -κB（NF-κB），诱导环氧化酶 2（COX-2）的基因表达而促进前列腺素 E 的生成，参与炎症。

另外，水通道蛋白 4（AQP4）在介导水跨细胞膜的流动中起重要作用，可控制水分子在细胞内外进出，脑脊液中 AQP4 表达增加，可促进脑水肿发生发展，增加脑组织损伤程度。杜伟鹏等发现 HFMD 病情严重程度与脑脊液 AQP4 相关。但朱磊等研究发现虽然危重型和重型 HFMD 患儿脑脊液中 AQP4 表达较普通型 HFMD 明显增高，但两组差异无统计学意义，而 2 组血清 IL-6、去甲肾上腺素（NE）水平差异有统计学意义，提示脑水肿只是重症 HFMD 病情进展的始动因素，儿茶酚胺风暴、全身炎性反应等在病情进展中起重要作用。

3. 诱导凋亡与焦亡 EV71 可诱导神经细胞凋亡而损伤，有学者发现 EV71 感染 SK-N-SH 细胞系后可抑制细胞的增殖和活性，并表达 IL-6、IL-10、IFN-γ 和核因子 -κB 来介导细胞凋亡。朱磊等临床也发现可诱导神经细胞凋亡或自噬的 Bcl-2/ 腺病毒 E1B19kDa 相关蛋白 3（BNIP3）血清水平，在危重组及重症组 HFMD 患儿中显著高于普通组。Zhu 等用 SH-SY5Y 细胞系作为人神经母细胞瘤细胞模型，发现在感染 EV71 的细胞中 Caspase-1 表达明显增加，这提示 EV71 感染可诱导神经元细胞焦亡。

四、EV71 致神经源性肺水肿的发病机制

部分 EV71 感染的 HFMD 患儿可发生神经源性肺水肿（NPE）。中国台湾学者对 HFMD 合并肺水肿的死亡病例进行病理检查显示，其主要病理靶区位于延脑水平切面的中尾部和延脑横切面的腹部，在大脑皮质、间脑、中脑、脑桥、小脑和脊髓也可以看到少量病变组织，见图 4-10。这类患者还表现出交感神经兴奋的临床症状。对部分合并心力衰竭或肺水肿的 HFMD 病例进行外周血儿茶酚胺类物质的检测显示，去甲肾上腺素或肾上腺素的血浆浓度可高达正常上限的 100 倍以上，证实交感神经兴奋是导致上述症状出现

的原因。随后也有学者在临床各期手足口病患儿的血液样本中均发现儿茶酚胺类物质水平升高，3 期和 4 期升高较1期和 2 期更加明显。

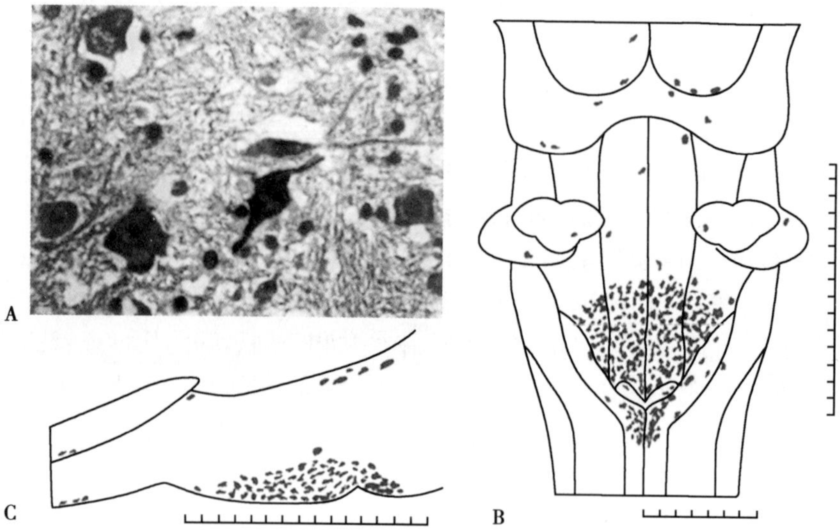

图 4-10　EV71 感染病例的脑损伤情况

免疫组化染色显示：神经元细胞和树突的瘤体形成（A）；EV71 感染病灶主要位于延脑水平切面的中尾部和延脑横切面的腹部（B 和 C）[引自 Clin Infect Dis，2004，38（12）：1784-1788]

对脊髓灰质炎合并肺水肿的病例研究证实，延脑迷走神经背核和血管舒缩中枢区域脑干细胞的广泛病变与交感神经过度兴奋有关，是神经源性心肺疾病发生的重要机制。EV71 感染的主要 CNS 病理靶区位于延脑水平切面的中尾部和延脑横切面的腹部，正好是延髓孤束核、疑核和迷走神经背核细胞体所在区域，提示 EV71 感染破坏了上述区域。迷走神经背核和疑核对副交感神经系统具有正向调控作用；孤束核的神经元则可接受经古咽神经和迷走神经传入的信息，参与自主神经系统的活动，该部分神经元细胞体功能丧失，会导致副交感神经系统的兴奋性降低，对交感神经系统的拮抗作用减弱，交感神经系统出现失衡亢进，从而产生儿茶酚胺瀑布式反应。

1. 交感神经系统亢奋导致 NPE 的可能机制

（1）去甲肾上腺素或肾上腺素的血浆浓度升高，引起全身血管收缩、动脉血压急剧升高，体循环内血液大量进入肺循环。一方面使肺毛细血管床有效滤过压急剧增高，打破正常的组织液生成与重吸收平衡，大量体液潴留在肺组织间隙，形成肺水肿；另一方面血流动力学急剧变化使血液直接冲击肺血管内皮细胞，血气屏障被破坏，血管通透性增加，大量血浆蛋白外渗，导致肺水肿进一步加重。儿茶酚胺还可诱导心肌细胞凋亡，导致心力衰竭。有学者在 EV71 所致 NPE 研究中发现体循环及肺循环血管阻力均无明显增高，提示肺血管通透性增加是发生肺水肿的重要原因。

（2）自主神经系统功能失调还会导致肺组织肾上腺素能 α_1 型受体表达在 CNS 损伤后急剧上升，而 β 型受体表达则呈持续下降趋势。肺内受体主要是 α_1 型，其过度兴奋可引起细胞内钙聚集，介导血管平滑肌细胞、内皮细胞收缩以及肥大细胞炎症介质的释放，导致肺循环血流阻力和微血管内皮屏障通透性增加；β 型受体兴奋则可抑制细胞内 Ca^{2+} 浓度增加而对抗 α_1 型的上述作用，并同时具有促使Ⅱ型肺泡上皮细胞分泌表面活性物质，增加肺组织顺应性，兴奋Ⅱ型肺泡细胞主动转运机制，提高肺泡内液体清除率而抑制肺水肿的形成。提示 CNS 损伤后肺组织 α_1 和 β 肾上腺素受体表达比例的失调可能是导致其肺水肿形成的另一重要原因。

（3）神经肽 Y 与去甲肾上腺素共存于交感神经元，在神经细胞体内合成，经轴索输送到交感神经末梢分泌颗粒储存。交感神经系统兴奋时，与去甲肾上腺素一起释放，发挥协同作用，直接引起血管平滑肌的收缩，并增强血管对去甲肾上腺素、内皮素等缩血管物质的敏感性。神经肽 Y 在肺循环中主要作用于 Y3 受体，通过增加肺血管壁通透性，导致肺水肿的发生。动物实验也证实，交感神经兴奋时，血浆和水肿液中神经肽 Y 的浓度明显增高；气管内给予神经肽 Y，肺血管通透性呈剂量依赖性增加，可导致神经源性肺水肿的发生；当使用神经肽 Y3 受体拮抗剂时，可显著降低血管通透性，延缓 NPE 的发生。

2. 其他机制 EV71 感染导致的 CNS 损伤较为广泛，因此可能还存在其他肺水肿发生机制。

（1）兴奋性氨基酸过量释放与 NPE：氨基酸是 CNS 重要的神经递质，根据其对神经元兴奋性的影响可分为兴奋性氨基酸（EAA）和抑制性氨基酸（IAA）。EAA 可通过 N- 甲基 -D- 门冬氨酸（NMDA）受体开放 Ca^{2+} 通道，引起细胞对 Ca^{2+} 通透性增加，过度释放则引起细胞内 Ca^{2+} 超载，对神经元产生毒性作用。多项研究发现，颅脑细胞损伤后即可出现脑脊液和脑组织液中 EAA 含量的明显升高，并伴有神经细胞损害和肺水肿；提示 EAA 在脑组织液中的浓度增高，影响了 CNS 的兴奋状态，启动了 NPE 的中枢发生机制。

（2）内皮素（ET）与 NPE：ET 是由内皮细胞分泌的一种多肽类物质，肺血管内皮细胞和呼吸道上皮细胞均可分泌 ET，是体内最强的内源性缩血管活性肽。正常状态下，肺组织对血浆 ET 有较强的清除能力，以保持肺循环的低阻力状态。研究表明，大鼠弥漫性脑损伤后，血浆和脑脊液中 ET-1 含量增加，且与脑损伤程度一致；ET-1 单克隆抗体可减轻实验大鼠弥漫性脑损伤引起的 NPE 的发生。推测为颅脑细胞损伤后，交感神经系统兴奋引发周围血管收缩，肺循环血流量下降，使 ET 清除率降低，血浆和肺组织中 ET 含量增高，ET 激活其受体，并经由脊髓上行纤维通过神经反射进一步引起交感神经兴奋，加剧肺血流动力学改变；且 ET 强烈持久的缩血管作用，加重了缺血、缺氧和内皮细胞的损害，使血管壁通透性增强，促进了肺水肿的形成。有研究发现手足口病患儿重症组急性期血清 ET-1 水平明显高于普通组，印证这一推论。

（3）全身广泛炎症反应与 NPE：目前研究表明，炎症因子 IL-1、IL-6、IL-10、IL-13、INF-γ 和 TNF-α 的亢进与肺水肿有关。病毒感染可诱使人类 T 细胞、巨噬细胞和单核细胞产生促炎因子和巨噬细胞迁移抑制因子，也可触发人类树突状细胞释放促炎因子 IL-6、IL-12 和 TNF-α。炎性介质大量释放会导致肺血管通透性增加和血浆外渗。而全身炎症反应综合征（SIRS）导致 NPE 的可能机制为：脑组织急性损伤刺激机体释放多种细胞因子和炎症介质，产生全身广泛炎症反应。肺组织为应答急性脑组织损伤而出现代偿性抗炎症反应，如果代偿性抗炎反应过度，炎症、抗炎过程失控，机体免疫功能严重受抑，发生肺毛细血管损伤、通透性增加、肺泡上皮受损、表面活性物减少或消失，导致 NPE 的发生。此外，多种炎症因子可活化系统产生 C_{5a} 而刺激肺巨噬细胞释放小分子趋化因子，诱导大量的多形核中性粒细胞在肺内聚集活化，后者黏附在肺毛细血管内皮表面，释放颗粒物质、氧自由基和花生四烯酸代谢产物等引起肺损害。

（4）组胺过量释放与 NPE：研究表明，脑组织损伤后血浆和肺冲洗液中组胺明显升高，而组胺 H_1 和 H_2 受体阻滞剂可减少肺血管压力，因此认为组胺可使肺静脉收缩、左房压下降，肺毛细血管血流受阻，肺毛细血管压上升，同时肺微血管通透性增加，导致 NPE 的发生。

（5）氧自由基和反应性氧代谢产物的损伤作用与 NPE：EV71 重症 HFMD 造成急性肺部严重损伤、多脏器功能障碍时，常常继发感染及内毒素血症。当肺组织受到大量毒素、细菌或损伤颗粒等物质侵犯时，吞噬细胞、成纤维细胞、内皮细胞和上皮细胞等释放出大量的前炎症反应细胞因子，后者还可进一步激活多核粒细胞、肺泡巨噬细胞和内皮细胞等效应细胞，释放大量氧自由基（oxygen free radical，OFR）。而 OFR 又可使上述细胞在炎症区聚集、激活，进一步释放氧自由基和溶酶体酶。在离体灌注肺模型和整体动物模型中都证实，OFR 可通过对组织细胞 DNA、脂质、蛋白质、糖等生物大分子化合物的破坏，直接损伤肺泡上皮及肺血管内皮细胞，导致肺毛细血管痉挛，肺泡上皮细胞变性坏死，毛细血管渗漏，血浆及纤维蛋白从毛细血管渗到肺泡，从而影响肺泡的气体交换功能。采用氧化剂产生系统，如嘌呤氧化酶灌洗兔肺，可以观察到氧自由基驱使多核粒细胞和肺泡巨噬细胞在炎症区聚集、激活、并释放溶酶体酶、弹性蛋白酶等，损伤血管内皮细胞膜及基底膜，导致内皮细胞层器质性损害。

正常人体内存在多种蛋白酶抑制物，其中最重要的是 α1- 蛋白酶抑制物（α1-P1）和分泌型蛋白酶抑制物（SLP-1），基本上与蛋白酶保持动态平衡以保护肺组织。放射标记跟踪技术发现，急性呼吸窘迫综合征（ARDS）时中性粒细胞在肺部大量聚集和激活，释放氧自由基，除对肺组织产生损伤，还可使 α1-P1 和 SLP-1 氧化而失活。另外，氧自由基可通过直接作用于 α1-P1 基因，干扰其正常表达。

核因子 -κB（NF-κB）是氧自由基发挥损伤作用的敏感靶因子，是导致肺血管内皮细胞损伤的许多炎症反应分子表达调控的转录因子。已证实 NF-κB 可高效诱导多种细胞因子，同时对参与炎症反应放大与延续的多种酶的基因表达也具有重要的调控作用。NPE 时可在氧自由基诱导下，通过激活 NF-κB 与核启动子区域的结合，启动一系列应激反应蛋白的合成，如 IL-8、TNF-α、IL-1β、IL-6 等，进一步促使氧化性肺损伤。

（6）一氧化氮的作用与 NPE：采用 RT-PCR 技术对 EV71 感染致出血性肺水肿并 ARDS 死亡病例肺组织中的诱生型一氧化氮合酶（iNOS）的表达水平半定量分析。结果显示，ARDS 病例肺组织样本的 iNOS 表达水平明显高于其他肺部疾病者（图 4-11）。Fu YC 等发现儿茶酚胺类物质可刺激一氧化氮合成酶（NOS）合成大量 NO。

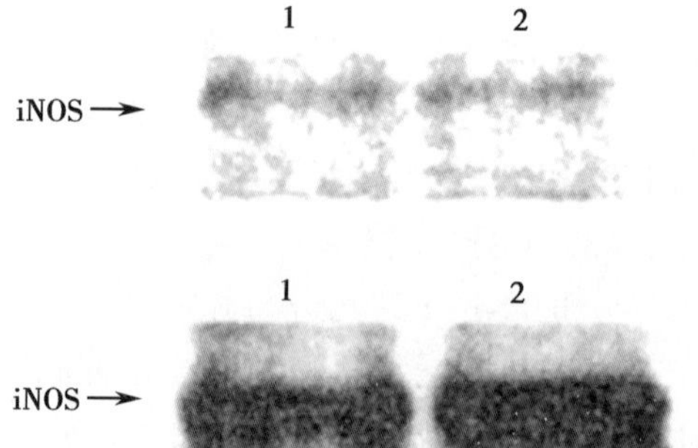

图 4-11　肺组织 iNOS mRNA 表达水平的比较
上：其他肺病；下：EV71 感染致 ARDS
［引自 Clin Infect Dis，2004，38（12）：1784-1788］

iNOS 在肺组织中的高水平表达，提示一氧化氮（NO）作为炎症介质可能参与了 EV71 手足口病 NPE 的损伤机制。EV71 重症手足口病造成肺部严重损伤时，肺循环中内源性一氧化氮（NO）可选择性对抗缺氧性肺血管收缩，将血流供应到缺氧的肺泡中，导致静脉血混合（Qva/Qt）增加及动脉氧张力（PaO_2）减少，组织细胞缺氧进一步加剧。NO 与 Fe^{2+}、Lu^{2+}、Co^{2+}、Mn^{2+} 等金属离子具有较强的亲和力。因此，它可以抑制线粒体的三羧酸循环、能量代谢过程中的电子转移和 DNA 合成有关的酶，从而影响细胞的结构和功能。过量的 NO 可与超氧阴离子反应，生成毒性更强的过氧化亚硝酸阴离子（$ONOO^-$），后者又迅速分解为羟自由基和 NO_2/NO_3，直接造成正常组织细胞的损伤。NO 还通过充当细胞信使作用，激活、上调靶细胞中可溶性环磷酸鸟苷（cGMP）的合成，介导一系列生物学效应。

（7）内毒素与 NPE：EV71 重症 HFMD 合并革兰氏阴性（G^-）细菌感染时，细菌细胞壁上的脂多糖（LPS）- 内毒素，可增强补体介导的中性粒细胞活化和组织损伤，低浓度的 LPS 即可显著增加补体 C_{5a}，活化中性粒细胞，使其大量释放超氧阴离子和弹性蛋白酶。LPS 也可与单核细胞和巨噬细胞上的膜受体和 CD14 起反应，诱发炎症细胞因子的产生和其他重要的细胞反应，导致 NPE 的发生。

（8）呼吸肌麻痹与 NPE：EV71 可侵犯脑干呼吸中枢以及累及周围神经，造成呼吸肌麻痹，使肺组织失去其代偿能力，会促进肺淤血、肺水肿的发生。而神经系统受累的患儿如尽早使用呼吸机，可以减少肺部渗出，阻止肺水肿及肺出血发展，改善通气和提高血氧饱和度。

五、EV71 致多脏器功能损害的发病机制

（一）EV71 致心功能损伤的发病机制

EV71 致心肌炎的确切发病机制尚不清楚，可能与病毒复制和自身免疫反应有关。多数死于急性心力衰竭的 EV71 型 HFMD 患者，其心电图和心肌酶并无特异性改变，但常有自主神经失调的临床表现，提示其发病机制与 NPE 较为近似，即可能为神经源性的。主要证据为：①从急性心衰的心肌组织中未能培养出 EV71，也未能检测到 EV71 的蛋白抗原或核酸组分，病理检查也无病毒性心肌炎的特征性表现，提示心肌组织病变并非 EV71 直接感染致病的结果。②合并急性心衰的患者具有交感神经过度兴奋的心血管系统临床表现，如心动过速、高血压、左心室功能紊乱等，多伴有血浆儿茶酚胺升高、心电图异常，但胸片心脏大小正常，仅部分患者心肌酶升高。③心肌组织病理检查表现为凝固性肌溶解、肌原纤维变性和心肌细胞凋亡等儿茶酚胺所致心脏毒性的特征性表现，在接近神经末梢的心内膜中最为明显，与嗜铬细胞瘤病变相似（图 4-12）。

由于 EV71 病毒衣壳糖蛋白与心肌细胞膜的糖蛋白具有相似的分子结构，感染 EV71 后会刺激机体产生特异性抗体和多种细胞因子。T 淋巴细胞被致敏后，可通过丝氨酸磷脂酶和孔道蛋白等引起心肌细胞凋亡。机体感染 EV71 后产生的细胞因子 γ 干扰素可诱导 CD40 的表达，CD40 与其配体结合又可诱导 IL-6、IL-12、TNF-α 等多种细胞因子的生成，促进心肌细胞的炎症浸润。同时，吞噬细胞在免疫反应过程中产生的抗原 - 抗体复合物和补体等刺激下产生超氧阴离子自由基，导致心肌细胞内核酸断裂和多糖聚解增多而损伤心肌。

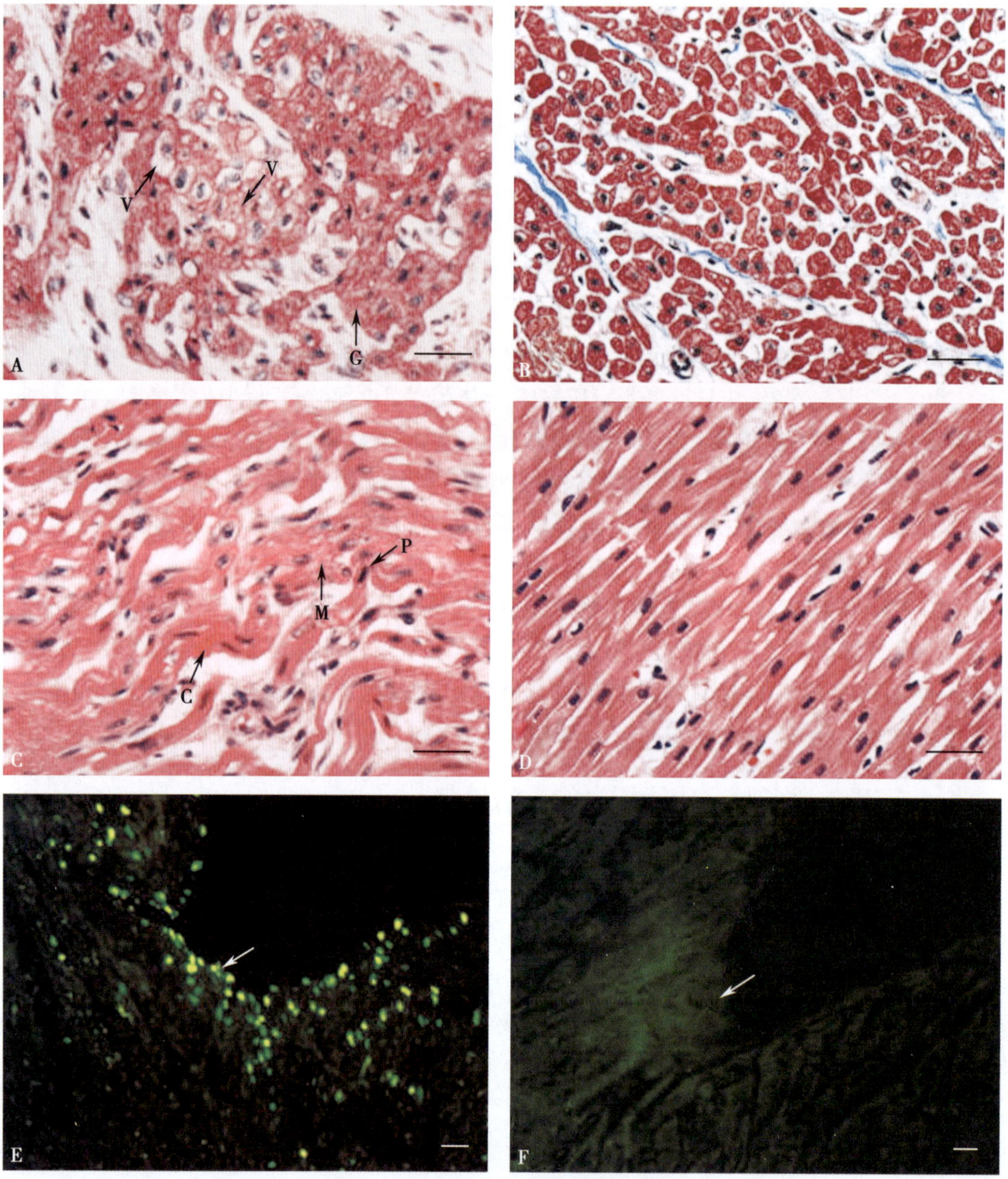

图 4-12　心肌组织样本的病理变化比较

左（A，C，E）：EV71 感染病例心衰组织样本，A 和 C 分别显示凝固性肌溶解和肌原纤维变性，E 图中绿色荧光核显示心内膜下心肌细胞凋亡；右（B，D，F）：败血症患者心肌组织样本对照

［引自 Arch Dis Child，2004，89（4）：368-373］

另外，氧化物也可能损伤心肌细胞。柯萨奇等肠道病毒所致的心肌损害与氧自由基有关。有学者临床观察到伴心肌酶谱异常的 HFMD 患儿丙二醛（MDA）升高、超氧化物歧化酶（SOD）下降，说明 HFMD 患儿存在氧化与抗氧化失衡。

（二）EV71 致胃肠道功能障碍的发病机制

EV71 重症 HFMD 患者可出现消化道症状，可能机制为：① CNS 感染受损导致交感神经系统失衡亢进，儿茶酚胺释放作用于胃、小肠平滑肌 α_2 和 β_2 受体产生舒张效应，作用于胃括约肌 α_1 受体产生收缩效应，导致胃肠蠕动障碍。②机体在遭受休克、感染等重大打击时，循环功能不稳定，内脏血管往往出现选择性收缩以保证重要生命器官的血液灌注，出现胃肠道黏膜缺血性损伤；此外，胃肠黏膜含有丰富的黄嘌呤氧化酶系统，可导致超氧化物引起的再灌注损伤，导致胃肠功能障碍或黏膜损伤出血。通过肠道细菌或毒素移位可诱发多器官功能损害，或加重原有多器官功能损害的病情。

（三）EV71 致肝功能损伤的发病机制

少数 EV71 型 HFMD 患者可有肝大和肝功能轻微异常。对 EV71 手足口病死亡病例进行尸解，表现为轻度微脂滴性脂肪变。发生机制可能为：交感神经系统兴奋时，大量儿茶酚胺释放入血，作用于肝细胞膜上的 β_2 受体，激活肝细胞糖酵解代谢途径，生成的乳酸转化为多余脂肪酸，肝细胞内脂肪酸也可因氧化功能下降而相对增多，导致肝脂肪变性。

（四）EV71 致血液系统变化的发生机制

如同其他肠道病毒感染，EV71 感染后可以出现外周血白细胞，尤其是中性粒细胞明显减少，与病毒直接感染导致广泛组织损伤和干扰粒细胞的成熟和释放有关。多因素回归分析显示，外周血白细胞计数增高（$>15\times10^9/L$）是 EV71 型 HFMD 高危状态的独立预测因子，提示与 CNS 组织损伤程度有关，该类患者出现致死性合并症的机会增加。此外，外周血白细胞计数增高可能与继发细菌感染和脓毒血症、细胞凋亡、皮质激素和抗病毒药物使用等诸多方面有关。

（五）EV71 致内分泌系统变化的发生机制

多项临床荟萃分析显示，血糖明显升高（$>8.3mmol/L$）是重症 HFMD 的独立预测因子，与 CNS 严重并发症明显相关。如前所述，交感神经系统失衡亢奋所致儿茶酚胺瀑布式反应，促进肝糖原分解，并作用于胰岛 B 细胞膜上的 α_2 受体，抑制胰岛素的分泌，从而导致血糖的明显升高。

（六）EV71 致多器官功能损害的共同机制

危重症 EV71 感染病例临床上常伴发生休克。1998 年，中国台湾 1 例 8 岁重症 EV71 感染病例表现为类脓毒血症，病情进展急剧，序贯累及循环、肺、凝血和脑，符合多器官功能障碍综合征（MODS）临床诊断，发病 24 小时左右因呼吸循环衰竭而死亡，脑干和脊髓神经元线粒体出现变性、空泡样变、膜性小泡。危重症 EV71 感染相关休克可表现为感染性休克、心源性休克或混合型休克，随着病情的发展，可能表现为不同类型的休克，时间上也可能表现为一过性休克、持续性休克、反复性休克或迁延性休克，由此导致了机体氧运输、氧摄取障碍；同时，随着休克的迁延或在休克纠正后却继续发生的氧利用、能量代谢等障碍，提示已进展为细胞线粒体损伤的内呼吸障碍，即微循环和线粒体窘迫综合征（MMDS），其实质是线粒体的功能障碍，氧利用能力下降，三磷酸腺苷（ATP）生成减少，细胞能量供应不足，导致或加重了器官功能不全。故循环障碍、微循环线粒体功能障碍机制与炎症损伤机制成为重要的 MODS 间接损伤机制。

第二节　病理表现

轻症手足口病，皮肤黏膜疱疹组织学显示皮肤棘细胞间及细胞内水肿，细胞肿胀，体积增大，呈气球样变，并逐步发展，导致细胞膜破裂，形成网状变性，即表皮内水疱；表皮内水疱可使基底破裂，真皮和表皮分离，表皮下水疱形成，疱内可含有嗜酸性粒细胞和少量中性粒细胞，导致表皮细胞坏死。尚可见真皮乳头水肿，真皮浅层淋巴细胞浸润。上皮内无胞内病毒包涵体。

综合国内外对 EV71 重症感染死亡病例解剖的资料，EV71 重症感染主要病理变化可归纳为严重的神经系统病变、肺部病变和全身炎症反应。其具体的病理变化如下：

一、中枢神经系统

（一）脑干

病变最严重部位在延髓和脑桥，向上逐渐减轻。广泛灰质炎，病变部位的脑实质血管扩张充血，周围间隙增宽，可见淋巴细胞、单个核细胞等炎症细胞血管周套状浸润，偶见个别中性粒细胞（图 4-13，图 4-14）。脑组织弥散液化性坏死，形成大小不等的筛网状软化灶，神经元呈簇状变性、坏死，细胞质尼氏体消失，胞核固缩红染（图 4-15）。小胶质细胞及单核细胞钻入坏死细胞吞噬坏死的神经——呈噬神经现象（图 4-16）。小胶质细胞围绕坏死神经细胞周围——呈卫星现象，并有小胶质细胞结节形成。坏死区中性粒细胞、淋巴细胞、巨噬细胞浸润，可形成微脓肿。神经元坏死及混合性炎症细胞浸润以脑桥为甚。白质呈不同程度的炎症反应，炎症区域可见水肿，严重的区域呈微囊状（图 4-17）。未见病毒包涵体。电镜示神经元线粒体变性、空泡变、膜性小泡，无病毒样颗粒。

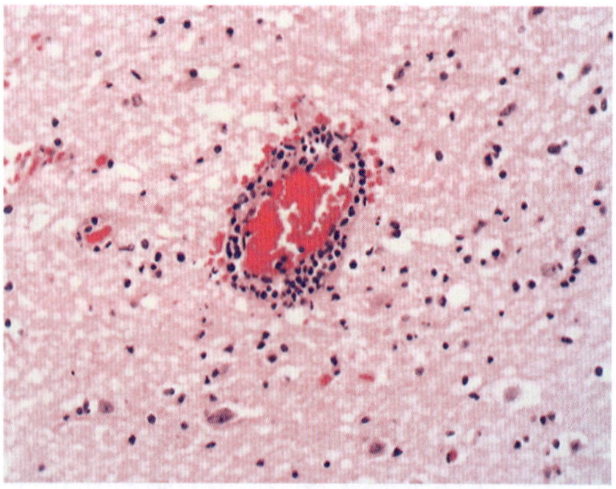

图 4-13　脑组织血管周套状炎症细胞浸润（HE　×200）

［引自 Emerg Infect Dis，2003，9（1）：78-85］

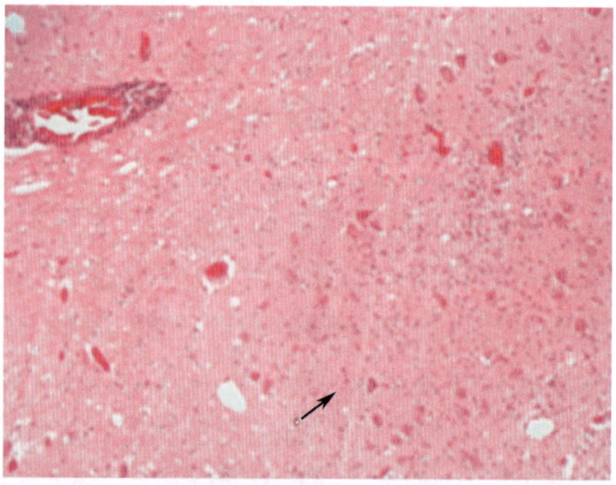

图 4-14　下橄榄核实质中炎症（箭头示）及血管周套状炎症细胞浸润（HE　×40）

［引自 J Neuropathol Exp Neurol，2008，67（2）：162-169］

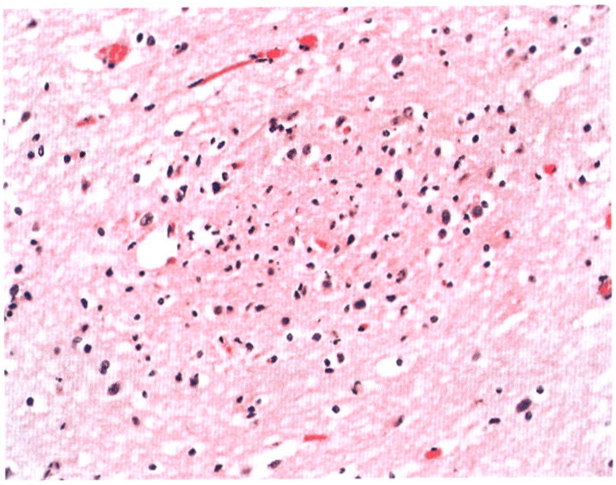

图 4-15 脑组织局灶坏死（HE ×200）
[引自 Emerg Infect Dis，2003，9（1）：78-85]

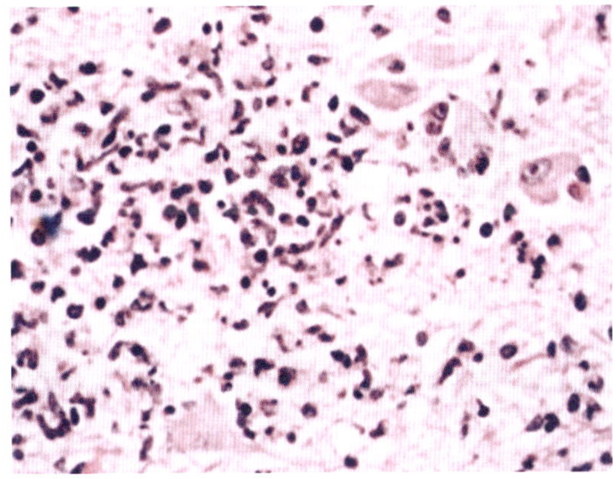

图 4-16 混合性炎症细胞浸润和噬神经现象（HE ×200）
[引自 Clin Infect Dis，2000，31（3）：678-683]

（二）脊髓

灰质变色，广泛炎症。颈、胸、腰及骶部脊髓灰质可见神经元变性、坏死及噬神经现象（图 4-18）。电镜示神经元线粒体变性、空泡变、膜性小泡，可见小核糖核酸病毒颗粒，直径约 18nm。

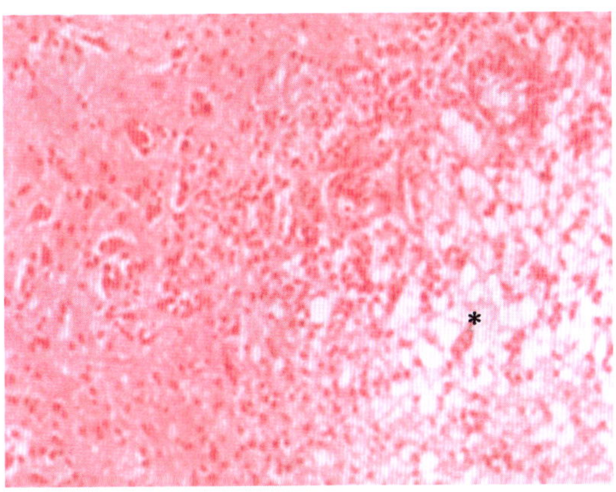

图 4-17 较多炎症的区域可见不同程度的水肿（星号示）（HE ×100）
[引自 J Neuropathol Exp Neurol，2008，67（2）：162-169]

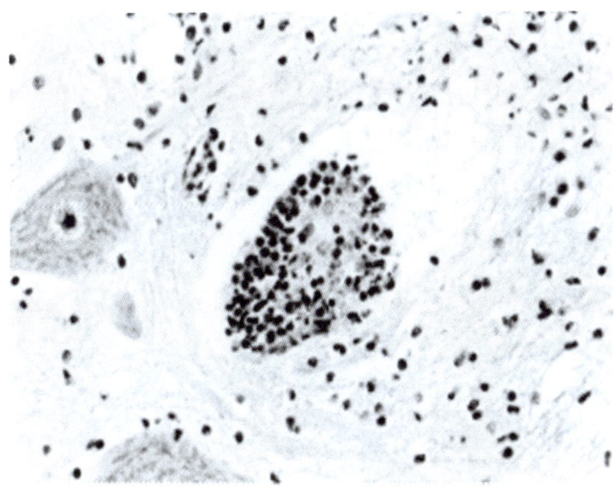

图 4-18 脊髓前角炎症细胞浸润和噬神经现象（HE ×200）
[引自 Mod Pathol，2000，13（11）：1200-1205]

（三）大脑

轻度淋巴细胞性软脑膜炎，大脑实质轻度水肿，小血管扩张充血，血管、神经细胞周围间隙增宽，在皮质和白质可见淋巴细胞和浆细胞围血管浸润，偶见皮质血管周淋巴细胞套。灶性炎主要见于运动性皮质（图 4-19）。

（四）小脑

可见淋巴细胞性软脑膜炎，皮质、白质局灶炎症，在皮质和白质淋巴细胞和浆细胞围血管浸润。

（五）脑脊髓膜

脑脊髓膜都有轻重不等的炎症，累及整个脑膜。眼观：硬脑膜和软脑膜血管扩张充血，脑膜、脑沟处见灰白色混浊的渗出物，脑回轻度增宽。病变表现为软脑膜血管扩张充血，蛛网膜下隙增宽，浆液及纤维蛋白渗出，淋巴细胞、巨噬细胞等炎症细胞浸润（图 4-20）。

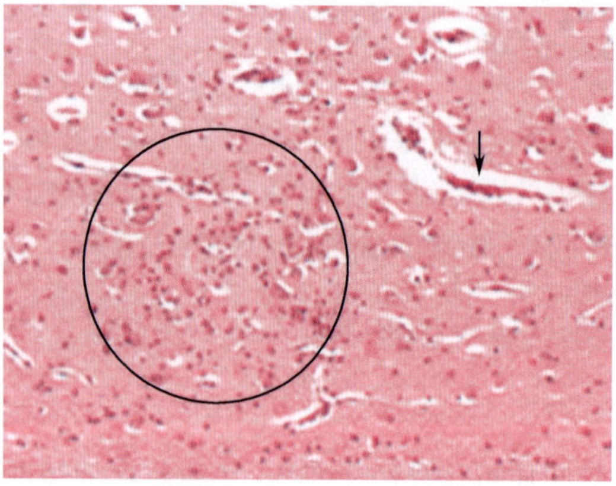

图 4-19 轻度血管周套状炎性浸润（箭头示）及实质炎症细胞浸润（圆圈示）（HE ×100）
［引自 J Neuropathol Exp Neurol，2008，67（2）：162-169］

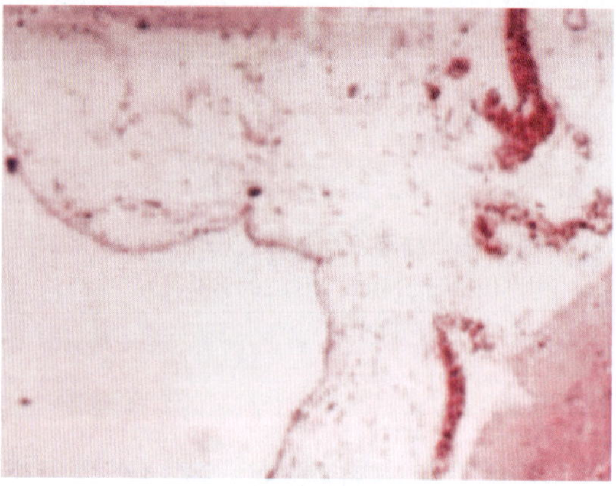

图 4-20 脑膜炎症细胞浸润
［引自：医学研究杂志，2012，41（4）：121-125］

二、肺

（一）肉眼观察

肺呈暗红色，重量增加，明显湿润、饱满感、质地较实。双肺明显充血，质地硬，切面暗红色，可见较多粉色泡沫状混浊液体溢出，部分区域有出血现象。肺外膜见散在出血点，气管、支气管黏膜充血。

（二）光镜观察

肺充血、水肿、局灶或多灶肺出血（图 4-21），肺泡损伤、均匀无结构的嗜伊红透明膜形成（图 4-22），或局部肺不张。无病毒包涵体。肺泡腔水肿液内有多量纤维素，部分区域伴红细胞渗出。肺泡腔内及细支气管腔内见脱落的肺泡上皮细胞及支气管上皮细胞。肺泡实变，肺泡腔内轻至中度炎症细胞浸润，淋巴细胞、单核细胞可明显增多，单核细胞内可见吞噬泡及细胞碎片。肺泡隔毛细血管和肺小静脉高度扩张，肺泡间隔增宽伴少量淋巴细胞和单核细胞浸润，形成间质性肺炎，也可广泛出血，形成出血性梗死。部分肺组织呈代偿性肺过度充气改变，但肺泡壁增宽，肺泡壁内可见多量单核细胞、淋巴细胞浸润（图 4-23）。国内一些未公开报道的死亡病例肺组织病理变化还包括部分呼吸道管腔内红细胞聚集，部分支气管内填充以淡红色渗液和支气管周围少量淋巴细胞、单核细胞浸润。

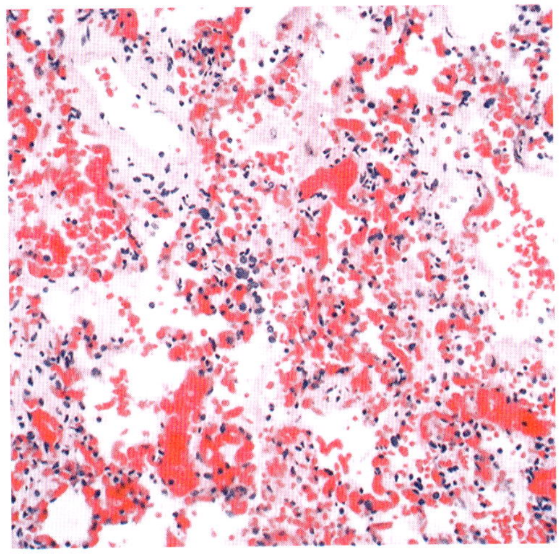

图 4-21 肺泡壁充血，肺泡内出血，肺间质淋巴细胞浸润（HE ×200）
［引自 Emerg Infect Dis，2003，9（1）：78-85］

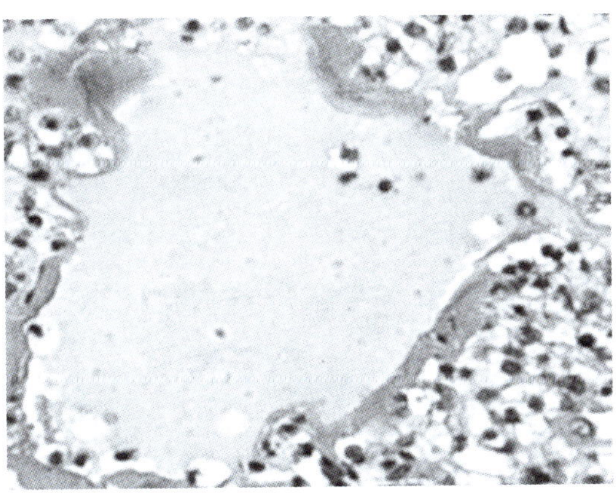

图 4-22 肺泡壁表面可见由渗出物凝结形成的一层红染的透明膜形成
［引自：济宁医学院学报，2011，34（2）：93-95］

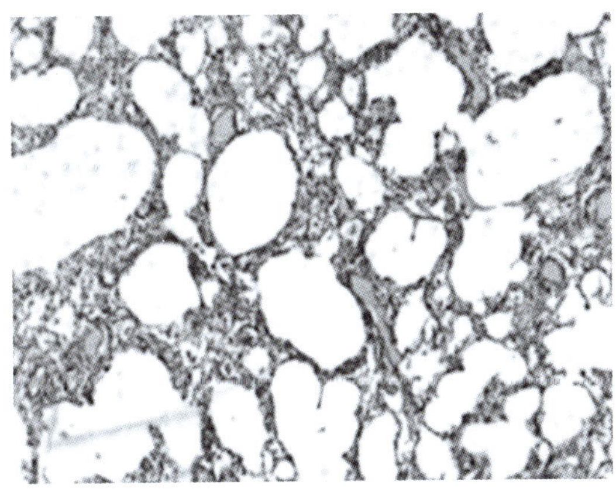

图 4-23 肺泡扩张，但肺泡壁增宽，肺泡壁内可见多量单核细胞，淋巴细胞浸润，呈代偿性肺过度充气改变
［引自：济宁医学院学报，2011，34（2）：93-95］

三、其他主要器官

（一）心

心脏结构正常，轻度肥大，双心室轻度肥厚。心肌细胞水肿，但结构正常，无炎症，或偶见灶性心肌坏死。间质充血、水肿及淋巴细胞和浆细胞浸润（图 4-24）。心内、外膜散在中性粒细胞及单核细胞浸润（图 4-25，图 4-26）。无病毒包涵体。

（二）肝

有报道称肝细胞可呈轻度微脂滴性脂肪变，也可见到肝血窦及中央静脉淤血，肝细胞高度水肿，肝小叶结构正常。

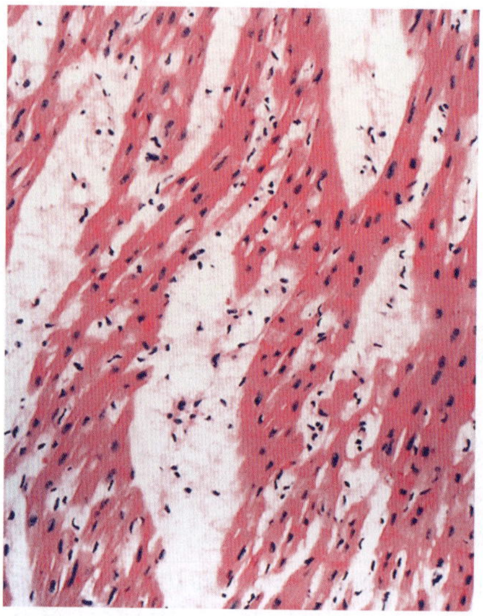

图 4-24 心肌淋巴细胞浸润，间质水肿及心肌坏死（HE ×100）
［引自 Emerg Infect Dis，2003，9（1）：78-85］

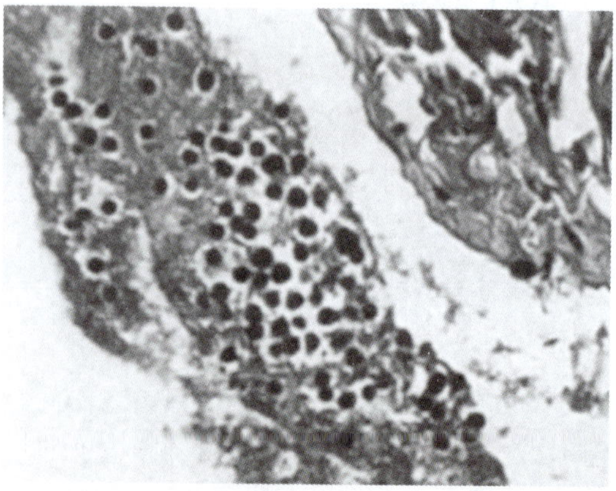

图 4-25 心内膜有散在的灶性炎症细胞浸润

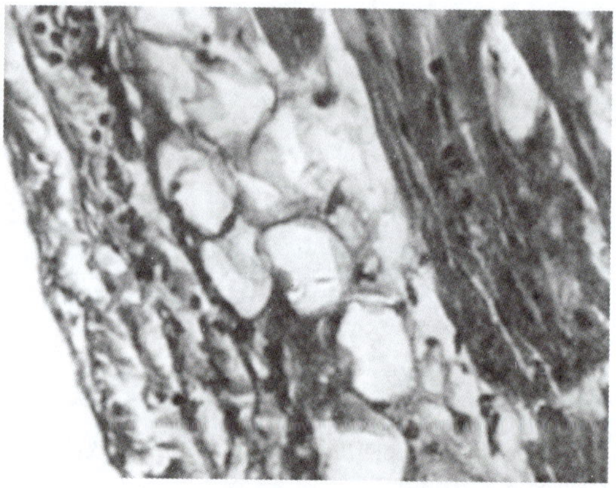

图 4-26 心肌外膜有散在的以淋巴细胞为主的炎症细胞浸润

（三）肾及肾上腺

部分患儿可见到肾间质充血，肾小管上皮细胞水肿，肾近曲小管上皮细胞自溶；肾上腺髓质充血。

（四）淋巴结、胸腺及脾

淋巴结皮质萎缩变薄，淋巴小结数量减少，小结内生发中心细胞出现核碎裂、核溶解，呈生发中心烧毁现象。少数患者可见到胸腺结构正常，胸腺细胞增生。少数患者脾小体内有坏死碎裂的细胞碎片（以淋巴细胞坏死为主），可见单核细胞吞噬现象（图 4-27，图 4-28）；脾窦显著淤血，脾索内淋巴细胞明显减少并见坏死碎裂的细胞碎片（图 4-29）。脾脏白髓内脾小结的生发中心细胞也出现核碎裂、核溶解现象。

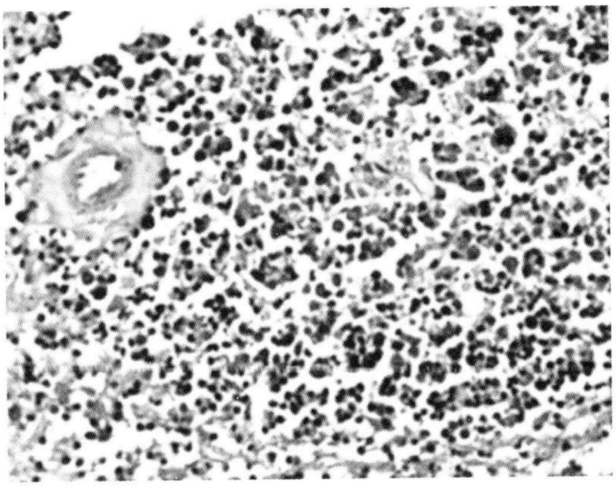

图 4-27 脾小体内可见坏死碎裂的细胞碎片（以淋巴细胞坏死为主）
[引自：济宁医学院学报，2013，36(3)：182-184]

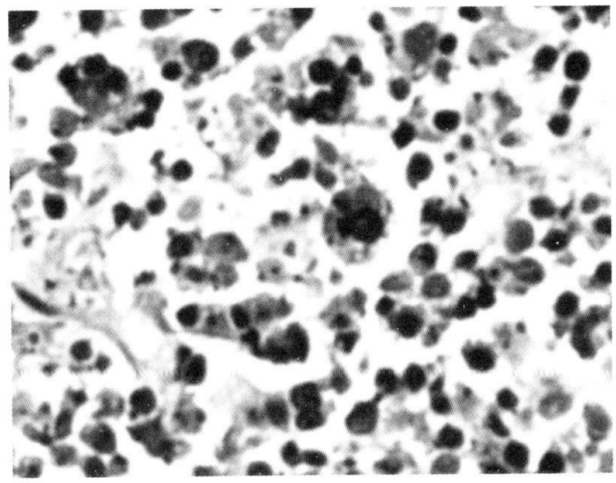

图 4-28 脾小体内见单核细胞吞噬细胞碎片的现象
[引自：济宁医学院学报，2013，36(3)：182-184]

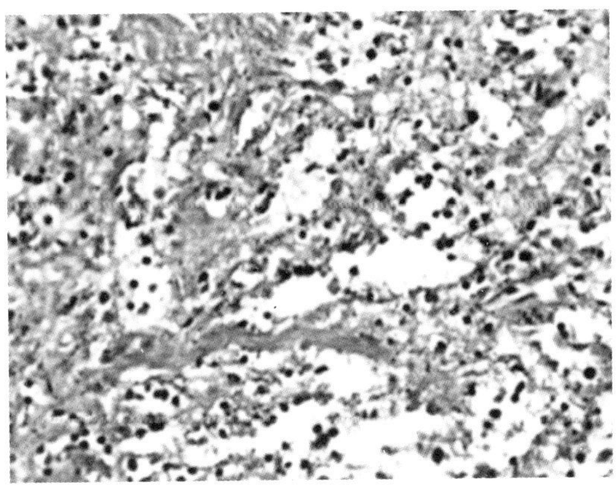

图 4-29 脾窦扩张充血，脾索内淋巴细胞明显减少并见坏死碎裂的细胞碎片
[引自：济宁医学院学报，2013，36(3)：182-184]

（五）皮肤

表皮内小空泡形成，可见血管周围炎。

（六）肠道

肉眼观察：肠浆膜面充血，空肠及回肠部分区域呈灰褐色，肠壁坏死、菲薄。肠系膜弥漫性淋巴结肿大，大者 2cm × 1.5cm × 1cm，多数 0.5～1cm。

光镜观察：黏膜充血、水肿，肠黏膜层及肠壁平滑肌层内大量淋巴细胞、中性粒细胞浸润，肠黏膜下淋巴滤泡增生，部分肠壁黏膜、黏膜下层、平滑肌层、浆膜均坏死，细胞核消失，胞质及间质溶解，肠壁变得菲薄。肠系膜淋巴结肿大，淋巴滤泡反应性增生，淋巴窦内淋巴细胞及组织细胞增多。髓窦扩张，窦内可见多量坏死崩解的细胞碎片（以淋巴细胞坏死为主）及单核细胞吞噬现象，髓质内淋巴细胞减少（图 4-30，图 4-31）。也可见淋巴滤泡生发中心坏死，细胞核碎裂、核溶解，呈生发中心烧毁现象。

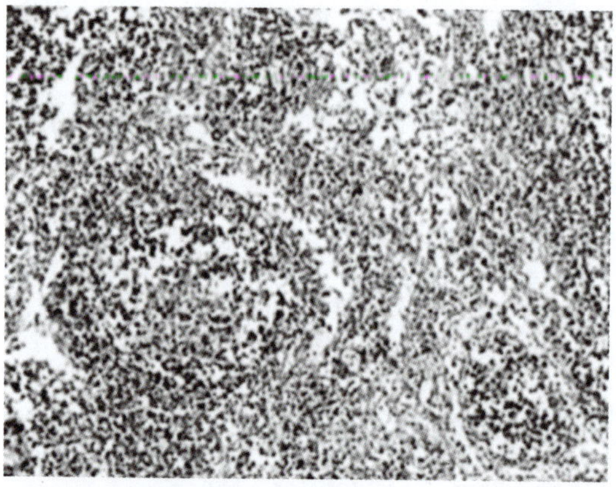

图 4-30　肠系膜淋巴结反应性增生，淋巴滤泡增生，生发中心扩大及组织细胞增生
[引自：济宁医学院学报，2013，36(3)：182-184]

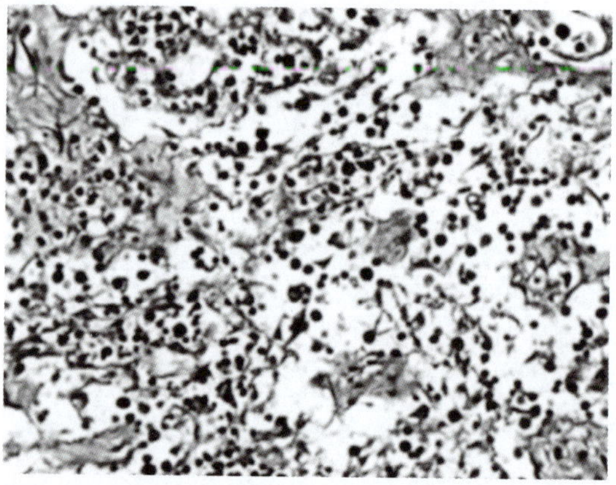

图 4-31　髓窦扩张，窦内见多量坏死崩解的细胞碎片及单核细胞吞噬现象
[引自：济宁医学院学报，2013，36(3)：182-184]

四、分子病理

（一）免疫组织化学

可分离出病毒的脊髓和脑组织的可见细胞病理特点：皱缩或伸长的细胞核固缩。免疫荧光镜下见胞质、胞核呈苹果绿（图 4-32），EV71 病毒可被抗 EV71 单克隆抗体检出。免疫组化显示 EV71 抗原在神经元及单个核炎症细胞分布（图 4-33～图 4-35），在其他组织检测为阴性。实质中多数炎症细胞是 CD68 强阳性的巨噬细胞 / 小胶质细胞（图 4-36）。常缺乏 $CD8^+$ 的淋巴细胞，即使有，也是稀少地分布于血管间隙或实质。罕见 $CD8^+$ 淋巴细胞接近神经元。

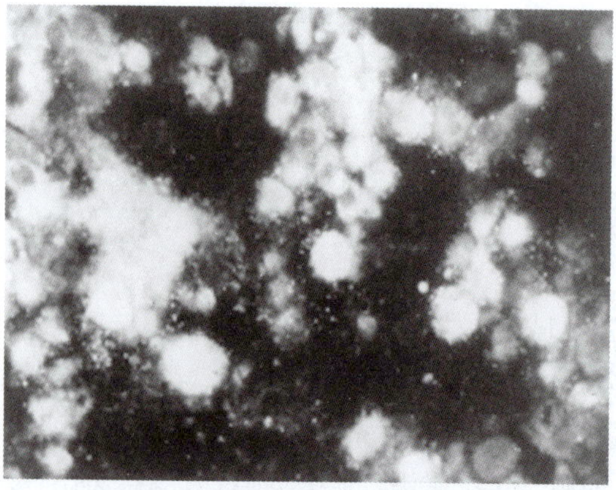

图 4-32　感染的细胞核中和细胞质中 EV71 抗原阳性（IF　×200）
[引自 Mod Pathol，2000，13(11)：1200-1205]

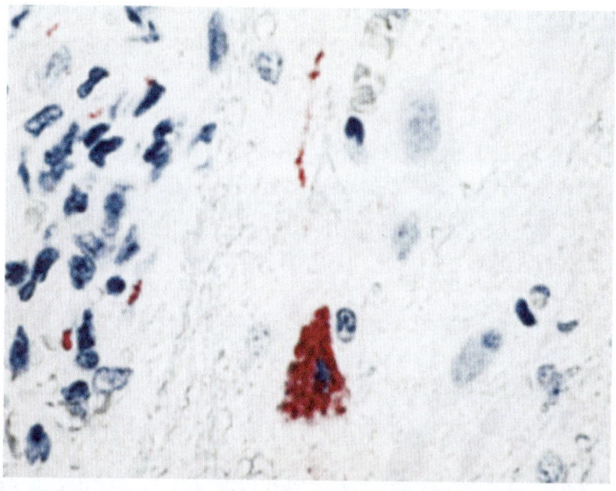

图 4-33　神经元中 EV71 抗原阳性（红色），神经轴突和树突亦呈阳性（IHC　×250）
[引自 Clin Infect Dis，2000，31(3)：678-683]

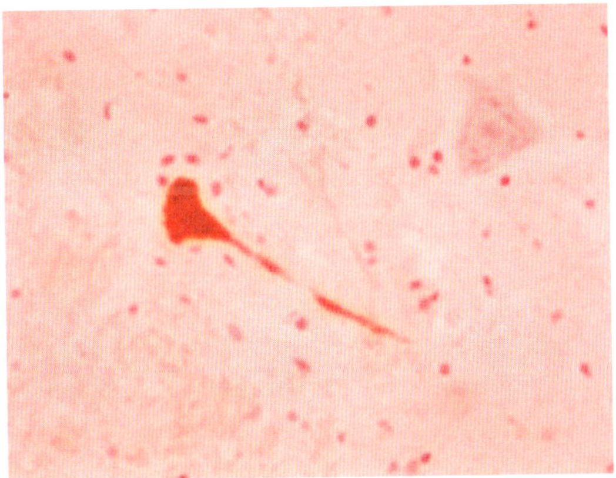

图 4-34 丘脑下部神经元胞体及突起 EV71 抗原(+)(IHC ×200)
[引自 J Neuropathol Exp Neurol，2008，67(2)：162-169]

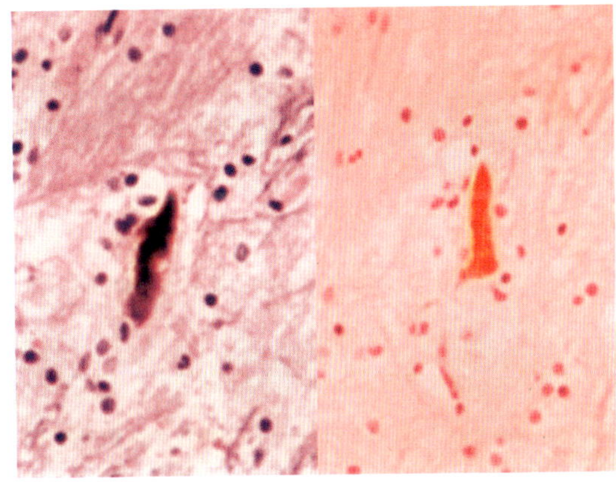

图 4-35 左图：邻近神经元部位 EV71 RNA(+)(ISH ×200)
右图：邻近神经元部位 EV71 抗原(+)(IHC ×200)
[引自 J Neuropathol Exp Neurol，2008，67(2)：162-169]

(二) 原位杂交

脊髓组织切片，采用常规核酸原位杂交方法，运用 DNA 探针杂交，NBT/BCIP 显色，脊髓前角神经元中 EV71 RNA 呈阳性(紫黑色)(图 4-37)。

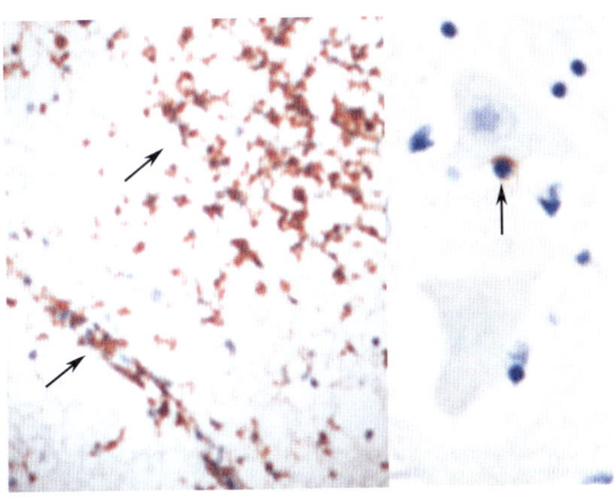

图 4-36 左图：脑实质及血管周巨噬细胞 / 小胶质细胞 CD68 呈阳性(IHC ×200)
右图：$CD8^+$ 淋巴细胞接近神经元(IHC ×400)
[引自 J Neuropathol Exp Neurol，2008，67(2)：162-169]

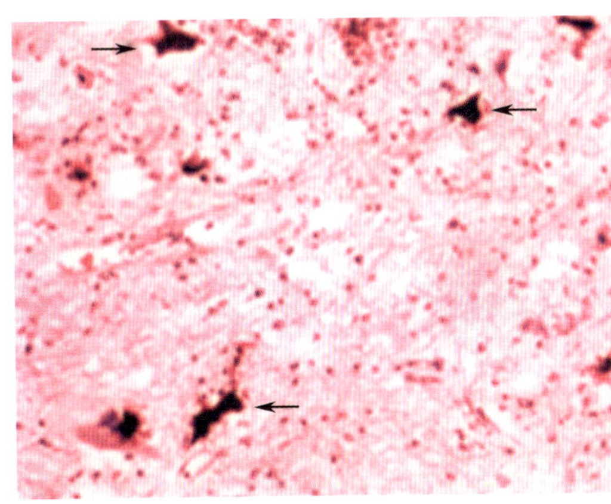

图 4-37 脊髓前角细胞 EV71 RNA(+)(ISH ×200)
[引自 J Neuropathol Exp Neurol，2008，67(2)：162-169]

(三) RT-PCR

运用 RT-PCR 法检测，可从脊髓组织中扩增检测到 EV71 基因片段。

参考文献

1. Muir P，Kammerer U，Korn K，et al. Molecular typing of enteroviruses: current status and future requirements. The European Union Concerted Action on Virus Meningitis and Encephalitis[J]. Clin Microbiol Rev，1998，

11（1）：202-227.

2. Ya-Fang Wang，Chun-Ting Chou，Huan-Yao Lei，et al. A mouse-adapted enterovirus 71 strain causes neurological disease in mice after oral infection[J]. J Virol，2004，78（15）：7916-7924.
3. McMinn P，Lindsay K，Perera D，et al. Phylogenetic analysis of enterovirus 71 strains isolated during linked epidemics in Malaysia，Singapore，and Western Australia[J]. J Virol，2001，75（16）：7732-7738.
4. Michael G Rossmann，Yongning He，Richard J Kuhn. Picornavirus-receptor interactions[J]. Trends Microbiol，2002，10（7）：324-331.
5. Oberste MS，Penaranda S，Maher K，et al. Complete genome sequences of all members of the species Human enterovirus A[J]. J Gen Virol，2004，85（Pt 6）：1597-1607.
6. Ho M. Enterovirus 71：the virus，its infections and outbreaks[J]. J Microbiol Immunol Infect，2000，33（4）：205-216.
7. Herrero LJ，Lee CS，Hurrelbrink RJ，et al. Molecular epidemiology of enterovirus 71 in peninsular Malaysia，1997–2000[J]. Arch Virol，2003，148（7）：1369-1385.
8. Cardosa MJ，Perera D，Brown BA，et al. Molecular epidemiology of human enterovirus 71 strains and recent outbreaks in the Asia-Pacific region：comparative analysis of the VP1 and VP4 genes[J]. Emerg Infect Dis，2003，9（4）：461-468.
9. Mizuta K，Abiko C，Murata T，et al. Frequent importation of enterovirus 71 from surrounding countries into the local community of Yamagata，Japan，between 1998 and 2003[J]. J Clin Microbiol，2005，43（12）：6171-6175.
10. Nishimura Y，Lee H，Hafenstein S，et al. Enterovirus 71 binding to PSGL-1 on leukocytes：VP1-145 acts as a molecular switch to control receptor interaction[J]. PLoS Pathog，2013，9（7）：e1003511.
11. Huang SW，Wang YF，Yu CK，et al. Mutations in VP2 and VP1 capsid proteins increase infectivity and mouse lethality of enterovirus 71 by virus binding and RNA accumulation enhancement[J]. Virology，2012，422（1）：132-143.
12. Baltimore D. *In vitro* synthesis of viral Rna by the poliovirus Rna polymerase[J]. Proc Natl Acad Sci USA，1964，51（3）：450-456.
13. Yu J，Zhang LY，Ren PY，et al. Enterovirus 71 mediates cell cycle arrest in S phase through non-structural protein 3D[J]. Cell Cycle，2015，14（3）：425-436.
14. You L，Chen JB，Liu WY，et al. Enterovirus 71 induces neural cell apoptosis and autophagy through promoting ACOX1 downregulation and ROS generation[J]. Virulence，2020，11（1）：537-553.
15. Lai JKF，Sam I，Verlhac P，et al. 2BC non-structural protein of enterovirus A71 interacts with SNARE proteins to trigger autolysosome formation[J]. Viruses，2017，9（7）：169.
16. Lee YP，Wang YF，Wang JR，et al. Enterovirus 71 blocks selectively type Ⅰ interferon production through the 3C viral protein in mice[J]. J Med Virol，2012，84（11），1779-1789.
17. 张艳灵．手足口病患儿淋巴细胞亚群及免疫球蛋白检测结果分析 [J]．现代诊断与治疗，2021，32（3）：424-425.
18. Lukashev VA. Role of recombination in evolution of enteroviruses[J]. Rev Med Virol，2005，15（3）：157-167.
19. Oberste MS，Maher K，Pallansch MA. Evidence for frequent recombination within species human enterovirus

B based on complete genomic sequences of all thirty-seven serotypes[J]. J Virol，2004，78（2）：855-867.

20. Simmonds P，Welch J. Frequency and dynamics of recombination within different species of human enteroviruses[J]. J Virol，2006，80（1）：483-493.
21. Worobey M，Holmes EC. Evolutionary aspects of recombination in RNA viruses[J]. J Gen Virol，1999，80（Pt 10）：2535-2543.
22. Chang LY，King CC，Hsu KH，et al. Risk factors of enterovirus 71 infection and associated hand，foot，and mouth disease/herpangina in children during an epidemic in Taiwan[J]. Pediatrics，2002，109（6）：e88.
23. Nurieva R，Yang XO，Martinez G，et al. Essential autocrine regulation by IL-21 in the generation of inflammatory T cells[J]. Nature，2007，448（7152）：480-483.
24. 曾慧慧，顾燕，段雪飞，等. 手足口病外周血 T 淋巴细胞亚群的临床研究 [J]. 中华传染病杂志，2010，28（2）：82-85.
25. 冉飞，郭青青，钟龙青，等. 肠道病毒 71 型感染手足口病患儿白细胞介素 -21 水平变化及其作用机制 [J]. 中华传染病杂志，2018，36（3）：176-178.
26. Pizzutto SJ，Upham JW，Yerkovich ST，et al. High pulmonary levels of IL-6 and IL-1beta in children with chronic suppurative lung disease are associated with low systemic IFN-gamma production in response to non-typeable haemophilus influenzae[J]. PLoS One，2015，10（6）：e0129517.
27. 胡泽华，林树林，黄玲玲，等. 重症手足口病儿童脑脊液中淋巴细胞亚群的变化 [J]. 广东医学，2016，37（19）：2931 2933.
28. Kobayashi K，S Koike. Cellular receptors for enterovirus A71[J]. J Biomed Sci，2020，27（1）：23.
29. He Y，Ong KC，Gao Z，et al. Tonsillar crypt epithelium is an important extra-central nervous system site for viral replication in EV71 encephalomyelitis[J]. Am J Pathol，2014，184（3）：714-720.
30. David Reczek，Michael Schwake，Jenny Schröder，et al. LIMP-2 is a receptor for lysosomal mannose-6-phosphate-independent targeting of beta-glucocerebrosidase[J]. Cell，2007，131（4）：770-783.
31. Zhou D，Zhao Y，Kotecha A，et al. Unexpected mode of engagement between enterovirus 71 and its receptor SCARB2[J]. Nat Microbiol，2019，4（3）：414-419.
32. Che-Szu Chen，Yi-Chuan Yao，Shin-Chao Lin，et al. Retrograde axonal transport：a major transmission route of enterovirus 71 in mice[J]. J Virol，2007，81（17）：8996-9003.
33. Lin HY，Yang YT，Yu SL，et al. Caveolar endocytosis is required for human PSGL-1-mediated enterovirus 71 infection[J]. J Virol，2013，87（16）：9064-9076.
34. Grindheim AK，Saraste J，Vedeler A. Protein phosphorylation and its role in the regulation of Annexin A2 function[J]. Biochim Biophys Acta Gen Subj，2017，1861（11 Pt A）：2515-2529.
35. He QQ，Ren S，Xia ZC，et al. Fibronectin facilitates enterovirus 71 infection by mediating viral entry[J]. J Virol，2018，92（9）：e02251-17.
36. Coolen NA，Schouten KC，Middelkoop E，et al. Comparison between human fetal and adult skin[J]. Arch Dermatol Res，2010，302（1）：47-55.
37. Chowdhury I，Thompson WE，Thomas K. Prohibitins role in cellular survival through Ras-Raf-MEKERK pathway[J]. J Cell Physiol，229（8）：998-1004.
38. Too IHK，Bonne I，Tan EL，et al. Prohibitin plays a critical role in Enterovirus 71 neuropathogenesis[J]. PLoS

Pathog，2018，14（1）：p.e1006778.

39. Qing J，Wang Y，Sun Y，et al. Cyclophilin aassociates with enterovirus-71 virus capsid and plays an essential role inviral infection as an uncoating regulator[J]. PLoS Pathog，2014，10（10）：e1004422.

40. 周燕，郑瑞娟，胡忠义．Toll 样受体基因多态性与结核病易感性的研究进展 [J]．中华预防医学杂志，2011，45（1）：73-76.

41. 刘锐，叶传冬，雷宁宁，等．痰热清注射液对 AECOPD 患者外周血单核细胞 TLRs/NF-κB 信号通路及下游细胞因子的影响 [J]．中国中医急症，2018，27（7）：1151-1153.

42. 卢春玉，田健美，孔小行．TLRs-NF-κB 信号通路在重症手足口病发病中的作用机制研究 [J]．大医生，2019，4（24）：21-23.

43. Lin YL，Lu MY，Chuang CF，et al. TLR7 is critical for anti-viral humoral immunity to EV71 infection in the spinal cord[J]. Front Immunol，2020，11：614743.

44. Yang X，Xie J，Jia L，et al. Analysis of miRNAs involved in mouse brain damage upon enterovirus 71 infection[J]. Front Cell Infect Microbiol，2017，7：133.

45. Jia CS，Liu JN，Li WB，et al. The cross-reactivity of the enterovirus 71 to human brain tissue and identification of the cross-reactivity related fragments[J]. Virol J，2010，7：47.

46. Fan P，Li X，Sun S，et al. Identification of a common epitope between enterovirus 71 and human MED25 proteins which may explain virus-associated neurological disease[J]. Viruses，2015，7（4）：1558-1577.

47. Feng M，Guo SJ，Fan ST，et al. The preferential infection of astrocytes by enterovirus 71 plays a key role in the viral neurogenic pathogenesis[J]. Front Cell Infect Microbiol，2016，6：192.

48. Yuan M，Ge M，Yin J，et al. Isoflurane post—conditioning down-regulates expression of aquaporin 4 in rats with cerebral ischemia/reperfusion injury and is possibly related to bone morphogenetic protein 4/Smad1/5/8 signaling pathway[J]. Biomed Pharmacother，2018，97：429-438.

49. 杜伟鹏，汪海霞，卢芳．AQP-4、VCAM-1、NPY 在重症手足口病患儿脑脊液中的表达及对并发脑炎的诊断价值 [J]．分子诊断与治疗杂志，2021，13（3）：352-355.

50. 朱磊，朱俊岭，胜利平，等．危重型手足口病患儿水通道蛋白 4 的表达及其临床意义 [J]．中华实用儿科临床杂志，2018，33（22）：1716-1719.

51. 庞其军，赵颖．肠道病毒 71 型感染中枢神经细胞 SK-N-SH 的作用及其机制 [J]．中华实验外科杂志，2016，33（9）：2107-2109.

52. 朱磊，祁伯祥，齐共健，等．Bcl-2/ 腺病毒 E1B19kDa 相关蛋白 3 在手足口病中表达的临床意义 [J]．中华微生物学和免疫学杂志，2020，40（1）：38-43.

53. Shang Jyh Kao，Fwu Lin Yang，Yung Hsiang Hsu，et al. Mechanism of fulminant pulmonary edema caused by enterovirus 71[J]. Clin Infect Dis，2004，38（12）：1784-1788.

54. YC Fu，CS Chi，YT Chiu，et al. Cardiac complications of enterovirus rhombencephalitis[J]. Arch Dis Child，2004，89（4）：368-373.

55. Chan KP，Goh KT，Chong CY，et al. Epidemic hand，foot and mouth disease caused by human enterovirus 71，Singapore[J]. Emerg Infect Dis，2003，9（1）：78-85.

56. Wong KT，Munisamy B，Ong KC，et al. The distribution of inflammation and virus in human enterovirus 71 encephalomyelitis suggests possible viral spread by neural pathways[J]. J Neuropathol Exp Neurol，2008，

67（2）：162-169.

57. Chan LG，Parashar UD，Lye MS，et al. Deaths of children during an outbreak of hand，foot，and mouth disease in sarawak，malaysia：clinical and pathological characteristics of the disease. For the Outbreak Study Group[J]. Clin Infect Dis，2000，31（3）：678-683.
58. Hsueh C，Jung SM，Shih SR，et al. Acute encephalomyelitis during an outbreak of enterovirus type 71 infection in Taiwan：report of an autopsy case with pathologic，immunofluorescence，and molecular studies[J]. Mod Pathol，2000，13（11）：1200-1205.
59. Adamczak SE，de Rivero Vaccari JP，Dale G，et al. Pyroptotic neuronal cell death mediated by the AIM2 inflammasome[J]. J Cereb Blood Flow Metab，2014，34（4）：621-629.
60. Zhu X，Wu T，Chi Y，et al. Pyroptosis induced by enterovirus A71 infection in cultured human neuroblastoma cells[J]. Virology，2018，521：69-76.
61. 陈友鹏，梁旭竞. 肠道病毒 71 型感染致中枢神经系统损害及其免疫发病机制 [J]. 中华实验和临床感染病杂志：电子版，2011，5（3）：360-363.
62. 费晓，方凯，李兴旺，等. Ev71 感染者儿茶酚胺水平的研究 [J]. 中华实验和临床感染病杂志：电子版，2013，7（2）：187-192.
63. 卫生部手足口病临床专家组. 肠道病毒 71 型（EV71）感染重症病例临床救治专家共识 [J]. 中华儿科杂志，2011，49（9）：675-678.
64. Ding Y，Chen X，Qian B，et al. Characterization of the antibody response against EV71 capsid proteins in Chinese individualsby NEIBM-ELISA[J]. Sci Rep，2015，5：10636.
65. Sun L，Wen H，Wang Z. Research into the pathogenicity of enterovirus71[J]. Bing Du Xue Bao，2015，31（2）：192-196.
66. Huang TF，Wu XH，Wang X，et al. Fas-FasL expression and myocardial cell apoptosis in patients with viral myocarditis[J]. Genet Mol Res，2016，15（2）：10.4238/gmr.15027607.
67. Tsikas D. Assessment of lipid peroxidation by measuring malondialdehyde（MDA）and relatives in biological samples：Analytical and biological challenges[J]. Anal Biochem，2017，524：13-30.
68. 崔亚杰，宋春兰，陈芳，等. 左卡尼汀对柯萨奇 A16 型病毒感染手足口病的心肌保护作用 [J]. 中国当代儿科杂志，2017，19（8）：908-912.
69. 杨镒宇. 重症肠道病毒 71 感染与多脏器功能损害 [J]. 实用儿科临床杂志，2012，27（6）：397-402.
70. Wei D，Li KX，Chen E. Autopsy report of two cases with enterovirus type 71 infection brainstem encephalitis and literature review[J]. Zhonghua Er Ke Za Zhi，2010，48（3）：220-223.
71. 白燕琼，徐钢，龚自力，等. 人感染高致病性禽流感病毒 H5N1 尸体解剖病理分析 [J]. 中华病理学杂志，2006，35（9）：545-548.
72. 丁彦青，李学农，李向红，等. 病理科严重急性呼吸综合征标本检查安全管理建议 [J]. 中华病理学杂志，2003，32（3）：302-304.
73. 张岳灿，于纪棉. EV71 肠道病毒感染与脑型手足口病的临床病理分析 [J]. 现代实用医学，2012，24（5）：529-531，602.
74. 方仲年，胡爱荣，张岳灿，等. 2 例 EV71 死亡病例的病理特征及 EV71 宁波分离株全基因组序列分析 [J]. 医学研究杂志，2012，41（4）：121-125.

75. 刘伟伟，刘增甲，王旭，等. EV71 型手足口病肺组织病理学研究 [J]. 济宁医学院学报，2011，34（2）：93-95.

76. 王飞舟，刘增甲，王旭，等. 重症手足口病患儿免疫器官组织病理学变化 [J]. 济宁医学院学报，2013，36（3）：182-184.

77. 杨镒宇. 重症肠道病毒 71 感染与多脏器功能损害 [J]. 实用儿科临床杂志，2012，27（6）：397-402.

第五章

临床表现

肠道病毒一般从口咽部、肠道侵入人体后，在局部黏膜或淋巴组织中繁殖，引起局部症状，继而进入血循环导致第一次病毒血症，播散至全身各个组织器官如中枢神经系统、皮肤黏膜、心、呼吸器官、肝、肌肉等处，在这些靶组织中再次增殖后导致第二次病毒血症，引起各种临床综合病症。同一型肠道病毒可以引起1种以上的临床综合征，同一临床综合征可由不同型病毒所引起，因此肠道病毒感染的临床表现多种多样，复杂难辨。

第一节　症状与体征

一、潜伏期

手足口病潜伏期一般为3～5天，多数患者无明显症状，但从咽部和粪便中可以检出相关病毒。少部分患儿有前驱症状，时间为1～2天，表现为哭闹不安、流涎、流涕、拒食等。

二、一般表现

（一）儿童手足口病的一般表现

大部分患者感染肠道病毒后一般不发病，形成隐性感染或无症状感染。儿童，特别是婴幼儿感染后发病率高，出现各种表现。手足口病主要见于5岁以下儿童，其中3岁及以下幼儿发病率最高，年长儿和成人也可发病，男性多于女性。

1. 发热　多数没有前驱症状，表现为突然发热，体温可达39℃以上，少数患者可无发热或低热，持续时间可达3天以上。EV71感染引起的手足口病发热≥39℃且持续时间3天以上者明显多于Cox A16感染引起手足口病者。

2. 皮疹　与发热同时或发热后1～2天出现典型的手足口病体征，查体可见患者手掌、脚掌部出现散在的、米粒或绿豆大小斑丘疹和疱疹，几个至几十个，疱疹周围有炎性红晕，疱疹较硬，内有较少混浊液体，长径与皮纹走向一致。臀部及肛周也可见此种皮疹，但很少出现在躯干及面部。该皮疹具有不痛、不痒、不结痂、不结疤的“四不”特征。EV71引起的皮疹具有较小、厚、硬的特征。90%以上的患儿均有口腔黏膜病变，口腔黏膜疱疹散在分布于舌及两颊部，唇齿侧也常发生，初为粟米样斑丘疹或水疱，很快破溃形成溃疡，其周围有红晕，疼痛感较明显，患儿常有烦躁、哭闹、流涎、拒食等表现。发热、皮疹和口腔溃疡一般1周内自愈，皮疹消退后不遗留痕迹。

对于部分患者，皮疹数量较少或不典型，甚至不出现手足皮疹，仅表现为疱疹性咽峡炎。1998年，我国台湾EV71和Cox A16大流行中，约有10%的患者患疱疹性咽峡炎，其中EV71感染的患者（119例），约有24%的患者缺乏手足口病表现。2000年新加坡的一组资料显示，有4.7%的患者表现为疱疹性咽峡炎，而无手足皮疹。2008年吉林省手足口病流行期间，重症患者皮疹可位于手足指（趾）尖端及足跟外侧，多呈暗红色新月形斑疹或疱疹，皮疹深在，小而隐匿。2009年吉林大学收治的849例手足口病患儿中208例皮疹不典型，表现为皮疹数量少。

3. 其他表现 除发热、皮疹外，部分患儿还可出现热性惊厥、咳嗽、咳痰、流涕、腹泻、食欲减退、恶心、呕吐、腹痛等症状。研究表明，Cox A16感染引起手足口病者出现咳嗽、流涕、口腔疱疹、膝部皮疹、热性惊厥患者明显较EV71感染引起手足口病者多。

（二）成人手足口病一般表现

由于手足口病患者与隐性感染者比例约为1∶100，故年长儿与成人感染后多不发病，但能够传播病毒。王来等推测成人发病重要因素可能为压力大、精神紧张、疲劳、营养不良等致自身免疫力低下，同时与手足口病患者密切接触。另有研究也表明，EV71的家庭接触传播率为52%，而儿童传播父母的传播率为41%。

成人发病症状多轻微，主要表现为乏力、咽痛、咽干、精神倦怠、烦躁不安、食欲缺乏、皮疹和口腔疱疹，可伴有咳嗽、咳痰。皮疹常呈离心性分布，如手足指趾的侧缘与背面，局部皮肤疱疹会有针刺样疼痛。

三、重症表现

重型手足口病患者除了手足口病典型表现外，还可出现神经系统、呼吸系统、心血管系统并发症，主要表现为：嗜睡、易惊、肢体抖动、头痛、呕吐、烦躁、共济失调、脑膜刺激征，甚至抽搐、严重意识障碍等神经系统受累的表现；呼吸增快、呼吸困难、严重喘息、肺部湿啰音短时间内明显增多，甚至口唇发绀、咳粉红色泡沫痰或血性液体等呼吸系统受累表现；以及面色苍白、发绀、心率增快、外周循环不良，甚至血压降低或休克等心血管系统受累的表现。出现心肺衰竭属于手足口病重症危重型，病死率较高。

对南通市第三人民医院2007—2010年的60例重症EV71感染病例研究显示，EV71感染引起的重型手足口病不典型皮疹可能性较大，但所有患儿均有发热、精神食欲差、发热持续时间超过3天。其他主要表现有口腔溃疡（60.0%）、手掌心出疹（90.0%）、足底出疹（100%）、臀部出疹（70.0%）、流涎（50.0%）、咳嗽（10.0%）、呕吐（60.0%）、腹泻（0）、嗜睡（20.0%）、肌震颤（90.0%）、易惊（90.0%）。并发症：脑干脑炎（70.0%）、脑膜脑炎（20.0%）、脑干脑炎合并脑膜脑炎（10.0%）。

2008年5—7月深圳市儿童医院共收治深圳地区80例重症患者，其中绝大部分患者（94%）年龄在5岁以内；79例（99%）有发热，热程中位数为4天，热峰中位数为39℃，热型多为稽留热；78例（97.5%）有手足臀膝出现不同程度皮疹，其中手部皮疹78例（97.5%），足部皮疹76例（95%），口腔疱疹54例（67.5%），臀部皮疹45例（56%），膝部皮疹36例（45%）；在各系统并发症中，87.5%（70例）有中枢神经系统受累，其中脑膜炎5例（6.25%），脑膜脑炎66例（82.5%），脑干脑炎9例（8.9%），脊髓炎4例（5%），神经源性肺水肿6例（7.5%）。2例死亡患者均伴有神经源性肺水肿，1例遗留四肢活动障碍，其余患者均痊愈出院，未遗留明显后遗症。经分析发现重症病例中以中枢神经系统并发症为主，皮疹多少与病情严重程度呈负相关，精神差或烦躁不安、四肢惊跳是重症病例的早期临床特征，高血糖可作为潜在的病情判断指标，神经源性肺水肿是主要死亡原因。

俞秀丽等通过对杭州 116 例重症手足口病患儿临床研究发现，发病年龄 3 岁以下者占 81.9%，男女比例为 1.9∶1。所有患儿均有皮疹和发热，多数表现为高热及发热时程超过 3 天。神经系统表现：肢体抖动伴肌阵挛 91 例（78.45%），肢体抖动伴肌阵挛、呕吐 15 例（12.93%），抽搐 3 例（2.59%）（其中 1 例为昏迷伴抽搐），肢体无力（左下肢迟缓性麻痹）1 例（0.86%）；并发症：病毒性脑炎 109 例（93.97%），脑干脑炎 6 例（5.17%），肺水肿 3 例（2.59%），急性弛缓性麻痹 1 例。

范丽娟等对北京 116 例重症手足口病患儿进行临床观察发现，男女比例为 1.59∶1，3 岁以下者占 76.5%；所有患儿均有皮疹，平均出疹（5.81±3.16）天；97.5% 的患儿有发热，39.1～40.0℃者占 45.7%，38.1～39.0℃者占 44.0%，平均热程为（5.59±2.86）天。

EV71 和 Cox 感染引起手足口病的重症发生率是有差异的，前者发生重症者相对较多。陕西省安康市 2008—2011 年 388 例手足口病患者中，重症者 25 例，其中 EV71 感染者 18 例，Cox A16 感染者 6 例，二者均为阴性者 1 例，并且 Cox 与 EV71 引起的重症手足口病例临床表现也不尽相同。

南昌的一组临床数据显示：Cox 引起重症手足口病患儿的最高体温值较高、心率较快，流涎、腹泻、口腔溃疡、手掌心出疹所占比例较高，嗜睡发生率较低，两者感染均能引起脑干脑炎或脑膜脑炎，但 EV71 能引起脑干脑炎和脑膜脑炎双重表现。EV71 引起的重型手足口病表现为不典型皮疹的可能性较大，部分患儿可仅仅表现为足底部皮疹，而手掌心、臀部不出现皮疹，EV71 引起的嗜睡症状多于 Cox，提示 EV71 侵犯中枢神经系统引起的症状更重。

湖北省襄阳市 2010 年 5 月—2012 年 4 月 146 例重症手足口病患者的临床资料研究显示，重症手足口病患者的年龄大部分为 1～3 岁，所有患者均出现发热、皮疹症状。先出现皮疹后出现发热症状患者为 40 例（27.4%），先出现发热后出现皮疹患者为 80 例（54.8%），发热、皮疹症状同时出现的患者为 26 例（17.8%）。出现精神欠佳、肢体抖动及嗜睡症状患者为 140 例（95.9%）。呕吐患儿为 80 例（54.8%），出现抽搐患儿为 35 例（24.0%），出现肢体末梢循环差患儿为 30 例（20.5%），出现吞咽困难及抽搐后昏迷患儿为 1 例（0.7%），出现抽搐后昏迷患儿为 4 例（2.7%），出现神经源性肺水肿患儿 3 例（2.1%）。辅助检查发现白细胞计数增高者 26 例（17.8%），心肌损伤者 30 例（20.5%），血糖升高者 20 例（13.7%），脑脊液检查示脑脊液压力增高患儿为 60 例（41.1%），脑脊液细胞数升高［$(100\sim400)\times10^6$/L］患儿为 125 例（85.6%），病原学检查 EV71 呈阳性患儿为 80 例（54.8%），Cox A16 呈阳性患儿为 35 例（24.0%），EV71 及 Cox A16 均呈阳性患儿为 25 例（17.1%），其他类型 EV 呈阳性患儿为 6 例（4.1%）。经过积极治疗，痊愈患儿为 135 例（92.5%），好转患儿为 5 例（3.4%），死亡患儿为 6 例（4.1%），其中死亡原因系神经源性肺水肿患儿为 3 例，且均于呼吸衰竭前有自主排尿史。出院后，发生后遗症患儿为 3 例（2.1%），包括 2 例肢体瘫痪患儿和 1 例继发性癫痫患儿。

2011 年 5 月—2012 年 1 月首都医科大学附属北京佑安医院收治了 164 例 EV71 型手

足口病并发脑炎重症病例，从收集的临床资料看，164 例患儿均有发热和皮疹，发热多出现于皮疹前 3.0 天，发热持续时间为 5.0～7.0 天；出现易惊和 / 或抖动 131 例（79.9%），头痛和 / 或呕吐 111 例（67.7%），精神萎靡和 / 或嗜睡 67 例（40.9%），肌无力 13 例（7.9%），抽搐 10 例（6.1%），躁动 9 例（5.6%），凝视 3 例（1.8%），昏迷 4 例（2.4%），因呼吸困难需要气管插管及呼吸机辅助通气 10 例（6.1%）。其中昏迷和呼吸困难只见于危重症患者，重症患儿临床症状的前 5 位分别是：易惊和 / 或肢体抖动、头痛和 / 或呕吐、精神萎靡和 / 或嗜睡、肌无力、抽搐。与重型组比较，危重型组肌无力、抽搐、躁动症状的发生率较高（分别占 46.2%、23.1%、36.4%）。在辅助检查方面，危重症患者与重症患者相比，白细胞计数（WBC）、肌酸激酶（CK）、肌酸激酶同工酶（CK-MB）、乳酸脱氢酶（LDH）、羟丁酸脱氢酶（HBDH）、血糖、二氧化碳分压均明显升高。重型组及危重型组患儿分别平均在病程 5.0 天和 4.0 天入院，平均住院 6.0 天和 13.0 天，P 分别为 0.012 和 0.001。164 例患儿中治愈 155 例（94.5%），好转 3 例（1.8%），因病情危重自动出院 1 例（0.6%），死亡 5 例（3.1%）。其中，自动出院及死亡病例仅见于危重型组。

四、其他肠道病毒（除 EV71、Cox A16 外）感染引起的手足口病临床特点

近 20 年，手足口病在亚太地区反复暴发的原因是 EV71 和 Cox A16 不同基因型或亚型病毒的交替或共循环。近年来，由非 EV71 和非 Cox A16 的其他型别肠道病毒引起的手足口病的国内外报道越来越多，在我国广东、山东、浙江、河南等地的手足口病暴发中分别分离出 Cox A2、Cox A4、Cox A5、Cox A6、Cox A9、Cox A10 等病毒株。

其中，Cox A6 所致的手足口病暴发引起国内外较多关注。2008—2011 年，Cox A6 在广东地区的病原构成比中，呈上升趋势。自 2008 年起，Cox A6 分别在法国、日本、新加坡和中国台湾等地区引起手足口病暴发。一般来说 Cox A6 常引起疱疹性咽峡炎，除了典型手足口病症状外，还具有其他的一些明显区别于由 EV71 和 Cox A16 所致手足口病的临床表现。如芬兰暴发的手足口病大流行症状伴脱甲，法国暴发的全国性手足口病疫情则多伴疱疹性咽峡炎。日本在 2009 年暴发的 Cox A6 手足口病疫情伴脱甲病，而 2011 年的暴发则伴疱疹性咽炎。可见由 Cox A6 所致的手足口病具有多变的特点，在不同的地区或者同一地区的不同时期表现都不尽相同。

2000—2007 年在芬兰仅检测到 4 例 Cox A6 感染者。但是，2008 年由 Cox A6 引起的芬兰全国性手足口病暴发，从 8 月份开始一直持续到 2009 年初。此次手足口病暴发除了典型手足口病表现外，最显著的特征是指（趾）甲脱落。指（趾）甲脱落产生时间为患者发生手足口病的 2 个月之后，并且在脱落的指甲碎片中检出 Cox A6 病毒，故推测病毒复制可造成甲床破坏，从而引起指（趾）甲暂时毁坏。

在我国台湾地区，Cox A6 在分离出的肠道病毒中所占比例由 2007 年的 15.45% 上升至 2009 年的 22.27%。Cox A6 感染发病季节为 3—9 月，发病年龄 98.6% 在 6 岁以下，男女比例为 1.27∶1。通过对 141 例 Cox A6 感染的住院患者进行研究发现，所有患者均有发热，出现口腔溃疡者 90.8%，食欲缺乏者 89.4%。平均热程（2.78 ± 1）天，其中发热超过 39℃及热程超过 3 天者占 39.7%。30 例（21.3%）患者发生肌阵挛，7 例患者出现神经系统症状（5 例热性癫痫，2 例意识改变）。出现并发症的患者有 3 例，其中 1 例合并脑膜

炎，2 例合并脑炎。该 141 例患者最常见的诊断是疱疹性咽峡炎（76.6%），其次是手足口病（12.8%）。实验室检查方面，白细胞平均计数为（15.144 ± 0.426）× 10^9/L，其中 63 例患者（45%）超过 15 × 10^9/L，只有 1 例患者小于 5 × 10^9/L。血清 C 反应蛋白（CRP）平均水平（44.1 ± 3.3）mg/L，其中 62 例（44%）CRP 水平大于 40mg/L，12 例（8.5%）CRP 水平大于 100mg/L。

2010 年，我国台湾地区暴发了由 Cox A6 感染引起的手足口病，其中 130 例患者除了有典型的手、足、口腔部位皮肤表现外，还有口周（28.22%）、躯干 / 颈项（39.30%）或者广泛的皮肤病变（5%）表现。上述 130 例患者中有 66 例（51%）在传染期过后出现手掌、足掌脱皮，48 例（37%）的患者出现脱甲。其中脱甲患者有 33 例（69%）出现指（趾）甲异常前或者期间伴随手、足掌脱皮，这两种症状有明显相关性。脱甲累及的指（趾）头数目平均为 6 个，最常累及的是右拇指（71%）。在 145 例非 Cox A6 肠道病毒感染的患者中，只有 5% 的患者在手足口病发生之后出现脱甲。由此也可以说明，Cox A6 感染与脱甲有显著相关性（$P < 0.001$）。总之，Cox A6 感染所致手足口病引起广泛皮肤病变以及深层组织损伤，其可能原因为大面积皮肤细胞直接感染 Cox A6，后者复制引起皮肤病变和甲床损伤，进而发生脱皮、脱甲。

2011 年 6 月，日本暴发手足口病，709 例患者检测出 Cox A6 病毒，156 例患有疱疹性咽峡炎。Cox A6 感染引起的手足口病的典型表现有：发热，口腔黏膜散在性疱疹，手、胳膊、足、腿、臀、甲床皮疹，一些患者在手足口病发生过后 1～2 个月出现脱甲。

Cox A10 感染所致手足口病也可伴随脱甲症状。2008 年 2—6 月西班牙瓦伦西亚市暴发脱甲症状，Javier Lo′pez Davia 等对其中 221 例脱甲患者进行研究发现，96% 为 6 岁以下儿童。并对部分患者进行病原学检测发现，最常见的病毒为 Cox A10，其他病毒还有 Cox A5、Cox 6、Cox A16、Cox B1、Cox B3、Ehco3、Ehco4、Ehco9 以及 EV71。在这 221 例发生脱甲的患者中，134 例患有手足口病（60.63%）。临床观察发现脱甲常出现在手足口病确诊后的 3～8 周，脱甲时甲床依然完整，故研究者认为手足口病患者发生指（趾）甲病变是指（趾）甲暂时的自然再生长，而且也并未观察到脱甲与手足口病的严重程度呈相关性。总之，该研究认为 2008 年西班牙瓦伦西亚市暴发的脱甲症状主要与 Cox A10 感染所致的手足口病有关。

在实际工作中，临床医师应当拓宽思维，不仅要注意常见病毒感染所致手足口病的流行，还要警惕非常见肠道病毒感染所致手足口病的暴发，加强病原学检测，尽量避免漏诊、误诊。

第二节 临床分期

一、国家卫生健康委员会《手足口病诊疗指南（2018 年版）》分期

根据国家卫生健康委员会颁发的《手足口病诊疗指南（2018 年版）》，将手足口病分为 5 期：

1. 第 1 期（出疹期） 主要表现为发热，手、足、口、臀等部位出疹，可伴有咳嗽、流

涕、食欲不振等症状。部分病例仅表现为皮疹或疱疹性咽峡炎，个别病例可无皮疹。此期属于手足口病普通型，绝大多数在此期痊愈。

2. 第2期(神经系统受累期) 少数病例可出现中枢神经系统损害，多发生在病程1～5天内，表现为精神差、嗜睡、吸吮无力、易惊、头痛、呕吐、烦躁、肢体抖动、肌无力、颈项强直等。此期属于手足口病重症病例重型，大多数可痊愈。

3. 第3期(心肺衰竭前期) 多发生在病程5天内，表现为心率和呼吸增快、出冷汗、四肢末梢发凉、皮肤发花、血压升高。此期属于手足口病重症病例危重型。及时识别并正确治疗，是降低病死率的关键。

4. 第4期(心肺衰竭期) 可在第3期的基础上迅速进入该期。临床表现为心动过速(个别患儿心动过缓)、呼吸急促、口唇发绀、咳粉红色泡沫痰或血性液体、血压降低或休克。亦有病例以严重脑衰竭为主要表现，临床可见抽搐、严重意识障碍等。此期属于手足口病重症危重型，病死率较高。

5. 第5期(恢复期) 体温逐渐恢复正常，对血管活性药物的依赖逐渐减少，神经系统受累症状和心肺功能逐渐恢复，少数可遗留神经系统后遗症。部分手足口病例(多见于CV-A6、CV-A10感染者)在病后2～4周有脱甲的症状，新甲于1～2个月长出。

二、本课题组分期(2021年版)

本课题组根据出疹性病毒性疾病的临床特点，参照我国《手足口病诊疗指南(2018年版)》、中华人民共和国卫生行业标准《手足口病诊断》(WS 588—2018)及相关学者研究，现总结手足口病的分期如下：

(一)手足口病/疱疹性咽峡炎期

持续约数天，以发热、手、足、口、臀部出现斑丘疹、疱疹为主要表现，发热可呈高热或伴有上呼吸道感染症状，手足水疱较典型手足口病小(约针尖大小)，大多数患者可自然痊愈，无后遗症，高危病例可能向后期发展。

(二)神经系统受累期

肠道病毒感染侵犯中枢神经系统可能有两个时间段：其一是疾病一开始在轻微的病毒血症时就进入中枢神经；其二是在手足口病/咽峡炎/发热之后出现明显病毒血症时进入中枢神经，大部分患者中枢神经侵犯在发病2～5天。神经系统的症状归纳起来主要有两大类：非特异神经症状和特异神经症状。

1. 非特异神经症状 根据神经症状的表现无法确定某特定脑功能区受到侵袭，包括如下表现：

(1)一般表现：常见中枢神经系统感染的症状如头痛、呕吐、颈抵抗、嗜睡等。

(2)情绪改变：部分患儿在急性期呈现表情淡漠，本来活泼可爱多语的孩子表情木然，一语不发，甚至接受侵袭性检查与治疗时，表情茫然不会哭。

(3)不自主肢体抖动：有两个阶段可以出现这一症状，一是在发病24～48小时后产生类似婴幼儿在睡眠之初的惊吓反应，进一步发展为不自主肢体抖动，清醒状态下亦可出现；另外急性期睡眠会有“夜惊”的现象，睡眠中突然醒来有幻听、幻视现象。

(4)心动过速、尿潴留，腹胀等，部分患儿瞳孔缩小。

（5）睡眠障碍：发病第一天就可出现，第3～4天达到高峰后逐渐消失。

2. 特异神经症状

（1）脑干病变：多见于脑干受侵犯，主要表现为肢体平衡异常、共济失调、对侧肢体麻痹和呼吸中枢受影响。

（2）平衡协调障碍：肢体共济失调、意向性震颤、眼球震颤以及说话不清。局部肌无力表现为小儿麻痹症样单肢、多肢无力或合并脑神经麻痹表现。

（3）自主神经功能障碍：严重者主要是心肺中枢受损而表现为心肺衰竭，表现为突然出现呼吸急促、面色苍白、发绀、出冷汗、心率快、吐白色或粉红色血性泡沫样痰、肺部啰音增多、血压明显异常、频繁的肌阵挛、惊厥和/或意识障碍加重等。

3. 神经系统表现的病程 由于少数病例病情恶化快速，患儿到达医院时往往是判定症状严重与否的关键时点。有患者抵达医院时已经呈现明显神经症状；如肢体麻痹、颈项强直或休克、呼吸衰竭瞳孔散大等现象；有些则是入院后神经及心肺症状才陆续出现。观察神经症状出现的时间点有助于早期做预防的处置。神经症状出现的病程分为5个阶段（表5-1）：

表5-1 神经系统分期表现

分期	临床表现
Ⅰ 发病阶段	发热、食欲缺乏、喉咙或口腔发炎、流涎 皮肤症状、咳嗽
Ⅱ 一般症状阶段	哭闹躁动不安、不能入睡 腹胀、呕吐、头痛 惧光、惊吓反应增加
Ⅲ 脑干阶段	一般脑干神经症状：面无表情、四肢反射性抖动 嗜睡、视听幻觉 脑干局部症状：单侧或全身肢体 肢体共济失调、无端惊慌 眼球共轭失调 脑神经麻痹（Ⅵ、Ⅶ、Ⅸ、Ⅹ、Ⅺ、Ⅻ） 自主神经症状：呼吸急促、冷汗 外周循环差 突发性、间歇性心率增快（>160次/min）
Ⅳ 恶化阶段	低体温、肺及消化道出血现象 持续心率增快（>200次/min）、突发性呼吸困难 反射性眼震颤状运动、神经性休克现象 意识不清
Ⅴ 终末阶段	心肺衰竭、成人型呼吸窘迫证候 昏迷、死亡

（1）发病阶段：患儿无论严重与否，临床的症状变化不大，无神经系统受累的表现。多以发热及皮肤症状开始。有些没有手足皮肤的症状，只有咽喉部的表现。

（2）一般症状阶段：在前述症状开始后24～48小时出现。除维持第一阶段之症状外，常见的其他症状有哭闹、烦躁不安、睡眠不好；有呕吐、腹胀，甚至会有类似麻痹性肠梗阻的表现。此阶段开始出现一些神经症状，如久已不见的睡眠时"惊吓反应"再度出现。很多个案在这阶段停止恶化而逐渐恢复。此阶段维持12～48小时，部分患儿开始有第三阶段的脑干症状。

（3）脑干阶段：进入此期的患儿中枢神经脑干的症状更明显，根据患儿的症状这一期可分为三大类。其一为一般脑干症状。延续上阶段的惊吓反应，症状更为明显，在白天清醒安静躺卧时也会出现。其他非特异性神经症状，如嗜睡、面无表情、视觉平衡幻觉等。其二为脑干局部症状。呈现单肢或多肢无力的现象，有明显肢体共济失调，无端惊慌，眼球共轭障碍的现象。若仔细观察，患儿多少有合并脑神经受侵犯的表现。受侵犯的脑神经以Ⅵ、Ⅶ、Ⅺ、Ⅻ 4对最常见。轻者可见单侧肌无力，嘴角下斜流涎；重者呈现眼球内斜，或眼球不时上翻。其三是自主神经症状。表现为呼吸急促、盗汗、四肢冰冷苍白，皮肤出现大理石花纹。阵发性心动过速，超过160次/min，肠蠕动减弱，腹胀。这三类的症状可单独也可同时出现。但最早出现在发病后48小时，最晚可在72～96小时。此阶段除少部分表现表情淡漠外，一般意识正常。

（4）急性恶化阶段：自主神经症状明显的患儿易进入此阶段，通常让临床医师措手不及。患儿心律往往维持在200次/min上下，脸色苍白，表情淡漠，外周血管循环差，呼吸急促，体温不高。此时有鼻胃管者，少数可观察到消化道出血的现象。

大部分患儿观察到呼吸困难濒临衰竭时，突然由口鼻溢出粉红色带泡沫的分泌液。气管插管时，血性分泌物大量涌出，充满呼吸道，必须不断地抽取以维持呼吸道的通畅，多数患儿在此阶段需要机械通气，患儿自主呼吸仍存在，经过1～2小时自主呼吸才消失，出现昏迷。

（5）终末阶段：恶化期维持5～6个小时，成人型呼吸窘迫证候逐渐恶化，肺换气功能逐渐下降，提高氧浓度也无法维持血氧稳定，心脏功能及血压的状况也逐渐恶化而致死亡。恶化期病程约为3天。若病情稳定下来，生命体征将逐渐好转，包含一些自主神经功能，肺部气体交换，心脏循环系统都逐渐脱离药物控制达稳定状态。约在第10天可评估后遗症。

整个神经系统受累期病程为5～7天。年龄较大者进行至第三阶段即停止，维持3～5天后进入恢复期，可能须另外的7～10天逐步恢复。小于3岁的患者有较高的危险性进入第四、第五个阶段。

（三）心肺衰竭前期

心肺衰竭前期多发生在病程5天内，表现为心率和呼吸增快、出冷汗、四肢末梢发凉、皮肤发花、血压升高。肺水肿也发生在发热或手足口病2～4天后，持续数小时至1天左右，为最主要死亡原因。呼吸浅快是肺水肿的早期征象，需密切关注，血压上升为最早征兆、有些合并呕吐、抽搐或肢体无力，高热、然后突然喘息、呼吸急促、发绀需氧疗或者气管插管。适量补液，脱水降颅压，应用血管活性药物如米力农等，必要时输注丙种球蛋白、糖皮质激素。

（四）心肺衰竭期

在心肺衰竭前期的基础上，可迅速出现呼吸急促、面色苍白、发绀、心率快、吐白色或粉红色血性泡沫样痰、出现肺部啰音增多、血压降低或休克、频繁的肌阵挛、惊厥和 / 或意识障碍加重等以及高血糖、低氧血症、胸片异常明显加重或出现肺水肿表现。心率逐渐下降但血压可能更低，面色苍白、末梢循环不良、肺水肿出血逐渐好转但自主呼吸差，仍需呼吸机辅助呼吸，血糖降至正常，神经系统表现：垂直眼震颤、斜视、肢体无力、抽搐等，此阶段因脑血流灌注差可能导致缺氧缺血性脑病。

插管后气管内冒出大量泡沫痰，继而变成粉红色泡沫痰（即肺水肿），一半以上也会从气管内冒出鲜血（即肺出血），肺部啰音增多、血氧含量降低，胸片从正常一下子变成几乎全白。出现肺水肿后，一半以上患儿在插管 12 小时内死亡。在加护患者中，心率增快，达 200 次 /min 以上，心率增快是病情转重的重要线索，血压不稳定，需要使用升压素。高血糖（> 11.1mmol/L），急性期心脏超声示射血分数为 40%～50%。频繁的肌阵挛、惊厥和 / 或意识障碍加重，神经症状持续恶化，昏迷指数降低、四肢无力加剧。此外，患儿全身苍白，四肢冰冷，但身体中心很热，有些持续高热不退，伴有冷汗不止，并迅速陷入昏迷，部分表现为抽搐、眼睛上斜或瞳孔大小不等。

（五）生命体征稳定期

持续时间数月或数年，心脏功能完全恢复，肺功能可能不好但能满足换气功能，但因患者自主呼吸、吞咽功能不好会严重影响呼吸功能，所以仍需呼吸机支持。患者逐渐清醒，但可能留下神经系统严重的后遗症，可反复发生肺炎。

多数患者可呈现这 5 个不同的临床阶段，少数患者可无手足口病的前驱表现而发生肺水肿，或出现神经系统表现而无肺水肿，或无高血压的表现。

中国台湾大学黄朝庆教授提出的通过头颅 MRI 表现对肠道病毒侵犯神经系统进行分期，分为神经系统症状期、无菌性脑膜炎期、脑干脑炎期和急性肢体麻痹期，其中脑干脑炎期又分为 3 级（1 级：肌阵挛抽动；2 级：肌阵挛抽动伴脑神经受累；3 级：心和肺衰竭）。神经系统的分期对临床医师帮助有限，但对影像学医师来说较有意义。

第三节 临床分型

根据中华人民共和国卫生行业标准《手足口病诊断》（WS 588—2018），可依据患者病情轻重，将手足口病分为普通型、重型、危重型，依据病情严重程度的分类对临床处理有重要的指导价值。

一、普通病例

手、足、臀部皮疹，口腔黏膜疱疹，伴或不伴发热，为手足口病的第 1 期（皮疹期）。急性起病，发病同时或 1～2 天口腔黏膜出现散在溃疡性疱疹，手、足和臀部等部位出现斑丘疹、疱疹，疱疹周围有炎性红晕，疱内液体较少，一般无疼痛及痒感，约 1 周自愈，皮疹愈合后不留痕迹。可伴咳嗽、流涕、食欲缺乏、恶心、呕吐、头痛等症状。部分病例仅表现为皮疹或疱疹性咽峡炎。预后良好，无后遗症。

二、重症病例

（一）重型手足口病

中华人民共和国卫生行业标准《手足口病诊断》（WS 588—2018）指出，重型手足口病出现中枢神经系统受累表现，如精神差、嗜睡、易惊、谵妄；头痛、呕吐；肢体抖动、肌阵挛、眼球震颤、共济失调、眼球运动障碍；无力或急性弛缓性麻痹；惊厥。可见脑膜刺激征，腱反射减弱或消失。实验室检查可有白细胞计数和血糖水平升高。为手足口病的第2期（神经系统受累期）。

（二）危重型手足口病

中华人民共和国卫生行业标准《手足口病诊断》（WS 588—2018）指出，重型病例出现下列情况之一者为危重型：①频繁抽搐、昏迷、脑疝等严重中枢神经系统受损表现；②呼吸困难、血性泡沫痰、发绀等呼吸功能障碍表现；③皮肤花斑、四肢冰凉、心率明显加快、血压明显上升或下降等循环功能障碍表现，为手足口病的第3期（心肺衰竭前期）；④4期（心肺衰竭期）。

（三）重症病例的早期识别

中华人民共和国国家卫生健康委员会制定的《手足口病诊疗指南（2018年版）》指出，重症病例诊疗关键在于及时准确地识别第2期和第3期，阻止发展为第4期。年龄3岁以下、病程3天以内和EV-A71感染为重症高危因素，下列指标提示患儿可能发展为重症病例危重型：①持续高热：体温大于39℃，常规退热效果不佳；②神经系统表现：出现精神萎靡、头痛、眼球震颤或上翻、呕吐、易惊、肢体抖动、吸吮无力、站立或坐立不稳等；③呼吸异常：呼吸增快、减慢或节律不整，安静状态下呼吸频率超过30～40次/min；④循环功能障碍：心率增快（>160次/min）、出冷汗、四肢末梢发凉、皮肤发花、血压升高、毛细血管再充盈时间延长（>2秒）；⑤外周血白细胞计数升高：外周血白细胞计数≥15×10^9/L，除外其他感染因素；⑥血糖升高：出现应激性高血糖，血糖>8.3mmol/L；⑦血乳酸升高：出现循环功能障碍时，通常血乳酸≥2.0mmol/L，其升高程度可作为判断预后的参考指标。

（四）与手足口病重型、危重型相关的危险因素

在实际临床工作中，研究者也发现了一些与手足口病重型、危重型相关的危险因素，如发热与手足口病重症或危重症关系密切。陈必全等通过对2010年3月—2012年6月安徽省146例重症手足口病患者的临床资料进行分析，发现所有病例体温在（37.84±0.5）℃，132例（90.41%）热程在36～60小时，118例（80.8%）热程在36～72小时，呈稽留热，132（90.41%）例于高热时对物理、化学降温（口服、静脉滴注退热制剂及糖皮质激素）措施显示不理想。发热时以惊跳、肢体抖动、便秘为最突出的伴随症状，体温开始恢复正常时以低血压、心动过缓、多汗、心律失常、乏力为主要临床表现。从收集的临床资料看，发热达36～60小时神经系统多可受累，自主神经亢进患儿表现为惊跳、肢体抖动、便秘、皮肤干燥、心动过速等，132例（90.41%）中枢神经系统受累表现为脑脊液细胞数升高。但是热程一旦达96小时，病情即可趋于平稳，故通常将发热后4天（96小时）作为重症手足口病的“生命危险期”，病情发热4天后即预示生命危险的险情解除。体温高低与病情轻重不成比例，持续高热和反复中、低度发热神经系统都会受累，3例死亡病例死亡前最高体温

38.7℃，说明无高热时病情并不一定平稳。稽留热预示病情危重，是重症手足口病的一个特点，且高热时难以用降温措施使之恢复正常，或体温短暂下降后又再次上升。总之，从住院患儿的体温曲线即可判断该患儿的病情轻重及病情转归等情况。

有学者认为危重患儿血糖升高程度与病情轻重及预后有关，病情越危重，应激越强，血糖升高越明显，死亡时间越短。积极严格控制血糖，防止高血糖的发生，可以明显改善患者的预后，将血糖控制在4.5～8.3mmol/L具有较好的安全性。并且还认为动态监测血乳酸水平具有良好的判断预后的价值，因为它是反映组织灌注和氧输送不足的早期敏感生化指标，患者血乳酸水平越高，死亡率越高，死亡时间越短。

还有学者研究发现，重型手足口病患者WBC、GLU、CK、CK-MB和超敏肌钙蛋白较普通型明显升高，重型和危重型手足口病患者去甲肾上腺素明显高于普通型手足口病患者，重型和死亡组患者肾上腺素水平明显高于普通型患者。故认为WBC、GLU、CK、CK-MB和超敏肌钙蛋白均是重型手足口病的早期识别指标，尤其超敏肌钙蛋白＞0.30μg/L、去甲肾上腺素明显升高，提示已进入危重期，医护人员应给予高度关注。

肠道病毒在人体内具有广泛的受体，病毒感染人体后可与不同靶组织的受体相结合，在各个组织和器官的细胞中复制并引起一系列组织病理改变和应激反应。目前发现EV71的某些基因亚型（C4a等）导致临床重症和死亡病例的比率明显高于其他基因亚型，显然与其嗜神经特性和引起的神经系统损害密切相关。

EV71是除脊髓灰质炎病毒外最易侵犯中枢神经系统的肠道病毒。EV71感染是手足口病重症的危险因素，EV71有明显的嗜神经性，易感染中枢神经系统，脑干为EV71攻击的主要位点，脑干受累后自主神经功能紊乱，导致交感肾上腺髓质系统持续兴奋，释放大量儿茶酚胺，引起“交感风暴”，导致心率、血压升高，心、肺功能下降，由此导致的循环衰竭、神经源性肺水肿是患儿死亡的直接原因。“交感风暴”可进一步导致骨髓造血干细胞分化成中性粒细胞，导致白细胞、中性粒细胞增加。“交感风暴”还会通过增加肾上腺素分泌导致血糖增高。手足口病患儿出现急性循环衰竭主要原因是交感神经过度兴奋后儿茶酚胺耗竭、心血管系统对儿茶酚胺敏感性下降，导致心输出量降低、血管张力改变，且心肌细胞缺氧及炎症反应造成的心肌损伤，加重循环障碍，故血压下降、心肌酶升高、乳酸增高等均为危重型信号。EV71感染相关的神经源性肺水肿患者存在高细胞因子血症，IL-1b、IL-6、IL-10、IL-13和干扰素水平均升高。IL-6在EV71相关脑炎中有重要作用，研究认为脑干脑炎和IL-6过度生产介导的免疫反应相关。IL-6可以进一步激活IL-1b和肿瘤坏死因子的生物活性，而IL-6＞0.07pg/L是EV71相关脑炎发生肺水肿的最好的预测因子。

第四节 并 发 症

一、神经系统并发症

神经系统并发症主要包括急性无菌性脑膜炎、脑膜脑炎、脑炎、脑干脑炎、急性弛缓性瘫痪或脊髓灰质炎样瘫痪等。中枢神经系统是EV71攻击的主要靶器官之一，脑干是最易被EV71感染的部位，并可伤及大脑、脑桥、延髓、小脑和脊髓。脑干损伤主要集中于延髓腹侧、背侧和中间，这些部位是与血管运动有关的交感抑制中枢，被破坏后导致交感神经活性、动脉压和心率随着呼吸压力增加而增加，进而引起复交感活性增加，导致动脉压和心率下降。故由 EV71 感染引起的中枢神经系统疾病也是 EV71 感染流行中致死和致残的主要原因。但是，相比 Cox A16 或其他肠道病毒，EV71 最有可能导致严重的神经系统疾病（如脑干脑炎），脑炎则更常见于 Cox A16 和其他肠道病毒所致的感染。

1997 年马来西亚、1998 年我国台湾省和 2000 年新加坡的 EV71 流行过程中，中枢神经系统受累较多见，并且病情严重，主要表现为脑干脑炎和脑炎，其中相当部分患者出现急性肺水肿、肺出血和心肺衰竭，构成了死亡的主要原因，而无菌性脑膜炎和急性松弛性瘫痪比较少见。

（一）无菌性脑膜炎

1. 概述 无菌性脑膜炎（aseptic meningitis）是多种病毒性神经系统感染的常见表现。无菌性脑膜炎的基本概念是指除细菌或真菌以外的致病因子所致的脑膜炎症，又称浆液性脑膜炎、淋巴细胞性脑膜炎或病毒性脑膜炎。主要特征是脑膜刺激征和脑脊液细胞增多，脑脊液细菌培养阴性。引起无菌性脑膜炎的病毒中，肠道病毒最为常见，2 型单纯疱疹病毒（HSV-2）次之，其他如腺病毒、水痘 - 带状疱疹病毒（VZV）、巨细胞病毒（CMV）、EB 病毒（EBV）、风疹病毒、麻疹病毒、轮状病毒等也均有报道。>90% 的婴儿病例由肠道病毒引起；其中大多数是由 B 组肠道病毒导致，包括大多数柯萨奇 B 组病毒和埃可病毒。除病毒外，其他因素包括：①感染性，如肺炎支原体、沙眼衣原体等；②自身免疫性疾病，如系统性红斑狼疮、幼年类风湿病、川崎病、白塞病等；③全身性用药，如硫唑嘌呤、非甾体抗炎药和卡马西平；④鞘内注射药物，如脊髓造影剂、化疗药物及某些抗菌药物；⑤脑肿瘤与白血病；⑥重金属中毒等。神经系统以外的伴随症状常可为病因诊断提供线索。如腮腺炎病毒脑膜炎常伴发唾液腺肿痛；肠道病毒感染可伴有皮疹；如病情较重，伴淋巴结肿大或轻度肝区触痛及皮疹，应注意 EB 病毒感染；年长儿伴生殖器炎症则提示 HSV-2 感染。鉴别诊断时应该予以注意。

2. 临床表现 EV71 感染合并无菌性脑膜炎，表现为急性起病，患儿表现为手足口病或疱疹性咽峡炎的同时，很快出现发热、易激惹、呕吐、精神差、嗜睡、头痛、肌痛、乏力等。查体可见脑膜刺激征，如颈强直、克氏征、布氏征阳性，1 岁以下婴儿通常脑膜刺激征阴性，可有囟门隆起或紧张。脑脊液检查外观清亮，压力增高，白细胞数稍增多。脑脊液初期以多核细胞为主，很快转换为以淋巴细胞为主，严重病例可能以多核细胞为主；脑脊液蛋白正常或轻度增多，糖和氯化物正常；脑脊液培养无细菌生长，RT-PCR 可以检出 EV71-RNA 或分离到 EV71 病毒。有研究报道，脑源性蛋白 - 胱抑素 C 的测定，对手足口病鉴别诊断具有重要意义，实验结果提示手足口病组的脑脊液胱抑素 C 浓度明显低于非病毒性脑膜炎组和对照组，并且 EV71 阳性组与阴性组比较在脑脊液胱抑素 C 含量上差异有统计学意义。大部分患儿在 1～2 周完全恢复，但合并脑炎、脑干脑炎者，可有相应临床表现，可以死亡或留有后遗症。

（二）脑炎

1. 概述 病毒性脑炎（viral encephalitis）是指各种病毒感染所引起的脑实质的炎症。其发病机制可能为病毒直接感染或病毒感染后诱发的急性脱髓鞘病变所致，早期表现为脑组织局限性或弥漫性水肿，神经细胞变性坏死、胶质细胞增生、炎症细胞浸润等，后期形成的软化灶则反映脑组织的不可逆性破坏。脑脊液病毒核酸检测、病毒特异性抗体测定及病毒分离的阳性结果对病毒性脑炎有确诊意义。有时病毒感染不仅累及脑实质也可累及脑膜，当脑膜及脑实质受累症状明显时又称为病毒性脑膜脑炎。接受全面诊断性检查的所有急性脑炎病例中，约5%由肠道病毒引起多种血清型可导致脑炎；其中最常报道的血清型是Cox A9型、B2型和B5型，以及埃可病毒6型和9型。在2008年5—8月，深圳市暴发流行的EV71感染中，深圳市儿童医院收治了80例符合国家重症手足口病诊断标准的患儿，其中诊断合并脑炎的有66例（83%）。杭州市第六人民医院在2010年4—8月收治的116例重症手足口病患儿中，合并脑炎的109例（93.97%）；南通市第三人民医院2007年8月—2010年12月收治的156例重症手足口病患儿，合并脑炎者150例（96.1%）。由此可见，脑炎是重症手足口病患儿的常见并发症。

2. 临床表现 病毒性脑炎多无季节性、地域性，全年各年龄组均可发病，但小儿发病率较高。约半数病例有前驱症状，如发热、上呼吸道感染症状、流涕、头痛、倦怠；消化道症状，呕吐、纳呆、腹痛、腹泻；皮肤黏膜疱疹、关节痛、肌痛、眼结膜炎等。上述表现可在脑炎症状出现前数日，也可与脑炎症状同时出现并在以后伴随一段时间。临床症状主要表现为：急性或亚急性起病，数日或10余日内症状达高峰，有明显的脑实质损害症状。

年长儿常以精神行为异常、意识障碍起病；婴幼儿多以发热，惊厥起病。精神差、行为异常、性情改变等可能与颞叶或边缘系统受损有关。常有下列表现：①抑郁型：精神抑郁、情绪低沉、少言少动、发呆；②兴奋型：欣快、激动、烦躁、喊叫、打人骂人、撕衣毁物、模仿动作、模仿语言；③行为异常：如用手抓饭，随意便溺等，或对人过分的亲昵、热情。病程中在昏迷后苏醒过程中可出现一过性的精神症状，这可能是病情好转的标志。患儿大多有不同程度的意识障碍，如激惹、淡漠、朦胧、嗜睡、昏睡、重者昏迷，有的患儿很快出现去皮质状态或去大脑强直。常伴有惊厥，部分患者有局部频繁抽搐、舞蹈症、失语，也可有下丘脑症状，大汗淋漓。其中嗜睡和觉醒障碍可能是EV71感染伴中枢神经系统病变最重要的早期特征。

体征主要表现为：①锥体束征较多见，一侧或两侧肢体不同程度瘫痪，肌张力呈折刀样增强。腱反射亢进，病理征阳性。②部分患儿以锥体外系损害为主，弄舌，肢体多不自主运动，肌张力呈铅管样增强。③可出现原始反射，如吸吮、强摸、强握、掌颏反射、掌颌反射。④脑神经障碍，如面瘫、吞咽困难、咽反射亢进（皮质脑干束受损），有多组脑神经受损伴肢体瘫痪应注意脑干脑炎。⑤失语。⑥有共济失调、眼震、言语障碍等时，注意小脑炎。

3. 辅助检查

（1）脑脊液：脑脊液检查对病毒性脑炎有诊断价值。脑脊液检查为：外观清亮，压力正常或升高，白细胞数正常或轻度增高，只有不到10%的病例细胞数超过500×10^6/L，分类计数以淋巴细胞或单核细胞为主，但在发病早期（48小时以内）可能以中性粒细胞为主，蛋白质大多正常或轻度增高，糖和氯化物含量正常，少数患儿脑脊液可完全正常。

（2）病原学：目前对于肠道病毒脑炎最敏感、特异和快速的病原诊断方法是用RT-PCR从脑脊液中扩增肠道病毒的核酸（基因片段），敏感性和特异性分别为86%～100%和

92%～100%；与细胞培养法相比，病原诊断所需时间由原来的数天减少为数小时至1天。

（3）脑电图（EEG）：目前，国内研究报道，病毒性脑炎时EEG的异常率为78%～100%，通常为非特异性慢波增多。主要表现为：①δ节律：正常年龄特点的节律消失，呈广泛、持续出现的1～3Hz高或极高波幅多形性δ波；②δ、θ节律：呈阵发性、广泛或持续出现的高或极高波幅2～3Hz δ波或4～7Hz θ波；③θ节律：α波消失或减少，呈阵发性或广泛或持续出现的高波幅θ波；④在上述基本节律慢波化的基础上，局部或双侧出现阵发或持续性尖波、慢波、尖慢复合波、棘波及棘慢复合波；⑤低幅平坦EEG，甚至全导低电压、电静息；⑥正常EEG。在阅读病毒性脑炎EEG时，必须根据各年龄脑电图的发育特点，与正常同龄儿童进行比较，同时结合患儿的病程、病情轻重、病毒性脑炎的临床分型及意识状态进行综合分析判定。

病毒性脑炎时，正常EEG主要见于以下情况：①小婴幼儿尤其是2岁以内的病毒性脑炎患儿；②病毒性脑炎超早期进行EEG检查时；③病毒性脑炎脑干脑炎型；④脑皮质不受累，广泛深层脑白质受累时；⑤病毒性脑炎小脑炎型。当EEG正常而临床高度怀疑病毒性脑炎时应尽早做脑脊液及头部MRI检查。

（4）影像学检查：头部计算机体层成像（CT）及MRI不作为病毒性脑炎的常规检查，采用此项检查的指征：①疑为病毒性脑炎，但腰穿压力不高，脑脊液常规及生化正常；②需排除其他疾病，如脑出血、脑脓肿、脑肿瘤、卒中等；③有神经定位体征、需确定脑内有无局灶性改变；④中等及重症病例为其评估预后。头部CT及MRI可用于病毒性脑炎早期的鉴别诊断。一般病后数天MRI改变才明显，有学者认为7天最明显。MRI虽然检查费用较高，扫描时间比CT长，但其显示脑部病变优于CT；儿童临床症状出现较早，病变处于早期阶段，水肿、变性不明显，与正常脑组织对比度差，CT不易检出。同时，CT检查脑干病变易受颅底骨质影响而易漏诊，MRI的敏感性明显优于CT，是首选的影像学检查方法。在一组回顾性42例儿童病毒性脑炎MRI的研究中发现，病变多累及基底核、丘脑和脑干，与大脑半球部位比较有显著差异（$P<0.05$），其中小病灶占57.40%。该研究CT平扫阳性检出率40.48%，共检出病灶45个；MRI平扫阳性检出率100%，共检出病灶169个；对直径≤1.0cm的小病灶，MRI检出97个，而CT仅检出9个；MRI与CT病灶检出率比较有统计学意义（$P<0.01$）。T_2WI较之T_1WI敏感性更高，能更好地评估病变程度，对患儿的治疗和评价预后有重要意义。MRI的快速液体衰减反转回复序列及弥散加权成像更优于常规SE序列T_2WI，能更好地检出早期小病灶；磁共振波谱技术可无创性地检测脑内代谢物的异常改变，发现病毒性脑炎的特征性代谢物；MRI检查更有助于儿童病毒性脑炎的诊断与鉴别诊断。

儿童病毒性脑炎病变易累及基底核、丘脑和脑干，引起小血管病变，故病灶较小；与成人相比大脑半球较少受累。头部CT扫描，病毒性脑炎的炎症病变区为低密度；头颅MRI T_1WI为低信号，T_2WI为高信号，T_2WI显示病变更清晰，多在皮质及皮质下白质，多发斑片状长T_2高信号，提示水肿、脱髓鞘、坏死、梗死。病灶多发、散在、两侧多不对称（基底节、丘脑部位损害常对称）。两侧丘脑、小脑或脑干也可单独受累。锝-99m-二乙撑三胺五乙酸（Gd-DTPA）增强扫描可有点状强化。南京医科大学附属南京儿童医院对11例手足口脑炎患儿进行头颅MRI检查发现，特征性病变部位是在延髓背侧，并向下累及脊髓前角，少数累及中脑大脑脚，提示 EV71 侵犯中枢神经系统多以脑干为界向下发展，很少累及脑干以上大脑半球部位，推测病变部位与病毒侵犯途径有关。这类病毒通过粪 - 口传播侵入人体后，主要在咽部和消化道黏膜等上皮组织和局部淋巴结侵袭与繁殖，然后通过与腹腔静脉丛有丰富吻合支的脊柱静脉丛向中枢神经系统传播，因此同属椎基底动脉的脊髓和脑干更易受累，而属于颈内动脉供血的大脑和丘脑则较少受累。虽然病灶范围局限，但该部位是生命中枢，累及包括迷走神经背核、孤束核、橄榄核和上行网状激动系统等在内的重要神经结构可引起较为严重的临床表现。由于幼儿中枢神经系统发育不完善，故患儿年龄越小、病情越重。其中 9 例接受脊髓 MR 检查的 HFMD 脑炎患儿中，7 例有异常表现，其中 6 例病变多位于 $C_{3\sim6}$ 或 $T_{11}\sim L_1$ 水平，矢状位 MRI 表现为脊髓中央腹侧长条状或串珠状信号，轴位 MRI 为脊髓前角区单、双侧对称或不对称的点状信号，强度与脑脊液接近；另 1 例表现为脊髓弥漫性肿胀伴信号增高，边界不清。

轻型病例有或无脑水肿，头部 MRI 可无异常，也可在白质内发现散在的、点片状高信号；中至重型病例，头部 MRI 多有改变，病灶散在多发或成片伴有水肿；动态观察影像学变化：除急性期外，于病后 3 个月、6 个月、1 年复查头部 MRI，发现 1 个月复查与急性期改变无大变化，3 个月复查则有明显变化。3 个月复查，轻型可见水肿消退，小点片状高信号多数消失。病情重者，脑坏死、软化更加明显。6 个月复查，脑皮质及白质萎缩已十分明显，极重症脑软化，脑呈多囊状，全脑萎缩，包括脑干、小脑，侧脑室相对全面扩大。脑局部病变者，局部脑萎缩与其相邻的局部脑室扩大。1 年后复查，头部 MRI 病变性质、范围与 6 个月时大体相同，但严重程度比 6 个月时更明显。

通过对浙江省慈溪市人民医院收治的 69 例手足口病并发病毒性脑炎患者进行临床分析发现，大部分患者年龄为 1～3 岁（46 例，66.7%），并发神经源性肺水肿、脑干脑炎 7 例（10.1%），均为危重病例。所有患者均有发热及皮疹或口腔疱疹。神经系统症状有惊跳者最多（57 例，82.6%），其次为呕吐（47 例，68.1%），肢体抖动 39 例（56.5%），嗜睡 28 例（40.6%），惊厥 8 例（11.6%），昏迷 6 例（8.7%），咳粉红色泡沫痰 5 例（7.2%），眼球震颤 1 例（1.4%）；病理反射阳性 23 例（33.3%），脑膜刺激征阳性 11 例（15.9%）。辅助检查：①外周血白细胞计数升高 37 例（53.6%），其中 $>10\times10^9/L$ 者 29 例，$>20\times10^9/L$ 者 8 例，大部分以淋巴细胞计数升高为主，以中性粒细胞计数升高为主 23 例（62.2%）。②血糖升高 11 例（15.9%）。③血压升高 10 例（14.5%），其中 7 例危重患儿血压在 89～134/61～73mmHg。④心率升高 16 例（23.2%），其中 7 例危重患儿心率明显增快，达 150～220 次 /min。⑤心肌损害：CK-MB 轻度升高 16 例（23.2%），但未超过正常值 1 倍。⑥脑脊液：压力升高 64 例（92.8%）；细胞数增多 45 例（65.2%），达 $(20\sim250)\times10^6/L$，以淋巴细胞升高为主；蛋白定量轻度升高 7 例（10.1%）。⑦脑电图：明显肢体抖动或惊厥共 13 例行脑电图检查，其中 7 例提示轻度异常，以慢波表现为主。⑧头颅 CT：8 例行头颅 CT 检查，均未见异常。⑨病原学检查：EV71 感染 31 例（44.9%），重症 7 例均为 EV71 感染；Cox A16 感染 38 例（55.1%）。经过积极治疗，病情好转 65 例（94.2%），体温降至正常，皮疹消退，临床症状消失。危重 7 例中死亡 4 例；存活的 3 例中 1 例遗留有口角抽搐及颈部无力，不能抬头，好转后转上级医院就诊，1 个月后随访患儿口角抽搐情况好转，后期恢复尚可，另 2 例无明显神经系统后遗症出现。

4. 分类与诊断 ①根据起病和病程特点，病毒性脑炎一般可分为急性、亚急性、慢性（慢病毒感染）和宫内感染（有学者又称为胚胎脑病）4类；②根据主要病理改变特点，病毒性脑炎又分为局灶性脑炎或弥漫性脑炎；③根据主要临床症状，病毒性脑炎可分为昏迷型、癫痫型、精神障碍型、小脑型、颅内高压型、脑干脑炎型、偏瘫型及脑瘤型等，2型或2型以上并存时称为混合型。

病毒性脑炎的诊断，一般根据以下特点：①急性或亚急性起病，多有发热。②有脑实质损害的症状及体征。③脑脊液检查：2/3以上的患儿可呈非化脓性改变，同时还应进行病毒病因学检查，有条件时应于恢复期复查病毒病因学以指导治疗。④病毒病因学检查：是国内诊断的弱项，应大力提高，建立与各省市中心实验室的协作，或与当地疾病预防控制中心密切协作。方法主要有脑脊液病毒特异性抗体测定，脑脊液病毒培养、鉴定。⑤脑电图检查：当大脑皮质广泛重度损害时，脑电图示广泛高波幅δ波。结合诊断指标，此时有辅助诊断的意义。不能仅靠临床表现及脑电图诊断病毒性脑炎，因脑电图特异性低，不能做病因学诊断。基底节型、脑干型、小脑型脑炎脑电图阳性率低。⑥除外其他诊断。

5. 鉴别诊断

（1）感染后脑炎：由于病毒病原学诊断仍存在不少困难，在病毒性脑炎的诊断中仍混有部分感染后脑炎[急性播散性脑脊髓炎（ADEM）]，这一部分占10%～20%。二者鉴别主要根据临床表现：①感染后脑炎多发生在中枢神经系统以外的病毒性疾病、疫苗接种或其他致病性微生物感染之后，多在1～3周，在原发感染消退时出现脑症状，目前主要由非特异的呼吸道和消化道感染引起。②病因被认为是过敏反应或自身免疫反应。③病理改变主要为脱髓鞘，病理检查是区分两种疾病的最好方法。④在脑和脑脊液中不能分离出病毒。⑤影像学鉴别：病毒性脑炎与ADEM病灶的分布区域、大小、强化范围及形态存在显著差异；病毒性脑炎病灶主要累及灰质、灰白质交界区，病灶较大（直径≥5cm多见），呈斑片状、脑回样改变，强化亦多为斑片状或脑回样强化；ADEM病灶位于白质区，病灶较小（直径＜5cm多见），呈斑点状、斑片状改变，强化多为环形、斑点状强化，无脑回样强化。但两种疾病的病灶数目无显著差异。

（2）细菌性脑膜炎：不典型细菌性脑膜炎主要包括在发病早期无典型脑脊液改变的患儿以及经过抗生素治疗而致使脑脊液改变不典型的患儿。这类患儿的临床特点多表现为：①年龄多小于3岁。②临床症状主要表现为发热，偶有呕吐、抽搐、易激惹、短暂嗜睡或非持续性轻度的头痛，或者有病程比较迁延的前驱感染病史或有疑似化脑但治疗短暂的病史。③无明确神经系统阳性体征，脑膜刺激征呈可疑阳性，颅内压增高体征不明显。④脑脊液外观清亮透明，细胞数多在$(50\sim100)\times10^6/L$，以淋巴细胞分数为主，糖、氯化物正常，压力及蛋白正常或轻度升高。⑤外周血白细胞总数正常或轻度升高，血沉、C反应蛋白正常或轻度增高。临床上多诊断为病毒性脑炎或支原体脑炎。为明确不典型细菌性脑膜炎的诊断，应注意以下问题：①注意前驱病史：凡遇患儿有上呼吸道感染或患有中耳炎、乳突炎、骨髓炎、蜂窝织炎或败血症，或伴有中枢神经系统畸形、外伤、做过颅脑手术者，应考虑化脓性脑膜炎。在没有完全确定诊断前，应先给予广谱、易通过血脑屏障的抗生素。②不能片面依据脑脊液分析：不典型细菌性脑膜炎的脑脊液改变不典型，当经过3

天积极治疗，病情无缓解或疗效不满意时，应在同时使用有效抗生素情况下，尽早复查脑脊液检查。脑脊液检查时间应在早晨，没有静脉输液前，同时应检测血糖、血气分析，对比分析血及脑脊液生化学改变以便明确诊断。还注意脑脊液的细菌培养检查。③对怀疑细菌性脑膜炎者，应动态观察血常规、血沉、C 反应蛋白、降钙素原变化，若同一时间脑脊液和血降钙素原比值超过 1，或血降钙素原定量超过 2μg/L 时意义更大。④某些脑脊液细胞因子水平测定有助于二者的鉴别，如粒细胞集落刺激因子（G-CSF）、白细胞介素 -8 在细菌性脑膜炎时明显增高。⑤对前囟未闭的患儿若治疗效果不满意时可不定期做颅骨透照，高度怀疑硬膜下积液患儿应尽早做头部 CT 或 MRI 检查。

（3）流行性乙型脑炎：好发于夏秋季节，患者为儿童与青少年，有蚊虫叮咬史。患者突然发热、头痛、呕吐、意识障碍，常见脑膜刺激征、病理征阳性、肌张力增高、浅反射消失，重症也可出现昏迷、抽搐、吞咽困难、呼吸衰竭等。脑脊液蛋白及白细胞增多，病初以中性粒细胞占多数，随后淋巴细胞逐渐增多。乙脑病毒特异性 IgM 阳性可资鉴别。

（4）单纯疱疹病毒性脑炎：多侵犯大脑皮质颞叶和额叶，以颞叶病变最严重，可出现颞叶癫痫发作、偏瘫、昏迷以及脑疝形成、去大脑强直和去皮质状态。

（5）巨细胞病毒感染：婴儿可有肝脾大、黄疸、瘀斑、脉络膜视网膜炎，听力、视力减退、意识障碍、运动障碍，但无偏瘫、失语等大脑半球和脑干损害的表现。成人感染后可出现低热、乏力、咽痛、关节肌肉酸痛、淋巴结肿大、多发性神经炎、脾大，外周血中有异常淋巴细胞。

（6）EB 病毒感染：主要临床特征为不规则发热、咽痛、肝脾淋巴结肿大、外周血液淋巴细胞显著增多，可有异常淋巴细胞，血清中可测得抗 EBV 的抗体。

（7）脑脊髓炎：需与脊髓灰质炎鉴别，后者主要表现为双峰热，病程第 2 周退热前或退热过程中出现弛缓性瘫痪，病情多在热退后到达顶点，无皮疹。

6. 预后 病毒性脑炎是自限性疾病，轻者 2 周，重者 3～4 周病情不再进展，临床暂时停止进展或进入恢复期，抓住急性进展期及时合理治疗极其重要，直接关系到病毒性脑炎预后。①保证安全度过急性期是降低病死率和致残率的关键，特别是重症病例，昏迷、频繁抽搐或非惊厥性脑电发作、颅压增高者，应及时止惊，降颅压，密切观察生命体征变化，避免脑缺血、缺氧、惊厥性损伤，特别是防止发生颅内高压危象、脑疝。②病情稳定后，意识逐渐恢复，抽搐减少或停止，此期容易发现肢体运动障碍、失语、精神行为异常，应针对病情进行肢体运动功能训练、语言训练、促进智力恢复。尤其是病后 3 个月内是病情恢复的最关键时期。小儿处于生长发育中，神经组织损伤后，修复的能力比成人强。一般认为病后 1 个月左右至 6 个月是恢复期，但病毒性脑炎患儿病后 6～12 个月病情仍在继续恢复、好转，甚至有的患儿在 1 年后还继续有一定的恢复，坚持恢复期治疗、训练，适当给予促脑细胞恢复的药物，会收到好的效果。

评估病毒性脑炎预后应参考以下内容：①不同类型脑炎预后不同：普通型、精神型、小脑型预后较好。昏迷型、假性脑瘤型、颅内高压型、频抽者（有人称为癫痫型）预后较差。昏迷时间长者易留有智力低下、精神行为异常；假性脑瘤型易留有肢体运动障碍。②不同致病病原对预后有一定影响，一般情况下，肠道病毒、呼吸道病毒比 1 型单纯疱疹病毒引起的病毒性脑炎预后好。③头部 CT、MRI 复查，病后 3 个月病变未恢复者预后差。④脑电图有局灶慢波及痫波迟迟不恢复者可遗留症状性癫痫。

病毒性脑炎可能导致严重脑功能障碍，其预后与以下因素有关：

（1）发病年龄：小于3岁的婴幼儿，其机体免疫力差，年龄越小，后遗症发生率越高。

（2）临床表现：①临床有发热比无热预后差，持续高热、发热时间长>2周预后差；②抽搐与否与预后无关，但抽搐范围广、次数频繁及持续时间长，不良预后发生率亦升高。③意识障碍程度越深，昏迷时间越长，预后越差。Glasgow评分<7分者预后不良，<3分者预后差，多死亡。

（3）实验室检查：①脑脊液常规，红细胞计数（除损伤者）与预后有相关性，可能与其反映脑表面神经元坏死程度有关；②低钠血症、低钙血症、脑脊液一氧化氮（NO）增高，可加重或诱发病毒性脑炎时的惊厥发作；③免疫学检查中，脑脊液抗体C_3、C_4检测有助于病情的判断，血清和脑脊液IL-6和肿瘤坏死因子（TNF）水平较正常对照组高，且重症脑炎较轻症高，差异显著；④脑电图的严重程度与脑炎的严重程度呈正相关，可反映脑损伤程度并能预测其转归；⑤听觉诱发电位，可根据异常判断功能损伤部位，病毒性脑炎可见Ⅰ～Ⅲ潜伏期延长，若Ⅲ和Ⅳ、Ⅴ复合波异常，可能为脑干呼吸中枢功能障碍的反应，如果恢复时间迟或无恢复正常，常提示相应损伤部位的功能障碍是不可逆的。

（三）脑干脑炎

小儿脑干脑炎（brainstem encephalitis，BE）多数起病急，发病前2周一般有感染史，极个别小儿有发热。病灶多局限于脑桥。早期通常表现为疲倦、多睡、呕吐和共济失调。查体可有路经脑干的脑神经不对称损害，常以复视、震颤及不同程度的瞳孔及眼肌麻痹开始，继而有其余多对脑神经功能障碍。也可有锥体束征、惊厥和脑电图（EEG）异常，可与急性小脑性共济失调、吉兰-巴雷综合征、米勒-费希尔（Miller-Fisher）综合征、急性播散性脑脊髓炎等重叠。

1. 临床特征 脑干脑炎是手足口病并发脑炎中严重的类型，通常在发热、手足口病变后2～5天起病，也是EV71感染致死的主要原因之一，这在1998年我国台湾和1997年马来西亚的流行中尤其突出。可将EV71感染神经系统受累病例进行临床分期：①1期：起病，表现为手足口病，或疱疹性咽峡炎，发热。②2期：脑脊髓炎，表现为肢体无力、昏睡、头痛、呕吐、眼上斜、惊厥、共济失调、眼震、脑神经瘫痪、延髓麻痹，以各种组合形式出现，有或无影像学证据。③3期（或3a期）：自主神经系统功能紊乱，表现为神经源性膀胱、肠麻痹、失眠、花斑状皮肤、明显多汗、高血糖、白细胞增多、心动过速、血压增高。④4期（或3b期）：肺水肿、肺部啰音、大量泡沫痰、呼吸急促、低氧血症、休克。

我国台湾学者对1998年EV71感染流行中的41例伴中枢神经系统受累患者进行分析，患者的中位年龄为2.5岁（范围3个月～8.2岁），28例（68%）有手足口病，6例（15%）有疱疹性咽峡炎，7例（17%）无皮肤或黏膜病变。在中枢神经系统并发症中，37例（90%）表现为脑干脑炎，3例（7%）表现为无菌性脑膜炎，4例表现为急性弛缓性瘫痪（其中3例以后出现脑干脑炎）。学者依据脑干脑炎严重程度，将其分为3度：Ⅰ度20例，出现全身性肌阵挛、肢体抖动和/或共济失调，全部存活，1例有后遗症；Ⅱ度10例，出现肌阵挛合并脑神经麻痹，如眼球运动障碍（眼球震颤、斜视、凝视），延髓麻痹（吞咽困难、构音障碍、面瘫），全部存活，2例有后遗症；Ⅲ度7例，在短暂的肌阵挛后，很快出现呼吸困难、发绀、末梢灌注差、休克、昏迷、玩偶眼反射消失、呼吸暂停，5例在入院12小时内死亡，2例存活者均有严重的神经系统后遗症（肢体麻痹或无力、脑神经麻痹、吞咽困难、睡眠异常、低通气等）。Ⅰ度和Ⅱ度患儿均没有严重的意识障碍和抽搐。肌阵挛是身体的某个部位突然出现快速、有力地抽动，主要由于这些部位的肌肉不随意而有节律地突然收缩所致；肢体震颤是肢体出现不由自主地节律性抖动。我国台湾的一组资料显示，EV71感染患者中，79%的患者出现手足口病表现，35%并发中枢神经系统疾病，最主要表现为肌阵挛（68%～70%）、呕吐（30%～53%）、共济失调（21%～35%）。提示脑干脑炎是我国台湾EV71流行中中枢神经系统受累的主要疾病之一。杭州2010年一项临床研究显示，116例手足口病重症患儿中，肢体抖动伴肌阵挛106例（91.40%）。我国台湾及杭州的资料显示肌阵挛或肢体抖动是EV71引起脑干脑炎早期特征性的表现。2008年广东地区17例手足口并发脑干脑炎的患儿，平均年龄（30.16±27.19）个月，男∶女为1.38∶1，该19例患儿均有皮疹和发热，平均体温（38.3±0.9）℃，持续发热时间（5.5±4.8）天，其中16例患儿（84.12%）在出现皮疹后1～4天出现神经系统症状，2例患儿在出现皮疹当日有惊恐和肢体震颤表现，1例患儿出现肢体无力2天后出现皮疹。通过影像学检查，发现单发病灶7例（36.18%），多发病灶12例（63.12%）。单侧脑神经损害14例（73.17%）、舌咽和迷走神经麻痹9例（47.14%）、三叉神经麻痹6例（31.16%）、动眼神经麻痹、面神经麻痹和双侧脑神经损害各5例（分别为26.13%）、展神经麻痹2例（10.15%）。这19例患儿出现脑干受损表现后，9例当日即出现呼吸衰竭（其中肺出血2例）和/或循环障碍，最短间隔2小时，另有腹泻4例（21.11%）、非喷射性呕吐9例（47.14%）。研究人员通过这19例患儿临床表现进行logistic单因素回归分析显示，呼吸节律改变、呼吸衰竭、肢体震颤、眼球异常运动（游动或上翻）、饮水呛咳、口角歪斜、舌体震颤、末梢循环不良、交叉瘫和脑干听觉诱发电位（BAEP）异常与脑干脑炎发生有关。多因素Logistic回归分析显示，肢体震颤、眼球异常运动（游动或上翻）和BAEP异常是手足口病并发脑干脑炎的危险因素（OR分别为436.9、52.2和93.5）。

对我国台湾EV71感染并发脑脊髓炎病例MRI检查表明，脑干和脊髓是EV71感染的主要目标。特征性病变位于延髓、脑干后部分，中脑中央部大部分也可能累及。双侧小脑齿状核、壳核、丘脑和脊髓前角都可能受累。大部分通过足够心肺支持，患者恢复。死亡主要原因是迷走神经和延髓内侧网状结构受累，引起急性神经源性肺水肿或肺出血。分析我国台湾的1998年EV71感染暴发流行41例神经系统受累的患者中，37（90%）合并脑干脑炎。MRI脑干受累部位分布：脑桥被盖，72%；延髓，55%；中脑，44%；小脑齿状核，22%。脑干脑炎程度越重，病变阳性率越高：1度，46%；2度，100%；3度，100%。除延髓麻痹外，1度、2度MRI异常性质无明显区别。

华山医院报道15例脑干脑炎，病因未明，但MRI脑干异常10例，3例同时见小脑或豆状核病变。另一组20例脑干脑炎，15例行MRI检查，13例可见脑干病变。影像学检查13例患儿中有11例行MRI检查，2例脑干肿胀，且见片状长T_1、T_2信号，4例大脑半球内有异常信号病区，5例脑内未见明显异常信号。另报道9例患儿进行头部CT检查，结果2例发现脑干异常低密度灶。9例患儿进行头部MRI检查，结果8例患儿发现脑干异常信号病灶，呈T_1WI低信号，T_2WI高信号，其中：中脑1例，脑桥3例，延髓5例，丘脑

4例，小脑1例，脑半球5例。脑内多发病灶4例。

2008年广东地区19例手足口病合并脑干脑炎患儿均行头颅MRI检查，发现脑干异常信号病灶3例，其中中脑和延髓同时受累1例，脑桥及延髓交界处受累1例，延髓背侧受累1例，均呈T_1WI低信号，T_2WI高信号。15例进行了头颅CT检查，均未发现异常低密度灶。

2. 诊断 应抓住临床表现特点：①各年龄组均可发病，通常以3岁以上为多；但我国台湾暴发的EV71感染所致脑干脑炎多在3岁以下；②急性起病，个别病例呈亚急性起病，发病前1～3周有上呼吸道或消化道感染史；③有一侧或双侧脑干受累的症状或体征；④脑脊液检查与病毒性脑炎相似，可正常或轻度细胞数和/或蛋白升高，颅内压正常或轻度升高；⑤病程常呈自限性，大多预后良好；⑥头部MRI及脑干听觉诱发电位等有利于病毒性脑干脑炎的诊断及鉴别诊断。诊断时抓住主要临床特征，急性起病，主要表现脑神经损害，如：共济失调、头痛头晕、眼球运动障碍、口角歪斜、吞咽困难、饮水发呛、口齿不清、肢体运动障碍、神经精神异常、锥体束征，如果延髓受累，多数患儿表现为心律失常、面色苍白、周围循环衰竭，易误诊为心肌炎、心源性休克。

需鉴别的常见疾病有Miller-Fisher综合征、脑干肿瘤、脑血管意外（如脑干脑梗死）、多发性硬化症初期，少见情形如代谢性因素（如多种羧化酶缺乏症、韦尼克脑病）、神经白塞病、狼疮脑、垂体卒中、急性播散性脑脊髓炎、血管炎综合征、霍奇金淋巴瘤、虫媒病毒及单核细胞增多性李斯特菌脑炎等。疾病的临床经过对鉴别有重要意义，MRI也是鉴别的重要手段。脑干听觉诱发电位无鉴别意义。

3. 预后 一般脑干脑炎患者病情轻，可以逆转，但部分患者很快出现神经源性肺水肿、肺出血、心肺衰竭、休克和昏迷，死亡率极高，特别是5岁以下儿童。对我国台湾63例脑干脑炎进行随访，入院开始计算，3年后仍有5例（10%）2期患者留有主要为小脑共济失调的后遗症。2例3b期患者仍然有严重呼吸运动功能受损。推荐密切观察小脑功能，争取早期康复。脑干脑炎预后也和疾病严重程度相关：越重，预后越差。如前述41例脑干脑炎患者，1度1例遗留肌阵挛；2度2例，其中展神经麻痹和双侧面神经麻痹（本例另有核间性眼肌麻痹）各1例；3度2例意识虽然恢复，但需要呼吸机辅助呼吸。国内报道9例患儿中痊愈3例，明显好转4例，留有症状性癫痫1例，肢体轻瘫1例。

2008年广东19例手足口病合并脑干脑炎的患儿，2例（10.15%）死于中枢性呼吸和循环衰竭，均起病急骤，于入院2～3小时出现休克和肺出血，其中1例ECG显示顽固性的室上性心动过速，1例头颅MRI显示脑桥和延髓异常信号。余17例痊愈出院（89.5%），并且该17例患儿随访6个月未见神经系统症状，复查头颅MRI均未见新病灶，2例患儿的MRI异常病灶于3～6个月后缩小，BAEP及EEG于3个月后复查均正常。

（四）急性弛缓性瘫痪

急性弛缓性瘫痪（AFP）又称急性运动神经元无力综合征、急性弛缓性脊髓炎。许多肠道病毒血清型可导致此综合征：脊髓灰质炎病毒1型、2型和3型、肠道病毒D68型和肠道病毒A71型。这些病毒的靶标是脑干和脊髓运动神经元。

EV71侵及脊髓或延髓，可以引起与脊髓灰质炎类似的临床表现，即出现急性弛缓性瘫痪。1975年保加利亚EV71感染流行，当时705名EV71感染患者中，149例（21%）

患者出现脊髓灰质炎样瘫痪，44 例（29%）患者死亡，主要为 5 岁以下儿童。此后各地的 EV71 感染流行中均有报道。2008 年 3—8 月的 EV71 感染流行中，深圳市儿童医院发生 2 例急性弛缓性瘫痪；同年，程华等报道 EV71 感染手足口病患儿急性弛缓性瘫痪的发病率为 7.08%。2010 年湖南省儿童医院收治的 611 例有神经系统并发症的手足口病患儿中，有 30 例合并 AFP，发生率为 4.91%，年龄均在 5 岁以下，1～3 岁者占 83.34%，其中检出 EV71 者 26 例，占 86.67%。

EV71 感染引起的 AFP，前驱期一般为 7～14 天，症状包括发热、厌食、呕吐、腹泻、易激惹、嗜睡、颈强直等，有的患者可有手足口病变。前驱期之后很快出现一群或多群骨骼肌肉的无力或麻痹，腱反射减低或消失，即急性弛缓性瘫痪。瘫痪通常累及一个或多个肢体，为非对称性，肌肉可有触痛和感觉过敏，但感觉正常。下肢瘫痪者多伴有尿潴留和明显便秘。脑脊液检查外观清亮，压力正常或轻度增高，白细胞数轻度至中度增多，以淋巴细胞为主或早期以多核细胞为主，很快转换为以淋巴细胞为主，蛋白正常或轻度增多，糖和氯化物正常。EV71 引起的 AFP 在临床上与其他肠道病毒（包括脊髓灰质炎病毒）引起者无法区别，但结合流行病学史、病原学检查，可以区别。

湖南一组数据显示，EV71 感染手足口病患儿并发 AFP 者，症状出现在病程的第 2～10 天，特别是第 3～5 天，双下肢瘫患者 21 例，右上肢瘫痪 1 例，左下肢单瘫 3 例，右下肢单瘫 2 例，右侧偏瘫 1 例，四肢瘫痪 2 例；腰穿：糖和氯化物均正常，大部分轻度异常，白细胞轻度增多，一半蛋白水平轻度升高；脑电图：10 例背景慢化，余正常；肌电图：患肢骨神经、胫神经、腓神经、腋神经或肌皮神经运动传导动作电位波幅降低为主，和 / 或运动传导速度减慢，近端神经受累多见。

急性弛缓性瘫痪应与下列疾病鉴别：急性感染性多发性神经根炎、急性脊髓炎、家族性周期性瘫痪、其他肠道病毒感染（如 Cox 和埃可病毒可引起弛缓性瘫痪，但一般瘫痪范围小、病变程度轻、少有后遗症）、流行性乙型脑炎、假性瘫痪。

二、呼吸系统并发症

（一）神经源性肺水肿

神经源性肺水肿（neurogenic pulmonary edema，NPE）是指在无心、肺、肾等疾病的情况下，中枢神经系统损伤导致的急性肺水肿，又称“中枢性肺水肿”或“脑源性肺水肿”。EV71 感染手足口病重症病例常出现中枢神经系统并发症，并发脑干脑炎患儿可引起神经源性肺水肿甚至是肺出血。

1. 发病概况 1995 年美国首先报道 1 例 3 岁女患儿死于肠道病毒中枢神经系统感染引起的神经源性肺水肿。随后，亚太地区 EV71 流行的病例也有并发神经源性肺水肿的报道。1998 年我国台湾暴发手足口病或疱疹性咽峡炎，共 129 106 例，其中重症 EV71 感染 405 例，死亡 78 例（19.2%）。死亡原因主要为由中枢神经系统感染而导致的肺水肿或肺出血 65 例（83%），91% 的死亡患儿小于 5 岁。2008 年深圳市儿童医院收治 80 例手足口病重症病例，并发神经源性肺水肿 6 例（7.5%），其中死亡 2 例（包括放弃治疗死亡 1 例，病死率 33.3%，均为女孩，年龄分别为 3 岁及 4 岁）。

2. 发病机制 神经源性肺水肿确切的发病机制目前尚不清楚，多认为是由脑干脑炎和全身炎症反应所致。

脑干病变造成视丘下部和延髓孤束核功能紊乱，机体的应激反应导致交感神经兴奋，血中儿茶酚胺（肾上腺素，去甲肾上腺素等）含量显著增高，全身血管收缩、血流动力学急剧变化；动脉血压急剧增高，体循环内大量血液进入肺循环内，一方面肺毛细血管床有效滤过压急剧增高，大量液体潴留在肺组织间隙，形成肺水肿；另一方面血流冲击造成血管内皮细胞损伤，同时体内血管活性物质（如组胺和缓激肽等）大量释放，使血管通透性增加，大量血浆蛋白外渗导致急性肺水肿进一步加重。因此，认为 EV71 感染并发脑干脑炎或脑脊髓炎，破坏了脑干组织特定的具有调节功能的结构，可使儿茶酚胺分泌骤然增加，导致神经源性肺水肿。

我国台湾学者研究发现 EV71 感染肺水肿患者 IL-1β、IL-6、TNF-α、IFN-γ、IL-10、IL-13 等细胞因子 / 趋化因子血浓度明显升高，提示机体异常的炎症反应与肺水肿的发生有关。病毒感染损害脑干功能引起交感神经兴奋，IL-10 增高，儿茶酚胺增高，导致自主神经功能失调及肺水肿。另一方面，IL-10 可通过抑制 TNF-α、IL-1β、IL-6、IL-8 等细胞因子，减少氧自由基产生而改善肺毛细血管通透性，对肺脏有保护作用。学者发现肺水肿及自主神经功能失调的患者血小板增高，因血小板聚集，肺血管内小血栓形成，增加了肺毛细血管通透性，故血小板参与了肺水肿的发病，而 IL-10 能减少血小板数量，从而在一定程度上阻止肺水肿发生。因此，IL-10 对肺水肿的发生具有促进和阻止双向作用。EV71 感染并发肺水肿时 IL-13 大量生成，引起肺血管通透性增加和平滑肌增生，引发气道高反应性。IFN-γ 同样可以通过增加肺血管通透性，促进肺水肿的发生。研究还发现，EV71 感染淋巴细胞引起淋巴细胞凋亡，CD4、CD8、NK 细胞降低，削弱了机体对 EV71 的清除能力，导致大剂量 EV71 感染，与肺水肿的发生有关。

近年来，有学者通过临床和动物实验逐渐认识到：神经源性左心衰竭导致肺水肿及肺出血的机制更为重要。

3. 病理改变 大量尸解和组织病理学研究发现，死亡患儿脑干、脊髓均明显水肿，神经元严重受损，表现为颗粒变性，嗜神经细胞和卫星现象，受累部位神经元可分离到 EV71 或检测到 EV71 抗原，而心脏病理检查无肌细胞损伤及病毒抗原可见，证明 EV71 引起的肺水肿是神经源性的。肺部病理改变：肺水肿、肺出血。

4. 临床表现 肺水肿临床上以急性呼吸困难和进行性低氧血症为特征。

（1）肺水肿早期表现：为非特异性临床表现：烦躁，心率增快，呼吸浅快，血压升高等。胸部 X 线检查：可无异常发现，或表现为双肺纹理增粗模糊，斑片影。

（2）肺水肿典型表现：常于起病第 1～5 天（多数为 1～3 天）突然发生心动过速、呼吸困难、鼻翼扇动、三凹征、口唇发绀、呼吸节律改变；口吐白色、粉红色或血性泡沫液（痰），或吐咖啡样物，吸痰及气管插管后有粉红色泡沫痰或血性分泌物吸出。肺部听诊迅速出现痰鸣音或湿啰音。常伴有血压升高或降低、血糖升高等。肺出血可在肺水肿的基础上发生，也可直接表现为肺出血，可伴有循环不良表现：面色苍白，皮肤大理石花纹，四肢末梢凉，指（趾）发绀，心率增快或缓慢，脉搏浅速、减弱甚至消失，毛细血管再充盈时间延长。从呼吸急促到粉红色泡沫痰或血性泡沫痰的过程非常短暂，往往只有数小时，所以对重症病例应密切观察评估，早期干预治疗。

手足口病个别患者可以肺水肿 / 肺出血为首发表现，始终无手足口病皮疹表现。临床经过以发热、呕吐等非特异表现起病，数天后突发呼吸急促，循环不良，气管插管见大量粉红色泡沫痰，即使应用呼吸机，也可在数小时内出现心搏骤停，死亡率极高。对此类患者临床医师易误诊为感染性休克，给予常规扩容治疗，使病情恶化，应引起高度重视。仅限于间质性肺水肿的患儿可出现呼吸困难和发绀。

重症病例发生肺水肿的危险因素：年龄小于 3 岁、高血糖、白细胞计数升高和急性弛缓性瘫痪。

5. 辅助检查

（1）血气分析：动脉血氧分压（PaO_2）下降，动脉二氧化碳分压（$PaCO_2$）增高，个别病例可有 $PaCO_2$ 下降。

（2）胸部 X 线片及 CT：早期可发现轻度间质改变，如肺纹理增粗、模糊、有间隔线和透光度下降等。晚期则表现为肺泡性肺水肿；双肺斑片状或云雾状阴影，可融合成片状，肺门两侧由内向外逐渐变淡，形成蝴蝶状。多数患儿右肺重于左肺。经有效治疗，X 线恢复较快，恢复病例可无肺功能异常。胸部 CT 肺水肿早期可见肺纹理增粗、毛玻璃样改变、小斑片状实变影；晚期可见大片实变，实变区以外可见代偿性肺过度充气。

（3）其他：白细胞计数可升高；血糖水平可升高；脑脊液检查，外观清亮，压力增高或正常，白细胞增多（危重病例多核细胞可多于单核细胞），蛋白正常或轻度增多，糖和氯化物正常。凝血四项示凝血酶原时间（PT）及活化部分凝血活酶时间（APTT）可有明显延长。

6. 诊断和鉴别诊断 手足口病并发神经源性肺水肿早期无特异性临床表现，给诊断带来困难。晚期表现典型，但此时救治已晚，病死率可高达 90%，所以应尽早甄别。手足口病出现神经系统症状，特别是有高危因素的患儿出现心率增快，呼吸频率进行性增快，血压升高，氧合指数（PaO_2/FiO_2）呈进行性下降时，应高度警惕 NPE 的发生。密切观察呼吸频率与节律、肺部啰音、气道分泌物等变化，动态监测动脉血气，当 $PaO_2/FiO_2 \leq 300mmHg$ 即可确诊。

肺出血诊断标准：突然出现呼吸困难和 / 或肺部湿性啰音增多、口鼻溢出血红色液体和 / 或气管插管见气道内有血性液体即为肺出血。

EV71 感染并发神经源性肺水肿需与以下疾病鉴别：

（1）休克：根据病史可以与感染性休克、低血容量性休克、心源性休克、过敏性休克等鉴别。流行季节、高发地区，遇不明原因意识障碍、呼吸困难、循环不良者应高度警惕。

（2）肺炎：肺炎伴有咳嗽，病情是逐渐演变的过程，肺部湿啰音及胸部 X 线片加重或减轻均呈渐变经过。而肺水肿病情变化突然，如早期诊断，及时治疗，其呼吸困难、肺部啰音、胸部 X 线片等数小时即可逆转。

（3）暴发性心肌炎：暴发性心肌炎起病急骤，可迅速出现急性心功能不全、左心力衰竭伴心源性肺水肿、脑心综合征、心源性休克等表现，伴有心脏扩大、心电图异常，病程早期血清肌酸激酶同工酶、心肌肌钙蛋白增高。

（4）心源性肺水肿：心源性肺水肿常有基础心脏疾病，或有明显诱因，如补液过多过快、感染、快速心律失常等；临床表现为呼吸困难、不能平卧，面色发灰，双肺对称性湿啰音，颈静脉怒张、四肢湿冷，肝脏迅速增大等；无中枢神经系统疾病。

值得注意的是EV71感染也可并发神经源性心肌损害、心功能不全。其病情复杂，需全面评估，针对主要问题，兼顾各个脏器情况，给予恰当治疗。

7. 预后 手足口病并发神经源性肺水肿，起病急，进展迅速，治疗困难，病死率高（60%～100%）。近年来，随着对EV71手足口病的重视，对其发病机制进行了深入研究，逐步完善治疗方案，做到早预测、早诊断、早干预治疗，使其死亡率及致残率有所下降。

（二）间质性肺炎

1. 发病概况 2000年9—11月，新加坡发生了大规模手足口病流行，共有3 526例患者，其中4例小儿死亡（0.094%）。流行高峰之后，2001年1月—2001年2月，有3例小儿死亡（0.076%）。病原学检查：4例分离出EV71，1例分离出CoxA16，1例病毒培养阴性，1例未做病毒学检查。6例做了尸解：1例在流行早期死于间质性肺炎和心肌炎，1例有脑炎及局部间质性肺炎，1例ECHO16感染者呈广泛心肌炎和轻度间质性肺炎改变，其余3例生前临床提示肺水肿或急性呼吸窘迫综合征（ARDS），尸解显示有间质性肺炎而没有肺水肿（另有文章报道该3例尸解同时存在肺水肿/肺出血），其中2例有脑炎改变。综上，6例尸解均有间质性肺炎病变，其中3例有脑炎改变，尤其是脑桥病变明显。未做尸解的1例患儿临床提示肺水肿及脑水肿，大便分离出EV71。

另有报道1例19岁男性死于EV71感染，本例患者发热、头痛3天，伴有口齿不清，惊厥，呈强直-阵挛发作，不伴有皮疹及口腔疱疹溃疡，尽管积极抢救，住院16小时后仍死亡。尸解：脑膜脑炎改变，局部液化坏死；肺泡内出血及水肿，急性间质性肺炎；心肌没有明显炎症及坏死。脑组织培养出EV71，心、肺、肠组织没有培养出病毒。

综上，新加坡的研究发现，间质性肺炎是EV71手足口病死亡的主要原因。其肺部组织病理学检查提示为病毒源性，但肺组织没有分离出病毒（仅1例气管中分离出病毒），其临床表现与其他重症病例无特殊性，而马来西亚及我国台湾的死亡病例肺部没有明显炎症改变。因此EV71感染合并间质性肺炎有待进一步研究。

2. 发病机制 可能为吸入性感染，上呼吸道病毒感染，向下蔓延所致肺部炎症。可同时受一种以上病毒感染，并常继发细菌感染。

3. 病理 病毒侵入细支气管上皮引起细支气管炎。感染可波及肺间质与肺泡而致肺炎。气道上皮广泛受损，黏膜发生溃疡，其上覆盖纤维蛋白被膜。气道防御功能降低，易招致细菌感染。单纯疱疹病毒性肺炎多为间质性肺炎，肺泡间隔有大量单核细胞浸润。肺泡水肿，被覆含蛋白及纤维蛋白的透明膜，使肺泡弥散距离加宽。肺炎多为局灶性或弥漫性，偶呈实变，肺泡细胞及巨噬细胞内可见病毒包涵体。炎性介质释出，直接作用于支气管平滑肌，致使支气管痉挛，临床上表现为支气管反应性增高。病变吸收后可留有肺纤维化。

4. 临床表现 起病较急，可有发热、头痛、全身酸痛、倦怠等全身症状，并有咳嗽、少痰、咽痛等呼吸道症状。小儿免疫功能低下易发生重症病毒性肺炎，出现呼吸困难、发绀、嗜睡、精神萎靡，甚至发生休克、心衰、呼衰、急性呼吸窘迫综合征等。查体可无显著胸部体征。故临床医师应及时甄别重症间质性肺炎，降低死亡率。

5. 辅助检查 白细胞计数正常、稍高或偏低，血沉通常在正常范围，痰涂片所见的白细胞以单核细胞居多，痰培养常无致病细菌生长。胸部X线检查可见肺门影增大、密度增高，肺纹理增粗、模糊，小片状浸润或弥漫性透亮度减低，或网结状改变，病情严重者显示双肺弥漫性结节性浸润，但大叶实变及胸腔积液者不多见。

6. 诊断 临床症状及胸片表现可作为诊断依据，确诊仍有赖于病原学检查。

（三）支气管炎或肺炎

在肠道病毒感染中，部分患者可以继发其他病毒及细菌感染而引起支气管炎和肺炎，表现为发热、咳嗽、喘息、气促等，肺部可闻及干啰音或湿啰音，胸部 X 线检查可有肺纹理增粗、肺门阴影增深或斑片状阴影改变。一般手足口病并发的肺炎病情不严重，不是重症病例常见的并发症，也不是导致患者死亡的主要原因。但应警惕急性肺水肿的发生，注意与之鉴别。

三、心血管系统并发症

（一）心肺衰竭

1. 发病机制 重症手足口病可出现严重的心血管并发症，发生心动过速、呼吸困难、发绀和休克等严重心肺衰竭表现，是 EV71 感染导致死亡的常见原因。

肠道病毒感染导致心血管系统改变的机制仍未完全清楚，目前认为可能与脑干脑炎所致自主神经调节失调及全身炎症反应有关，很可能是两种损伤共同作用的结果。

脑干病变或中枢神经系统损伤引起的颅内压增高，可致视丘下部和延髓孤束核功能紊乱，机体应激反应导致交感神经兴奋，血中儿茶酚胺类含量显著增高，致血流动力学急剧变化、体循环大量血液进入肺循环形成肺水肿。同时，儿茶酚胺可聚集在交感神经末梢周围的心肌细胞内，引起细胞内钙离子浓度过度增加，钾离子外逸等细胞内外离子紊乱，导致心肌收缩力降低及各种心律失常。死亡患儿病理解剖发现患儿脑干、脊髓明显水肿，可见大量单核细胞浸润，神经元受损，表现为颗粒变性，嗜神经细胞和卫星现象，受累部位神经元可分离到 EV71 或检测到 EV71 抗原。而心脏病理检查仅见少量单灶性单个核细胞浸润，并无肌细胞损伤及病毒抗原可见。心率变异性（HRV）降低提示交感神经张力增高或迷走神经张力降低，Lim 等注意到 EV71 感染患儿 HRV 随疾病进展而降低，病程第二阶段患儿 HRV 低于第一阶段患儿，病程第三阶段患儿 HRV 极其低下，提示本病心血管系统并发症与自主神经调节失调有关。

导致 EV71 感染心血管系统改变也可能与病毒脓毒症所致全身炎症反应有关。研究已证实，EV71 感染患儿外周血及脑脊液 IL-10、IFN-γ、IL-6、TNF-α、IL-1β、IL-8 等细胞因子或前炎症细胞因子明显升高，以及 $CD4^{+}T$ 细胞、$CD8^{+}T$ 细胞及 NK 细胞数量下降，合并肺水肿者尤著，提示与 EV71 感染患儿免疫功能紊乱，各种炎症细胞因子改变肺血管通透性、加重肺毛细血管渗漏综合征有关。

2. 临床表现 主要为与神经系统并发症同时出现的顽固性左心衰竭和心源性休克，表现为心动过速（心率可达 200 次 /min 以上）、脉搏浅速或减弱甚至消失、血压升高或下降、面色苍灰、皮肤花纹、四肢发凉、指（趾）发绀、出冷汗、毛细血管再充盈时间延长，同时伴有肺水肿。心脏彩超检查可见射血分数明显降低，心腔增大伴二、三尖瓣反流，左室壁节段性或弥漫性运动减弱，左心室舒缩功能减低，心肌回声增强等。心电图和心肌酶无特异性改变。

3. 诊断与鉴别诊断 因手足口病心血管系统并发症临床表现各异，诊断标准也不尽相同，目前尚无其发病率准确资料。根据我国台湾的资料，重症病例占 0.2%～0.3%，推测心血管系统并发症发病率可能大致与此相同。学者根据重症 EV71 感染表现将本病心肺衰竭期分为 2 个阶段：①高血压 - 肺水肿出血 - 自主神经失调阶段：持续数小时至 1 天左右，以血压升高为常见征兆，心动过速（心率达 150～200 次 /min 以上）、呼吸急促、发绀，咳白色、血性泡沫痰乃至咯血。双肺中下肺野可闻及细湿啰音，出冷汗，皮肤苍白湿冷。此阶段血糖升高明显（200mg/L 或 11.1mmol/L），神经症状持续恶化。血气分析有不同程度 PaO_2 下降和 PCO_2 增高，胸部 X 线征为肺泡性肺水肿。②低血压 - 心肺衰竭阶段：持续 2～7 天，出现低血压，肺水肿、肺出血好转，但自主呼吸能力差，仍需呼吸机辅助呼吸。由于重症 EV71 感染引起神经源性肺水肿、肺出血突出表现为气促、心率增快、发绀、血压下降、四周末梢神经循环不良等临床征象，可能掩盖或忽视脑炎表现，极可能误诊为感染性休克、暴发性心肌炎、心源性肺水肿、重症肺炎等，应注意鉴别诊断。

（二）心肌炎

患者多在发热、流涕、喷嚏、咳嗽、厌食、呕吐、腹泻、手足口病变等的基础上，出现活动受限、呼吸困难、胸痛、急性心力衰竭和心律失常等表现。查体可闻及心音低钝、心率增快或缓慢、心律不齐、奔马律、心包摩擦音。心电图检查可有 ST 段和 T 波改变、心律不齐和心包炎改变。心脏超声检查显示左室功能不全和心脏扩大。血清肌酸磷酸激酶等心肌酶增高。心肌炎病情可轻可重，轻者无明显症状和体征，仅有心肌酶等检查异常，严重者表现为暴发性心肌炎，迅速发展为心源性休克、心力衰竭和严重的心律失常，往往导致死亡，或出现猝死。大多数心肌炎儿童可以于 1～2 周完全恢复，但暴发性心肌炎死亡率高。

（三）心包炎

手足口病患者如出现胸痛、呼吸困难、心动过速和病因不明的体静脉淤血或心影扩大，结合流行病学、实验室检查可作出诊断。在心前区听到心包摩擦音，心包炎诊断即可成立。病毒性心包炎是一种浆液纤维素性心包炎，由于病毒直接感染、自身免疫应答（抗病毒或抗心脏）引起的炎症。临床特点为：①发病较急，发热，胸痛十分剧烈，有时需麻醉性镇痛剂止痛；②心包积液量一般为小、中等量，较少发生心脏压塞及心包缩窄，约在 70% 的患者中可以听到心包摩擦音；③检查常有血沉加快、白细胞计数升高、心电图 ST 段抬高、X 线心影增大；④本病可自行痊愈，以对症治疗为主，包括卧床休息、止痛剂及镇静剂等，糖皮质激素可有效地控制症状。

四、其他并发症

（一）胃肠道出血

胃肠道功能障碍常发生在危重病的过程中，临床表现为腹胀及胃肠出血。有研究显示严重感染时循环系统不稳定，血流动力学改变，血液重新分布，胃肠是受影响最严重的器官。重症 EV71 感染，尤其是有肺水肿和心肺衰竭等致死性并发症时，常可并发胃肠功能障碍和胃肠出血。经给予抑酸剂、局部止血药及胃黏膜保护剂，随着原发病好转可以很快好转。值得注意的是，有时患者无呕血或便血症状时，却可能已经发生胃肠出血，对于特别危重的病例应置胃管，必要时通便了解胃肠出血情况，以便及时处理。

1. 临床表现

（1）呕血和黑便：呕吐物可呈鲜红色或咖啡色伴有血块；黑色大便或柏油样大便，大便隐血阳性。

（2）腹痛或腹胀：脐周或全腹阵发性腹部绞痛，伴便意，严重腹胀，肠鸣音亢进或消失。

（3）贫血、休克或昏迷：出血过多可导致失血性贫血。短期大量失血超过25%时可出现休克表现，如面色苍白、四肢发凉、心跳加快、脉搏细弱、血压下降等。失血超过40%时甚至可出现神志不清、昏迷，无尿，血压测不出。当无明显原因出现进行性血红蛋白下降时，应注意消化道出血尚未排泄。

2. 辅助检查

（1）血常规：出血6～12小时后，红细胞计数和血红蛋白有不同程度降低，红细胞比容下降，网织红细胞增高。

（2）肾功能：大量出血时可有氮质血症，血尿素氮（BUN）水平升高。

（3）便常规：隐血阳性。

（4）内镜检查：有条件的单位在患者病情允许的情况下，可酌情于出血后24～48小时行急诊胃镜检查，以便发现出血的部位、程度和病因。

3. 鉴别诊断 因EV71感染时胃肠出血多为应激性。但同时还应注意是否存在导致胃肠出血的基础疾病，如十二指肠溃疡、胃炎，以及外科情况因感染而诱发出血。

（二）弥散性血管内凝血

1. 弥散性血管内凝血的临床表现

（1）出血：特点是自发、广泛、多部位出血。出血部位可见于皮肤、胃肠道、口腔黏膜、创面及注射部位、泌尿生殖器等部位，以皮肤瘀斑表现最多见，严重者可发生颅内出血。

（2）栓塞：见于全身各组织器官，症状随栓塞部位不同而异。肺微血栓栓塞时，可突然发生呼吸困难、发绀、胸闷、咯血，最终导致呼吸窘迫综合征。肾脏微血栓形成时，肾血流量减少，导致急性肾衰竭，可见少尿、血尿、蛋白尿、管型尿和氮质血症。胃肠栓塞时引起胃肠组织缺血坏死，出现呕吐、呕血，或胃引流物呈咖啡渣样或血性，便血、腹痛、腹泻等。血栓还可致肝大、黄疸、腹水。脑栓塞则有偏瘫、昏迷等。

（3）休克：弥散性血管内凝血时，广泛微血栓形成导致休克，其特点为肺动脉压升高而中心静脉压降低。休克发生后又进一步加重微循环障碍，从而加重弥散性血管内凝血，两者互为因果形成恶性循环。因此，弥散性血管内凝血并发的休克治疗非常困难。

（4）溶血：系微血管病性溶血。临床出现黄疸、腰酸背痛、发热、血红蛋白尿及贫血。血涂片可见盔形、芒刺形、锯齿状、三角形等异形红细胞。

（5）贫血：出血和溶血导致贫血和网织红细胞增多。

2. 弥散性血管内凝血的鉴别诊断 诊断弥散性血管内凝血时需鉴别肝功能障碍致凝血因子生成减少、原发性凝血因子减少以及白血病所致凝血功能障碍。

（三）急性肾衰竭

目前，尚无EV71感染直接侵害肾脏的报道，但是缺氧、休克、毒素都可以导致肾灌注减少，肾缺血，从而造成肾损害，严重者发生急性肾衰竭。

（四）其他

曾有手足口病新生儿死于暴发性肝衰竭、类败血症综合征等报道。

第五节 后 遗 症

肺水肿手足口病患者中，如随访 6 个月后神经系统表现及呼吸障碍仍然存在，提示出现了后遗症。后遗症均为重症神经系统并发症延续而来，重症患者治愈后出现迟发后遗症者也尚未见报道。

一、后遗症的发生率

手足口病出现并发症尤其是中枢神经系统严重并发症者可能出现后遗症。目前报道，重症患者根据其中枢神经系统损害的类型和严重程度不同出现后遗症的概率为 5%～64%。中枢神经系统并发症的恢复需要数月的时间，但大多数在起病 3 个月内均得以恢复。一般来说，恢复越快、越早，发生远期神经系统后遗症的概率越小。自 1998 年 EV71 手足口病在我国台湾暴发以来，在东南亚各国发生了几次大的流行，通过对那些重症患者 1～7 年的随访研究，发现了中枢神经系统并发症与后遗症之间存在肯定的联系。

二、中枢神经系统并发症类型与后遗症的关系

Chang 等对 1998—2002 年我国台湾暴发流行中 2 所定点收治医院的重症患者长期预后的研究发现，有中枢神经系统并发症的手足口病患者出现后遗症的概率分别为：类小儿麻痹综合征患者 56%（9/16）出现后遗症，表现为单侧肌无力和肌萎缩；脑炎为 3%（1/32），表现为单侧面神经麻痹；脑脊髓炎为 20%（1/5），表现为单侧肌无力和肌萎缩；神经源性肺水肿者 75%（21/28）出现后遗症，表现为肌无力和肌萎缩（64%）、面神经麻痹（25%）、痉挛性吞咽困难并需插管喂养（61%）、中枢性低通气需辅助呼吸（57%）。在心肺衰竭后出现后遗症的患者中，94% 需要鼻饲喂养，88% 需要辅助通气，说明手足口病所致神经源性肺水肿的严重性。对中枢神经系统并发症后出现后遗症的影响因素进行了分析，发现年龄、性别对后遗症的发生无影响，但脑脊液（CSF）中白细胞数量与后遗症的发生有关，有后遗症者 CSF 中白细胞（WBC）数量明显高于无后遗症者。

脑干脑炎不同分级和分期与后遗症的关系

手足口病神经系统严重并发症主要表现为脑干脑炎（BE），其严重程度直接影响到患者后遗症的发生和长期预后。根据神经系统受累程度，将 BE 按严重程度分为 3 级：①Ⅰ级：肌阵挛 + 共济失调，可恢复，5% 的儿童留下永久性神经系统后遗症；②Ⅱ级：肌阵挛 + 共济失调 + 脑神经麻痹，20% 有神经系统后遗症；③Ⅲ级：中枢神经系统并发症 + 急性心肺衰竭，80% 死亡，存活者全部有严重神经系统后遗症。

为了更有效针对性地早期干预以减少后遗症的产生，目前依据 EV71 脑干脑炎临床表现，与脑炎相关的有 3 期：① BE Ⅱ期：主要表现为肌阵挛、共济失调、眼震、眼球震颤、延髓麻痹；② BE Ⅲa 期：以自主神经系统（ANS）功能障碍为特征，主要表现为出冷汗、皮肤花斑、心悸、呼吸急促、高血压；③ BE Ⅲb 期：主要表现为肺水肿，心肺功能迅速衰竭，

出现呼吸窘迫、肺部啰音、心悸、呼吸急促、咳大量粉红色泡沫痰，X 线片示双肺浸润但不伴心脏扩大症。

迅速发生神经源性肺水肿（NPE）是脑干脑炎预后不良的征兆，但 NPE 存活者心肺功能可以逐渐恢复正常，但均有可能严重致残。而神经病学的后遗症却可能是严重的和永久的，可以是轻微的局部肌无力，也可以出现全身运动功能障碍伴呼吸衰竭或长期认知功能障碍。Tsou 等对 1997—2002 年发生在我国台湾的几次流行中出现的重症患者进行 3 年随访研究发现，Ⅱ期和Ⅲa 患者绝大多数恢复良好，仅有 5.4% 出现神经系统后遗症。Ⅲb 期存活者全部出现运动协调功能障碍。Ⅱ期和Ⅲa 期患者表现为良好的精细运动功能，而粗大运动技能如控球技术和平衡能力差，Ⅲb 期患者精细和粗大运动技能均差。

Ⅱ期患者长期认知功能的恢复很好，但随访 3 年发现 10.2% 仍存在小脑功能障碍。Ⅲb 期预后极差，存活患者严重的小脑功能障碍和运动功能受损持续存在，甚至需要长期呼吸机辅助呼吸治疗，大部分仍会死于肺部感染等并发症。建议对手足口病出现小脑功能障碍者需密切进行监测并进行早期康复治疗，有利于减少后遗症的发生及减轻其症状。

三、后遗症的类型及产生机制

（一）后遗症的类型

1. 肌无力和肌萎缩　运动功能障碍在临床上多表现为类小儿麻痹综合征。表现为四肢肌肉松弛无力、软瘫，不能行走，又称为急性弛缓性麻痹。严重者可出现咽麻痹，引起吞咽困难和呛咳；或呼吸肌麻痹，引起呼吸困难。急性弛缓性麻痹后遗症的预后因人而异，部分患者经 1～2 年康复治疗后可逐渐恢复，个别患者数十年后仍未能康复。由于手足口病相当一部分发生在不会行走的婴幼儿中，其瘫痪症状有可能未被注意。因此，在随访过程中，我们要警惕类脊髓灰质炎表现的后遗症的发生。

2. 脑神经损害和癫痫　脑神经损害以面神经麻痹为主，其次为展神经麻痹。Chang 等对 142 例 EV71 感染的重症患者进行了平均 3 年（1～7.4 年）的随访观察，并发脑炎的患者 3%（1/32）出现后遗症，表现为单侧面神经麻痹；并发神经源性肺水肿者 75%（21/28）出现后遗症，其中 33%（7/21）表现为面神经麻痹，24%（5/21）患者因缺氧出现癫痫发作和精神运动障碍。2001 年我国台湾地区手足口病流行中，一组研究发现在不伴有肺水肿的脑干脑炎和 / 或脊髓灰质炎样麻痹患者中，后遗症的发生率为 43%（3/7），多表现为运动功能障碍和脑神经损害，其中 1 例在 6～12 个月的随访中出现右侧展神经麻痹。

3. 中枢性低通气或吞咽困难　EV71 手足口病神经系统并发症第Ⅲ级的患者存活后全部有严重后遗症，表现为脑干受损导致的吞咽困难、呼吸困难，部分患儿由于中枢性低通气需要长期呼吸机支持治疗。在 1998 年我国台湾地区手足口病暴发流行中，1 组研究显示，出现后遗症的 4 例患者中，有 1 例在发病后 9 个月仍持续存在呼吸功能障碍，表现为中枢性低通气并需长期住院辅助通气治疗。2001 年我国台湾地区手足口病流行中，1 组研究发现伴有肺水肿的脑干脑炎和 / 或脊髓灰质炎样麻痹患者出现后遗症概率高，37%（3/8）的患者死亡，存活的患者 60%（3/5）出现后遗症，多表现为中枢性低通气和吞咽困难。Chang 等对 142 例 EV71 感染的重症患者进行了平均 3 年（1～7.4 年）的随访观察，合并有心肺衰竭的 28 名患者中 61%（17/28）合并吞咽困难，57%（16/28）出现中枢性低通气需要辅助通气。

中枢性低通气和吞咽困难患者经气管切开术和胃造口术治疗后，部分患者经过 6～12 个月的治疗呼吸吞咽功能得以恢复。也有部分患者经过 1～2 年治疗后，呼吸吞咽功能恢复缓慢，这些患者中大部分仍会死于肺部感染等并发症。

4. 神经发育迟缓和认知功能障碍 严重的神经系统并发症后可导致长期认知功能的下降。近年医学家们应用韦氏儿童智力量表（WISC-Ⅲ）评估 4 岁以上 EV71 手足口病患儿康复后的神经发育和认知功能。WISC-Ⅲ主要检测行为智商（IQ）和语言 IQ，语言 IQ 的评估包括四个方面：信息量、相似性、词汇和综合能力。行为 IQ 的评估包括下列几个方面：填图测验、图形排列、木块设计测验、有意识的实物组合、自由算术和数字跨度测验、处理速率时搜索编码和标志物。IQ 85 作为基线水平，低于 85 提示认知功能减退。在一项对 EV71 中枢神经系统感染平均 2.9 年（1.0～7.4 年）的随访研究中，对患儿神经发育及认知功能进行了评估。将患儿分为 2 组，Ⅰ组为孤立 EV71 中枢神经系统感染者，Ⅱ组为合并急性心肺衰竭者，Ⅰ组仅有 5% 出现神经发育迟缓，此组患儿神经发育评分较高，但在起病时不足 2 岁的小儿中语言综合能力评分减少。Ⅱ组出现神经发育迟缓及认知功能障碍的比率为 75%。Ⅱ组患儿 IQ 评分显著低于Ⅰ组患儿，同时发现神经发育和认知功能与 EV71 感染所致疾病严重程度及起病时年龄有关，起病时年龄越小、神经系统症状越严重，远期后遗症中出现神经发育迟缓和认知功能障碍的程度越重。

（二）神经系统后遗症的发生机制

长期神经系统后遗症的发生机制可能与神经元损伤有关，神经元损伤由 EV71 直接侵入神经系统或缺氧引起。病毒直接侵入脑干和脊髓导致损伤的最直接证据是从死亡患者脑和脊髓标本中分离出病毒，通过免疫细胞化学染色方法也已证实 EV71 病毒抗原存在于患儿神经元。并发现脑干和脊髓存在广泛炎症细胞浸润，以灰质更甚。炎症改变主要表现为：①血管周围白细胞聚集，以单核细胞浸润为主；②噬神经性灰质前角运动神经元退变和坏死；③小神经胶质细胞显著结节性增生。越来越多的证据表明，包括基底神经节、脑干、小脑在内的皮质下结构共同参与了人类的认知和行为过程。据此推测，EV71 直接侵入基底神经节、脑干、小脑并导致神经元损伤，可能是后遗症发生的主要原因。

四、后遗症的预防

神经系统并发症一旦发展成后遗症，其神经损害往往是永久性和致命性的。因而对神经系统并发症进行早期干预治疗，对后遗症的预防非常重要。自 2000 年以来，我国台湾提出了对 EV71 病毒感染者进行早期分期管理，可以降低急性期患者死亡率。经传统治疗的心肺衰竭前期患者急性期死亡率高达 83%，显著高于经分期管理的 EV71 感染患者（33%）。

根据我国《手足口病诊疗指南（2018 年版）》中的手足口病临床处置流程图，分期管理的基本策略为：

Ⅰ期：为轻型患者，由于目前没有针对 EV71 的特效抗病毒药物，故以对症治疗为主，同时密切观察疾病进展。

Ⅱ期：对症支持治疗，必要时吸氧，脱水降颅压。控制液体入量，应用渗透性利尿剂脱水，应用呋塞米利尿，必要时静脉注射丙种球蛋白，同时密切监测血压、血气分析、意识程度和血糖。如出现呼吸急促或窒息表现、高血压或低血压、颅压进行性增高体征或高血糖症，需在重症监护病房进行治疗。

Ⅲ期：氧疗 / 呼吸支持，适量补液，脱水降颅压，应用血管活性药物如米力农等控制严重的高血压和增加心输出量。必要时应用丙种球蛋白和糖皮质激素。

Ⅳ期：当肺水肿患者出现血压下降时，则进入了Ⅳ期，除及早行机械通气辅助呼吸外，需应用调节血压的药物如多巴胺、肾上腺素等。

Ⅴ期：从急性心肺衰竭中恢复的患者。如仍出现肌无力或肌萎缩、吞咽困难、呼吸困难或中枢性肺换气不足，需尽早进行康复治疗。但据报道，此期患者几乎 100% 出现后遗症。

虽然未有循证医学证明分期管理策略的实施能有效减少后遗症的发生，但出现肺水肿或低血压者，应该早期注意维持血流动力学稳定，尽早进行气管切开能防止进一步的并发症和远期后遗症发生。

（刘 丹　丁剑波　张佳莹）

参考文献

1. 谢国锦，谢芳艺，张国锋，等. 人肠道病毒 71 型和科萨奇病毒 A 组 16 型所致手足口病的主要临床表现和预后 [J]. 南京医科大学学报：自然科学版，2011，31（10）：1436-1439.
2. 张颖，盖中涛. 手足口病研究进展 [J]. 山东医药，52（17），117-118.
3. 史春华，崔吉文. 手足口病临床诊疗分析 [J]. 中国医学工程，2013，21（2）：58-59.
4. 汪杨，冯思霞，李玉香，等. 小儿手足口病 849 例流行病学特征及临床分析 [J]. 吉林医学，2011，32（10），1968-1969.
5. 贾蕾，赵成松，张莉，等. 肠道病毒 71 型和柯萨奇病毒 A 组 16 型感染的手足口病患儿的相关特征对比研究 [J]. 当代儿科杂志，2011，13（8）：635-637.
6. 姜勇超，刘坚，黄少武，等. 重症手足口病 146 例临床分析 [J]. 中华妇幼临床医学杂志，2013，9（1）：87-89.
7. 段武琼，凌婷，张森山. 手足口病 388 例临床分析 [J]. 吉林医学，2013，34（2）：297-298.
8. 李侗曾，张宏伟，梁连春. EV71 型手足口病并发脑炎重症病例临床分析 [J]. 医学研究杂志，2013，42（3）：143-146.
9. 张颖，张鸣. 有关当前手足口病的流行特征和防控对策的探索 [J]. 中国病毒病杂志，2013，3（2）：81-83.
10. Hu Y F，Yang F，Du J，et al. Complete genome analysis of coxsackievirus A2，A4，A5，and A10 strains isolated from hand，foot，and mouth of disease patients in China revealing frequent recombination of human enterovirus A[J]. J Clin Microbiol，2011，49（72）：2426-2434.
11. 汪照国，刘晓琳，杨婷婷，等. 2008—2009 年青岛地区手足口病病原学的调查分析 [J]. 病毒学报，2011，27（5）：438-441.
12. He P，Chen C，Di B，et al. Pathogen spectrum analysis of hand，foot，and mouth disease in Guangzhou in 2011[J]. Redai Yixue Zazhi，2012，12（5）：613-615.
13. Davia JL，Bel PH，Ninet VZ，et al. Onychomadesis outbreak in Valencia，Spain associated with hand，foot，and mouth disease caused by enteroviruses[J]. Pediatr Dermatol，2011，28（1）：1-5.

14. Mirand A，Henquell C，Archimbaud C，et al. Outbreak of hand，foot，and mouth disease/herpangina associated with coxsackievirus A6 and A10 infections in 2010，Fance：a large citywide，prospective observational study [J]. Clin Mirobiol Infect，2012，18（5）：E110-E118.

15. Tsuguto F，Setsuko I，Miki E，et al. Hand，foot，and mouth disease caused by coxsackievirus A6，Japan，2011[J]. Emerge Infect Dis，2012，18（2）：337-339.

16. 中华人民共和国卫生部. 肠道病毒（EV71）感染诊疗指南（2008 年版）[J]. 传染病信息，2008，21（3）：125-126.

17. 朱启镕，黄立民，杨思达，等. 手足口病临床分期及对策 [J]. 中国循证儿科杂志，2009，4（3）：241-248.

18. 席艳丽，唐文伟，张新荣. 对比分析小儿手足口病脑炎与病毒性脑干脑炎 MRI 表现 [J]. 中国医学影像技术，2011，27（11），2180-2184.

19. Xu W，Liu C F，Yan L，et al. Distribution of enteroviruses in hospitalized children with hand，foot and mouth disease and relationship between pathogens and nervous system complications[J]. Virol J，2012，9：8.

20. 樊寻梅. 实用儿科急诊医学 [M]. 北京：北京出版社，2005：198-203，230-237.

21. 费晓，方凯，李兴旺，等. EV71 感染者儿茶酚胺水平的研究 [J]. 中华实验和临床感染病杂志：电子版，2013，7（2）：14-18.

22. 中华人民共和国国家卫生健康委员会. 手足口病诊疗指南（2018 年版）[J]. 中华临床感染病杂志，2018，11（3）：161-166.

23. 中华人民共和国国家卫生和计划生育委员会. 手足口病诊断：WS 588—2018[S]. 北京：中华人民共和国国家卫生和计划生育委员会，2018.

24. Fowlkes AL，Honarmand S，Glaser C，et al. Enterovirus-associated encephalitis in the California encephalitis project，1998-2005[J]. J Infect Dis，2008，198（11）：1685-1691.

25. 周伯平，李成荣. 肠道病毒 71 型手足口病 [M]. 北京：人民卫生出版社，2009.

第六章

辅助检查

一、实验室检测

(一) 血常规

轻型患者白细胞总数及中性粒细胞绝对值和百分比一般正常或稍降低，而重型患者的绝对值和百分比多明显增多。淋巴细胞计数一般增高。嗜酸性粒细胞、嗜碱性粒细胞及单核细胞计数和百分比无明显变化。若无严重并发症，红细胞总数、血红蛋白及血小板计数无明显变化。

(二) 尿常规

一般无明显异常。若肾微血栓形成，尿中则可见蛋白、红细胞、管型等。

(三) 便常规

粪便镜检一般无明显异常。当有继发感染时可见白细胞、红细胞及巨噬细胞甚至真菌孢子。若发生胃肠道出血，则大便隐血阳性。

(四) 肝肾功能

谷丙转氨酶（ALT）、谷草转氨酶（AST）基本正常或轻微升高，以 AST 升高较为明显。总胆红素（TB）、直接胆红素（DB）、间接胆红素（IB）一般正常或轻度升高。总蛋白（TP）、白蛋白（ALB）基本正常或轻度降低。血糖在轻型患者一般正常，重型患者可出现明显升高。肾功能一般正常，若发生急性肾衰竭，血清肌酐≥176μmol/L 或每日增加≥44μmol/L，血尿素氮≥15mmol/L 或血尿素氮增加≥3.57mmol/L。

(五) 心肌酶

在疾病早期，肌酸激酶同工酶（CK-MB）、肌钙蛋白 I（TnI）、乳酸脱氢酶（LDH）、羟丁酸脱氢酶（HBDH）等可有明显升高，以 CK-MB 升高为主，可伴有心电图的改变。这些变化提示心肌损伤。

(六) 脑利尿钠肽

脑利尿钠肽（BNP）手足口病患儿中随着临床分期的进展，有明显呈增高趋势。有研究发现，手足口病患儿血清脑利尿钠肽均有不同程度的增高（$P<0.0125$）。以 BNP>100pg/ml 作为心力衰竭标准判断，手足口病 1 期、2 期病例血清脑利尿钠肽与对照组比较，差异无统计学意义（$P>0.05$）；3 期、4 期病例显著增高，差异有统计学意义（$P<0.01$）。故可考虑将 BNP 作为确认 2、3 期的分界线，并作为早期识别并处理患者的重要依据。

(七) 水电解质

钾（K^+）、钠（Na^+）、钙（Ca^{2+}）、氯（Cl^-）、磷（P）一般基本正常，合并严重并发症时会出现水电解质紊乱。

（八）血气分析

呼吸系统受累时或重症病例可有动脉血氧分压降低，血氧饱和度下降，二氧化碳分压升高，酸中毒等。

（九）脑脊液检查

神经系统受累时，脑脊液符合病毒性脑膜炎和/或脑炎改变，表现为外观清亮，压力增高，白细胞计数增高，以单核细胞为主（早期以多核细胞升高为主），蛋白正常或轻度增多，糖和氯化物正常。

（十）病原学检查

自咽拭子或咽喉洗液、粪便或肛拭子、脑脊液或疱疹液、血清以及脑、肺、脾、淋巴结等组织标本中分离到肠道病毒或检测到病原核酸。单独采咽拭子的培养阳性率为49%，采集2个部位以上标本，可提高病毒检出阳性率。为了增加肠道病毒阳性检出率，建议对所有的患者采集咽拭子和至少2份疱疹液标本，没有疱疹者可采集肛拭子。湖州市有实验室研究表明，疱疹液和咽拭子标本的病原检出率明显高于粪便标本。近年来PCR技术已成为诊断肠道病毒感染最常用的一种方法，可用于肠道病毒分型。目前常用的有常规PCR和荧光定量PCR。

（十一）血清学检查

急性期血清相关病毒IgM抗体阳性。恢复期血清CV-A16、EV-A71或其他可引起手足口病的肠道病毒中和抗体比急性期有4倍及以上升高。

二、影像学及其他特殊检查

（一）胸部X线

合并间质性肺炎者胸部X线片可见肺门影增大、密度增高，肺纹理增粗、模糊，或弥漫性透亮度减低，或网结状改变。支气管肺炎则表现为肺门影增大模糊，肺纹理增粗，双肺多发小斑片状阴影甚至大片阴影。肺水肿者胸部X线片表现为肺门影增大，肺纹理增粗，肺透亮度降低，可见克利（Kerley）线；或肺野内大片云絮状密度增高影，典型者可见自肺门向肺野周围延伸的单侧或双侧的“蝶翼征”；或结节状、团片状、大片状密度增高影；有时可见双侧少量胸腔积液。

（二）头颅CT及MRI

头颅CT对神经系统并发症的诊断价值有限，而MRI对软组织分辨率较高，能够清楚显示颅脑结构，较早发现病变，故常优先选用后者。无菌性脑膜炎MRI平扫多无异常。合并脑炎时，可见T_1WI低信号、T_2WI高信号，最常受累部位为基底节区、枕颞叶、小脑齿状核等；累及大脑动脉时，显示脑梗死征象。若发生脑干脑炎，表现为脑干肿胀变形，呈对称性长T_1、长T_2信号，以脑桥和中脑受累为主，病情较重者可累及延髓和颈髓，可伴有脑内其他部位病灶表现；增强扫描较少强化。

（三）心电图

普通型手足口病患者大部分心电图表现正常，偶有心律失常和ST-T改变；伴有严重并发症的患者则会出现不同异常，如窦性心动过速或心动过缓、交界性逸搏、期前收缩、房室传导阻滞、心室扑动、心室颤动等表现。

（四）超声心动

普通型患者超声心动图显示心功能无明显异常，但随病情加重，重症患儿可出现心肌收缩和/或舒张功能减低，节段性室壁运动异常，射血分数降低等。

（五）脑电图

神经系统受累者可表现为弥漫性慢波，少数可出现棘（尖）慢波。

参考文献

1. World Health Organization. A Guide to Clinical Management and Public Health Response for Hand，Foot and Mouth Disease（HFMD）[M]. World Health Organization，2011：22-25.
2. Chen TC，Chen GW，Chao AH，et al. Combining multiplex reverse transcription-PCR and a diagnostic microarray to detect and differentiate enterovirus 71 and coxsackievirus A16[J]. J Clin Microbiol，2006，44（6）：2212-2219.
3. Fujimoto T，Yoshida S，Munemura T，et al. Detection and quantification of enterovirus 71 genome from cerebrospinal fluid of an encephalitis patient by PCR applications[J]. Jpn J Infect Dis，2008，61（6）：497-499.
4. 孙晨，施如勇. 手足口病并发肺炎的 X 线影像学表现 [J]. 浙江实用医学，2018，23（5）：364-366.
5. 陈传明，孙多成，靳瑞娟，等. 重症手足口病恢复期和随访 MRI 表现及临床意义 [J]. 中国 CT 和 MRI 杂志，2015，13（7）：110-112.
6. 程庆秋，蒋再学，王康伟，等. 表达肠道病毒 71 型 VP1 蛋白的重组乳酸菌构建及免疫效果评价 [J]. 华南预防医学，2021，47（7）：955-958.
7. 国家卫生健康委员会. 手足口病诊疗指南（2018 年版）[J]. 传染病信息，2018，31（3）：193-198.
8. 高帆，卞莲莲，吴星，等. 第一代肠道病毒 71 型（EV71）抗原国家标准品的建立 [J]. 中国生物制品学杂志，2021，34（9）：1069-1075.
9. 赵禹. 实时荧光定量 PCR 技术在手足口病检测中的应用 [J]. 中国现代医生，2021，28（5）：148-154.
10. 华近，李程程，杨世宏. 2015—2019 年大连市手足口病流行病学分析 [J]. 预防医学论坛，2021，27（1）：46-19.
11. 黄辉，邓莉，贾立平，等. 儿童手足口病临床诊断评分系统的建立及评价 [J]. 中国妇幼健康研究，2021，32（8）：1187-1194.
12. 宋莓. 手足口患儿 EV71、CoxA16 和其他肠道病毒感染情况及基因型分析 [J]. 临床研究，2021，29（8）：12-14.

第七章

诊断与鉴别诊断

第一节　手足口病及其并发症的诊断

一、手足口病的诊断标准

根据中华人民共和国国家卫生和计划生育委员会发布的《手足口病诊断》（WS 588—2018）和国家卫生健康委员会《手足口病诊疗指南（2018年版）》，作出诊断。

（一）临床诊断病例

1. 流行病学史　常见于学龄前儿童，婴幼儿多见。流行季节，当地托幼机构及周围人群有手足口病流行，发病前与手足口病患儿有直接或间接接触史。

2. 临床表现　潜伏期一般为2～10天，平均3～5天。

急性起病，发热，手、足和臀部出现斑丘疹、疱疹，口腔黏膜或咽峡部出现散在疱疹。可伴有咳嗽、流涕、食欲不振、腹泻等症状。

部分病例仅表现为手、足和臀部皮疹和/或咽峡部疱疹。少数病例皮疹不典型，表现为细小沙粒状皮疹、单部位皮疹或无皮疹。

少数病例可累及中枢神经系统，表现为脑膜炎、脑炎、脑脊髓炎，甚至出现肺水肿、肺出血和/或循环功能障碍等，病情进展迅速，可致死亡。

（二）确诊病例

在临床诊断病例基础上，具有下列之一者即可确诊。

1. 用酶联免疫吸附分析（ELISA）等方法在患者血清或脑脊液中检测到抗EV-A71或CV-A16等肠道病毒IgM抗体。

2. 用ELISA或中和试验等方法检测患者血清中EV-A71或CV-A16等肠道病毒IgG抗体，恢复期血清比急性期有≥4倍升高或急性期抗体阴性而恢复期抗体阳转。

3. 用RT-PCR、荧光定量RT-PCR等方法从患者鼻咽拭子、肛拭子、粪便、疱疹液、脑脊液或尸检标本中检测到EV-A71或CV-A16等肠道病毒特异性核酸。

4. 用RD、Hep-2或Vero等细胞系对患者鼻咽拭子、肛拭子、粪便、疱疹液、脑脊液或尸检标本进行病毒培养，可分离到EV-A71或CV-A16等肠道病毒。

（三）临床分型

1. 普通型　手、足、臀部皮疹，口腔黏膜疱疹，伴或不伴发热。

2. 重型　出现中枢神经系统受累表现，如精神差、嗜睡、易惊、谵妄；头痛、呕吐；肢体抖动、肌阵挛、眼球震颤、共济失调、眼球运动障碍；无力或急性弛缓性麻痹；惊厥。可见脑膜刺激征，腱反射减弱或消失。实验室检查可有白细胞计数和血糖水平升高。

3. 危重型　重型病例为出现下列情况之一者：

a）频繁抽搐、昏迷、脑疝等严重中枢神经系统受损表现。

b）呼吸困难、血性泡沫痰、发绀等呼吸功能障碍表现。

c）皮肤花斑、四肢冰凉、心率明显加快、血压明显上升或下降等循环功能障碍表现。

（四）危重病例的早期识别

重症病例诊疗关键在于及时准确地识别第 2 期和第 3 期，阻止发展为第 4 期。年龄 3 岁以下、病程 3 天以内和 EV-A71 感染为重症高危因素，下列指标提示患儿可能发展为重症病例危重型：

1. 持续高热　体温＞39℃，常规退热效果不佳。

2. 神经系统表现　出现精神萎靡、头痛、眼球震颤或上翻、呕吐、易惊、肢体抖动、吸吮无力、站立或坐立不稳等。

3. 呼吸异常　呼吸增快、减慢或节律不整，安静状态下呼吸频率超过 30～40 次 /min。

4. 循环功能障碍　心率增快（＞160 次 /min）、出冷汗、四肢末梢发凉、皮肤发花、血压升高、毛细血管再充盈时间延长（＞2 秒）。

5. 外周血白细胞计数升高　外周血白细胞计数≥15×10^9/L，除外其他感染因素。

6. 血糖升高　出现应激性高血糖，血糖＞8.3mmol/L。

7. 血乳酸升高　出现循环功能障碍时，通常血乳酸≥2.0mmol/L，其升高程度可作为判断预后的参考指标。

二、并发症的诊断

（一）神经系统并发症的诊断

1. 无菌性脑膜炎的诊断要点　①主要临床表现为反复发热、头痛、呕吐、颈项强直，一般无严重的脑实质损害表现；②腰穿前未经抗生素治疗，血、尿、脑脊液细菌培养阴性，血、尿、脑脊液对流免疫电泳细菌抗原阴性（包括流感嗜血杆菌、肺炎球菌、脑膜炎球菌和 B 组链球菌）；③脑脊液中细胞数和蛋白质轻度升高，部分患者脑脊液中的蛋白水平可正常，糖及氯化物正常。从脑脊液中分离到 EV71 或 EV71 特异性抗体 4 倍升高可明确诊断，但脑脊液的病毒分离率较低，多根据临床表现确立诊断。

2. 病毒性脑炎的诊断要点　①急性或亚急性起病，多有发热；②有脑实质损害的症状及体征；③脑脊液检查呈非化脓性改变；④病毒病因学检查：脑脊液病毒特异性抗体测定，脑脊液病毒培养、鉴定；⑤脑电图检查：当大脑皮层广泛重度损害时，脑电图示广泛高电压 δ 波。结合诊断指标，此时有辅助诊断的意义；⑥其他诊断。

3. 脑干脑炎的诊断要点　EV71 脑干脑炎被定义为一种疾病。

①任何年龄均可发病；②急性或亚急性起病，逐渐加重，发病前半数有呼吸道感染或其他病毒感染史；③其特征为肌阵挛、共济失调、眼球震颤、动眼性麻痹和延髓麻痹以及这些表现的各种组合，一侧或两侧脑干受累的症状或体征，并伴有肢体一侧的运动和感觉障碍；④常以面神经麻痹、呛咳、吞咽困难、肢体麻木、无力等为首发症状；⑤脑脊液压力常在正常范围，脑脊液细胞数及蛋白可轻度增高或正常；⑥眼底检查无明显变化；⑦头

颅 MRI 信号异常，可表现为脑桥、延髓、中脑的斑点状、斑片状长 T_1 长 T_2 信号，同时伴有大脑半球受累表现，呈点状或弥散性异常，病灶一般无强化；⑧无论是否经神经影像学证实，同时至少从一个部位（咽拭子、粪便、脑脊液等）分离出病毒；⑨皮质激素治疗有效，尤以甲基强的松龙冲击治疗效果最好。

4. 急性弛缓性瘫痪的诊断要点

（1）在夏秋季流行季节，患者出现发热，手、足、口、臀部出现皮疹、疱疹，可伴有上呼吸道感染症状，或无发热，仅表现为手、足、臀部皮疹或疱疹性咽峡炎，学龄前儿童多发，应考虑肠道病毒感染可能。

（2）肠道病毒感染引起的急性弛缓性瘫痪多发生于 5 岁以下儿童，1～2 岁幼儿发病率最高；症状出现多在手足口病之后的时间平均为 3.2 天，少数也可在手足口病表现之前。

（3）符合上述 1、2 条表现，出现急性以非对称性、非进行性单下肢为主肢体瘫痪、行走困难、相应肢体肌张力减弱、肌力下降和腱反射减弱或消失而无感觉障碍，脑脊液中蛋白水平与白细胞数均升高，肌电图呈神经源性损害、脊髓 MRI 可有运动神经元或脊髓前角受损改变，应考虑肠道病毒感染合并脊髓灰质炎样麻痹。

（4）符合上述 1、2 条，对于急性进行性、对称性肢体运动障碍、瘫痪，肌张力减弱、肌力下降和腱反射减弱或消失，可伴有脑神经麻痹、感觉障碍、自主神经功能紊乱，脑脊液中蛋白 - 细胞分离，即蛋白增高而细胞数正常，肌电图示周围神经传导功能异常，应考虑肠道病毒感染合并吉兰 - 巴雷综合征。

（5）病原学检查特异性肠道病毒核酸阳性或分离到肠道病毒。血清学检查特异性肠道病毒抗体检测阳性或由阴性转为阳性。

（二）呼吸系统并发症的诊断

1. 神经源性肺水肿（NPE）的诊断要点 早期诊断较为困难。手足口病合并中枢神经系统（CNS）症状、体征，特别是脑干脑炎时，尤其是伴有高血糖、白细胞增多、急性弛缓性瘫痪时，应高度警惕 NPE 或心肺衰竭的可能。诊断要点如下：

（1）典型或非典型 EV71 感染相关手足口病表现。

（2）临床上以急性呼吸困难和进行性低氧血症为特征，类似于急性呼吸窘迫综合征（ARDS）。

（3）早期仅表现为心率增快，血压升高，呼吸急促等非特异性临床表现。

（4）中后期皮肤苍白湿冷和濒死感、双肺湿啰音、粉红色泡沫痰、严重低氧血症。

（5）胸部 X 线片示肺泡性肺水肿：早期可发现轻度间质改变，如肺纹理增粗、模糊、有间隔线和透光度下降等；晚期则表现为双肺斑片状或云雾状阴影，肺门两侧呈蝴蝶状阴影。

（6）血气分析有不同程度的 PaO_2 下降、$PaCO_2$ 增高。

（7）排除心、肺原发疾病。

注意：在排除心、肺、肾原发疾病，并无误吸、无过速及过量输液时，当发现呼吸频率呈进行性加快，而氧合指数（PaO_2/FiO_2）呈进行性下降时，临床上虽无上述 NPE 的典型表现，也应警惕 NPE 的发生，当 $PaO_2/FiO_2 \leq 300mmHg$ 即可确诊。

2. 其他呼吸系统并发症的诊断 手足口病还可并发间质性肺炎、支气管炎等并发症，临床症状及影像学可作为诊断依据，确诊还需要进行病原学检查。

（三）心血管系统并发症的诊断

1. 心力衰竭的诊断要点

（1）主要诊断依据：①与神经系统并发症同时出现；②顽固性左心衰竭和心源性休克表现：突然出现呼吸急促、心动过速，面色苍白、发绀、出冷汗、吐白色或粉红色血性泡沫样痰、肺部啰音增多、血压异常、尿少、烦躁；③查体或超声提示心脏扩大，同时射血分数明显降低，二尖瓣、三尖瓣反流，左室壁节段性或弥漫性运动减弱，左心室舒缩功能减低，心肌回声增强等。心电图和心肌酶可无特异性改变。

（2）确诊依据：①肝肿大，婴幼儿右肋下 >3cm，儿童 >1cm，进行性肿大伴压痛更有意义；②肺水肿；③奔马律。

主要诊断依据中的 3 项加确诊依据中的 1 项，或主要诊断中的 2 项加确诊依据中的 2 项，即可诊断。

2. 心肌损害的诊断要点

临床诊断依据：①心功能不全、心源性休克或脑心综合征；②心脏扩大（X 线、超声心动图检查具有表现之一）；③心电图改变：以 R 波为主的 2 个或 2 个以上主要导联（Ⅰ、Ⅱ、aVF、V_5）的 ST 改变持续 4 天以上伴动态变化，窦房、房室传导阻滞，完全右或左束支传导阻滞，成联律、多型、多源、成对或并行期前收缩，非房室节及房室折返引起的异位性心动过速，低电压及异常 Q 波；④ CK-MB 升高或心肌肌钙蛋白阳性。

病原学诊断依据：

（1）病原学确诊指标：自患者心内膜、心肌、心包（活检、病理）或心包穿刺液送检物发现以下之一者可确诊。①分离到病毒；②病毒核酸探针查到病毒核酸。

（2）病原学参考指标：有以下之一者结合临床表现可考虑心肌炎由病毒引起。①自粪便、咽拭子或血液中分离到病毒，且恢复期血清同型抗体滴度较第 1 份血清升高或降低 4 倍以上；②病程早期血清中特异性 IgM 抗体阳性；③用病毒核酸探针从患儿血液中检查到病毒核酸。

具备临床诊断依据两项，可临床诊断；同时具备病原学确诊指标之一者，可确诊；具备病原学参考指标之一者，可临床诊断。

（四）其他并发症的诊断

1. 胃肠道出血的诊断要点

（1）临床表现可有呕血、黑便、腹胀、腹痛、休克、昏迷等。

（2）实验室检查提示，血红蛋白下降、便隐血阳性，甚至血尿素氮升高，有条件行胃镜检查者可发现出血部位、程度和病因。

结合患者临床表现及辅助检查可确诊。

2. 弥散性血管内凝血（DIC）的诊断标准　见表 7-1。

3. 急性肾损伤（AKI）诊断标准　手足口病并发肾功能不全主要发生在重症手足口病患儿出现感染性休克和心肺功能不全，有效血液循环量急剧降低，致肾血流量不足、肾小球滤过率显著降低。

（1）明显的临床表现常出现于肾功能严重减退时：①少尿或无尿；②水钠潴留，可表现为全身水肿、高血压、肺水肿和心力衰竭，稀释性低钠血症；③电解质紊乱，如高钾、低

表 7-1　中国弥散性血管内凝血诊断积分系统（CDSS）

积分项	分数
存在导致 DIC 的原发病	2
临床表现	
不能用原发病解释的严重或多发出血倾向	1
不能用原发病解释的微循环障碍或休克	1
广泛性皮肤、黏膜栓塞，灶性缺血性坏死、脱落及溃疡形成，不明原因的肺、肾、脑等脏器功能衰竭	1
实验室指标	
血小板计数	
非恶性血液病	
≥100×10⁹/L	0
（80～<100）×10⁹/L	1
<80×10⁹/L	2
24 小时内下降≥50%	1
恶性血液病	
<50×10⁹/L	1
24 小时内下降≥50%	1
D- 二聚体	
<5mg/L	0
5～<9mg/L	2
≥9mg/L	3
PT 及 APTT 延长	
PT 延长<3 秒且 APTT 延长<10 秒	0
PT 延长≥3 秒或 APTT 延长≥10 秒	1
PT 延长≥6 秒	2
纤维蛋白原	
≥1.0g/L	0
<1.0g/L	1

注意：①非恶性血液病：每日计分 1 次，≥7 分时可诊断为 DIC；②恶性血液病：临床表现第一项不参与评分，每日计分 1 次，≥6 分时可诊断为 DIC。PT：凝血酶原时间；APTT：活化部分凝血活酶时间。

钠、低钙、高镁、高磷和低氯血症；④代谢性酸中毒：表现为恶心、呕吐、疲乏、嗜睡、呼吸深快、食欲不振甚至昏迷，血 pH 降低；⑤尿毒症：因肾排泄障碍使各种毒物在体内积聚所致，可出现全身各系统中毒症状。

（2）诊断依据：根据改善全球肾脏病预后组织（KDIGO）制定的 AKI 临床实践指南规定，符合以下情况之一者即可临床诊断 AKI。① 48 小时内血肌酐（SCr）升高≥0.3mg/dl

(≥26.5mmol/L);②确认或推测7天内SCr较基础值升高≥50%;③尿量减少[<0.5ml/(kg•h)],持续时间≥6小时。详见表7-2。(eGFR:估算的肾小球滤过率)

表7-2 急性肾损伤诊断依据

分期	血清肌酐标准	尿量标准
1期	绝对升高≥0.3mg/dl(≥26.5mmol/L) 或较基础值相对升高≥50%,但<1倍	<0.5ml/(kg•h)(≥6h,但<12h)
2期	较基础值相对升高≥1倍,但<2倍	<0.5ml/(kg•h)(≥12h)
3期	升高至≥0.4mg/dl(≥353.6mmol/L) 或较基础值相对升高≥2倍 或开始时肾脏替代治疗 或<18岁患者eGFR下降至35ml/(min•1.73m^2)	<0.3ml/(kg•h)(≥24h) 或无尿≥12h

第二节 鉴别诊断

一、与其他出疹性疾病的鉴别诊断

手足口病与其他发疹性疾病,如麻疹、风疹、幼儿急疹、水痘、脓疱疮、带状疱疹等的鉴别诊断,可根据流行病学特点、皮疹形态、部位、出疹时间、有无淋巴结肿大以及伴随症状等进行鉴别,以皮疹形态及部位最为重要,可结合病原学或血清学检查进行(表7-3)。

表7-3 手足口病与其他出疹性疾病的鉴别诊断

疾病	病原菌	临床特点	皮疹特点	发热与皮疹的关系
手足口病	EV71	发热、咽痛等上呼吸道感染表现,可并发心肌炎、肺水肿、无菌性脑膜脑炎等并发症	手心、足心、臀部斑丘疹或疱疹、口腔黏膜疹、疱疹、溃疡(图7-1)	发热时或之前、之后出疹
	柯萨奇病毒A16	发热、咽痛等上呼吸道感染表现,症状较轻,预后良好,1周左右痊愈	手心、足心、臀部斑丘疹或疱疹、口腔黏膜疹、疱疹、溃疡(图7-1)	发热时或之前、之后出疹
麻疹	麻疹病毒	发热、畏光、鼻卡他,咳嗽、结膜炎、科氏斑(Koplik斑)	红色斑丘疹,自头面-颈-躯干-四肢,疹退有色素沉着及细小脱屑(图7-2)	发热3~4天出疹,出疹期为热峰
风疹	风疹病毒	全身症状轻,耳后枕部淋巴结肿大并触痛	面部-躯干-四肢,斑丘疹,疹间有正常皮肤,退疹无色素沉着脱屑(图7-3)	发热1~2天后出疹
幼儿急疹	人疱疹病毒-6型	一般情况好,眼结膜炎、高热时可有惊厥,耳后枕部淋巴结可肿大,可有腹泻	红色细小密集斑丘疹,头面颈躯干部多见,四肢少,1天出齐,次日开始退(图7-4)	高热3~5天,热退疹出

续表

疾病	病原菌	临床特点	皮疹特点	发热与皮疹的关系
猩红热	乙型溶血性链球菌	高热，中毒症状重，咽峡炎、草莓舌、口周苍白圈、“帕氏线”、扁桃体炎	皮肤弥漫充血，上有密集针尖大小丘疹，持续3～5天消退，1周后全身大片脱皮(图7-5)	发热1～2天后出疹，出疹时高热
药疹	药物所致	原发病症状，低热、瘙痒、嗜酸性粒细胞增多	与用药有关，皮肤瘙痒，摩擦及受压部位，斑丘疹、疱疹、猩红热样皮疹，荨麻疹(图7-6)	使用药物5～14天后
水痘	水痘-带状疱疹病毒	发热、头痛、食欲不振，全身不适，10天左右自愈	头面-躯干-四肢，呈向心性分布，由斑丘疹-水疱-破溃-结痂，多种皮疹形态共存，有痒感，常不留瘢痕(图7-7)	多于发热第1～2后天出疹
脓疱疮	多为金黄色葡萄球菌及链球菌	可有发热、腹泻、乏力，个别病例可引起败血症或肾炎	成群分布的黄豆大脓疱，疱壁薄易破溃，成为糜烂面，脓液干燥后形成蜜黄色结痂，颜面、口周、鼻孔周围及四肢多见(图7-8)	可无发热，或出疹后数天伴发热
肠道其他病毒感染	埃可病毒等	发热、咽痛、流涕、结膜炎、腹泻、全身或颈、枕后淋巴结肿大	散在斑丘疹，很少融合，1～3天消退，不脱屑、有时见紫癜样或水疱样皮疹	发热时或热退后出疹

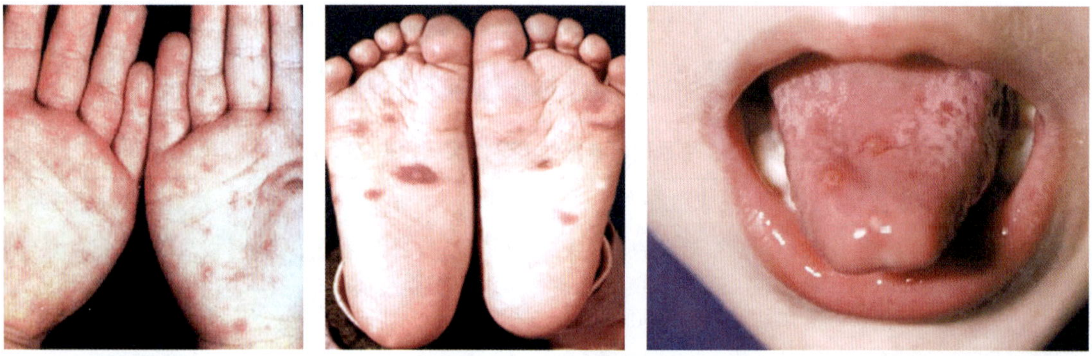

图7-1　手足口病皮疹

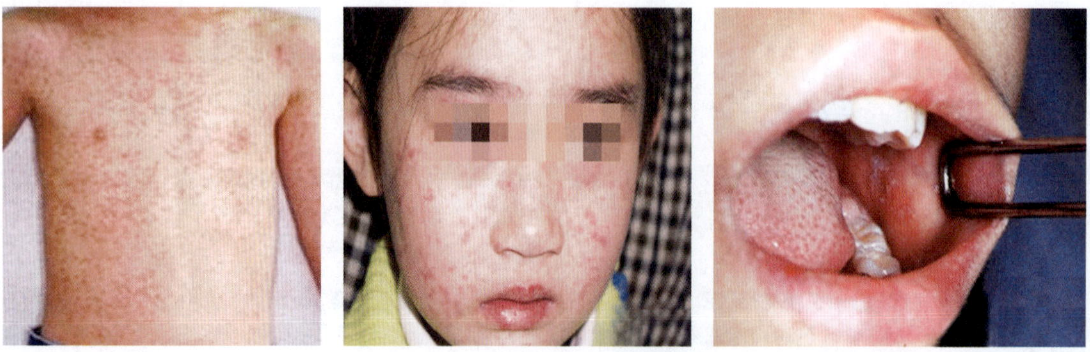

图7-2　麻疹皮疹及Koplik斑

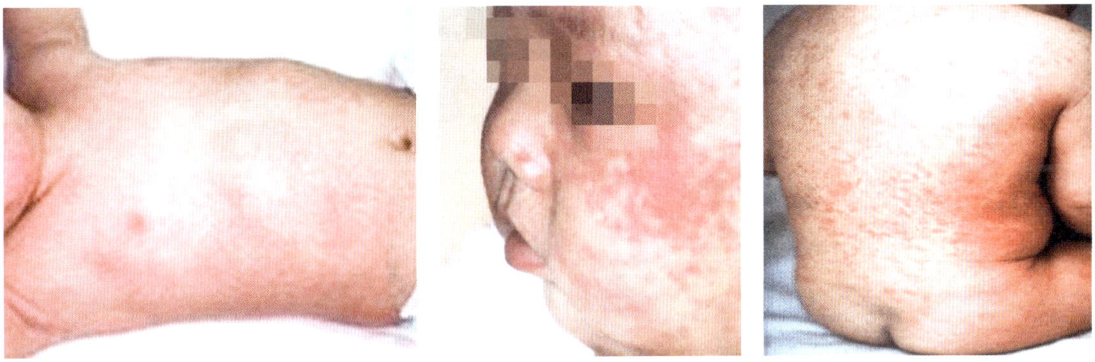

图 7-3　风疹

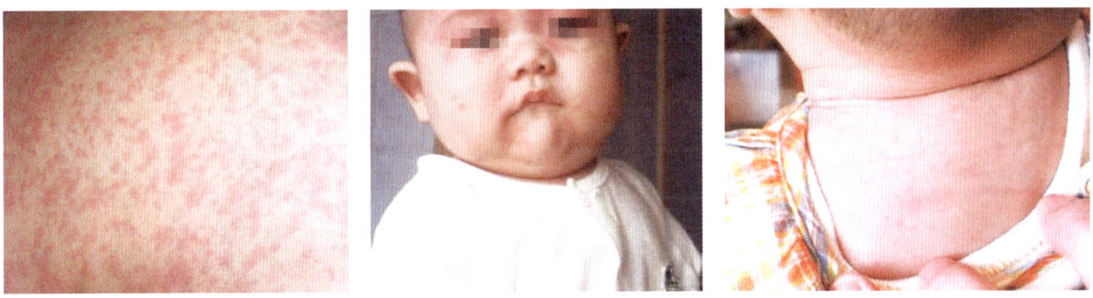

图 7-4　幼儿急疹

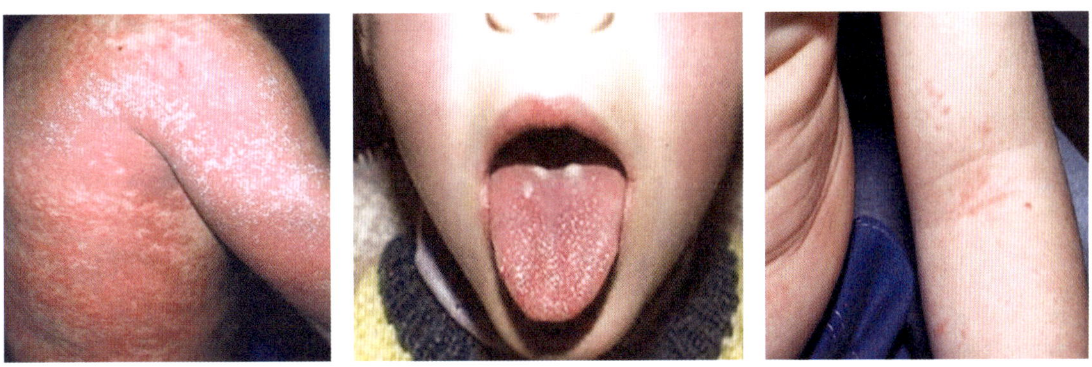

图 7-5　猩红热皮疹、草莓舌及口周苍白圈、“帕氏线”

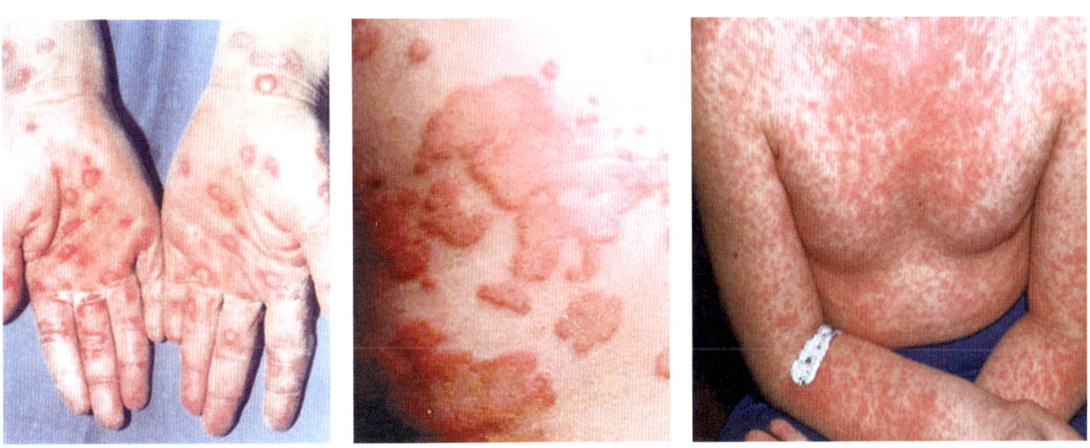

图 7-6　药疹

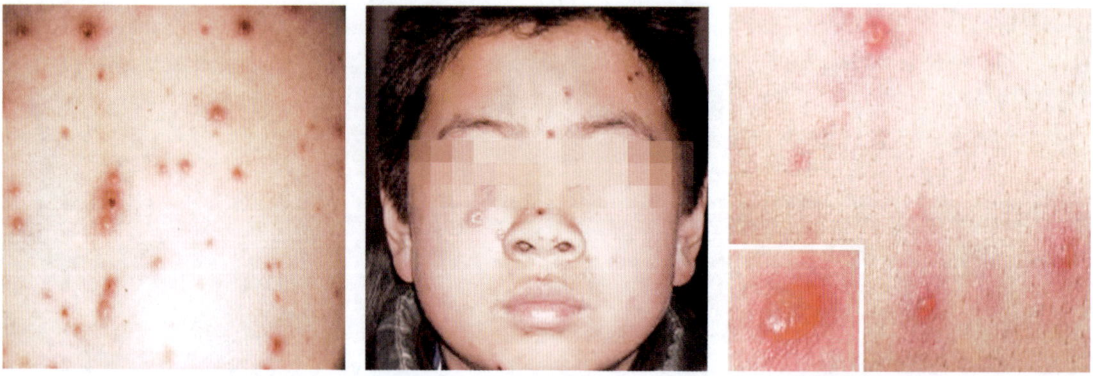

图 7-7　水痘

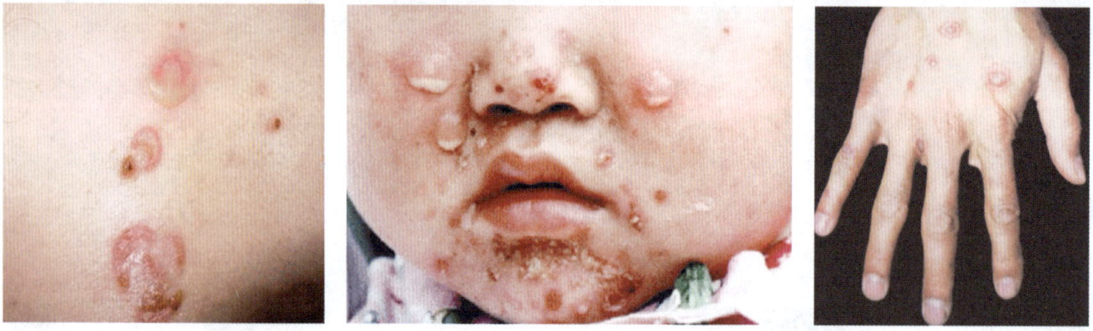

图 7-8　脓疱疮

二、神经系统并发症的鉴别诊断

（一）手足口病并发无菌性脑膜炎的鉴别诊断

1. 细菌性脑膜炎　多见于 5 岁以下的儿童，不同年龄致病菌也不同：1～3 月龄，常见病原为大肠埃希菌、B 族溶血性链球菌、肺炎链球菌；>3 月龄，肺炎链球菌最为常见，且随年龄增大所占比例逐渐增高；其他病原如流感嗜血杆菌和金黄色葡萄球菌常见于 3～6 岁组，脑膜炎奈瑟菌和李斯特菌则多见于 6 岁以上儿童。其诊断依据为：常有呼吸道或其他部位感染病史，如中耳炎、蜂窝织炎、败血症、外伤及颅脑手术；或有头皮、脊中线的孔窦畸形，同时伴神经系统症状；婴幼儿不明原因的持续发热伴惊厥、意识障碍、颅内高压症状；脑实验室检查有特征性的改变：脑脊液外观混浊，或呈脓性，白细胞计数 $>1.0\times10^9$/L，蛋白增高、糖和氯化物降低，脑脊液涂片、细菌培养、对流免疫电泳等检查可确诊。

2. 结核性脑膜炎　凡患者具有下述临床表现和体征，如脑膜刺激征、脑神经瘫痪、典型脑脊液改变，结合胸部有原发性肺结核或粟粒性结核或其他肺外结核，结核菌素试验阳性或有密切接触史者即可诊断。最可靠、直接的诊断依据是从脑脊液中查见结核杆菌，脑脊液薄膜涂片查见结核菌可确诊。

3. 流行性脑脊髓膜炎　5 岁以下儿童，尤其是 6 个月～2 岁最多。

疑似病例：①有流行性脑脊髓膜炎流行病学史：冬春季节 1 周内有流行性脑脊髓膜炎患者密切接触史，或当地有本病发生或流行，既往未接种过流脑菌苗；②临床表现及脑脊液检查符合化脓性脑膜炎的表现。

临床诊断病例：①有流行性脑脊髓膜炎流行病学史。②临床表现及脑脊液检查符合化脓性脑膜炎的表现，伴有皮肤黏膜瘀点、瘀斑；或虽无化脑表现，但在脓毒症休克表现的同时伴有迅速增多的皮肤黏膜瘀点、瘀斑。

确诊病例：在临床诊断病例的基础上，细菌学或流行性脑脊髓膜炎特异性血清免疫学检查阳性。

4. 新型隐球菌脑膜炎 隐匿性起病；临床以脑膜刺激征与颅内高压症为主要表现；脑脊液压力增高，有炎性改变，蛋白质水平轻至中度升高，糖及氯化物水平降低，反复脑脊液墨汁染色查找隐球菌。脑脊液墨汁染色找见圆形发光厚膜菌体以及真菌培养阳性可以确诊。

（二）手足口病并发脑炎的鉴别诊断

1. 流行性乙型脑炎 ①流行病学史：严格的季节性（夏秋季），10 岁以下儿童多见，但近年来成人病例有增加趋势。②临床特点：起病急，高热、头痛、呕吐，意识障碍，抽搐，病理反射及脑膜刺激征阳性等。③实验室检查：血常规示白细胞及中性粒细胞增多；脑脊液检查呈无菌性脑膜炎改变；对乙脑诊断主要是依赖血清或脑脊液中的抗体检测，病原分离等。乙脑患者病毒血症期短，血清和脑脊液中病毒分离阳性率低，所以临床早期诊断多使用 ELISA 法检测 IgM。发病 4～7 天就可进行血清学检测，特异性 IgM 抗体阳性可助确诊。另外，如恢复期血清中抗乙脑病毒 IgG 抗体或中和抗体滴度比急性期有 >4 倍升高者，或急性期抗乙脑病毒 IgM/IgG 抗体阴性，而恢复期阳性者；或检测到乙脑病毒、特异性核酸者均可确诊。

2. 流行性腮腺炎并发脑炎 多见于冬春季，有腮腺炎患者接触史，脑膜脑炎症状一般出现在腮腺炎发病后 4～5 天，少数患者先于腮腺炎出现或无腮腺炎症状。临床上表现以腮肿、高热、谵妄、淡漠、头痛、呕吐伴嗜睡为主，脑膜刺激征阳性，重者抽搐、昏迷甚至死亡。90% 有血、尿淀粉酶增高。脑脊液改变表现为白细胞计数轻至中度增高，可分离出腮腺炎病毒。

3. 其他病毒性脑炎 病毒性脑炎是多种病毒感染引起的脑实质炎症，为儿童较常见疾病及死亡的主要原因之一。病毒性脑炎起病急，有前驱呼吸道和胃肠道症状。临床表现有发热、头痛、呕吐、惊厥、精神异常或意识障碍。可见神经系统定位体征、异常动作、偏瘫、共济失调、眼球震颤、脑膜刺激征等。再结合流行病学资料、脑脊液化验、脑电图检查及头颅 MRI 扫描结果，一般诊断病毒性脑炎不难，但确诊及明确病毒的种类，则需要有病毒学和免疫血清学的检查结果来证实。

（1）肠道病毒性脑炎：多在夏季发生，占 80%，但不如乙脑起病急。Cox 脑炎在发热、头痛、呕吐、腹痛、疱疹性咽炎、皮疹 1～2 天后出现脑膜刺激征，伴胸肌痛、昏迷、惊厥、瘫痪。埃可病毒脑炎少见肢瘫，可有小脑共济失调。脊髓灰质炎病毒脑炎多发生在夏秋季，前驱期表现似流感症状，并突然出现精神错乱、淡漠、嗜睡、木僵、昏迷、抽搐、肌阵挛、癫痫发作及脑膜刺激征，瘫痪及失语少见。

（2）单纯疱疹病毒性脑炎：本病毒多侵犯大脑皮质尤其是颞叶和额叶，也可侵及枕叶、丘脑与基底节，以颞叶病变最严重。病情重、进展迅速，表现为急性坏死性脑炎和急性脑脊髓炎，前驱症状有发热、头痛、咽痛、肌痛、恶心呕吐等。首发症状为精神行为异常及人格改变，随后出现不同程度神经功能受损，颞叶癫痫发作、肌阵挛、颈强直、偏瘫和昏迷，晚期昏迷加深、脑疝形成、去大脑强直和去皮层状态。

(3) EB 病毒感染：最常见于传染性单核细胞增多症的并发症中。表现为急性无菌性脑膜炎，脑炎、脑干脑炎、脑膜脑炎和周围神经炎等。血清、脑脊液中 EB 病毒抗体和病毒衣壳抗原的抗体阳性有助诊断。

(4) 巨细胞病毒性脑炎：免疫功能正常者临床症状轻微，可出现发热、头痛等；免疫功能缺陷者可表现为小胶质细胞结节脑炎和脑室脑炎，前者以痴呆为主要表现，后者亚急性起病，出现进行性嗜睡、昏睡、意识模糊等脑病症状及脑神经损害等局部体征，病情进展迅速，可在数周内死亡。

(5) 麻疹病毒性脑炎：常于出疹后 2～6 天或 3 周左右出现，头晕、呕吐、嗜睡、木僵甚至昏迷，已下降的体温再次升高，可有抽搐、颈项强直、脑膜刺激征、偏瘫、失语和共济失调等。

(6) 风疹病毒性脑炎：多见于年长儿，常在出疹后 2～8 天出现发热、头痛、易激惹、运动障碍、意识丧失、全身或部分性癫痫发作，共济失调等。部分病例出现脊髓和脑干损害，表现截瘫、项痛、复视、脑神经麻痹和括约肌功能障碍。病程呈自限性，后遗症少见。

4. 急性中毒性脑病　多见于婴幼儿，在原发病（肺炎、痢疾、败血症、白喉、百日咳、伤寒、一氧化碳及重金属中毒）的过程中，突然出现中枢神经系统症状。临床表现突然出现高热、头痛、呕吐、烦躁不安或嗜睡、惊厥和昏迷。面色苍白、四肢冰凉、舒张压偏高、前囟膨隆，瞳孔可散大、对光反射迟钝、视乳头水肿，偶见肢瘫、脑膜刺激征、运动失调，腱反射增强、减弱或消失。辅助检查：脑脊液透明，压力增高、细胞数不增加、蛋白偶见轻度增加。头颅 CT 早期表现脑水肿，后期表现脑萎缩、脑沟增宽及脑室扩大。根据急性感染的病程中，突然出现颅内压增高表现而脑脊液常规生化正常，即可诊断。

三、神经源性肺水肿的鉴别诊断

神经源性肺水肿（NPE）与急性呼吸窘迫综合征（ARDS）在发病机制和病理改变上均有相同之处，临床表现则更难以鉴别。但 ARDS 血痰常是非泡沫性稀血水样，肺部啰音广泛，吸氧情况下不能改善缺氧，PaO_2 呈进行性下降。而 NPE 经治疗后，短期内肺水肿可吸收好转，呼吸困难缓解，肺部啰音减少。

四、心血管系统并发症的鉴别诊断

（一）手足口病并发心肌炎的鉴别诊断

1. 风湿性心肌炎　风湿性心肌炎患儿发病前多有链球菌感染史，如扁桃体炎、咽炎、猩红热等。多发于学龄儿童和青春期，婴幼儿甚为少见。心脏受累包括心内膜、心肌和心包，故称全心炎，以心内膜受累最多见，尤其是二尖瓣和主动脉瓣。①心肌炎轻者可无症状，重者可伴不同程度心衰。查体心脏扩大，心尖搏动弥散；心音低钝，可闻及奔马律及心尖部收缩期吹风样杂音。②心电图以 P-R 间期延长（度房室传导阻滞）为主，可伴有 T 波低平和 ST 段改变，严重心律失常者少见。③有风湿活动的症状如高热、多发性游走性大关节炎、环形红斑及皮下小结等。④实验室检查可见血沉增快、C反应蛋白阳性、黏蛋白增高及抗链球菌溶血素O、链激酶效价增高与咽拭子培养阳性等链球菌感染的证据。

2. 心内膜弹力纤维增生症 心内膜弹力纤维增生症病理改变主要是心内膜弹力纤维增厚，病变可累及瓣膜、心内膜下心肌也可发生变性或坏死。其临床特点为：①多发生于6个月左右的婴儿；②表现为心脏扩大（以左室大为主）和充血性心力衰竭，可由上呼吸道感染诱发；③心电图表现为电压高，提示心房或心室大（以左室大为主）；④超声心动图主要表现为心内膜反光增强、增厚，心肌收缩无力。

3. 原发性心肌病 临床特点为：①小儿原发性心肌病起病迁延，病程长，以扩张型心肌病多见，以后者为例，主要表现为活动时呼吸困难及活动耐力下降；②心脏显著扩大，X线片表现为心影增大，心胸比＞50%；③超声心动图多显示左室大、室壁运动普遍减弱，心功能减退；④心电图可有传导阻滞、各种心律失常及非特异性的ST-T波改变。

4. 川崎病 主要累及皮肤、黏膜和淋巴结。临床特点为：①多见于5岁以内婴幼儿；②主要表现为发热，抗生素治疗无效，皮疹，结合膜炎，口唇红斑干裂，草莓舌，口腔黏膜炎症，手掌、脚掌发红水肿，颈部淋巴结非化脓性炎；③部分患儿心脏受累，主要是冠状动脉瘤，可有心肌缺血、心肌梗死或动脉瘤破裂致猝死。

5. 中毒性心肌炎 临床特点为：①有严重感染或药物中毒史；②常并发于重症肺炎、伤寒、败血症、白喉、猩红热等疾病，常随原发病感染症状好转而逐渐恢复；③白喉所致中毒性心肌炎患儿易发生房室传导阻滞、束支阻滞和频发室性期前收缩，心力衰竭甚至休克死亡。

（二）手足口病并发心包炎的鉴别诊断

1. 结核性心包炎 大多由气管、支气管周围及纵隔淋巴结结核直接蔓延而来。

临床特点为：①发病率居缩窄性心包炎首位；②发病缓慢，有胸痛、咳嗽、呼吸困难，心包积液增多时出现心脏压塞症状，可发生心包缩窄；③胸部影像学除心影向两侧普遍性增大外，大部分患者同时合并肺结核及胸腔积液的征象；④心包积液为渗出液，蛋白含量高，以淋巴细胞和单核细胞为主，心包积液中查到结核菌，或心包的组织病理检查有典型的结核改变，可确诊；⑤心包积液腺苷脱氨酶可协助诊断，PCR技术可作为早期诊断的重要手段。

2. 化脓性心包炎 可能从邻近化脓性病灶（肺炎、脓胸、膈下脓肿）扩散，或心包穿透性损伤感染而引起，也可能由于细菌的血型播散所致。临床特点为：①起病急骤，恶寒高热，中毒症状明显；②典型症状为心前区疼痛不适，胸闷、心悸、心动过速、心律失常、乏力、消瘦、多汗、贫血、水肿等，由于发病初期症状不明显，易被原发病掩盖，常不能做出诊断而延误治疗；③可出现心包积液甚至心包压塞的现象，可闻及心包摩擦音；④影像学提示心影增大，心电图除aVR和V_1导联外的其他导联都可能出现ST段弓背向下型抬高，aVR和V_1导联ST段压低；⑤心包渗出液最初为浆液纤维蛋白性，后转为化脓性，随着病程进展，炎症可使渗液脓稠、机化导致心包粘连，心包腔间隙消失，心包增厚或钙化，极易发展成缩窄性心包炎。诊断依据：有严重感染中毒症状，心包液为化脓性，心包液常规、涂片与细菌培养可予确诊。

参考文献

1. 中华人民共和国国家卫生健康委员会. 手足口病诊疗指南(2018 年版)[J]. 中华临床感染病杂志，2018，11(3)：161-166.
2. 中华人民共和国国家卫生和计划生育委员会. 手足口病诊断：WS 588—2018[S]. 北京：中华人民共和国国家卫生和计划生育委员会，2018.
3. 俞蕙，朱启镕. 肠病毒 71 感染的中枢神经系统表现 [J]. 实用儿科临床杂志，2009，24(12)：887-889.
4. Hamaguehi T，Fujisawa H，Sakai K，et al. Acute encephalitis caused by intrafamilial transmission of enterovirus 71 in adult[J]. Emerg Infect Dis，2008，14(5)：828-830.
5. Wang SM，Liu CC，Tseng HW，et al. Clinical spectrum of enterovirus 71 infection in children in southern Taiwan，with an emphasis on neurological complications[J]. Clin Infect Dis，1999，29(1)：184-190.
6. 中华医学会儿科学分会心血管学组，中华医学会儿科学分会心血管学组心肌炎协作组，中华儿科杂志编辑委员会，等. 儿童心肌炎诊断建议(2018 年版)[J]. 中华儿科杂志，2019，57(2)：87-89.
7. 中华医学会血液学分会血栓与止血学组. 弥散性血管内凝血诊断中国专家共识(2017 年版)[J]. 中华血液学杂志，2017，38(5)：361-363.
8. 李兰娟，任红. 传染病学 [M]. 8 版. 北京：人民卫生出版社，2013：63-124.
9. 中华医学会儿科学分会神经学组. 儿童社区获得性细菌性脑膜炎诊断与治疗专家共识 [J]. 中华儿科杂志，2019，57(8)：584-591.
10. 吴江，贾建平. 神经病学 [M]. 3 版. 北京：人民卫生出版社，2015.
11. 王辰，王建安. 内科学 [M]. 3 版. 北京：人民卫生出版社，2015.
12. Kobayashi T，Ayusawa M，Suzuki H，et al. Revision of diagnostic guidelines for Kawasaki disease(6th revised edition)[J]. Pediatr Int，2020，62(10)：1135-1138.
13. Council on Cardiovascular Disease in the Young，Committee on Rheumatic Fever Endocarditis and Kawasaki Disease，American Heart Association. Diagnostic guidelines for Kawasaki disease[J]. Circulation，2001，103(2)：335-336.

第八章

治　疗

第一节　治疗原则

一、判断病情，区别对待

根据发热伴皮疹患者就诊流程，判定患者是否需要家庭隔离观察、门诊治疗与留院观察、住院或转诊治疗，根据相应情况的处理原则进行治疗和观察。

1. 家庭隔离观察　下列疑诊病例，门急诊医师给予相应的对症处理并建议家长实施家庭隔离观察。

（1）对于临床上有手、足、口腔为主伴或不伴臀部、肛周等部位疱疹、丘疹或溃疡等典型或不典型特征疑诊为手足口病的病例，如患儿无发热、呕吐、哭闹不安等表现，精神好，食纳正常者。

（2）患儿虽有中低热，但一般情况良好，血常规基本正常者。

（3）对于疑诊病例，如患儿无发热，一般情况良好，白细胞仅轻度增多，或白细胞计数 $<4\times10^9/L$，但中性粒细胞绝对值 $\geq1.5\times10^9/L$ 者。

2. 留观病例　疑诊病例具备以下条件之一者建议留观。

（1）发热伴手、足、口腔、肛周皮疹，病程在 4 天以内。

（2）外周血白细胞计数增高且 $\geq12\times10^9/L$ 或 $<4\times10^9/L$，但中性粒细胞绝对值 $\geq1.0\times10^9/L$ 者。

（3）合并口腔溃疡影响进食者。

（4）中度发热持续 2 天以上不退。

（5）无热或低热但患儿精神差。

3. 住院指征　具备以下情况之一者需住院治疗：①高热持续 2 天以上不退；②发热伴有寒战；③面色苍白或发绀；④明显呕吐或头痛；⑤呼吸浅促；⑥排除发热、哭闹等因素心率或呼吸明显增快者；⑦精神倦怠、萎靡；⑧咳嗽明显加剧、或伴有喘息者；⑨嗜睡或易惊、或烦躁不安或抽搐；⑩肢体抖动或无力、或瘫痪；⑪末梢循环不良（肢端凉、苍白或发绀）；⑫一般情况虽好但白细胞计数明显增高且 $\geq15\times10^9/L$ 或明显降低且 $\leq2\times10^9/L$，或中性粒细胞绝对值 $<1\times10^9/L$ 者；⑬高血糖；⑭高血压或低血压；⑮临床或胸片提示合并肺炎；⑯心音低钝和 / 或心电图异常改变或心肌酶学异常。

4. 重症病例早期识别　手足口病高危因素：年龄 3 岁以下、病程 3 天以内和 EV-A71 感染为重症高危因素。下列指标提示患儿可能发展为重症病例危重型：①持续高热：体

温 > 39℃，常规退热效果不佳；②神经系统表现：出现精神萎靡、头痛、呕吐、易惊、肢体抖动、吸吮无力、眼球震颤或上翻、站立或坐立不稳等；③呼吸异常：呼吸增快、减慢或节律不整，安静状态下呼吸频率超过 30～40 次 /min；④循环功能障碍：排除发热、哭闹等因素的心率增快（> 160 次 /min）、出冷汗、四肢末梢发凉、皮肤发花、血压升高、毛细血管再充盈时间延长（> 2 秒）；⑤外周血白细胞计数升高：外周血白细胞计数≥15 × 10^9/L，除外其他感染因素；⑥血糖升高：出现应激性高血糖，血糖 > 8.3mmol/L；⑦血乳酸升高：出现循环功能障碍时，通常血乳酸≥2.0mmol/L，其升高程度可作为判断预后的参考指标。

二、分期管理与病情监测

（一）分期管理

将手足口病进行早期分期管理，可以降低急性期患者死亡率。结合我国《手足口病诊疗指南（2018 年版）》推荐意见，将手足口病分为 5 期进行早期分期管理。

1. 第 1 期（出疹期） 主要表现为发热，手、足、口、臀等部位出疹，可伴有咳嗽、流涕、食欲不振等症状。部分病例仅表现为皮疹或疱疹性咽峡炎，个别病例可无皮疹。

（1）一般治疗：注意隔离，避免交叉感染，做好口腔和皮肤护理。

（2）对症治疗：发热、呕吐、腹泻等给予相应处理。

（3）抗病毒治疗：目前尚无特效抗肠道病毒药物。研究显示，干扰素 α 喷雾或雾化、利巴韦林静脉滴注早期使用可有一定疗效，若使用利巴韦林应关注其不良反应和生殖毒性。

要求就地治疗，密切观察，绝大多数患者预后好。

2. 第 2 期（神经系统受累期） 少数病例可出现中枢神经系统损害，多发生在病程 1～5 天内，表现为精神差、嗜睡、头痛、呕吐、吸吮无力、易惊、烦躁、肢体抖动、肌无力、颈项强直等。

（1）控制颅内高压和限制液体入量。酌情给予甘露醇脱水，适当应用呋塞米利尿。

（2）不建议常规使用静脉丙种球蛋白，如需使用建议疗程 2～5 天。

（3）一般不主张常规使用糖皮质激素治疗，第 2 期有脑脊髓炎和持续高热等表现者可使用糖皮质激素，建议可选用：甲泼尼龙 1～2mg/（kg•d），或氢化可的松 3～5mg/（kg•d），或地塞米松 0.2～0.5mg/（kg•d），一般疗程 3～5 天，病情稳定后建议尽早停用。

（4）其他对症治疗：如降温、镇静、止惊（地西泮、苯巴比妥钠、水合氯醛等）。

同时密切监测血压、血气分析、意识程度和血糖。如出现呼吸急促或窒息表现、高血压或低血压、颅压进行性增高体征或高血糖症，需及时转往重症监护病房进行治疗。

3. 第 3 期（心肺衰竭前期） 多发生在病程 5 天内，表现为心率和呼吸增快、出冷汗、四肢末梢发凉、皮肤发花、血压升高。

第 3 期患儿血流动力学改变为高动力高阻力型，以使用扩血管药物为主。可使用米力农，负荷量 50～75μg/kg，15 分钟输注完毕，维持量从 0.25μg/（kg•min）起始，逐步调整剂量，最大可达 1μg/（kg•min），一般不超过 72 小时。高血压者应将血压控制在该年龄段严重高血压值以下（具体血压值见表 8-1），可用酚妥拉明 1～20μg/（kg•min），或硝普钠 0.5～5μg/（kg•min），由小剂量开始逐渐增加剂量，直至调整至合适剂量，其间密切监测血压等生命体征。对肺水肿患者早期插管或气管切开进行呼气末正压给氧，可降低死亡率。

此期患者需及早使用糖皮质激素并及时转往重症监护病房进行治疗，同时密切监测血压、血气分析、意识程度和血糖变化。

表 8-1 儿童(≤5 岁)严重高血压参考值

性别	年龄	收缩压 /mmHg	舒张压 /mmHg
女	～3 岁	≥110	≥72
	～4 岁	≥112	≥73
	～5 岁	≥114	≥76
男	～3 岁	≥112	≥73
	～4 岁	≥114	≥74
	～5 岁	≥117	≥77

4. 第 4 期(心肺衰竭期) 可在第 3 期的基础上迅速进入该期。临床表现为心动过速(个别患儿心动过缓)、呼吸急促、口唇发绀、咳粉红色泡沫痰或血性液体、血压降低或休克。亦有病例以严重脑衰竭为主要表现，临床可见抽搐、严重意识障碍等。

①及早行机械辅助呼吸；②血管活性药物的应用；③应用降颅压药物；④应用糖皮质激素治疗，必要时给予冲击疗法；⑤静脉注射免疫球蛋白；⑥退热、镇静、抑制胃酸分泌等对症治疗；⑦果糖二磷酸钠或磷酸肌酸静脉注射保护心肌治疗；⑧有效抗生素防治肺部细菌感染；⑨保护重要脏器功能。

同时密切监测血压、血气分析、意识程度和血糖，需在指定的有条件的重症监护病房进行治疗。血压下降时，可应用正性肌力及升压药物治疗，如：多巴胺 5～20μg/(kg•min)、去甲肾上腺素 0.05～2μg/(kg•min)、肾上腺素 0.05～2μg/(kg•min)或多巴酚丁胺 2.5～20μg/(kg•min)等，从低剂量开始，以能维持接近正常血压的最小剂量为佳。

以上药物无效者，可试用血管加压素或左西孟旦等药物治疗，血管加压素 20μg/kg，每 4 小时 1 次，静脉缓慢注射，用药时间视血流动力学改善情况而定；左西孟旦负荷剂量 6～12μg/kg 负荷剂量静脉注射 10 分钟，而后维持量 0.1μg/(kg•min)，可根据病情调整速度至 0.2～0.5μg/(kg•min)。对此期患者尽早进行机械通气是抢救成功的重要前提。

5. 第 5 期(恢复期) 体温逐渐恢复正常，对血管活性药物的依赖逐渐减少，神经系统受累症状和心肺功能逐渐恢复，少数可遗留神经系统后遗症。部分手足口病患者(多见于 CV-A6、CV-A10 感染者)在病后 2～4 周有脱甲的症状，新甲于 1～2 个月长出。

大多数患儿预后良好，一般在 1 周内痊愈，无后遗症。少数患儿发病后迅速累及神经系统，表现为脑干脑炎、脑脊髓炎、脑脊髓膜炎等，发展为循环衰竭、神经源性肺水肿的患儿病死率高。

(1) 避免并发呼吸道感染。

(2) 支持疗法和促进各脏器功能恢复。

(3) 功能康复治疗或中西医结合治疗。此期患者如仍出现肌无力或肌萎缩、吞咽困难，需尽早进行康复锻炼治疗。但据报道，急性心肺衰竭经抢救后康复者几乎 100% 出现后遗症。

总之，轻型患者就地治疗，密切观察，重症患者早期转入有重症监护病房的定点收治医院治疗，对降低死亡率有重要影响。早期出现肺水肿或低血压者，应该注意维持血流动力学稳定，尽早进行机械通气及合理应用正性肌力药物米力农以减少死亡率和远期后遗症发生。

（二）监测

1. 一般病情监测 对于轻症病例，主要为居家对症治疗，医务人员对此阶段病情的判断，应能够识别出重症早期表现，并教会患儿家长应观察的事项。尽管危重病例多数病情进展迅速，但是在进展到危重状态前，一般仍有3～4天的病程，且有一些先兆表现。需重点监测的内容包括：①体温；②精神差、呕吐、易惊、肢体抖动、肢体无力；③白细胞计数；④血糖；⑤肢体循环不良；⑥咽拭子或大便EV-A71病原学监测。当出现其中任何一项表现时都需动态密切观察，多数需留观或住院。

2. 重症病情监测 手足口病一旦并发神经系统病变即应视为重症，出现呼吸循环障碍或多器官功能障碍时为危重症。重症病例必须住院监测治疗。所有重症病例都应常规进行持续心电监测，血、尿、粪常规、动脉血气分析、肝肾功能、电解质、血糖、心肌酶、C反应蛋白、降钙素原、白细胞介素-6、血清淀粉样蛋白A、凝血四项、D-二聚体、纤维蛋白原、心电图、胸片、大便或肛拭子EV-A71及CV-A16的RT-PCR定性核酸检测；有神经系统表现者，及早行脑及脊髓MRI、床旁脑电图等检查，必要时行腰椎穿刺检查；有心血管系统表现者，行心脏彩超检查。一旦病情进入危重状态，需进行更严密的监测。中枢神经病变，尤其是脑干病变所致神经源性肺水肿和循环衰竭，是EV-A71所致手足口病危重症的主要临床特征。各系统监测重点如下。

（1）神经系统监测：需同时监测中枢神经和周围神经病变表现。注意患儿神志、精神改变、瞳孔变化、呼吸节律、心率、血压、四肢肌力、肌张力、深浅反射、病理反射、脑膜刺激征以及尿、粪潴留等情况。小婴儿注意前囟是否隆起、张力增高。值得注意的是本病易侵犯脑干，可以在没有严重意识障碍和颅内高压征象情况下，即已发生神经源性肺水肿和循环衰竭。当出现持续心动过速、血压高、呼吸浅慢时，提示脑干受累，需给予强化脱水降颅压，神经病变征象时需腰椎穿刺查脑脊液，进行头颅CT或脑、脊髓MRI检查。

（2）呼吸系统监测：持续监测呼吸、心率、经皮外周血氧饱和度，患儿呼吸频率增快、呼吸困难、肺部啰音等提示肺水肿可能。监测血气分析、胸部X线片、胸部CT。一旦肺水肿发生及时使用呼吸机呼气末正压通气。机械通气的患儿，监测神志、面色、呼吸音、肺部啰音、心功能、痰量和性状，血气分析应根据病情每天或6小时1次动态监测，胸部X线片每天1次直至肺水肿控制，痰培养每3天1次。

（3）心血管系统监测：持续监测呼吸、心率、心律、血压、血氧饱和度，注意面色、皮肤颜色、花斑纹、肢端温度、毛细血管再充盈时间、心音、肺部啰音变化、尿量，动态监测心肌酶、心电图、心脏超声。有条件者监测中心静脉压、有创动脉血压、肺动脉楔压、心排出量等有助于精确制订循环支持治疗方案。

（4）肾功能监测：监测尿量，严格记录24小时出入量，经常需要每4～6小时评估出入量，监测血肌酐、尿素氮、血电解质以及尿常规。

（5）消化系统监测：需监测肝功能和胃肠功能。定期复查肝功能，包括肝酶、白蛋白、胆红素。观察有无消化道出血、腹胀、肠鸣音及大便性状改变。存在中枢神经变化、惊厥、缺氧、酸中毒、循环障碍时易发生应激性溃疡，必要时需置胃管，通过洗胃发现胃出血的存在。

（6）血液系统监测：定期复查血常规、凝血功能（包括纤溶亢进指标），白细胞计数过高过低都提示病情重，注意血红蛋白、血小板动态变化，若有进行性下降，需严密监测凝血功能，注意弥散性血管内凝血的发生。

（7）内环境监测：包括血糖、血电解质、血气分析、血乳酸、肌酐、尿素氮。

（8）继发细菌感染的监测：注意体温及各系统感染症状、体征，定期复查血常规、C 反应蛋白、白细胞介素 -6、降钙素原、血清淀粉样蛋白 A 等，必要时进行血、痰、尿、粪等体液和排泄物培养，以及时发现继发细菌感染。

第二节 一般治疗

一、休息

休息有利于疾病恢复，有利于重症患者减少氧消耗，是治疗的基本要求，轻症病例应居家隔离、休息，避免剧烈运动和过度兴奋。重症病例应强调绝对卧床休息，保持病室安静，所有生活护理均由护理人员完成，各项护理工作应尽量集中进行，对于烦躁、哭闹或接受有创监护和治疗的患儿，给予积极的心理安慰和抚慰，必要时给予镇静剂，以保障患者休息，将机体耗氧量减少到最低限度。

当患者进入恢复期后，应逐渐增加活动量至正常活动。重症病例恢复期，原则上先在床上活动，逐步过渡到床边或病室内活动，直到恢复正常活动。

二、营养

轻症患者一般能自行保证营养和热量摄入，宜给予易消化且富有营养饮食，持续高热者注意补充水分，必要时静脉补充液体，疱疹性咽峡炎影响进食者可适当静脉补充液体，酌情补充 B 族维生素、C 族维生素，以增强机体免疫力，提高抗病毒能力。重症患者往往因机械通气或意识障碍不能自行进食，须特别强调胃肠内营养，保证一定热量供给，长时间胃肠功能障碍口服不能保证热量供给或长时间严重胃肠功能障碍不能耐受进食时，应酌情给予胃肠外营养。

（一）胃肠内营养

能自行进食者尽量自行进食，不能自行进食者可经鼻饲管定时喂养，一般使用配方奶，或配方奶加米糊等流质食物，有条件的单位还可将蛋白质类、碳水化合物类、脂肪类食物以及蔬菜、水果等多种营养物质，按营养需求比例混合做成匀浆供鼻饲使用。间隔时间根据病情、胃肠消化功能和热量需求确定，一般 2～4 小时 1 次。肠道不能消化营养物质时可使用肠内营养制剂。必要时经鼻十二指肠管滴注肠内营养制剂。总之，能耐受胃肠道喂养的应行胃肠内营养支持，如不耐受可予以胃肠外营养。

（二）胃肠外营养

1. 适应证

（1）患者营养状况良好，但预计2周或更长时间不能进食。

（2）患者营养状况差，并有以下情况：①估计5天以上不能经胃肠道进食；②估计至少1周内每日经口提供的营养素不足人体需要的60%；③估计3～5天经口提供的营养素不足人体需要的80%。

2. 途径

（1）外周静脉：外周静脉输注葡萄糖的最高浓度为12.5%。下列情况可采取外周静脉途径行胃肠外营养：①短期需营养支持；②不能接受中心静脉插管；③暂时不能确定禁食时间；④糖利用障碍者。

（2）中心静脉：可输入高浓度葡萄糖（>12.5%），单位时间内可提供较高热卡和较大量的液体，且维持时间长，液体外渗发生率低。但由于操作复杂、所需导管价格高、易出现机械合并症、并有全身感染和血栓的危险性，在某种程度上使用受到限制。一般选用颈内静脉、锁骨下静脉、大隐静脉、贵要静脉放置单腔或多腔中心静脉导管。经外周静脉置入外周中心静脉导管（PICC）与直接中心静脉置管方法比较，具有置管失败率低、机械合并症发生率低、与组织相容性好、舒适、保留时间长等优点，近年来常被采用作为长期开放静脉通路的方法。

3. 组成

（1）葡萄糖：临床所用为5%、10%、25%、50%葡萄糖溶液，需考虑葡萄糖浓度、输注血管承受能力以及患者输注葡萄糖速率的耐受能力之间的关系。一般认为外周静脉承受的最高浓度为12.5%，中心静脉所能承受的浓度可达25%～35%。在未用外源性胰岛素时，葡萄糖的输注速率一般可由3～4mg/（kg•min）开始，根据患者耐受情况逐渐增至6～7mg/（kg•min），使用小剂量外源性胰岛素时葡萄糖输注速率可达9mg/（kg•min）。EV-A71感染重症病例经常发生高血糖情况，需特别注意葡萄糖输注速率。

（2）脂肪乳剂：不仅能提供必需脂肪酸，而且较小液量即可提供较多热能（10%脂肪乳每ml含1.1kcal，20%脂肪乳每ml含2.0kcal）（1kcal=4 185.85J）。脂肪乳剂为中性（pH 5.5～8）等渗液，与葡萄糖和氨基酸一同输入，可降低液体总渗透压。临床最好选用中长链脂肪乳剂。剂量从0.5～1g/（kg•d）开始，若患者能耐受，可每1～2天增加0.5g/kg，一般可用至3.0g/（kg•d），全日总输入时间最好为24小时，最短也应大于16小时。首次使用的15～20分钟，应慢速试验输入，观察患者是否过敏。10%和20%脂肪乳剂的试验速率分别为0.1ml/（kg•min）及0.05ml/（kg•min）。小儿最大承受速率为1ml/（kg•min）。

（3）氨基酸制剂：儿科应使用小儿氨基酸注射液，首次用量为0.5～1g/（kg•min），以后可每天增长0.5～1g/kg，最大剂量为2.5～3.5g/（kg•min）。营养液中所含氨基酸的氮量（g）与非蛋白热卡（kcal）之比最好为1:（150～200），并与葡萄糖和脂肪乳剂同时或混合匀速输入。

（4）矿物质：①常量元素：在矿物质中，人体含量大于体重的0.01%的各种元素称为常量元素，如钙、钠、磷、钾等，10%葡萄糖酸钙提供钙离子，钠离子由0.9%氯化钠或3%氯化钠提供，甘油磷酸钠是补充磷，钾离子由10%氯化钾提供；氯离子随钠离子和钾离子得到补充。婴儿期钙的沉积高于生命的任何时期，2 岁以下每日钙在骨骼增加约 200mg，但钙摄入过量可能造成一定危害，需要特别注意钙的补充在 0～6 月龄控制在 1 000mg/d 以下；7～12 月龄控制在 1 500mg/d 以下。②微量元素：其含量绝大多数小于人体重的 0.01%，包括铁、碘、锌、镁等，25% 硫酸镁或 50% 硫酸镁提供镁离子，硫酸亚铁补充铁剂等。

（5）维生素：包括水溶性和脂溶性两类。市面水溶性维生素有水乐维他，含维生素 B_1、维生素 B_2、维生素 B_6、维生素 B_{12}、维生素 C、烟酰胺、泛酸、生物素、叶酸，推荐剂量 1ml/kg，最大剂量为 10ml/d。脂溶性维生素制剂为维他利匹特，含维生素 A、维生素 D、维生素 E、维生素 K，小儿应使用儿科剂型。

（6）其他营养物质：可根据病情需要酌情加入谷氨酰胺、鱼油、生长激素。

4. 实施原则 强调个体化，勿操之过急。一般轻 - 中度营养不良热量从每日 251～335kJ（60～80kcal）/kg、蛋白质从每日 3g/kg 开始，逐渐增至每日热量 628kJ（150kcal）/kg、蛋白质 3.5～4.5g/kg。体重接近正常后，再恢复至生理需要量；对于重度营养不良，一般建议热量从每日 167～251kJ（40～60kcal）/kg、蛋白质从每日 1.5～2g/kg、脂肪从每日 1g/kg 开始，并根据情况逐渐少量增加，当增加能量至满足追赶生长需要时，一般可达 628～711kJ（150～170kcal）/kg，蛋白质 3.0～4.5g/kg。待体重接近正常后，再恢复到正常生理需要量。同时还要补充各种维生素、微量元素等。热量蛋白质脂肪调整速度按具体情况而定，不宜过快，以免引起消化不良。

第三节 病因治疗

尚无特效抗肠道病毒药物。因肠道病毒属于 RNA 病毒，故不应使用阿昔洛韦、更昔洛韦、单磷酸阿糖腺苷等抗 DNA 病毒药物。无细菌感染的依据时，不建议使用抗菌药物。

（1）α 干扰素（INF-α）：INF-α 喷雾或雾化有一定疗效。INF-α 是皮肤黏膜局部抗感染免疫的关键调节因子，黏膜给药可发挥局部抗病毒和免疫调节作用，局部喷涂于口腔溃疡处，不仅可快速退热和促进溃疡愈合，有助于改善食欲和缩短整体病程，而且儿童易接受。IFN-α2b 喷雾剂：100 万 U/d，每 1～2 小时 1 次，疗程 3～4 天。也可使用 INF-α 雾化吸入：2～4μg/（kg·次）或（20～40）万 U/（kg·次），1～2 次 /d，疗程 3～4 天。

（2）利巴韦林：疱疹性咽峡炎不常规推荐使用利巴韦林治疗。在手足口病早期使用利巴韦林 10～15mg/（kg·d）静脉滴注可能有一定疗效，但若使用利巴韦林应密切关注其不良反应和生殖毒性。

第四节 对症支持治疗

一、控制体温

轻症病例多中低热，体温 38.5℃以下，可不用退热药，多饮水、保持室温适宜即可。体温超过 38.5℃，应给予物理降温，如退热贴、头部冷敷、枕冰袋、腹股沟处放置冰袋等。亦可遵照医嘱给予退热药物等药物降温。常用退热药物有：布洛芬口服 5～10mg/（kg·次）；

对乙酰氨基酚口服10～15mg/(kg·次)；两次用药的最短间隔时间为4小时，24小时不超过4次。但对于既往有热性惊厥发作的患儿可在体温超过38.0℃时，使用物理降温或药物退热治疗。小于2岁者应避免使用阿司匹林，因可能引起瑞氏综合征。对于持续超高热患者，上述降温方法效果无明显时可使用糖皮质激素，必要时采用亚冬眠方法。目前不主张酒精或冷水擦浴，在降温过程中要注意补充水分以及电解质的额外丢失。

二、开放气道、给氧

手足口病伴有低氧血症时，应给予氧疗。包括以下情况：呼吸急促、循环不良、休克、心力衰竭、胃肠道出血、抽搐、昏迷等。应根据经皮氧饱和度监测、血气分析及临床表现决定给氧方式，必要时予机械辅助通气（具体参见第五节氧疗及机械通气治疗）。

三、维持水、电解质和酸碱平衡

轻症病例多能正常饮食，一般不会出现水、电解质和酸碱平衡紊乱。重症病例，尤其是危重病例常因胃肠道功能紊乱、消化道出血及气管插管等因素不能正常进食，同时因常使用脱水剂和利尿药，更易发生水、电解质和酸碱平衡紊乱。需要根据循环状态、心、肺、肾功能、脑水肿情况、尿量、24小时液体出入量判断患儿有效循环血容量，控制和保证液体入量以保证有效循环血量、心脏负荷最佳、最大限度控制脑水肿，液体过多加重肺水肿和脑水肿，液体过少，有效血容量不足，加重器官低灌注尤其是脑低灌注，使病情加重。因此，不能机械性以生理需要量的百分数决定输液量。液体应24小时均匀输入，单位时间液体输入过快同样可以导致或加重肺水肿。液体入量在给予生理需要量60～80ml/(kg·d)的情况下，根据脱水量酌情补充，建议匀速给予，即2.5～3.3ml/(kg·h)，注意维持血压稳定。休克病例在给予生理盐水5～10ml/(kg·次)进行液体复苏（15～30分钟内输入）的同时应使用血管活性药物。此后根据病情酌情补液，避免短期内大量扩容。若经过上述处理血压仍不能纠正者可给予胶体液（如白蛋白或血浆）输注。有条件的医疗机构可依据中心静脉压（CVP）、有创动脉压（IBP）及脉搏指示连续心输出量监测（PiCCO）等指导补液。

四、应激性高血糖

目前认为，手足口病出现的高血糖为应激性，预示病情危重，与神经源肺水肿的发生密切相关，持续高血糖提示预后不良。国内2015年修订的《儿童脓毒性休克（感染性休克）诊治专家共识（2015版）》建议，脓毒性休克可诱发应激性高血糖，如连续2次血糖超过10mmol/L（180mg/dl），可予以胰岛素静脉输注，剂量0.05～0.10U/(kg·h)，血糖控制目标值≤10mmol/L。胰岛素治疗过程中需严密监测血糖以防止低血糖的发生，根据血糖水平和下降速率随时调整胰岛素剂量。开始每1～2小时监测血糖1次，达到稳定后4小时监测1次。小婴儿由于糖原储备及肌肉糖异生相对不足，易发生低血糖，严重低血糖者可给予25%葡萄糖注射液2～4ml/kg静脉输注，并注意血糖检测。

五、镇静、镇痛

对于有颅内高压、呼吸、循环障碍、机械通气以及采取其他有创操作治疗的患儿，常规镇静镇痛可减少患儿躁动和应激，减轻颅内压波动，减少人机对抗和氧耗，保证机械通气效果。可常规使用镇静镇痛技术。常用药物为咪达唑仑、芬太尼以及骨骼肌松弛药（如维库溴铵）等药物。用法为：咪达唑仑静脉泵注，0.1～0.3mg/（kg•h）；芬太尼静脉注射，1～2μg/kg，注射时间＞60 秒；芬太尼静脉维持泵注，1～4μg/（kg•h）。

六、其他

（一）血液净化

危重症患儿有条件时可开展床旁连续性血液净化治疗，目前尚无具体推荐建议。血液净化辅助治疗有助于降低"儿茶酚胺风暴"，减轻炎症反应，协助液体平衡和替代肾功能等。适用于第 3 期和第 4 期患儿。血液净化治疗重症 EV-A71 患儿感染的主要目的：①协助液体平衡管理，保持适当的负平衡液体治疗或液体超载＜10%。其中液体超载量计算方法是：（实时体重 − 入院体重）/ 入院体重 × 100%。②协助治疗急性肾损伤或其他器官受损。③清除代谢毒性产物，包括血管活性物质（如肾素、血管紧张素Ⅱ、醛固酮等）、炎症细胞因子等。④协助高热降温等。血液净化适用于重症 EV-A71 感染心肺衰竭前期（第 3 期）和心肺衰竭期（第 4 期）患儿，特别适合合并高血压（一般收缩压＞140mmHg）、心率明显增快（＞180 次 /min）、血乳酸增高（＞2.0mmol/L）和高热（＞39℃）患者。血液净化模式包括连续性静脉 - 静脉血液滤过（CVVH）、连续性静脉 - 静脉血液透析滤过（CVVHDF）。合并多器官功能障碍综合征（MODS）时可选择 CVVH/CVVHDF＋血浆置换（PE）等组合 / 杂合模式。

儿童的循环血容量较成人少，体外循环回路（管路＋滤器）中的容量不应超过患儿血容量的 10%，以减少血流动力学的波动过大。血液滤过预充液的选择应根据患儿体重、病情和体外循环回路的容量决定，如体重＜3kg 或体外循环回路的容量大于患儿血容量的 10%（8ml/kg），用全血预充；体重在 3～15kg，多选择血浆等胶体液或浓缩红细胞预充；体重大于 15kg，则可选用生理盐水或血浆预充。

（二）体外生命支持

体外生命支持（extracorporeal life support，ECLS）包括体外膜氧合（ECMO）、体外左心支持（ECLVS）、或 ECMO＋左心减压等。ECMO 有两种基本模式，即静脉 - 动脉 ECMO（VA-ECMO）和静脉 - 静脉 ECMO（VV-ECMO），前者主要用于心力衰竭或心肺衰竭支持，后者主要用于肺衰竭的挽救性治疗。ECLS 适用于 EV-A71 感染重症病例合并严重心肺衰竭患者，其中 ECMO＋左心减压适用于合并严重肺水肿和左心衰竭的重症患儿。

目前尚未建立重症手足口病救治中 ECLS 公认的适应证，可供参考的 ECMO 指征：①严重心泵功能衰竭（EF＜35%）；心指数（CI）＜2.0L/（min•m^2），使用正性肌力药物和血管活性药物不能稳定循环。②心脏停搏。有条件建立 ECMO 的单位，一般认为常规心肺复苏 15～20 分钟不能恢复自主循环时启动 ECMO 救治。但危重型手足口病患儿心脏停搏前常合并脑干脑炎等严重脑功能障碍，因此建立 ECMO 时间可以考虑不受常规心肺复苏时间限制，并进行脑功能评估。③高呼气末正压通气（PEEP）（通常＞15cmH_2O）情况下，仍有严重低氧血症（PaO_2/FiO_2＜80～100mmHg），且持续时间至少 6 小时；或 PaO_2/FiO_2＜50mmHg 持续 3 小时以上的潜在可逆性呼吸衰竭。ECMO 治疗禁忌证包括：①严重脑功能障碍或衰竭；②已发展至不可逆性心肺衰竭；③合并原发性免疫功能障碍、肿瘤、白血病等；④经补充血小板或凝血因子仍不能纠正的严重出血患者。ECMO 撤离条件：①当患儿自身心脏功能基本恢复时，应尽早撤离 ECMO 辅助，但目前并无统一的 ECMO 撤机时机和指征。建议如下：心脏支持条件下，恢复正常窦性心律，低剂量正性肌力药物可维持循环稳定，血压恢复正常水平，CI 达到 3.5～4.0L/(min•m^2) 以上，射血分数(EF) 达 40%～50% 以上，血乳酸降至 2.0mmol/L 以下；逐步降低 ECMO 氧供气流直至停止，血流量降至 10～15ml/(kg•min)，若患者的心肺功能维持在可以接受的范围，撤离 ECMO。②呼吸支持时，当 ECMO 血流降至 10～15ml/(kg•min) 且呼吸机参数(呼吸频率、PEEP、FiO_2) 设定于撤离 ECMO 后能接受的水平，开始尝试关闭膜氧合器气流，若氧合稳定于正常范围，复查血气分析正常，考虑撤离 ECMO。

七、各器官系统的对症支持

(一) 中枢神经系统

本病重症主要是并发中枢神经病变，存在严重脑细胞肿胀和颅内高压，中枢神经系统的对症支持治疗包括以下方面。

1. 颅内高压的处理 置患儿抬高头肩部 15°～30° 的体位，避免用力压迫腹部或压迫膀胱排尿等任何增加颅压的操作。限制入量，及时合理使用脱水剂、利尿剂和糖皮质激素。神经受累阶段患儿常需要 20% 甘露醇，0.25～1.0g/(kg•次)，每 4～8 小时 1 次，20～30 分钟静脉注射。严重颅内高压或脑疝时，可增加频次至每 2～4 小时 1 次。严重颅内高压或低钠血症患儿可考虑联合使用高渗盐水(3% 氯化钠)。有心功能障碍者，可使用利尿剂，如呋塞米 1～2mg/kg 静脉注射。值得注意的是 EV-A71 所致的神经系统病变常累及脑干，有时临床颅内高压的症状并不明显，甚至脑脊液压力测定在正常范围，只要有神经系统受累表现，即应用脱水剂。

2. 镇静、止痉、抗惊厥 对躁动、频繁抖动、惊厥的患儿，及时给予地西泮、苯巴比妥钠、水合氯醛等药物镇静止痉。常用药物有：如无静脉通路可首选咪达唑仑肌内注射，0.1～0.3mg/(kg•次)，体重 <40kg 者，最大剂量不超过 5mg/ 次，体重 >40kg 者，最大剂量不超过 10mg/ 次；地西泮缓慢静脉注射，0.3～0.5mg/(kg•次)，最大剂量不超过 10mg/ 次，注射速度 1～2mg/min。需严密监测生命体征，做好呼吸支持准备；也可使用水合氯醛灌肠抗惊厥；顽固惊厥可能还需使用特殊类型抗癫痫药或麻醉剂，需在神经专科医师指导下应用。

3. 脑保护措施 包括给氧、头部低温，维持内环境稳定和保证脑灌注。一般早期及惊厥未完全控制时，不用具有中枢兴奋作用的脑细胞营养药物，无惊厥发作，恢复期时使用脑细胞营养药物。

(二) 呼吸系统

EV-A71 感染可并发间质性肺炎，神经源性肺水肿和肺出血是重症 EV-A71 感染的主要致死原因，机械通气治疗又可继发细菌性或其他病原相关的肺炎，临床需仔细甄别。

1. 保持呼吸道通畅 任何时候都要保持患儿呼吸道通畅，置患儿于头部稍后仰体位，患儿不能自行维持气道通畅或有肺水肿征兆时，及早气管插管，机械通气。对于痰液黏稠或机械通气的患儿，间断雾化、湿化气道、拍背吸痰，对保持呼吸道通畅非常重要，但是应注意存在严重颅内高压或脑疝时应避免用力拍背，以免增加颅内压。痰液黏稠者可适当应用化痰、祛痰药，但慎用镇咳药。

2. 肺水肿、肺出血的处理 早期识别，预防和治疗神经源性肺水肿和肺出血是降低重症 EV-A71 感染死亡率的关键之一。未行机械通气的患儿，当出现呼吸系统异常表现时，如呼吸急促、困难、肺部啰音等，临床应将神经源性肺水肿放在首位，及早气管插管，正压通气。延迟插管或等待达到传统临床所设定的插管标准后再插管，往往错过早期干预的最佳时机。对于大量粉红色泡沫痰和肺出血的病例，最主要的措施是使用 PEEP，并应积极吸引，防止气道梗阻，但应注意脱开管路过于频繁或时间过长，则影响 PEEP 的恒定。大量肺出血正压通气仍不能止血时，可气管内滴入血凝酶或 1∶10 000 肾上腺素局部止血，但应注意交感神经过度兴奋，血压高阶段最好不用肾上腺素。

3. 平喘 少数并发肺炎的患儿可出现喘息，也有诱发哮喘发作的病例。可给予雾化吸入布地奈德、沙丁胺醇平喘。

（三）心血管系统

1. 心功能支持 EV-A71 感染可累及心脏，但与其他肠道病毒感染不同，轻症病例并发心脏损害不多见，重症病例临床上出现严重心功能不全或心源性休克的表现时，心肌酶增高和心影增大均不明显，心肌直接受损的证据不多，常同时发生肺水肿。且如果抢救成功，和其他嗜心性病毒所致重症心肌炎比较，EV-A71 感染导致的心功能障碍恢复较快。对心血管功能的对症支持重点在于同时密切观察神经系统、肺部和心血管症状体征，密切监测患者精神意识状态、面色、呼吸状态、心率、血压、皮肤颜色、肢端温度、毛细血管再充盈时间，当出现心功能不全甚至心源性休克时，处理的重点不能局限于心脏，需同时处理脑水肿、颅内高压、密切注意肺水肿的发生，并及时给予呼吸支持（详见本章第五节氧疗及机械通气治疗）。心功能支持的药物选择以米力农为主，如果出现低血压并用多巴胺和多巴酚丁胺。米力农的剂量和用法：负荷量为 50μg/kg，维持量 0.25～0.5μg/（kg•min）。有条件的医疗机构可依据中心静脉压（CVP）、有创动脉压（IBP）及脉搏指示连续心输出量监测（PiCCO）等指导补液。超声心动图有助于了解心脏病变情况。同时注意维持血钾、血钙和血镁的正常，这些离子和心肌收缩功能有密切关系。

2. 心律失常的处理 对持续超过 200 次 /min 的窦性心动过速，可谨慎使用小剂量洋地黄保护心功能。室上性和室性心动过速选用胺碘酮，慎用利多卡因、盐酸普罗帕酮（心律平）。严重房室传导阻滞时，若心室率很慢（婴儿 < 60 次 /min，幼儿 < 50 次 /min，儿童 < 40 次 /min），给予异丙肾上腺素，伴低血压者给予肾上腺素，严重窦性心动过缓可给予阿托品或山莨菪碱。室性心动过速持续药物不能控制及发生室颤时，及时电复率。对于严重房室传导阻滞、频繁室颤的病例，及早安装人工起搏器。

3. 心肌保护 1,6- 二磷酸果糖有益于改善心肌能量代谢，促进受损细胞的修复，同时可使用大剂量维生素 C、泛醌（CoQ_{10}）、维生素 E、复合维生素 B 和磷酸肌酸等。

4. 高血压的处理 EV-A71 感染出现高血压提示神经源性循环功能障碍，主要处理措施是针对脑水肿、颅内高压的处理。支持心功能所用的米力农即有降血压作用，其用法如下：负荷量 50～75μg/kg，15 分钟输注完毕，维持量从 0.25μg/（kg•min）起始，逐步调整剂量，最大可达 1μg/(kg·min)，一般不超过 72 小时。血压过高难以控制时还可选用卡托普利、硝苯地平、硝普钠等降压药。

5. 注意液体平衡，维持最佳心脏前后负荷。

（四）消化系统

1. 呕吐腹泻的处理 EV-A71 感染可有呕吐、腹泻等消化道症状，需给予对症处理，需注意小儿在病理状态下，由于胃肠功能紊乱，可能合并外科情况，如肠套叠。EV-A71 还易引起中枢神经病变，呕吐可能是脑部病变或颅压高的症状。因此，在处理呕吐时应注意排除外科、神经系统病变等特殊情况。轻症呕吐可继续进食，脑病变引起的呕吐处理重点是脱水降颅压。重症呕吐，不能进食时，可暂时禁食数小时，给予液体疗法。腹泻的处理主要是预防脱水和电解质紊乱，可应用肠道微生态制剂，必要时适当应用止泻药。

2. 应激性溃疡的处理 危重状态时应激性溃疡常见，可使用胃酸抑制剂西咪替丁、奥美拉唑等。局部止血可交替使用凝血酶、云南白药口服或鼻饲、去甲肾上腺素盐水（100ml 生理盐水加入去甲肾上腺素 8mg）胃内保留，硫糖铝口服液保护胃黏膜。

3. 肝保护 EV-A71 感染时肝损害不多见。但是对于危重病例，需注意组织缺氧和药物所致的肝损害。

4. 中毒性肠麻痹的处理 中毒性肠麻痹的处理重点是防止低血钾和改善胃肠循环，对症治疗包括禁食、胃肠减压、肛管排气。

（五）肾

任何疾病，危重状态时都必须关注肾功能。维护肾功能正常是保证危重症抢救成功的重要条件，应密切观察尿量，定期查尿常规、血肌酐、尿素氮等。预防肾功能的措施包括注意出入液体量平衡，维持有效循环血量和循环稳定，保证肾脏灌注，防止肾前性因素造成肾功能损害。尽量避免使用肾毒性药物。EV-A71 感染发生心肺衰竭休克不能及时纠正时，肾脏灌注骤减，使用升压药又进一步降低肾灌注，很容易出现肾衰竭。此时要密切监测尿量和肾功能，在兼顾抗休克的同时，兼顾肾灌注。首先是要保证有效循环血量，其次才是使用升压药。在不得不使用升压药时，一旦血压达到目标值，应尽快减少和停用升压药。一旦发生急性肾衰竭，需严格控制液体入量，密切监测血钾和心功能，给予及时处理，最好及早行肾替代治疗，可根据病情选择腹膜透析或床旁持续血液净化疗法。

（六）血液系统

缺氧、酸中毒、严重全身炎症反应、休克都是危重病例发生弥散性血管内凝血（DIC）的高危因素，应密切监测凝血功能，可应用小剂量肝素预防 DIC，已发生 DIC 者按 DIC 常规给予抗凝治疗。严重贫血影响红细胞的携氧量，血红蛋白小于 70g/L 时，可输入红细胞悬液，将血红蛋白提升至 110g/L。

第五节 并发症的处理

一、神经系统并发症的治疗

（一）无菌性脑膜炎、病毒性脑炎的治疗

1. 呼吸障碍的处理 呼吸障碍引起缺氧和二氧化碳潴留往往是引起死亡的主因。首先要分清呼吸障碍的原因，保持呼吸道通畅。对缺氧而烦躁不安者慎用镇静剂以免加重呼吸及吞咽困难。密切注意血气变化和电解质紊乱，随时予以纠正。延髓麻痹发生吞咽困难时应将患者头部放低取右侧卧位并将床脚垫高使与地面成20°～30°角以利顺位引流；加强吸痰保持呼吸道通畅；必要时及早气管插管或气管切开；纠正缺氧；饮食由胃管供应。单纯吞咽困难引起的呼吸障碍忌用人工呼吸器。脊髓麻痹影响呼吸肌功能时应采用人工呼吸器辅助呼吸。呼吸肌瘫痪和吞咽障碍同时存在时应尽早行气管切开术同时采用气管内加压人工呼吸。呼吸中枢麻痹时应用人工呼吸器辅助呼吸并可给予呼吸兴奋剂。

2. 重症病毒性脑炎的治疗 重症病毒性脑炎主要表现是意识障碍、颅内高压症、中枢性呼吸衰竭、脑疝形成、稽留高热、频繁或持续性抽搐、多器官功能受损至衰竭。这些症状的病理生理互有联系，并常为恶性瀑布效应。

对重症病毒性脑炎出现昏迷的患儿应给予生命支持，迅速建立静脉输液通道、吸氧、监测生命体征；维持正常生命功能（血压、脉率、呼吸及血氧饱和度），需密切观察病情变化，加强护理、保证营养供给，维持水电解质平衡。

3. 颅内压增高的治疗

（1）床头抬高30°，限制液体入量，维持至轻度脱水状态，但要保证血压及微循环正常。

（2）甘露醇：颅内高压早期，每次0.5～0.75g/kg，每6～8小时1次。急性期：每次1.0g/kg，每4小时1次。恢复期：逐渐延长间隔或换用甘油果糖，2～3日停用。脑疝形成：首次2.0g/kg，2小时后重复每次1.0g/kg，继之每2～4小时给1.0g/kg。当前囟张力降低、脑压改善、瞳孔等大、呼吸节律正常后改为每次0.5g/kg。病情稳定后渐延长为8小时1次。可与甘油果糖交替使用。

（3）呋塞米：只用于心衰患者或无尿患者，每次2mg/kg，4～6小时1次。并需密切观察临床反应。

（4）气管插管、呼吸机辅助过度通气：若病情进展迅速、意识障碍恶化，一旦发现早期呼吸衰竭的症状应立刻气管插管。

（5）控制性侧脑室引流：适用于脑积水引起的颅内压增高及抢救颅内高压危象。

4. 惊厥的控制

（1）要快速有效控制惊厥和非惊厥性发作，在病程中预防反复惊厥发作。避免小量、多药、长间隔用药。

（2）地西泮静脉注射：是惊厥现场急救的首选药物，每次0.2～0.3mg/kg。1mg/min速度，原药静脉注射，必要时15分钟后重复1～2次，剂量可递增至0.3～0.4mg/kg。每次总

量不超过 10mg。氯硝西泮作用强于地西泮、维持时间长、但呼吸道分泌物增多、肌张力明显低下、嗜睡等副作用大于地西泮。首用 0.05～0.062 5mg/kg。每日总量 0.1～0.15mg/kg。因影响病情评估建议限制使用。

（3）咪达唑仑（咪唑安定）：起效速度与地西泮大致相同，疗效较地西泮好。不良反应轻，停药可迅速苏醒。为控制惊厥，负荷量首剂为 0.2～0.3mg/kg，缓慢静脉注射，以后静脉滴注维持给药，每 15 分钟调整剂量 1 次。按每分钟 1～2μg/kg，每分钟增加 1μg/kg 达到发作抑制或脑电图痫性放电消失的剂量为每分钟 10～15μg/kg。发作停止后维持用药 24～48 小时缓慢减量停药。

5. 高热的处理 控制高热有物理降温、化学降温、中药治疗。物理降温在机体冷反射未经药物阻断下，若在躯体或大血管处外用冰敷，则可以引起表皮血管收缩及寒战反应，前者引起周围循环障碍、阻止经皮肤辐射及对流散热，后者造成产热增加使高热更难下降。低温疗法已证明其脑保护的多机制作用，疗效也得到充分肯定。一般维持核心体温 34～36℃。但头部冷敷、简易冰帽仍较易做到，但要避免局部或耳郭冻伤。

6. 抗病毒药物治疗 详见第三节病因治疗。

7. 肾上腺皮质激素 大多数学者认为，对重症病毒性脑炎如激素使用得当能有利于消除炎症和脑水肿，从而降低脑炎病死率和减少神经系统后遗症。在临床上出现颅压增高、反复惊厥、呼吸衰竭等脑水肿、脑疝征兆危及生命时，使用小剂量激素并同时配合有效抗病毒药物使用，随后尽快停用可能是合理的。甲泼尼龙 1～2mg/（kg•d），或氢化可的松 3～5mg/（kg•d），或地塞米松 0.2～0.5mg/（kg•d），一般疗程 3～5 天。本药可改善血脑屏障、减轻脑组织水肿、抑制过度的免疫反应、抑制氧自由基诱导的脂质过氧化及其他的炎症级联反应。

8. 静脉注射免疫球蛋白 静脉注射免疫球蛋白（IVIG）除可抑制病毒外，还能抑制补体介导的过度炎症反应，降低炎性介质浓度，起到免疫增强和免疫调节的双重作用，从而减轻炎症反应。

IVIG 的临床使用方法主要为 1.0g/（kg•d），连用 2 天。应用 IVIG 治疗病毒性脑炎应尽量早期、足量、足够疗程使用，同时配合适当脱水剂，如甘露醇、地塞米松等，重症或极重症病例也可以同时使用甲泼尼龙冲击疗法。为进一步减轻脑水肿，甘露醇及呋塞米可在应用 IVIG 后 30 分钟内静脉输入。IVIG 在降温，止惊，降低颅内压，减轻脑水肿，缩短意识障碍时间，减轻脑实质损害症状，缩短住院时间等方面均有较好的疗效。

9. 神经细胞保护剂 在病毒性脑炎的急性期、恢复期给予适当的神经细胞保护剂治疗可阻止神经损伤发生或促进其损伤的恢复。目前国内常用的神经细胞保护剂主要包括以下几种：

（1）脑细胞代谢活化剂：脑组织注射液、脑活素、脑蛋白水解物注射液（丽珠赛乐）、胞二磷胆碱、吡拉西坦胶囊（脑复康）、盐酸吡硫醇（脑复新）、茴拉西坦、奥拉西坦、1,6- 二磷酸果糖等。

（2）钙通道阻滞剂：防止钙细胞内流，扩张脑血管、改善脑组织循环，增加血流量，改变血液流变学。如盐酸氟桂利嗪胶囊（西比灵）、尼莫地平。

（3）神经生长促进因子：包括神经生长因子（NGF）和成纤维细胞生长因子（FGF）。国内已有供临床使用的鼠神经生长因子。近年来，国内使用 FGF 治疗神经系统疾病报告增多，FGF 是一种广谱的神经营养因子，具有促进神经元再生及神经突起生长，维持大脑皮质神经元存活和促进血管增生等作用。必须指出的是，由于 FGF 具有促进神经胶质细胞增生的作用，临床上应严格掌握适应证、治疗时机和治疗时间长短，防止 FGF 引起神经胶质细胞增生，加重神经损伤。

（4）神经节苷脂：神经节苷脂是一种糖鞘脂，是哺乳动物细胞膜的组成成分，对神经系统的发育和再生起着重要作用。

（5）维生素 B 族药物：如维生素 B_1、维生素 B_6、维生素 B_{12}，参与神经代谢，是传统的神经营养药物。维生素 B_{12} 制剂有一定促进神经损伤修复与再生的作用，且价格便宜，无毒副作用，适宜较长时间使用。应注意部分这类药物可以加重抽搐，所以对有活动性惊厥的患者应选择合适时机进行。

10. 高压氧治疗 对于在急性期大多数昏迷患者，生命体征比较稳定时，可尽早进行。高压氧可以提高血液中氧张力，增加氧在组织的弥散距离等，治疗有助于意识的恢复。对于头痛明显患者，高压氧治疗 1～2 次，头痛可明显减轻。对于重型患者在加减压过程中要注意严密观察病情变化，防止呕吐、抽搐、窒息等情况发生。实践证明，高压氧综合治疗病毒性脑炎，效果肯定，而且安全可靠，无痛苦，无损伤，易被患儿接受，是一种较为理想的治疗方法，值得临床上推广应用。一般每日 1 次，连续 10～20 次。根据患者年龄等因素调节高压氧治疗参数。如果疗效好，可以增加次数。

11. 早期康复与干预 对病毒性脑炎伴有脑功能障碍的病例，病情相对稳定时即开始早期康复治疗，伴有蛛网膜下腔出血患儿在 2 周后无再出血征象时开始进行早期康复。急性期主要预防卧床引起的肺炎、压疮、尿路感染等全身性合并症；意识障碍持续时间长、瘫痪严重的患儿要预防关节挛缩、强直，特别是预防肩关节内收与足下垂。为此，将患肢维持功能体位，使用气垫床，定时翻身及改变体位，并多饮用开水，多按摩下腹部排尿；发病早期对患肢轻柔按摩与被动运动，幅度要大，动作轻柔；必要时可用支架或夹板防止关节异常旋转和下垂与挛缩。病情稳定时可做床上肢体被动活动，如果出现主动运动后，应该做主动运动训练。恢复期的康复主要在促进认知功能、运动能力的恢复与代偿；语言与进食障碍的训练等，家长的参与也十分必要。此外还包括针灸、推拿、按摩等可试用帮助运动功能的恢复。

（二）脑干脑炎的治疗

病毒性脑干脑炎治疗过程中应注意脑干生命指征的监测。小儿病毒性脑干脑炎病情来势凶猛，易引起由脑干功能障碍导致的多系统功能损伤，尤其是颅内压增高，呼吸、循环衰竭等，如不及时诊断或处理，将导致死亡。因此，对于病毒性脑干脑炎的患儿常规应进行心电、血压、呼吸监护。对于可能出现的心律失常、低血压、高血压、心力衰竭及时给予适当治疗，中枢性呼吸衰竭时及时行气管插管、人工辅助呼吸及维持血氧饱和度在正常范围。

早期、足量使用大剂量丙种球蛋白冲击疗法，也可使用大剂量甲泼尼龙冲击疗法。同时强调对症治疗，如体温控制、应激性溃疡、止痉及降低颅内压等。总之，小儿病毒性脑干脑炎属于危重病，应提高对其疾病特点、诊治规律的认识。对于血压低者，可联合使用多巴胺和多巴酚丁胺；心功能不全可选用米力农，或使用增强心功能的有关设备。详见无菌性脑膜炎、病毒性脑炎的治疗。

（三）吉兰－巴雷综合征的治疗

吉兰-巴雷综合征（GBS）虽然缺少特效治疗，但病程呈自限性，积极的支持治疗和护理措施是顺利康复的关键。对瘫痪正在继续进展的患儿，都应住院观察。有时病情进展十分迅速，起病24～48小时即需人工辅助通气。

1. 护理 ①保持呼吸道通畅，勤翻身，防止坠积性肺炎或压疮；②吞咽困难者要鼻饲，以防吸入性肺炎；③保证足量的水分、热量和电解质供应；④补充B族维生素、ATP、辅酶A、胞磷胆碱及神经生长因子等，以促进神经修复；⑤尽早对瘫痪肌群进行康复训练，防止肌肉萎缩，促进恢复。

2. 呼吸肌麻痹的抢救 呼吸肌麻痹是本病死亡的主要原因。对出现呼吸衰竭，或因咳嗽无力及第Ⅸ区、Ⅹ、Ⅻ对脑神经麻痹致咽喉分泌物积聚者，应及时进行气管切开或插管，必要时使用机械通气以保证有效的通气和换气。

3. 静脉注射免疫球蛋白（IVIG） 早期（1～2周内）给予静脉注射大剂量免疫球蛋白，能明显延缓本病的进展速度，减轻极期症状的严重程度，减少使用呼吸机的概率。IVIG治疗的总剂量为2g/kg，分2日［1g/（kg•d）］或5日［400mg（kg•d）］给予。研究发现，接受2日方案的患者早期复发要高于5日方案。建议给予400mg/（kg•d），连用5日。其总疗效与血浆交换相当。

4. 皮质类固醇 目前大多数专家认为肾上腺皮质激素对本病治疗无效。

5. 康复治疗 瘫痪期康复即应该介入，应尽可能将肢体摆在功能位，或者使用辅助器具，避免出现继发的肢体功能障碍，例如足下垂、跟腱挛缩等。病情稳定后，早期进行康复锻炼。

（四）急性弛缓性瘫痪的治疗

1. 一般治疗 患者应躺在有床垫的硬板床上，注意瘫痪肢体的护理，避免外伤受压，置于舒适的功能位置，以防产生垂腕垂足现象。有便秘和尿潴留时，要适当给予灌肠和导尿。加强护理，避免泌尿系感染。

2. 药物治疗 静脉滴注脑活素、能量合剂、胞二磷胆碱、神经生长因子等。14日为1个疗程，根据病情可以选用多个疗程。还可选用：①地巴唑舒张血管，兴奋脊髓，成人为5～10mg，儿童为0.1～0.2mg/kg，顿服，10日为1个疗程；②抗胆碱酯酶药，如溴吡斯的明等；③其他：维生素B_1、维生素B_6、维生素B_{12}等有促进神经细胞代谢的作用，可酌情选用。

3. 康复治疗 早期肢体功能训练不仅可以促进患儿运动功能的恢复，缩短康复的期限，还可避免各种并发症的发生。物理治疗师在功能训练之前，仔细进行检查及功能评估，如深浅感觉、平衡及协调功能、肌力和肌张力、各关节活动幅度、步态和步行模式、有无认知功能障碍等，确定具体治疗计划和目标。患者应了解正确的动作模式，逐渐掌握合适的自主运动方法，建立理想的肌肉控制及平衡活动。如果有需要，选择适合患者的步行辅助器具如拐杖、长短步行架等提高生活自理度。但早期训练必须在病情稳定后进行，根据患儿肌力不同，分别给予按摩、被动活动与主动活动。

（1）被动活动与按摩：一般肌力 0～Ⅰ级的患儿，可施肢体按摩及被动活动 2～3 次 /d，每次 10～15 分钟。按摩的范围，一般来说，凡是患侧肢体能够按摩到的地方都要进行按摩，施以擦摩、轻揉、捏拿等手法，由轻到重待肌肉适应了按摩刺激后再适当加重。被动运动的顺序是先大关节、后小关节，可依次活动肩、肘、腕、指等关节和膝、踝、趾等关节。运动幅度按每个关节的正常活动度，由小到大做屈、伸、内收、外展、旋转等运动。运动时要注意缓慢而柔和、有节律性，伸要伸得直，屈要屈得充分，避免暴力、强行。如果出现疼痛，说明运动量或运动范围太大，应适当控制。

（2）主动运动：肌力达到Ⅲ级者开始做主动运动，每日 2 次。开始时动作由简到繁，活动范围逐步扩大。由单一关节到整体活动，时间由短到长，强度由弱到强，循序渐进，不可操之过急，锻炼时要有防护措施，训练部位为肩关节的外展运动、肘关节、腕关节的屈曲和伸展运动、握拳和伸掌运动，以及手的推、拉、拍打物体，然后做下肢的外展、内旋和屈曲运动等。

（3）床上运动：对不能下床患儿的按摩及主、被动运动同于上述之主、被动运动，护士或治疗师对部分患儿应主动、细心加以辅导协助。

（4）行走训练：首次下床应有人搀扶着，以后让患儿扶着床栏，当患儿能站立和保持平衡后，先让其原地踏步练习，之后再练习跨步动作。

（5）提供良好的康复环境：病室是患儿治疗和休息的场所，应保持安静、消除噪声、温湿度应适宜、光线充足。墙上贴些儿童图画，添置儿童玩具，形成健康、快乐的气氛。

4. 心理护理 对较大患儿给予精神上的安慰，护士应热情、关心患儿，对配合治疗的孩子应多加表扬，必要时予以物质上的奖励，尽量减轻患儿的恐惧感。护士应对家长说明疾病的预后护理，以及康复医疗的意义和配合方法，取得他们的主动参与，树立战胜疾病的信心。

5. 手术治疗 先天性、姿势性畸形与前角灰质受损后遗症治疗完全不同，前者早期矫正骨骼畸形，以免某些肌肉功能受累；后者早期矫正失衡肌力（肌腱移位），预防骨骼继发畸形。后遗症治疗适应于发病后 2 年。手术矫治前，必须测定肢体所有肌肉力量，测量的方法为六级法。

（1）矫正畸形：患儿 6～7 岁以前尚无自控能力，肌力失衡，经手术矫正后，主动功能意识差，不利于移位肌腱功能恢复，达不到预期治疗目的。此期治疗任务，主要按摩、推拿，促进肌肉血液循环，防止肌萎缩引起关节畸形，亦可应用支具或石膏逐渐矫正畸形。

（2）肌腱移位：适应于 7 岁以后患儿，正确的肌腱移位，是治疗肌力失衡及防止关节畸形的重要措施。移位的肌腱代替瘫痪肌腱的功能，术后需要通过锻炼来建立瘫痪肌的功能，如股四头肌瘫痪应用屈膝的股二头肌长头及半腱肌前移，代替伸膝的股四头肌功能。需要家属及患儿、医师与患儿密切配合，经过艰苦的主动、被动功能锻炼，方可达到伸膝的预期目的。在肌腱移位术的同时，必须施行挛缩的肌腱延长，关节囊切开，筋膜切断等。

肌腱移位术的注意事项：①移位肌有足够肌力；②移位肌腱止点与该肌起点成一直线，切勿弯曲或扭转，并有一定张力；③保证移位肌有足够血液供应及神经支配；④皮下隧道宽松；⑤新止点牢固可靠。

（3）骨关节畸形严重：患者年龄偏大，适应骨性手术矫正，如楔形截骨、关节融合术等。

（4）双下肢不等长患者的治疗方法：①干骺端截骨延长术：适应于骨骺融合，但小于24岁者。②骨骺延长术：适应于骨骺板融合前1～2年的青少年。以上2种方法的单骨延长率一般宜控制在原骨长的15%以内，每日延伸1mm，这样才不易发生并发症。③骨缩短术：截去骨不超过5cm为宜，否则肌松弛，影响功能。④骨骺生长阻止术：有永久性及暂时性，永久性为手术破坏健肢的股骨下端及胫骨上端骨骺、骺板，阻止其生长，术前应充分评估双下肢生长速度，但应慎重；暂时性生长阻止术，在健侧股骨下端与胫骨上端骨骺的两侧插进金属U形钉，阻止该骨骺生长，待两下肢等长后，拔除U形钉。⑤骨骺刺激术：在患侧股骨下端及胫骨上端的干骺端，接近骺板附近，插入自体或异体坚质骨骨钉，促进骨骺代谢活跃，加速患肢长骨生长。

二、神经源性肺水肿和肺出血的治疗

EV-A71感染并发神经源性肺水肿和肺出血，其病死率高，应加强临床观察、早期发现、早期干预，以降低病死率及致残率，改善预后。

（一）一般治疗

1. 一般处理 头肩抬高15°～30°，保持中立位，有利于减轻颅内高压，减少反流。但脑疝时应平卧位。留置胃管，根据病情给予胃肠减压或鼻饲流质喂养。尿潴留者给予导尿，避免按压膀胱导致颅内压增高。

2. 严密监护生命体征 注意观察意识，瞳孔大小及对光反应，心率、呼吸、血压、血氧饱和度等。

3. 限制液体入量 维持正常循环的情况下，适当限制液体。对手足口病出现循环障碍时，不能采用常规液体复苏方案，液体正平衡可能加重肺水肿，应采取慢补快脱的方法，有助于预防肺水肿发生或减轻肺水肿。

（二）氧疗及机械通气治疗

气管插管，高PEEP机械通气是神经源性肺水肿最主要的治疗措施。出现下列情况者，需行机械通气：①呼吸急促、减慢或节律改变；②气道分泌物呈淡红色或血性；③短期内肺部出现湿性啰音；④胸部X线检查提示肺部明显渗出性病变；⑤脉搏血氧饱和度（SpO_2）或动脉血氧分压（PaO_2）下降；⑥面色苍白、发绀、皮温低、皮肤发花、血压下降；⑦频繁抽搐或昏迷。

（1）机械通气模式：常用压力控制通气，也可选用其他模式。有气漏或顽固性低氧血症者可考虑使用高频通气（HFV）。

（2）机械通气参数调节目标：维持动脉血氧分压（PaO_2）在60～80mmHg以上，动脉血氧饱和度（SaO_2）在92%～97%，控制肺水肿和肺出血。

对于出现肺水肿或肺出血者或仅有中枢性呼吸衰竭者，按照机械通气呼吸机初调参数表（表8-2）进行调节。

若肺出血未控制或血氧未改善，可每次增加呼气末正压（PEEP）1～2cmH_2O，一般不超过20cmH_2O，注意同时调节气道峰压（PIP），以保证正常氧合水平。肺水肿及出血控制后，逐步下调呼吸机参数。

表 8-2 机械通气治疗时呼吸机初调参数

类别	吸入氧浓度（FiO_2）	气道峰压（PIP）	呼气末正压（PEEP）	呼吸频率（f）	潮气量（TV）
肺水肿或肺出血者	60%～100%	20～30cmH_2O（含 PEEP）	8～12cmH_2O	20～40 次 /min	6～8ml/kg
仅有中枢性呼吸衰竭者	21%～40%	15～20cmH_2O（含 PEEP）	4～5cmH_2O	20～40 次 /min	6～8ml/kg

（3）机械通气管理：①镇痛与镇静：气管插管前需要进行充分的镇静、镇痛处理。药物包括：咪达唑仑静脉泵注，0.1～0.3mg/（kg•h）；芬太尼静脉注射，1～2μg/kg，注射时间 > 60 秒；芬太尼静脉维持泵注，1～4μg/（kg•h）。②机械通气过程中避免频繁、长时间吸痰造成气道压力降低，要保持气道通畅，防止血凝块堵塞气管导管。

（4）撤机指征：①自主呼吸恢复正常，咳嗽反射良好；②氧合指数（PaO_2/FiO_2）≥200mmHg，PEEP < 10cmH_2O 时，开始作撤机评估；③血气分析好转，胸片肺部渗出与肺水肿好转；④意识状态好转；⑤循环稳定。

（三）控制颅内高压

因肺水肿发生的主要原因是 EV-A71 感染导致的颅内病变，尤其是脑干病变，针对脑水肿颅内高压的治疗措施是必不可少的。脱水剂可采用如下药物：

1. 甘露醇 剂量为 20% 甘露醇 0.25～1.0g/（kg•次），每 4～8 小时 1 次，20～30 分钟快速静脉注射；严重颅内高压或脑疝时，可增加频次至每 2～4 小时 1 次，根据病情调整给药间隔时间及剂量。甘露醇是临床疗效肯定应用最广泛的渗透性脱水剂，其降颅内压机制是形成渗透压梯度，有脱水、利尿、疏通微循环作用，并且有清除自由基作用。其副作用有低血压、电解质紊乱、诱发急性肾衰竭、颅压反跳现象等。

2. 呋塞米 1～2mg/（kg•次），根据病情调整给药间隔时间及剂量，甘露醇用后 15 分钟，应用呋塞米效果更好。

3. 甘油果糖 0.5～1g/（kg•次），与甘露醇交替应用，可加强脱水作用，缓解甘露醇副作用及停药反跳现象。甘油果糖不易导致电解质紊乱及肾脏损害。

4. 白蛋白 必要时应用，0.4g/kg。白蛋白可增加血液胶体渗透压，减轻脑水肿，白蛋白半衰期长，能维持较长时间的脱水作用，作用温和，不易出现停药反跳现象。白蛋白还可改善微循环，稳定血清超氧化物歧化酶，有利于清除自由基。

5. 3% 氯化钠注射液 3～4ml/（kg•次），提高血清钠浓度至 145～155mmol/L。因血浆渗透压是调节脑毛细血管内外水平衡的重要因素，而血浆渗透压的高低主要取决于钠的浓度，血钠的改变会引起渗透压的明显改变。血钠轻度增高将使脑组织内的水分进入血管内而减轻脑水肿。

（四）心血管保护

1. 米力农 负荷量 50μg/kg，缓慢静脉推注，维持量 0.25～0.75μg/（kg•min）。因米力农能扩血管降低血压，故明显低血压者慎用，有学者主张不用负荷量。

2. 多巴胺 根据病情予 5～15μg/（kg•min）维持。

3. 多巴酚丁胺 根据病情予 2～10μg/（kg•min）维持。

（五）镇静镇痛

为了减少患儿躁动和应激，减轻颅内压波动，上呼吸机患儿抑制自主呼吸避免人机对抗，确保 PEEP 的恒定，可使用镇静镇痛药物。

1. 咪达唑仑 0.1～0.2mg/kg 静脉推注，0.03～0.3mg/（kg·h）维持。

2. 芬太尼 1～2μg/kg 静脉推注，1～4μg/（kg·h）维持。

3. 丙泊酚 0.3～0.4mg/（kg·h）。

4. 注射用维库溴铵（万可松） 0.08～0.1mg/kg。

（六）控制高血糖

具体参见本章第二节应激性高血糖诊治。

（七）控制感染

1. 抗病毒治疗 目前缺乏特异、高效的抗病毒药。常用 α 干扰素、利巴韦林，详见第三节病因治疗。

2. 抗微生物制剂 神经源性肺水肿使用呼吸机及激素治疗，易并发细菌及真菌感染，需加强无菌操作并进行相关病原学检查，合理使用抗生素及抗真菌药物，防治呼吸机相关性肺炎及其他感染。

（八）保护胃肠功能

神经源性肺水肿可合并胃肠功能障碍；大剂量激素冲击治疗可诱发应激性溃疡及真菌感染；抗生素的使用易导致肠道菌群失调，因此治疗时应注意胃肠功能的保护。

1. 抑制胃酸分泌 奥美拉唑 0.6～0.8mg/（kg·d）静脉注射；西咪替丁 10～20mg/（kg·d）静脉注射。

2. 肠道微生态制剂 可选用各种肠道微生态制剂。

3. 肠道内营养 胃肠功能允许时尽早给予，经鼻气管插管期间应留置胃管，鼻饲喂养，保证能量供应。

（九）持续血液净化

具体参见第四节对症支持治疗。

三、神经源性心脏损害的治疗

重症感染可导致心脏损害，临床可表现为心肌缺血、心律失常和心功能不全乃至心力衰竭。心肌活检及尸检的资料表明，EV-A71 感染引起的重症手足口病合并的心肌损害为神经源性，因此在治疗上除本节介绍的针对循环系统的治疗外，尚需着重参照针对神经系统损害进行治疗。

（一）一般处理

1. 注意休息

（1）卧床休息是减轻心脏负荷的一种重要方法，取半坐卧位。

（2）对烦躁的患儿可用镇静剂，如苯巴比妥、地西泮、水合氯醛等。

（3）对重症呼吸急促和重度烦躁者，可用咪达唑仑、吗啡等静脉维持给药。用法：①咪达唑仑：首剂 0.1～0.2mg/kg 静脉缓推，然后以 60～200μg/（kg·h）静脉维持。②吗啡：首剂 0.1～0.2mg/kg 皮下注射，然后以 10～15μg/（kg·h）静脉维持；新生儿或有呼吸功能不全者慎用。上呼吸机者，可用芬太尼 10～15μg/（kg•h）。

2. 环境 室内保持空气新鲜，室温恒定（25～26℃），以减少热量消耗。环境湿度控制在 70% 左右。

3. 饮食和补充 限制水、钠，入液量 60～80ml/（kg•d），保持一定的血容量。保证热量≥70kcal/（kg•d），进食易消化吸收食物，少量多餐，病情重，难以进食者，予插胃管鼻饲。

4. 呼吸管理 加强呼吸道护理，保持呼吸道通畅。呼吸急促者用温湿化面罩给氧。如短时间内 $PaCO_2$ 迅速增高，PaO_2 降低，应及早气管插管机械通气。

5. 酸碱平衡 纠正同时存在的水、电解质紊乱及酸碱失衡。防治低血糖，纠正贫血。

（二）心律失常的治疗

1. 非持续性心律失常可不用抗心律失常药物。

2. 持续性室性心动过速、心室颤动、室上性心动过速，应用抗心律失常药物。

3. 考虑自主神经功能紊乱和神经源性心脏损害，一般慎用利多卡因、心律平和 ATP，出现室性 / 室上性心律失常时，选用胺碘酮等药物治疗。

4. 持续增快的窦性心动过速超过 230 次 /min，可谨慎使用半量的洋地黄来保护心脏功能。

5. 出现严重房室传导阻滞时，若心室率很慢（婴儿 < 60 次 /min，幼儿 < 50 次 /min，儿童 < 40 次 /min），可给予异丙肾上腺素［0.01～1μg/（kg•min）］，伴有低血压者可选用肾上腺素。

6. 对频繁心室颤动时可予以电击除颤复律，1～2J/kg 开始，一次电击无效，在原剂量加倍重复电击。对多次电击复律无效时，应积极准备安装临时起搏器。

（三）心肌营养和保护

1,6 二磷酸果糖有益于改善心肌能量代谢，促进受损细胞的修复，同时可使用大剂量维生素 C、泛醌（CoQ_{10}）、维生素 E、复合维生素 B 和磷酸肌酸等。

（四）心力衰竭的治疗

1. 强心药物的应用 由于手足口病重症病例出现心肺功能影响主要原因为交感神经亢进，血浆及神经末梢儿茶酚胺堆积，心脏可能存在神经源性损害。因此选择强心药物时，主要采用米力农。用法：负荷量 37.5～50μg/（kg•min）（10～30 分钟）；维持量 0.25～0.75μg/（kg•min）。当循环好转后可逐渐减停，总疗程一般为 1 周左右。

虽然洋地黄类药物是治疗心功能不全的首选药物，但鉴于 EV-A71 感染患儿心功能不全为神经源性心肌损害，因此对手足口病合并心功能不全时洋地黄类药物并非首选。持续心动过速超过 200 次 /min 时，可谨慎使用。一般使用洋地黄化量的半量。快化：毛花苷 C 0.02～0.03mg/kg，分 3 次静脉缓慢注射，首次用 1/3～1/2 量，余量分 2 次。各间隔 4～8 小时 1 次，末次给药后 12 小时开始用维持量。每日维持量为化量的 1/4，分 2 次口服或静脉给药。慢化：地高辛化量 0.02mg/kg，每日给予化量的 1/4，分 2 次口服，4～6 天后也可达到化量。每次给药前都要监测心率，当婴儿心率 < 90～100 次 /min，儿童 < 60～70 次 /min，停用，谨防洋地黄中毒。

2. 血管活性药物的应用

（1）儿茶酚胺类：手足口病重症病例合并周围循环不良时，可使用本品小剂量改善周围循环；而当血压下降时在容量补足后可使用本品中等剂量维持血压。

（2）多巴酚丁胺：对心脏 β_1 受体有相对选择性，具有加强心脏收缩力，增加心排血量的作用，较少引起心动过速及心律失常，不增加后负荷。常用剂量为 2～10μg/（kg•min）。

（3）去甲肾上腺素：主要激动 α 受体，对 β 受体激动作用很弱，具有很强的血管收缩作用，使全身小动脉与小静脉都收缩（但冠状血管扩张），外周阻力增高，血压上升。兴奋心脏及抑制平滑肌的作用都比肾上腺素弱。

（4）山莨菪碱与东莨菪碱：大剂量、短间隔使用山莨菪碱似乎更好地改善了外周循环，且不影响心率和血压，有利于心血管功能的稳定，但即使大剂量持续使用，也没有见到明显阿托品化的出现，分析可能与机体自主神经功能紊乱有关。0.3～1mg/（kg•次），每 15～30 分钟 1 次，而且一直使用到患儿肢体温暖才开始延长使用间隔。也可使用东莨菪碱［0.01～0.1mg/（kg•次）］，每 10～30 分钟 1 次。

（5）酚妥拉明：能显著降低外周血管阻力，增加血容量，增加组织血流量，改善微循环，改善内脏血流灌注，血压高时可使用。使用剂量为 2～50μg/（kg•min）。

3. 利尿剂

（1）呋塞米：静脉注射 1～2mg/（kg•次），必要时每日多次，或者静脉维持［0.1～0.4mg/（kg•h）］，注意补钾。

（2）氢氯噻嗪：口服 2～5mg/（kg•d），分 3 次，以间歇疗法为宜，即用药 3～5 天，停药 2～3 天。

（3）螺内酯：口服 1～3mg/（kg•d），分 3 次服用。

四、心源性休克的治疗

（一）一般治疗

1. 保持安静，减少氧耗 镇静剂常用 10% 水合氯醛 50mg/kg 保留灌肠，地西泮 0.3～0.5mg/kg 静脉注射或保留灌肠，必要时咪达唑仑 1～6μg/（kg•min）静脉维持或吗啡 0.1～0.2mg/kg 皮下或肌内注射。

2. 改善机体供氧，纠正酸碱失衡 保持呼吸道通畅体位，给氧，维持动脉氧分压 ≥70mmHg。由于血红蛋白由 80g/L 增至 120g/L 时机体携氧能力可提高 50%，因此需及时纠正贫血。酸中毒可降低心肌收缩力，应注意纠正酸中毒，过去主张出现高碳酸血症和酸中毒时气管插管机械通气。目前主张及早气管插管机械通气，增加供氧，减少呼吸做功和氧耗，从而减轻心脏负担。

（二）液体复苏和液体限制

对于危重症来说，多数情况需使用脱水剂、利尿剂，并限制液体入量。但有时也存在绝对有效循环血量不足。因此，抢救心源性休克也需要容量复苏。但是与其他类型休克不同，心源性休克时的液体复苏所用液体量和速度均应谨慎。尽可能在监测中心静脉压、肺动脉楔压、心排血量等血流动力学情况下进行液体复苏。首批液体 5～10ml/kg，于 30 分钟内静脉滴注，若休克状态无改善可重复 1 次。如患儿血压回升，四肢转暖，尿量增多，应减慢输液速度。若患儿输液后休克症状加重，或出现肺部啰音，或原有啰音增多，也应减慢输液速度，必要时用利尿剂。仔细评估心肺功能和循环状态后再决定输液量和速度。有条件时最好做床旁超声心动图了解心功能。休克纠正后应限制液体量，每日入量宜控制在 1 200ml/m^2。另外，低血钾、低血镁是室性心律失常的促发因素，有可能使原有心源性休克加重，应积极纠正。

（三）针对心源性休克病因的治疗

在积极稳定心源性休克患儿血压及重要器官组织灌注的同时，迅速查找病因，立即进行对因治疗至关重要。

1. 纠正严重心律失常 快速性心律失常首选电复律或经食管心房超速抑制恢复窦性心律，室性心动过速可用胺碘酮。抗心律失常药一般都具有负性肌力作用，所以慎用于心源性休克，缓慢心律失常或严重室性心律失常时，应尽快安装临时起搏器，病情常可迅速改善。注意纠正酸碱平衡及电解质紊乱和稳定内环境等治疗。

2. 正性肌力药物 心肌收缩力减低时需根据血流动力学状态选择使用正性肌力药物。

（1）磷酸二酯酶抑制剂：该类药物通过抑制磷酸二酯酶的作用，使心肌细胞内环磷酸腺苷（cAMP）浓度升高，促使钙离子内流而增强心肌收缩力，而且增加每搏量的同时不增加心率，对肾上腺素受体无刺激作用。因为 EV-A71 感染所致心肌功能减低是自主神经过度兴奋，儿茶酚胺大量释放的结果，所以选用磷酸二酯酶抑制剂作为正性肌力药物更为合适。临床常用米力农，但因其扩血管作用可使血压降低，所以当血压低时不宜单独应用，可待低血压纠正后应用或与多巴胺、多巴酚丁胺联合使用，使用过程中监测血压。

（2）儿茶酚胺类：①多巴胺：剂量范围为 1～20μg/（kg•min）。作用与剂量大小有关，小剂量 2～4μg/（kg•min），兴奋多巴胺受体，使正常人肾小球滤过率和肾血流量增加，但对休克的作用有质疑，近年来认为用于感染性休克患者，无肾脏保护作用；中剂量 5～10μg/（kg•min），兴奋 β 受体，心肌收缩力增强，心率增快，同时扩张肾血管，尿量增加；大剂量 >10μg/（kg•min），兴奋 α 受体为主，使外周血管收缩，血压升高。②多巴酚丁胺：剂量范围为 1～20μg/（kg•min），常用 5～10μg/（kg•min）。主要作用 β 受体，也有兴奋 α 受体作用，可增强心肌收缩力，对心率和外周血管阻力影响轻微，室性心律失常发生率较低，较大剂量有缩血管和扩血管双重作用。临床上常与多巴胺联合应用，可更有效增加心肌收缩力。③洋地黄制剂：洋地黄类药物对心源性休克的初始治疗不起作用，而且有效剂量和中毒剂量接近，一般不主张用于心源性休克患者，但当心源性休克合并充血性心力衰竭、室上性心动过速或房颤，经用多巴胺、多巴酚丁胺无效时，可给予洋地黄制剂，并应小于常规用量，可按饱和量的 1/2～2/3 计算。

（3）抑制心肌炎症：采用免疫疗法，可用肾上腺皮质激素，如甲泼尼龙 2～4mg/（kg•d），静脉滴注，病情严重者可用冲击剂量 10～20mg/（kg•d）。丙种球蛋白 1mg/（kg•d），静脉滴注，连用 2 天，也可用 400mg/（kg•d），静脉滴注，连用 5 天。

（4）心肌营养和保护：详见相关章节。

（四）体外机械辅助装置

休克时应用各种辅助装置是现代休克治疗的进展之一，可使各种难治性休克得到暂时缓解。主要有主动脉内球囊反搏（IABP）、经皮左心室辅助装置（LVAD）、体外膜氧合（ECMO）等。

（五）重要脏器功能支持治疗

1. 维持血流动力学稳定，保证脏器有效灌注是改善脏器功能根本。

2. 应该迅速启动脏器功能支持治疗，尽快纠正酸碱失衡和电解质紊乱。

3. 呼吸支持是合并呼吸衰竭患者的基本治疗措施，建议合理选择机械通气时机。

4. 对合并急性肾功能损伤患者，需尽早启动床旁连续性肾脏替代治疗。

（六）针对颅内病变的治疗

因手足口病的心功能异常是神经源性的，在抢救心源性休克的同时，必须针对颅内病变进行治疗，重点是脑水肿和颅内高压的治疗。

五、胃肠出血的治疗

（一）一般措施

1. 一般处理 吸氧，平卧休息，有休克者略抬高双下肢。保持安静，注意保暖。

2. 饮食控制 出血量大者宜禁食；少量出血者可进食流质、半流或软食。

3. 观察意识、皮肤和甲床色泽，外周静脉充盈等全身情况；注意有否继续出血；记录呕血、便血、尿量和出入液量。

4. 监测 测量血压、脉搏、呼吸、体温、血氧饱和度等生命体征，有条件时监测中心静脉压。休克者每15～30分钟测量1次，平稳后2～3小时测量1次。

5. 检测 血常规、网织红细胞、血细胞比容、血型、血电解质、肝肾功能，并动态观察其变化。

6. 对症处理

（1）腹胀者：必要时留置胃管予胃肠减压，肛管排气或以0.9%氯化钠注射液50～100ml灌肠。可酌情使用酚妥拉明改善肠道微循环，用量：0.2～0.5mg/（kg•次），加5%～10%葡萄糖注射液50～100ml静脉滴注，必要时4～6小时重复。

（2）维持水电解质酸碱平衡，静脉营养支持，保证足够的水分和热能供应。

（二）积极补充血容量，维持血压正常

1. 0.9%氯化钠注射液20ml/kg，于15～30分钟输入；必要时可重复2～3次，失血性休克应尽快输血，对于累及中枢神经系统的病例，应酌情减慢扩容的速度，在扩容过程中密切注意肺水肿的发生。

2. 低分子右旋糖酐15～20ml/kg，每天1～2次。亦可予输注白蛋白。

3. 当失血量超过20%以上时即可发生失血性休克，如血红蛋白<70g/L或血细胞比容<25%时应尽快予以输入浓缩红细胞或全血。

4. 酌情应用多巴胺/多巴酚丁胺5～10μg/（kg•min）持续静脉滴注维持血压在正常范围。

（三）抑制胃酸分泌和保护胃黏膜

1. 质子泵抑制剂 如奥美拉唑0.6～0.8mg/kg，每天1次静脉注射。

2. H_2受体阻滞剂 选用西咪替丁每天10～20mg/kg；或法莫替丁每天0.8～1.0mg/kg；或雷尼替丁每天6～7.5mg/kg；每天分2次静脉滴注，连用3～5天。

3. 胃黏膜保护剂 如硫糖铝等。

4. 止血

（1）局部用药：可用8mg去甲肾上腺素加入冷冻生理盐水100ml，经胃管注入或口服，保留半小时后抽出，可多次重复。亦可予凝血酶200U加入冷生理盐水10ml鼻管注入或口服，4～8小时可重复1次。

（2）止血药：酌情联合应用下列药物2～4种，如血凝酶、维生素K、酚磺乙胺、卡巴克络和氨基己酸或氨甲苯酸。

（3）生长抑素及其衍生物：经上述处理未效或大量出血者可选用施他宁首剂250μg加入5%葡萄糖注射液10ml缓慢静脉推注，然后以每小时3.5μg/kg维持；或予善宁首剂100μg加入5%葡萄糖注射液10ml缓慢静脉推注，然后以25μg/h维持。一般止血后维持48～72小时可停用。

（4）内镜止血：必要时可在胃镜检查直视下选用喷洒药物、硬化剂、电灼、激光或机械止血等方法。

（5）介入治疗：对少数消化道出血经非手术治疗无效，有条件的单位可通过介入治疗止血。一般对弥漫性毛细血管出血可采用灌注血管收缩剂止血；对动脉性出血以及因病变累及局部血管而引起收缩剂反应不良者可选用血管栓塞治疗。如为胃十二指肠溃疡出血，一般采用明胶海绵颗粒经胃十二指肠上动脉栓塞。

六、弥散性血管内凝血的治疗

（一）治疗原发病及去除诱发因素

积极治疗原发病、去除诱发因素是终止弥散性血管内凝血（DIC）病理过程的重要措施，如控制继发感染等。

（二）改善微循环

低分子右旋糖酐不但能扩充血容量、疏通微循环，还有降低血液黏稠度、减低血小板黏附和抑制红细胞凝集等作用，因而可以改善微循环，防止或减少血栓形成。首次剂量为10ml/kg静脉滴注，以后每次5ml/kg，每6小时1次，全日量不超过30ml/kg。

（三）纠正酸中毒

DIC多伴有酸中毒，往往也是肝素治疗失败的原因之一。因此，应及时发现酸中毒并予以纠正，常用5%碳酸氢钠溶液。

（四）应用血管活性药物

血管扩张剂可解除血管痉挛，改善微循环，常用山莨菪碱、异丙基肾上腺素和多巴胺等。

（五）抗凝治疗

抗凝治疗的目的是阻止凝血过度活化、重建凝血-抗凝平衡、中断DIC病理过程。一般认为，DIC的抗凝治疗应在处理基础疾病的前提下，与凝血因子补充同步进行。

（1）抗血小板聚集药物：此类药物能阻抑血小板黏附和凝集，减轻微血栓形成，从而抑制DIC的发展。临床对轻型DIC、疑似DIC而未肯定诊断者或高凝状态者，在控制原发病的基础上可单独应用此类药物治疗。常用药物有：①阿司匹林：剂量为每日10mg/kg，分2～3次口服，持续用至血小板数恢复正常后数日才停药；②双嘧达莫（潘生丁）：剂量为每日 10mg/kg，分次口服。

（2）肝素的应用：肝素可与抗凝血酶Ⅲ（AT-Ⅲ）结合形成复合物而起抗凝作用，对凝血 3 个阶段均有抑制作用，并可抑制血小板聚集、裂解和促使纤维蛋白溶解。通常在给药 1～3 小时后约 50% 因灭活而失效，4～6 小时即经肾排完。

（3）肝素常用方法为：每次 60～125U/kg（1mg = 125U）加人等渗氯化钠或 10% 葡萄糖注射液 50～100ml 中静脉滴注，约 1 小时滴完，每 4～6 小时 1 次；或先以 50～75U/kg 静脉滴注然后每小时以 15～25U/kg 速度持续静脉滴注；或每次 50～100U/kg 皮下注射，每 4～6 小时 1 次。也可应用低分子肝素 75U/（kg·d）。

（4）在应用肝素期间必须密切观察病情并监测凝血功能，普通肝素使用的血液学监测最常用者为活化部分凝血活酶时间（APTT），肝素治疗使其延长为正常值的 1.5～2.0 倍时即为合适剂量。普通肝素过量可用鱼精蛋白中和，鱼精蛋白 1mg 可中和肝素 125U。若出血仍不减轻 15 分钟后可再注射 1 次鱼精蛋白。

（5）适应证：① DIC 早期（高凝期）；②血小板及凝血因子呈进行性下降，微血管栓塞表现（如器官功能衰竭）明显者；③消耗性低凝期但病因短期内不能去除者，在补充凝血因子情况下使用；④除外原发病因素，顽固性休克不能纠正者。

（6）禁忌证：①颅内或脊髓内出血、肺结核空洞出血、溃疡出血；②伴有血管损伤或新鲜创面的患儿；③ DIC 晚期以继发性纤溶为主者；④原有重度出血症，如血友病等。

（7）停药指征为：①诱发 DIC 的原发病已控制或缓解；②用药后病情好转，出血停止，血压稳定；③凝血酶原时间和纤维蛋白原恢复正常或接近正常（前者一般于 24 小时内恢复，后者于 1～3 天恢复）时即可逐渐减量至停药。用药时间一般可持续 3～7 天。血小板回升缓慢（数天至数周）不宜作为停药的指征。

（六）抗凝血因子的使用

已应用于临床的有：①抗凝血酶Ⅲ（AT-Ⅲ）浓缩剂：用于 DIC 早期补充 AT-Ⅲ并可提升肝素的疗效；②蛋白 C 浓缩剂：主要用于革兰氏阴性杆菌感染合并 DIC 同肝素联合应用取得了较好的效果。

（七）替代疗法

替代治疗以控制出血风险和临床活动性出血为目的。适用于有明显血小板或凝血因子减少证据且已进行病因及抗凝治疗、DIC 未能得到良好控制、有明显出血表现者。

（1）新鲜冷冻血浆等血液制品：每次 10～15ml/kg，也可使用冷沉淀。纤维蛋白原水平较低时，可输入纤维蛋白原：首次剂量 2.0～4.0g，静脉滴注。24 小时内给予 8.0～12.0g，可使血浆纤维蛋白原升至 1.0g/L。

（2）血小板悬液：未出血的患者若血小板计数 $<20\times10^9/L$，或者存在活动性出血且血小板计数 $<50\times10^9/L$ 的 DIC 患者，需紧急输注血小板悬液。

（3）AT-Ⅲ浓缩剂：用于 DIC 早期补充 AT-Ⅲ并可提升肝素的疗效。

（4）蛋白 C 浓缩剂：主要用于革兰氏阴性菌感染合并 DIC，同肝素联合应用取得了较好效果。

（八）抗纤溶药物

此类药物的主要作用是阻碍纤溶酶原转变为纤溶酶，抑制纤维蛋白的分解，从而防止纤维蛋白溶解亢进性出血。DIC 时继发性纤溶亢进是机体防止血管内凝血的一种生理性保护功能，有助于防止或消除血管内纤维蛋白栓塞，因此在 DIC 时，特别是在早期高凝状态，应禁用抗纤溶药物；若病情发展并出现纤溶为主时，最后在肝素化的基础上慎用纤溶抑制剂，可能有助于 DIC 后期的治疗。一般可选用氨基己酸，每次剂量为 0.08～0.12g/kg，缓慢静脉注射或稀释后静脉滴注。亦可采用对羧基苄胺、氨甲环酸或抑肽酶。

（九）溶栓治疗

以血栓形成为主要表现且疗效不好，或 DIC 后期，器官功能恢复缓慢、又有明显血栓形成者，应考虑溶栓治疗。

（1）尿激酶：首剂 4 000U/kg，静脉注射，之后 4 000U/h 静脉持续滴入，可连用 3～5 天。

（2）单链尿激酶：纤维蛋白选择性溶栓剂，80mg 溶于 5% 葡萄糖注射液静脉滴注，持续 60～90 分钟，每天 1～2 次，可持续 3～5 天。

（3）组织型纤溶酶原激活物（t-PA）：首剂 100mg 静脉注射，此后 50mg/h 持续静脉滴注 2 小时，第 2～3 天可酌情重复。

（十）其他治疗

糖皮质激素治疗：不作常规应用，但下列情况可予以考虑：①基础疾病需糖皮质激素治疗者。②脓毒症休克合并 DIC 已经有效抗感染治疗者。③并发肾上腺皮质功能不全者。总之早期诊断、及时治疗是提高 DIC 治愈率的关键。

七、继发感染的预防和治疗

重症手足口病患儿，尤其是危重症患儿，由于使用大剂量激素、气管插管机械通气及其他有创性操作治疗，进一步加大了继发细菌、真菌等其他病原微生物感染的风险。继发感染后可使病情急剧恶化，出现多器官功能障碍甚至死亡。因此，在治疗过程中必须重视预防继发感染，一旦发生继发感染，要合理使用抗生素，为患者赢得最大成功救治机会。

（一）继发感染的预防

1. 密切注意感染征象，如热退后再发热、不能解释的腹泻、出现中毒性肠麻痹、休克征象、原因不明的外周血白细胞计数增高等，都应仔细查体，及时进行血、尿、大便、痰培养和真菌检查，及时进行胸部 X 线检查。婴幼儿血脑屏障发育未完善，有无法解释的神志、精神改变时，应注意除外颅内感染，必要时行脑脊液检查。

2. 对气管插管和机械通气的患者，下列措施可能有助于减少医院内感染的发生：①与经鼻腔气管插管相比，经口腔气管插管可降低呼吸机相关肺炎的发生率；②使用带套囊的气管导管，并保持适宜的套囊内压力，可以防止导管周围病原菌进入下气道；③避免异常脱管、掌握好拔管指征，避免反复插管，可减少呼吸机相关肺炎的发生；④积极清除口腔分泌物可降低早发呼吸机相关肺炎的危险；⑤缩短气管插管和机械通气时间，需长时间机械通气时，呼吸机管道定期更换；⑥保持重症监护室（ICU）中足够的工作人员，可缩短患者住 ICU 的时间，降低呼吸机肺炎的发生率。

（二）常见病原菌的敏感抗生素

病原菌以革兰氏阴性杆菌多见，约占 70%。常见病原菌包括大肠埃希菌、肺炎克雷伯菌、铜绿假单胞菌及不动杆菌。革兰氏阳性球菌约占 30%，常见病原菌包括：金黄色葡萄球菌、屎肠球菌等。

1. 大肠埃希菌 2020 年，中国细菌耐药监测网（CHINET）监测的我国 54 家医院分离的 251 135 株菌株中，大肠埃希菌占比 19.69%，分离率排名第 1。45 459 株大肠埃希菌对抗菌药物的耐药率前三位分别为氨苄西林达 84.9%、哌拉西林 72.2%、环丙沙星 57.4%，头孢吡肟、头孢他啶耐药率分别为 25.9%、25.7%，头孢哌酮 - 舒巴坦、哌拉西林 - 他唑巴坦、美罗培南、亚胺培南、多黏菌素 B、替加环素等耐药率均较低。

2. 肺炎克雷伯菌 2020 年，CHINET 监测的我国 54 家医院分离的 251 135 株菌株中，肺炎克雷伯菌占比 14.81%，分离率排名第 2。42 489 株克雷伯菌属对抗菌药物的耐药率前三位分别为氨苄西林达 91.9%、头孢噻肟 48.5%、哌拉西林 48.1%，哌拉西林 - 他唑巴坦、头孢哌酮 - 舒巴坦、美罗培南、亚胺培南耐药率分别为 26.3%、26.0%、22.4%、21.5%，头孢他啶 - 阿维巴坦、替加环素、多黏菌素 B 耐药率均较低。

3. 金黄色葡萄球菌 2020 年，CHINET 监测的我国 54 家医院分离的 251 135 株菌株中，金葡菌占比 9.26%，分离率排名第 3。7 170 株耐甲氧西林金葡菌（MRSA）对抗菌药物的耐药率依次为苯唑西林 100%、青霉素 100%、环丙沙星 36.1%、左氧氟沙星 35.3%、利福平 12%、替加环素 0、替考拉宁 0、利奈唑胺 0、万古霉素 0。

4. 铜绿假单胞菌 2020 年，CHINET 监测的我国 54 家医院分离的 251 135 株菌株中，金葡菌占比 8.42%，分离率排名第 4。而 21 152 株铜绿假单胞菌对抗菌药物的耐药率前五位分别为替卡西林 / 克拉维酸 30.0%、亚胺培南 23.2%、头孢哌酮 22.7%、氨曲南 21.8%、美罗培南 19.3%。而头孢哌酮 / 舒巴坦、哌拉西林 / 他唑巴坦、环丙沙星耐药率较低，分别为 14.0%、13.3%、12.8%；庆大霉素、阿米卡星、多黏菌素耐药率均低于 10%，依次分别为 8.3%、4.5%、1.1%。

5. 不动杆菌 2020 年，CHINET 监测的我国 54 家医院分离的 251 135 株菌株中，鲍曼不动杆菌占比 7.91%，分离率排名第 5。而 22 948 株不动杆菌中对哌拉西林 / 他唑巴坦、美罗培南、亚胺培南、头孢他啶、左氧氟沙星、阿米卡星、头孢哌酮 / 舒巴坦耐药率均较高，大于 45%。替加环素、黏菌素耐药率较低，分别为 2.9%、1.0%。

（三）继发感染抗生素应用原则

1. 尽早查明感染病原，根据病原种类及细菌药物敏感试验结果选用抗菌药物。
2. 按照药物的抗菌作用特点及其体内过程特点选择用药。
3. 抗菌药物治疗方案应综合患者病情、病原菌种类及抗菌药物特点制订。

参考文献

1. 国家卫生健康委员会. 手足口病诊疗指南（2018 年版）[J]. 传染病信息，2018，31（3）：193-198.
2. 中华医学会儿科学分会感染学组，国家感染性疾病医疗质量控制中心. 疱疹性咽峡炎诊断及治疗专家共识（2019 年版）[J]. 中华儿科杂志，2019，57（3）：177-180.
3. 李秀惠. 手足口病中西医基础与临床 [M]. 北京：人民卫生出版社，2014.
4. 中华医学会儿科学分会急救学组，中华医学会急诊医学分会儿科学组，中国医师协会儿童重症医师分会. 儿童脓毒性休克（感染性休克）诊治专家共识（2015 版）[J]. 中华实用儿科临床杂志，2015，30（22）：1687-1691.

5. 蒋荣猛，张育才，王荃，等. 手足口病治疗[J]. 中国临床医生杂志，2018，46(7)：763-767.
6. 王卫平. 儿科学[M]. 9版. 北京：人民卫生出版社，2018.
7. 中华医学会心血管病学分会心血管急重症学组，中华心血管病杂志编辑委员会. 心源性休克诊断和治疗中国专家共识(2018)[J]. 中华心血管病杂志，2019，47(4)：265-277.
8. 中华医学会血液学分会血栓与止血学组. 弥散性血管内凝血诊断与治疗中国专家共识(2012年版)[J]. 中华血液学杂志，2012，33(11)：978-979.

下篇

第九章

中医对发热伴出疹性疾病的认识

第一节 斑疹与发热伴出疹性疾病

作为传染病的一种特殊而重要的体征，“发热伴出疹”早就为历代医家所重视。中医医籍中有许多记载，但古人常常以“斑疹”并称：一是由于对“斑”与“疹”的辨析，并不是特别清晰；二是临床上，有时候“斑”“疹”互见，难以截然分开。因此，在涉及我国历代文献时，本书采用“斑疹”这一诊断学术语，来讨论“发热伴出疹性疾病”。

一、斑疹的概念辨析

有关疹的概念，较早载于《黄帝内经》：“少阳司天，客胜则丹胗外发”。《手足口病中西医基础与临床》曾把王叔和《伤寒例》中的“小人触冒，必婴暴疹”，误解为张仲景在《伤寒论》中描述手足口病。其实，这句话的意思是：不懂养生的人，触冒四时之邪气，就必然有暴病之灾（见《刘渡舟伤寒论讲稿》）。

有关斑的概念，较早记载于《金匮要略》，张仲景以“面赤斑斑锦纹”描述阳毒发斑的症状。巢元方在《诸病源候论》中设专口章节讨论了温热类疾病的发斑，并记载了治疗斑疹不宜用发表药的观点。《备急千金要方》记载了根据斑疹的色泽来判断疾病预后的案例。此后，李杲、张从正、朱震亨、张介宾等医家均对斑疹的病因、病机、用药等进行了探讨与补充。明末吴有性著《温疫论》一书，专口讨论急性传染病的证治；他认为，发斑的病因乃是伏邪在血分不能外透，对斑疹病因的认识发展到了一个新的高度。到了清代，余霖认为热疫有斑疹而伤寒无斑疹，前贤所载斑疹均是温热斑疹，统于伤寒之下而已，纵非温热，亦是寒邪化热，不可以伤寒发表治之。

斑疹作为温病的一种特殊而重要的体征，人们对斑疹的概念也越来越明晰，辨证体系越来越完整，治疗方法也越来越成熟。但中医古籍中，与斑疹概念存在混淆的还有“丹毒”与“疮”两大类皮肤症状。根据《中医大辞典》，丹毒应该具有边缘清晰、灼热、痛痒兼作、蔓延迅速的特点；疮泛指一切外科疾患，疮者伤也，具有肌肉腐坏痛痒的特征，所以与斑疹应该有所区别，不纳入本研究的讨论范围。除了表现在皮肤表面的斑疹外，还有一种脏腑内斑，指的是斑发生在人体脏器膜上，而皮肤没有斑点显现。脏腑内斑在文献中记载较少，清代医家邵仙根认为此证很罕见，多发生于痘疫病中，是邪伏膜原，毒凝气滞所致；吴贞（字坤安）记载它的症状是“脉短滑，似躁非躁，外证口干目赤，手足指冷，烦躁气急，不欲见火，恶闻人声，耳热面红，或作寒噤，或作喷嚏，昏不知人，郑声作笑”。

（一）形态特征

古人曾尝试着去区分斑与疹，如叶桂从大小、形态及病邪深浅上探讨斑、疹的不同，章楠、陆子贤就病因病机方面对两者进行区分。但是，发疹虽然邪在气营两分，当营热进一步加深，热邪从气分转入营血两分时，则疹转化为斑，或夹斑带疹，所以疹与斑难以截然区分。因此，医籍中常常斑疹并称。

斑，发出时颜色或鲜红或绛红或紫红甚至发黑，形态、大小不一，常相互融合，点大成片如锦纹，消退期转为暗淡的褐色或黄栋色，有触目之形，而无碍手之质，多属于出血性病变，故压之不退色。疹，色粉红如蔷薇，形如针帽，琐碎细小，不相融合，稍隆起碍手，多属于充血性病变，故压之退色，消退后会出现局部皮肤脱屑。

此外，根据其颜色和出现的情况，斑可分为红斑、紫斑、黑斑、蓝斑、伏斑、内斑等。红斑：经血热则色红，热毒重则色深红；热毒尤重则色娇红，艳如胭脂。紫斑：络血热则色紫。黑斑：络血热而毒瘀则色黑。蓝斑：毒瘀甚则色青如蓝。伏斑：斑伏于肌肉之内，云头隐隐，肌肤不明显者。内斑：斑发于肠胃咽膈之间，肌肤不得而见者。疹之种类亦很多，如丹、瘖等，皆属疹类，色红而片连者为丹，色红形如粟米肿而作痒者为瘖。

（二）病因病机

关于斑，张仲景认为发斑的致病因素是“阳毒”；巢元方认为是人体感触冬月寒毒或温毒，伏而不发，至春夏外邪引动发为斑；李杲认为发斑的原因有“下之太早”“失下”与“胃热胃烂”3 种；张从正认为病因是“心经受热”；张介宾认为误表、误下、误清、误补皆能成斑；吴有性认为伏邪在血分不能外透，所以发斑。

关于疹，《黄帝内经》认为是“少阳司天，客胜……外发”。其后则斑疹并列，进行辨析。叶桂（1666—1745）认为，发疹多属气分病变，发斑多属血分病变。吴瑭（1758—1836）认为，太阴温病误汗，汗不出者必发斑疹。章楠（生卒年不详，稍晚于吴瑭）认为，温邪自膜原入胃而发斑，或兼风热入于经络而为疹，热闭营中，多成斑疹，火不郁不成斑疹。陆子贤（1844—1911）认为，疹属太阴风热，斑属阳明热毒。现代医家刘仕昌（1914—2007）认为，脾主肌肉，热郁阳明，内迫营血，则血从肌肉外溃成斑，属营血两潘；肺主皮毛，邪热郁肺，内窜营分，血从表皮血络出而成疹，属气营同病。周耀庭（1930—）认为，发疹属卫营同病，发斑为气血同病，斑疹同见为邪气浅深不一，几乎涉及卫气营血各层。

综上所述，可知斑疹之发，必有热毒入营，郁而不发的病机，其发生发展与热邪的深浅程度关系密切。斑与疹均出现于肌肤表面，但成因有异，形态也有区别，二者的形态及病机区别见表 9-1。

表 9-1 中医温病斑与疹的形态及病机区别

	斑	疹
形态	颜色或鲜红或绛红或紫红甚至发黑，压之退色，形态、大小不一，常相互融合，大则成片如锦纹。有触目之形，而无碍手之质。消退期转为暗淡的褐色或黄棕色，无皮肤脱屑现象	色粉红如蔷薇，压之不退色。形如针帽，琐碎细小，不相融合。稍隆起碍手，消退后会出现局部皮肤脱屑
病机	营血两燔；斑属胃，阳明热毒，从肌肉而出	气营同病；疹属肺，太阴风热，从血络而出

二、斑疹的病情判断

明代吴有性指出，发斑疹作为毒邪外透的指征，可用下法使壅闭开通，则卫气疏畅，内闭之毒邪外透为斑而解。叶桂通过观察斑疹、白痦的色泽、形态、分布、兼症等判断病情轻重与预后，如斑疹色泽红润为吉、紫黑为凶，斑疹透出而神清者为病将向愈的顺证，斑疹出而神昏为邪盛正衰之候、为逆证；对于白痦湿热伤肺或湿郁卫分的症状，如水晶色者为顺证，色白如枯骨者凶。余霖认为，斑疹松浮者虽紫黑成片可生，紧束者纵不紫黑亦死。斑疹色泽红活荣润，表示正气尚盛，热邪有外透之机，是为顺证；色泽艳红如烟脂者，提示血热较炽盛；若赤中带紫色如鸡冠花，为热毒深重的表现；若色紫发黑，多是火毒极盛的危急重症；如果色黑隐隐，边上发红，用大剂清营转透之品也可转为红色；颜色虽黑，但不乏光泽的，为气血尚充，治疗得法尚望可救；色黑晦暗，则属于死色，元气衰败，热毒固结，难为救治。在分布上，稀疏均匀者，为热毒尚浅，为顺证；若稠密融合成片，则是热毒深重之象，预后不佳。故斑疹“红轻，紫重，黑危”色泽变深，表示病情加重；融合成片，表示热毒转盛。同时，临床上还应当结合实际，参考其他症状综合分析，如叶桂提到斑疹发出伴随神情清爽为顺，若斑疹出而神昏，是正不敌邪、内陷之逆证，或者是胃干涸的缘故。斑疹对于温热类疾病具有诊断意义，其形态、色泽与分布情况可以反映邪气的轻重，正气的盛衰以及病势的顺逆。斑疹形态松浮、朗润，如洒于皮者，为邪轻病浅；若紧束有根，摸起来如履透针，如矢贯的者，是热毒深重难解，预后不良。

总的来说，是斑重而疹轻。斑深，多自胃中发出，属营血分病变；疹浅，多自肺中发出，属营气分病变。叶桂曾说：“斑属血者恒多，疹属气者不少。”章楠也说：“热闭营中，故易成斑疹。斑从肌肉而出，属胃；疹从血络而出，属肺。”对病情的判断，还要结合颜色形态和证候来辨别。

（一）色泽方面

色和泽是说的两个问题。色是指颜色浅深，它能表示热毒的轻重，一般来说，红轻紫重，黑更重，青蓝最重，所以方书有“色红者胃热，紫者热极，黑者胃烂”的说法。何廉臣也曾说：“红斑九生一死，紫斑五死五生，黑斑九死一生，若杂蓝斑黑烂者必死。”

泽是指润泽的程度，它能表示津液存亡的情况，凡光滑润泽者，为津液尚存，气血尚能通畅，干滞晦暗者，为津液已枯，气血不能通畅，病情严重。

色和泽两方面，尤其泽的方面，对诊断上的意义更为重要。红色：红活荣润，分布均匀者为顺，晦暗干燥者为逆。紫色：鲜明朗润者，虽属热毒炽盛，而气血尚能托邪外达，晦暗不齐者，为毒火内郁，气血不能外达。黑色：黑色为热毒亢极、营血郁滞之象，若黑而光亮润泽者，营阴未败；若晦暗干枯者，气阴皆伤多凶。蓝色：蓝色即青色，其辨证与黑色同，惟较黑色更重，多属气血败坏，火毒郁滞不透之证。

（二）形态方面

斑疹出后，其形宜松浮洒于皮面，肌肉松弛，津津有汗者，是邪热外透之象，若根脚牢固，深结于里，肌肉紧敛，无汗者，是邪郁不达之象。所以余霖曾说：予断生死，则又不在斑之大、小、紫、黑，总以其形之松浮紧束为凭耳。如斑一出，松活浮于皮面，红如朱点纸，黑如墨涂肤，此毒之松活外现者，虽紫黑成片可生；一出虽小如粟，紧束有根，如履底透针，如矢贯的，此毒之有根锢结者，纵不紫黑亦死。

三、斑疹的中医治疗

对于斑疹的治疗，随着医学的发展、认识的积累而进步。

张仲景认为，斑为阳毒，升麻鳖甲汤主之。升麻味辛、甘，性微寒，逐秽，辟百邪，解百毒；佐以当归行血化瘀，甘草解热毒；加鳖甲以护营阴，以蜀椒、雄黄等猛烈之品，攻毒透表。此后，葛洪《肘后备急方》黑膏治疗温毒发斑；《外台秘要》收录天行发斑方 3 首，温病发斑方 7 首。基本治疗思路是：发斑的病机是“毒气不得发泄”，用药配伍以辛散为主，走气分散表邪，以苦寒直清里热，用生地、知母、鳖甲等顾护营阴。

到了宋代，朱肱在发散药物中伍以苦寒滋阴，养阴药的配伍比重较前人增加，如运用化斑汤、阿胶大青汤、元参升麻汤等；又提到“与紫雪大妙，可下者与调胃承气汤”，重视清疏血分以透斑。元代张从正根据斑色辨别轻重，轻者用越桃饮，重者用大青四物汤、元参升麻汤。朱震亨则是以三焦为依据，“白虎、泻心、调胃承气从长而用之”，重在清泄里热以保护脾胃正气。明代张介宾“善用犀角[1]地黄汤治疗发斑”，认为该方不但能够凉血解毒，还能解表散邪，于发斑最为适宜。吴有性认为，治疗斑疹应该缓下，若下之过猛，造成斑毒内陷，当用托里举斑汤；同时注重清热解毒，运用元参犀角汤、黄连解毒汤、升麻葛根汤等。

清代温病学家认为，斑疹是温热毒邪郁于营血两分，治疗当清解热毒、凉血散血，注重轻灵清透，慎用升提、发散、壅补之品。余霖治疗疫疹主张重用石膏，杀其炎炎之势，同时注重滋阴救阴，以促进热邪外透，制清瘟败毒饮治疗热盛斑重。《温病条辨》进一步阐明：“吴又可有托里举斑汤，不言疹者，混斑疹为一气也。考温病中发疹者，十之七八。发斑者十之二三。盖斑乃纯赤，或大片，为肌肉之病，故主以化斑汤，专治肌肉；疹系红点高起，麻、瘖、痧皆一类，系血络中病，故主以芳香透络，辛凉解肌，甘寒清血也。”陆子贤认为，斑宜清化，不宜提透；疹宜透发，不宜托补。

现代以来，赵炳南善于运用卫气营血辨证治疗各种丘斑疹类皮肤病及急性感染性皮肤病，创制出一系列经验方，如解毒清热汤、解毒清营汤、解毒凉血汤、解毒养阴汤、凉血五根汤、凉血五花汤、化斑解毒汤等，临床应用疗效显著。周耀庭将斑疹分为疫疹、温病斑疹、杂病斑疹、皮肤病斑疹。疫疹包括猩红热、麻疹、手足口病等；温病斑疹包括败血症、肠伤寒、细菌感染、病毒感染等；杂病斑疹包括过敏性紫癜、血小板减少性紫癜等；皮肤病斑疹包括荨麻疹、色素性紫癜性皮肤病等。其擅长治疗过敏性紫癜、血小板减少性紫癜、色素性紫癜性苔藓样皮病、猩红热、湿阻膜原皮疹等疾病。周仲瑛从瘀热论治各种血液病，其中较多病例含有发斑症状。刘仕昌治疗斑疹结合现代西医诊断，认为治斑宜清泄胃热、凉血化斑，用化斑汤加减，热毒深重者加生地黄、牡丹皮、赤芍、大青叶。对于伤寒、恙虫病发斑，往往夹有湿邪，可加茵陈、薏苡仁、滑石、扁豆花、芦根等。治疹当宣肺达邪，清营透疹，用银翘散去豆豉、荆芥宣肺热，加生地黄、牡丹皮、大青叶、玄参以解毒凉营。对于麻疹出疹可加紫草、蝉蜕、葛根；登革热出疹常加青蒿、葛根、紫草、红花等；流行性

[1] 犀角：现为禁用品。下同。

出血热或出血症状明显者加紫草、丹参、田七。若斑疹并见，以化斑为主，兼以透疹。

此外，现代一些学者将温病学的斑疹辨证及治疗方法运用于皮肤病的诊疗中。瞿幸认为，玫瑰糠疹初期属风热，可用银翘散加减，较重者属血热，可用化斑汤或清营汤加减；日光性皮炎多为气分热盛之证，治宜三石汤加减；丘疹性湿疹证属血热生风，处清营汤、清营凉膈散加减；急性湿疹、接触性皮炎、夏季皮炎证属中焦湿热，热重于湿，以化斑汤、竹叶石膏汤、茵陈蒿汤等加减运用；药物性皮炎证属药毒化火，气血两燔，轻者用化斑汤合犀角地黄汤，病重需用大剂清瘟败毒饮；系统性红斑狼疮急性期类似于温毒发斑，以清瘟败毒饮加减，高热神昏者加用安宫牛黄丸或紫雪丹。李相玉、宋乃光、赵岩松等认为，银屑病的典型表现是红斑与脱屑，红斑是血热炽盛的表现，应及时清营解毒；若清解不及时，热毒久羁营血，化燥伤阴，血燥则不能濡养肌肤，造成脱屑；或热毒煎熬使得气血瘀结，皮损脱屑往往经久不愈，整个治疗过程中都应注意顾护阴液。常用方剂为清营汤、化斑汤、犀角地黄汤、清瘟败毒饮等，对重症患者可会使用静脉注射清开灵等。

四、斑疹的现代研究

在现代皮肤病学中，斑疹是一种原发性皮肤损害，为皮肤黏膜局限性的颜色改变，与周围皮肤平齐，既不隆起，也不凹陷。斑疹又可分为红斑、出血斑及色素沉着或减退（脱失）斑等。红斑可继续分为炎症性红斑和非炎症性红斑，前者局部可有皮温略升高，有时肿胀高起，压之变白；后者局部皮温不变，压之褪色。出血斑大于 2mm 时称瘀斑。出血斑与色素沉着或减退（脱失）斑压之均不褪色。丘疹为局限性、实质性的表浅隆起性皮损。丘疹扩大或较多丘疹融合成为隆起性的扁平皮损则称为斑块。形态介于斑疹与丘疹之间的稍隆起皮损称为斑丘疹。此外，还有一种称为斑片的皮损，有学者将其用于描述超过 2mm 的斑疹，或将其定义为较薄而较大的斑块。

斑疹在感染性疾病（传染病）中广泛存在。据现代医学研究，其发生主要是由于感染细菌毒素或病毒造成凝血机制紊乱和血管损伤所致，在中医辨证框架下可归属于温热病斑疹。不同的病种，斑疹表现的特点会有所不同。从形态上看，斑、疹并见多发生在登革热、恙虫病、斑疹伤寒及麻疹中；玫瑰疹见于伤寒；斑丘疹（丹痧）见于猩红热；流行性脑脊髓膜炎、出血热、败血症等容易出现瘀点或瘀斑。不同病种的温热病斑疹分布也不同：登革热斑疹先出现在四肢远端，然后蔓延至全身；伤寒玫瑰疹多分布在胸腹部；麻疹、猩红热的斑疹则遍及全身。一些传染病的出疹时间具有规律性：猩红热发病后第 2 天就出疹，登革热需要 3～5 天，麻疹需要 4 天，恙虫病需要 4～6 天，伤寒 6 天。掌握不同疾病的斑疹特点，有利于临床的诊断与治疗。表 9-2 列举了斑疹的现代医学相关疾病，可供参考。

表 9-2 斑疹的现代医学相关疾病

类别	疾病
病毒	麻疹、非典型麻疹综合征、风疹、幼儿急疹、传染性红斑、单传染性单核细胞综合征、玫瑰糠疹、流行性出血热、登革热、登革出血热、埃可病毒皮疹、天花
细菌	猩红热、流行性脑脊髓膜炎、丹毒、类丹毒、金黄色葡萄球菌咽峡炎、软组织外伤感染性猩红热、伤寒、未定类麻风及结核样麻风

续表

类别	疾病
螺旋体	二期梅毒疹、莱姆病
立克次体	流行性斑疹伤寒、地方性斑疹伤寒、恙虫病
衣原体	鹦鹉热
物理性	火激红斑、冻疮红斑、光毒性红斑、光变态反应性红斑、光线性类网织细胞增生症、尿布皮炎
变态反应性	固定型红斑药疹、麻疹样和猩红热样药疹、红皮病型药疹、面部蝶形红斑狼疮样综合征、多形红班型药疹变应性亚败血症性红斑、播散性嗜酸性粒细胞胶原病、季节性接触性面部皮炎、接触性皮炎、面部再发性皮炎
动物昆虫	丝虫幼虫性下腿丹毒样皮炎、匍行疹样红斑、虫毛毒素性红斑、海蜇皮炎、稻虫皮炎、毒蛇咬伤
自身免疫	红斑狼疮、幼年型类风湿关节炎、白塞综合征
先天性遗传	新生儿中毒性红斑、先天性鱼鳞病样红皮症
代谢及营养障碍	脱屑性红皮病(维生素 B 类及维生素 H 缺乏)、Bud 斑(维生素 A 缺乏)、糙皮病
肿瘤	类癌综合征、胰高血糖素瘤
原因不明	单纯性环状红斑、匍行性环状红斑、离心性环状红斑、持久性色素异常性红斑
其他	掌红斑、网状红斑性黏蛋白病

现代医学关于斑疹的预防措施有两大方面：一是控制传染源及阻断传染途径，二是避免接触或食用致敏物质。在中医学中，斑疹也出现在很多病种中，如春温、风温、暑温、冬温、瘟疫等，且常伴随出现，故医籍每举斑以赅疹，故统称斑疹。斑疹透发，标志邪气外露，若斑疹稠密，色紫黑，又示热毒深重。故宜见不宜多见。

第二节 历代医籍文摘

一、汉代及以前

(一)《黄帝内经》论“丹胗外发”

《素问·至真要大论》：少阳司天，客胜则丹胗外发，及为丹熛、疮疡、呕逆、喉痹、头痛、溢肿、耳聋、血溢、内为瘈瘲。主胜则胸满、咳、仰息，甚而有血，手热。

(二)张仲景(约150—219)论“阳毒”

《金匮要略》：阳毒之为病，面赤斑斑如锦文，咽喉痛，唾脓血。五日可治，七日不可治，升麻鳖甲汤主之。

二、晋代

葛洪论“温毒发斑”

《肘后备急方》卷二《治伤寒时气温病方》：治温毒发斑，大疫难救，黑膏。生地黄半斤

（切碎），好豉一升，猪脂二斤。合煎五六沸，令至三分减一，绞去滓。末雄黄、麝香如大豆者，内中搅和，尽服之。毒从皮中出，即愈。

三、唐代

孙思邈（约581—682）论“瘾疹”

《备急千金要方》：《素问》云：风邪客于肌中则肌虚，真气发散又被寒搏，皮肤外发腠理开毫毛，淫气妄行之则为痒也。所以有风疹瘙痒，皆由于此。又有赤疹者，忽起如蚊蚋啄，烦痒极者，重沓垄起，搔之逐手起。又有白疹者，亦如此。赤疹热时即发，冷即止。白疹天阴冷即发。治瘾疹百疗不瘥者方：景天一升，一名慎火草，细捣取汁敷上，热炙手摩之，日三度，瘥。

四、宋代

赵佶、陈言论“伤寒发斑”

《圣济总录》：论曰伤寒发斑。阳盛故也，其病在表，或未经发汗，或已发汗未解，或吐下后，邪热不除。毒气内盛，因表虚，热毒乘虚出于皮肤，发为斑疹，如锦纹，若色赤及发在五日内者，可治。若色黑过七日乃发者，难治，甚则喉舌身体皆成疮也。

《三因极一病证方论》：伤寒发斑者，盖不当下而下之，热则乘虚入胃；当下而失下，则胃热不得泄，二者皆能发斑。其状如锦纹，赤者易治，黑者难治，盖热毒入胃深也。

玄参升麻汤治伤寒失下，不当下而下之，热毒在胃，发斑如锦纹；甚则烦躁谵语。兼治喉闭肿痛。玄参、升麻、甘草（炙）各半两。上为锉散，每服五钱匕，水盏半，煎七分，去滓温服。温毒亦能发斑。

五、元代

（一）马宗素（约1271—1368）论“疮疹”

《刘河间伤寒医鉴》：《活人书》云：小儿疮疹，与伤寒相类，头痛身热，足冷脉数。疑似之间，只与升麻解肌，兼治疮子，已发未发皆可服，但不可下，疮疹发热在表，尤不可转泻。世人不学，乃云初觉以药利之，宜其毒也，误矣。又云：疹痘已出，不可疏转。出得已定，或脓血大甚，却用疏利，亦非也。大抵疮疹，首尾不可下。小儿身热，耳尻冷，咳嗽，而用利药，即毒气入内，杀人！论疮疹，尻耳俱属肾，其居北方，主冷也。若疮黑陷，耳尻反热者，为逆是也，若用牛李膏、百祥丸各三服不愈者，死。病此疮疹，当乳母慎口，不可令饥，受风冷，必归于肾，变黑难治也。有大热，利小便，有小热，宜解毒。若黑紫干陷者，百祥丸下之，不黑者，慎勿下。更时月轻重，故春夏为顺，秋冬为逆，冬月肾旺，又盛寒，病多归肾。变黑者，无问何时，十难救一。又曰：疮疹始出，未有他证，不可下也，但当用平和之药，频用乳食，不受风冷耳。如疮疹三日不出，出不快者，即微发之。微发不出，即加药发之。加药不出，即大发之。出后不多，若反脉平无证者，即疮疹稀少，不可更发也。肾旺发薄，土不克水，故脾虚寒战，则难治矣。所以百祥丸者，泻膀胱之腑，腑若不实，脏自不盛也。何以不泻肾？曰：肾主虚，不受泻，故二服不效，反加寒而死矣。守真云：小儿疮疹未出，误以热药汗之致阳气转甚，则重密出不快，多致黑陷而死。恐是斑疹，未敢服药，以误小儿诸病多矣。亦不知古人留寒凉之药，通治惊风热积。设是斑疹，使热稍退而稀少出快，得痊除愈也，若用凉膈散，为妙耳。《阎孝忠集·小儿论》未达钱氏本意，不明造化之理，反妄言黑陷为寒，及云斑疮始终不可服凉泻之药。后人因之，反致热甚黑陷而死者。阎公岂不详钱氏本方，治斑疮黑陷者牛李丸、百祥丸，寒药利之，而多获痊可，不救必死，为热岂不明哉！夫斑疮黑陷者，无不腹满喘急，而小便赤而不通，岂非热极者也，岂反能为寒耶！《素问》云：诸痛痒疮疡，皆属于火。

（二）朱震亨（1281—1358）论“斑疹、痘疮”

《丹溪心法》：斑属风热夹痰而作，自里而发于外，通圣散中消息，当以微汗散之，切不可下。内伤斑者，热之病发于外，微汗以散之，若下之非理。疹属热与痰，在肺清肺火降痰，或解散出汗，亦有可下也。发则多痒或不仁者，是兼风兼温之殊，色红者，兼火化也。黄瓜水调伏龙肝去红点斑。

小儿疮疹，大抵与伤寒相似，发热烦躁，脸赤唇红，身痛头疼，乍寒乍热，喷嚏呵欠，嗽喘痰涎，伤寒证候类有之。始发之时，有因伤风寒而得者，有时气传染而得者，有因伤食，或烦躁狂闷昏睡，或自汗，或下痢，或发热，或不发热，证候多端。卒未易辨，亦须以耳冷、冷足冷验之。盖谓疮疹属阳，肾脏无证，耳与足，俱属于肾，故肾之所部独冷。疑似之间，或中或否，不若视其耳后有红脉赤缕为真，于此可以稽验矣。调护之法，首尾俱不可下，但温凉之剂，兼而济之，解毒和中安表而已。如欲解肌，干葛、紫苏可也。其或小儿气实，烦躁热炽，大便秘结，则与犀角地黄汤，或人参败毒散辈。又或紫草饮，多服亦能利之。故前说大便不通者，少与大黄，尤宜仔细斟酌之，慎之可也。若小便赤少者，分利小便，则热气有所渗而出。凡热不可骤遏，但轻解之。若无热，则疮又不能发也。凡已发未发，并紫苏饮为当，虚者益之，实者损之，冷者温之，热者平之，是为权度。借喻而言，亦如庖笼蒸之法，但欲其松耳。如苟妄汗，则荣卫既开，转增疮烂；妄下则正气内脱，变而归肾。身体振寒，耳反热，眼合肚胀，其疮黑坏，十无一生。钱氏云：黑陷青紫者，百祥丸下之，不黑者谨勿下。余知其所下者，泻膀胱之邪也。

《丹溪治法心要》：一人发斑面赤，昏愦谵语，脉洪而虚，按之无力，用人参、生地各半两，附子一钱，大黄一钱半，煎服之。不甚泻，夏月用之效。疹属热与痰在肺，当清肺火降痰，或以汗解。亦有可下者，通圣散加减。

六、明代

（一）江瓘（1503—1565）论“斑疹”

《名医类案》

瘾疹：江篁南治章祁一人，年五十，因伐木受湿，夏间裁遇热汗衣，则皮肤发红疹，隐隐如布粟状，少取凉汗收，则疹渐没。素有鸣肠之症，自患前恙，则肠不复鸣矣。江曰：此症虽有阴阳轻重，俱从火化，此无根失守之火，聚于胸中，上独熏肺，盖肺主气，主皮毛，遇汗衣伤之，则传于皮肤而为疹矣，取凉汗收而疹没者，火散而疹自退，承乃制之义也。腹中鸣，乃火击动其水。首有而今无者，火从中达外也。若不节食绝欲，早拔其根，他日恐成疠风也。其人食欲不能节，已而果成疠风，不治。

疮疡：有人患遍身风热细疹，痒痛不可任，连胸胁脐腹，及近阴处皆然，痰涎亦多，夜不得睡。以苦参末一两，皂角二两，水一升，揉摅取汁，银石器熬成膏和参末为丸，梧桐子大，二三丸。温水下，食后，次日便愈。

痘疮：钱仲阳治一王子疮疹，始用李医，又召视之，以抱龙三服。李又以药下之，其疮稠密。钱曰：若非转下，则为逆病。王曰：李已药下之。钱曰：疮疾始出，未有他症，不可下也。如疮三日不出，或出不快，则微发之。发之不出则加药，加药不出，则大发之。如大发身凉，及脉平无症者，此疮本稀，不可更发也。大发之后，尚有大热，当以五苓散利小便。小热者，当消毒散以解毒。若出快，勿药勿下，用抱龙丸治之。疮痂若起，能食者，大黄丸下之，泻二三行则止。今先下一日，痘疹未能出尽而稠密甚，则难治也。纵得安，其病有三：一者疥，二者痈，三者目赤，经三日黑陷。钱曰：幸为发寒，而病未困也。遂用百祥九，以牛李膏为助，各一大服，至五日间，疮复红活，七日而愈。

疹疮：方荫山治程氏子，二岁出疹，因出迟没早，发喘大热，舌短不乳，昏沉。医皆不治。方以元参、茯苓、甘草、麦冬、天麻、陈皮、干葛、麻黄、兜铃、黄芩、知母、犀角、石膏，名曰犀角膏汤。一服症减半，二服愈。江应宿治表侄女，九岁出疹，没早，发咳喘，大发热，肌瘦不饮食，唾呕痰沫甚多。延半月余，予往视之曰：血虚病也。以四物汤加杏仁、阿胶、麦冬、五味、炮姜，一服热退身凉，痰咳俱止，再剂而愈。

（二）徐春甫（1520—1596）论“痘疹”

《古今医统大全》：疹证，早晨微热，午后亦大热，眼白珠赤色而不黄，手足冷而吐逆。此属肺脏病。随热发散，则易生易没而愈，为不难。凡小儿感时行发热，当用解毒发表之剂为第一法。若能于发热之初用力，则痘疹自稀，或稠亦势轻也。何则？不知此义，失于解散，或一热即出，此痘多危。盖邪毒在中，未尝少败，纵是正气充完，亦终为之累。世谓服药预先防之，则终身不出，斯亦理之所必无也。盖痘毒为人身所必有，谓之所感有浅深，所发有迟早，固势然也。于其感发之际，解散毒邪，痘疹自轻而得吉。惟痘疹发热，随天气而蒸出。如冬月应寒而反温，谓之冬温。有随春气暄暖而蒸出，有因他病发热不已而蒸出者，此皆外热而感动其中热，为痘疹也。夫痘疹正作之时，其发热也，与伤寒相似。蒸蒸壮热，咳嗽痰涎、唾涕，鼻吸或作寒作热，或心痛头痛，或腹痛恶心，或兼五脏之证，明其热自内而出也。面赤唇红，烦闷喷嚏呵欠，惟耳与尻及手足指冷。此欲发痘疹也。盖耳尻为肾之外候，原肾不受火邪而无痘毒，故发热不干肾之经也。耳虽不热，亦有红脉见于耳后，方为痘疹。如不渴不泻、不烦乱，二便如常，此为吉证，不须用药。《黄帝内经》曰：诸痛疮疡，皆属心火。痘即疮也，非心火则不发，故每发热，心火炽甚，未出痘先多有惊搐。可见发于心矣。况父母交媾之初，一皆心火熔冶而精血始得成胎。当此火毒之余亦感通于儿之心脏，是盖以类而相从也。降生以来，此火之蕴，虽寂然不动，有感而应，故遇岁气外触而后出也。未出之先而发惊搐者，为吉；既出之后而惊搐者非宜。何则？痘既出矣，心脏之蕴火亦宜疏散矣，今尚惊搐，则是心之蕴火未尽出也，实为可忧。未发痘疹之先，宜用四制辰砂丸、抱龙镇心丸，皆为要药。既出之后，热甚，红紫色而烦渴者，宜用犀角地黄汤，亦皆解乎心火之炽也。始于解毒，一皆主乎心，继于养胃，所以调达气血，而痘疹之治法，斯顺而吉也。小儿蕴热毒为疮疹，因外未得出，内不得散，则神不安以致然耳。当此察其蕴毒在表在里。若发而渴，面赤，小便赤，宜微表令出可也。若外无热，大便秘，腹胀满者，当令大便通则无壅滞之气，荣卫通行，神魂泰然，痒疮出亦快矣。或以为心热，为痰聚，而用下药，良由不知其本云。

小儿痘疹始作，与伤寒相似。乍寒乍热，咳嗽嚏喷，足稍冷，面颊赤，呵欠烦闷者，则当解毒发散。可用惺惺散、参苏饮、人参败毒散。甚至惊搐，大便不通，宜与保龙丸，解毒药中少加熟大黄疏利之，使其热邪不滞，发出自顺而无逆证。凡遇冬月温暖，或一时痘疹盛行，皆可服三豆饮、稀痘丹以防之。至于初发热时，便宜表散毒气，分消则痘出必稀。热壮盛者，痘出必重。痘出稠密如蚕种，根虽润顶面白平，摸不碍指，中有清水者，此由热毒熏蒸皮肤而为疹子。大者曰水痘，非痘疮也，宜以升麻葛根汤，疹自没矣。冬月应寒而反温暖，前人推度，至春阳气发生，与冬之伏热相搏，必发痘疹，故于冬月见儿头发干立、饮食稍减，此伏热之兆，便宜预服生油剂或升麻汤、三痘饮子、消毒饮子以防之。又云或有伏热，痘疹未出、四肢微热，饮食似减，或时额上微热，宜服生油剂最佳。痘疮蕴非常之热，熏发肌腠为痘疹，顺其热则出而毒散，但过于热则又损目，抑之以凉则为陷伏黑靥。故善治者，使阳不致亏盈、阴不致潜伏，调适中和而已。苟为不然，阳胜则热盛而生风，肝应于目，无不害目者；阴胜则土无燥气，肾水反胜，为黑靥陷伏，则夭伤者多矣。

（三）孙一奎（1522—1619）论痘

《孙文垣医案》：郑都谏春寰公长君，四岁患痘，稠密烦躁，医者星罗，皆以为热盛不退，形枯色紫，顶有焦势，症逆，必不可为，将辞去。予至，细观之，见两太阳圆净，神气苍浓，谓当急为凉血解毒。用赤芍药、生地黄各三钱，紫草二钱，连翘、黄芩、贝母、山楂、木通各一钱，蝉蜕、甘草各五分，药成剂，而众止之曰：麻要清凉痘要温，故《博爱心鉴》以保元汤为良，吾侪将剂而进之，乃公独主寒凉，保元之谓何？予曰：用药贵对症，保元汤良矣，必血活热清而后可用。今血热毒盛而用温剂，是火炽添油也。众曰：若虑毒未解，吾苕酵法甚佳，用桑虫、鸡冠血调酒服之，痘即立起。而慎氏、王氏、茅氏，皆苕上专门名家，亦以为言。予曰：此法亦可用于清解之后。经曰：诸痛疮疡，皆属心火。火未退而用，是以毒攻毒，其势愈炽。予故欲先清解，而后保元也。惟楚铜壁山人黄桂峰者，治痘高手也。独语郑公曰；孙公之剂，实与症对，众论皆胶固不达变者，第恐清解之剂，用迟一日尔。试煎服之，以观其后。郑公命仆速煎，众犹持议曰：如必服此剂，亦当拣去贝母、山楂。郑公听其减去。至夜予始闻，随语桂峰曰：减去二味，恐七八日后不能无他症。桂峰曰：何以故？予曰：此痘内伤外感俱未清楚，今带热而出，故其腹犹膨胀，去贝母，恐抢喉；去山楂，恐泄泻，七八日痘毒出尽，腹内空虚，变从虚出，诸君素以痘专科，何不虑及此。其夜服药后，即嗒然而睡，天明痘色明润，焦顶尽退，血亦渐活，惟呕哕抢喉。众又以昨日之剂太寒所致。予曰：此火毒未尽彻也，宜进竹茹汤。而慎云峰怫然早：吾家世世业痘，年亦七十有五，曾未见治痘用竹茹者。春寰公令弟乐津公，捡痘疹全书用竹茹者以正，慎语塞，悻然而去。药进而哕止。至八日，果泄泻、发痒。予以保元汤加白术以治泻，大加何首乌以止痒，一帖而痒止。

（四）龚廷贤（1522—1619）论"痘疮、疹"

《寿世保元》：大凡初起，未见红点，与伤寒相类，发热烦躁，脸赤唇红，身痛头疼，乍寒乍热，喷嚏呵欠，喘嗽痰涎等症，身热未明，疑似之间，急须表散。可服败毒散，以微发其汗，则胎毒随汗而解，而痘疹亦随发而出矣。痘苗一见之际，则禁表药，恐发得表虚故也。惟视痘之稀稠。若发热壮盛，齐涌红紫色，燥痒，此属热毒，宜凉血。自陈氏方盛行后，属虚寒者率得生，属热毒者愁不救。痘是胎毒，古人治法，只解毒。然气血虚，则又送毒气不出及不能成就。故陈氏之法既行，而解毒之旨遂隐，只顾救其虚寒之痘，而不能治其燥热之疮也。余思治法，陈氏与丹溪，寒热兼用，俱不可废。如痘疮陷顶，灰白色，寒战闷乱，腹胀泄泻者，属虚寒，只用异功等方治之。如热甚红紫，燥痒，属热毒者，急宜用凉血之药，消毒等散，相兼而用之。岂有不中其病耶。余谓痘疹，乃小儿之酷疾，生死反掌。古人论之不一，有见于寒者，有见于热者，习者不可执一而误赤子之生。何也？盖痘疹乃胎毒所致。初生小儿，失于拭去口中秽毒者，一误也。及长，失于未用预解胎毒免痘之方者，二误也。初起发热有当汗而不汗者，三误也。将出之际，有不当汗而汗者，四误也。既出之后，有毒盛当解而不解者，五误也。起胀贯脓之时，有当补虚而不补虚者，六误也。有首尾症平，不当下而下者，七误也。有首尾实热，当下而不下者，八误也。有首尾虚寒，当温补而不温补者，九误也。有过服热药，致痘疮后余毒，当解毒而不解毒者，十误也。凡此十误，当预慎之，务加通变。故曰：寒者温之，热者凉之，虚者补之，实者泻之。又曰：化而裁之，神而明之。若斯治者，庶免小儿夭枉之祸耶。

疹：古谓麻即疹也。疹出如麻成朵，痘出如豆成粒，皆象其形而名也。夫胎毒一也。痘出于五脏，脏属阴，阴主血，故痘有形而有汁，其症寒热备有也。疹出于六腑，腑属阳，阳主气，故疹有形而无浆，其形多实热而无寒也。为症既异，则治法亦殊。痘宜内实，可用补剂。疹忌内实，只宜解散。惟初热发表，略相似耳。既出之后，痘则补气以生血，疹宜补阴以制阳。

（五）秦昌遇（约 1547—1629）论“痧症”

《幼科折衷》：《内经》曰：少阴所致为疡疹。夫少阴所致者，君火有余，热令火行，戊子戊午之岁也，在人则心主之。心火太过则制己所胜，而烧灼肺金。又肺主皮毛，故红色如锦，见于皮肤之间，心火侮而乘之之色也。

《经》又曰：疹属于脾。故《金镜录》谓毒盛于脾，热流于心，乃知心脾肺俱受病而发者，其欲出之时，腮红眼赤，壮热憎寒，身体疼痛，呕吐泄泻，咳嗽烦渴是其候也。当服开豁腠理汤，使之易出。如头面愈多，鲜明匀净，精神爽朗，吉之兆也，服前药即愈矣。若痧色紫红干燥暗晦，或未出透，身热烦闷，声哑喘急，隐隐不出，出而复隐，此危急之兆也。（批：看时气加之，有云：火热入内，血化为斑。）急将前方加炒黑麻黄、羌活之类发之，如不复出，或喘更甚，此不治之症也。

《活幼心书》曰：斑症有二，有瘟毒发斑，有胃烂发斑。瘟毒发斑者其瘾疹如锦纹片，出于两腋之下，两腋者气之道路，故瘟毒随气之道路而先出，其症咳嗽烦闷或呕清水，此因冬时感冒寒毒，停于肌肉之间，至春阳气发动而行于外，名为瘟毒发斑，以百解散及牛蒡汤加陈皮、黄连之类。

胃烂发斑，初因伤寒下早，热毒乘虚入里，乃当下而不下，亦致热毒内蒸于胃，胃受热毒则发于皮肤。斑之赤者可疗，黑者十死一生，治法同前。其病大便坚燥，不可轻用药下之，或用蜜煎猪胆导之，则自来矣。如微泻者不必治之，正假此以泄热毒也。若痧发后泻痢不止，此又热毒下陷之故，当以五苓散去桂加芩、连、芍药、木通之类，毒解热退泻痢自止，不可用燥涩温补之剂。古人云：可汗不可下，可表不可补是也。

痧后壮热气促不止者，此余毒留连未尽也，须用解火清金之剂，以竹叶、石膏、门冬、知母、芩、连、玄参、桔梗、陈皮、枳壳、天花粉、牛蒡之类。

痧后咳嗽不止者，二陈加栝蒌、桔梗、玄参、黄芩治之。渴则门冬、花粉，喘则苏子、桑皮可也。

痧出过三日后不没者，此内有实热也，加清利之药则自消矣，四物汤加芩、连、牛蒡之类。

凡出痧之时，大忌生冷荤腥之食、风寒水湿之气，苟有不谨，最为深患。间有犯之而获愈者，此内禀之气实，外感之邪轻耳。余虽不敏，验之屡矣，当慎守此戒。

有一种初出淡红润色，酷似痘疹，但粒头尖小为异，此为赤痘。有初出尖小而头白光亮有清水，此为水痘，此二者皆属心火流于脾肺，最为易出易靥，极称轻症。但恐变疮疡，脓水溃坏，此皆不避风绝荤耳，以四物加荆芥、防风、芩、连之类。

（六）张介宾（1563—1640）论“麻疹、痘疮”

《景岳全书》：麻疹发热之初，与伤寒相似，惟疹子则面颊赤，咳嗽喷嚏，鼻流清涕，目中有泪，呵欠喜睡，或吐泻，或手掐眉目，面赤为异耳。但见此候，即是疹子，便宜谨避风寒，戒荤腥浓味。凡疹初热疑似之间，切不可轻易用药。总有他证，必待五日，腮下见疹，方可用升表之剂。嗽多、连打嚏喷，鼻流清涕，或流鼻血，饮食减少，好饮凉水，只宜调理饮食，戒面食荤腥。疹子初发热时，未见出现，咳嗽百十余声不已，上气喘急，面目胞肿，时卧时起，此火毒内蒸，肺叶焦举，宜甘桔汤合白虎汤加牛蒡子、薄荷主之。如疹出之时，咳嗽口干，心烦者，此毒在心肺，发未尽也，泻白散加天花、连翘、玄参、黄连主之。

痘疹发热，大抵初时与伤寒相似。然伤寒之邪从表入里，故见各经之证，痘疹之毒则从里出表，故见五脏之证。如呵欠闷顿，肝证也；乍凉乍热，手足稍冷，多睡，脾证也；面燥腮赤，咳嗽喷嚏，肺证也；惊悸，心证也；凉耳冷，肾证也。又观心窝有红色，耳后有红筋，目中含泪，成身热，手指皆热，惟中指独冷，乃知是痘证也，察其虚实，随证治之。五指稍头冷，惊来不可当。若逢中指热，必定是伤寒；中指独自冷，麻痘证相传。女右男分左，分明好细看。两耳红筋痘必轻，紫筋起处重沉沉，急须用药相攻治，十个难求三五生。

（七）吴有性（1582—1652）论“发斑”

《瘟疫论》：邪留血分，里气壅闭，则伏邪不得外透而为斑。若下之，内壅一通，则卫气亦从而疏畅，或出表为斑，则毒邪亦从而外解矣。若下后斑渐出，不可更大下，设有下证，少与承气缓缓下之。若复大下，中气不振，斑毒内陷则危，宜托里举斑汤。

七、清代

（一）叶桂（1666—1745）论“斑疹”

1.《温热论》

凡斑疹初见，须用纸拈照看胸背两胁，点大而在皮肤之上者为斑；或云头隐隐，或琐碎小粒者为疹。又宜见而不宜多见。按方书谓斑色红者属胃热，紫者热极，黑者胃烂，然亦必看外症所合，方可断之。

春夏之间，湿病俱发斑疹为甚，如淡红色，四肢清，口不甚渴，脉不洪数，此非虚斑，即属阴斑，或胸前微见数点，面赤足冷，或下利清谷，此阴盛格阳于上，当温之。若斑色紫而点小者，心包热也；点大而紫，胃中热也。斑黑而光亮者，虽属不治，然其人气血充者，根据法治之，或有可救；若黑而晦者必死。黑而隐隐四旁赤色者，乃火郁内伏，大用清凉透发，间有转红而可救者。

又有夹斑带疹，皆是邪之不一，各随其部而泄。然斑属血者恒多，疹属气者不少。斑疹皆是邪气外露之象，发出之时，宜神情清爽，方为外解里和。如斑疹出而昏者，此正不胜邪而内陷，或胃津内涸之候矣。辨白疹：再有一种白疹，小粒如水晶色者，此湿热伤肺，邪虽出而气液枯也，必得甘药补之。若未至久延，气液尚在未伤，乃为湿郁卫分，汗出不彻之故，当理气分之邪。枯白如骨者多凶，气液竭也。

2.《临证指南医案》

风温：叶，风温入肺，肺气不通，热渐内郁，如舌苔，头胀咳嗽，发疹，心中懊侬，脘中痞满，犹是气不舒展，邪欲结痹，宿有痰饮，不欲饮水，议栀豉合凉膈方法。

温热：许，温邪已入血分，舌赤音低，神呆潮热，即发斑疹，亦是血中热邪，误汗消食，必变昏厥。

暑：又，脉神颇安，昨午发疹，先有寒战，盖此病起于湿热，当此无汗，肌腠气窒，至肤间皮脱如麸，犹未能全泄其邪，风疹再发，乃湿因战栗为解，一月以来病魔，而肌无膏泽，瘦削枯槁，古谓瘦人之病，虑涸其阴，阴液不充，补之以味，然腥膻浊味，徒助上焦热痰，无益培阴养液，况宿滞未去，肠胃气尚窒钝，必淡薄调理，上气清爽，痰热不至复聚，从来三时热病，怕反复于病后之复，当此九仞，幸加意留神为上。又，暮诊，诊脉后，腹胸肌腠，发现瘾疹，气分湿热，原有暗泄之机，早间所谈，余邪遗热，必兼解毒者为此，下午进药后，诊脉较大于早晨，神识亦如前，但舌赤中心甚干燥，身体扪之，热甚于早间，此阴分亦被热气蒸伤，瘦人虑其液涸，然痰咳不清，养阴药无往而非腻滞，议得早进清膈一剂，而三焦热秽之蓄，当用紫雪丹二三匙，借其芳香宣窍逐秽，斯锢热可解，浊痰不黏，继此调理之方，清营分，滋胃汁，始可瞻顾，其宿垢欲去，犹在旬日之外，古人谓下不嫌迟，非臆说也，紫雪丹一钱六分。

湿：某，汗多身痛，自利，小溲全无，胸腹白疹，此风湿伤于气分，医用血分凉药，希冀热缓，殊不知湿郁在脉为痛，湿家本有汗不解。

疫：疫疠一症，都从口鼻而入，直行中道，流布三焦，非比伤寒六经，可表可下。夫疫为秽浊之气，古人所以饮芳香，采兰草，以袭芬芳之气者，重涤秽也。及其传变，上行极而下，下行极而上，是以邪在上焦者，为喉哑，为口糜。若逆传膻中者，为神昏舌绛，为喉痛丹疹。今观先生立方，清解之中，必佐芳香宣窍逐秽，如犀角、菖蒲、银花、郁金等类，兼进至宝丹，从表透里，以有灵之物，内通心窍，搜剔幽隐，通者通，镇者镇。若邪入营中，三焦相溷，热愈结，邪愈深者，理宜咸苦大制之法，仍恐性速直走在下，故用玄参、金银花露、金汁、瓜蒌皮，轻扬理上，所谓仿古法而不泥其法者也。考是症，惟张景岳、喻嘉言、吴又可论之最详，然宗张喻二氏，恐有遗邪留患，若宗吴氏，又恐邪去正伤。惟在临症权衡，无盛盛，无虚虚，而遗人夭殃，方不愧为良医矣

痘：若二三日间，痘苗已长，色亦颇好，竟夜终日，烦躁不止，最防隐处发疔，及发斑夹疹等症，一发热烦躁，标点虽见，热躁愈加，细询无忽，再参兼症，为六气郁遏者，从时气治，为内伤停滞者，从里症治，亦有表里两解治，亦有下夺者，但下法，寒凉之中，必须活血理气，防其凝涩冰伏，初起必三次而出，热止即齐，其增点亦有陆续发出者，须看颜色

灵活，生气顷刻转机变化为要，察形辨症，治法用药，表药活血疏肌，次则凉血解毒，实热便闭者，微下之，虚弱气怯者，忌进疏解寒凉，间有虚寒弱稚，初发身不大热，四肢皆冷，吐乳泻乳，痘点不长，闻声悠悠欲绝，望色惨淡无形，恰在一二朝间，余见程氏女，年甫半龄，布痘极多，痘形软，色淡白，前症迭见，近地幼科，佥用荆、防、蒡、蝉、红花、楂肉、木通、胡荽、笋尖之属，方虽写而示以凶危，延余诊视，余曰毒重气虚，法在不治，但身无热，见症虚寒，不因疠气表邪，焉用表药，考万氏始终以脾胃为主，以理中汤加丁桂与服一剂，肢暖呕止，再服利缓痘起，再用参归鹿茸二服，以钱氏异功散而愈。

疳：邹，咽痛鼻燥唇肿，自利，风温热化发疹，上焦热炽，宜辛凉微苦以泄降（风温发疹）。陈（五岁）官人，自汗，短气咳嗽，风温见症，肌腠有痤痱之形，与疹喑腑病不同，但幼稚生阳充沛，春深入夏，形质日减，色脉是虚，而补脾辛甘不应，腹满，按之自软，二便原得通利，腹痛时发时止，痛已即能饮食，考幼科五疳，与大方五劳相类，疳必因郁热为积为虫，此饮食不充肌肤也，病来非暴，攻之由渐，再论疳热虫积，古人治肝治胃恒多，而洁古东垣，于内伤夹滞，每制丸剂以缓治，取义乎渣质有形，与汤饮异歧，刻下温邪扰攘之余，聊以甘凉之属，清养胃阴，以化肺热，其辛气泄表不宜进（内伤夹滞虫积）。

吐泻：陈，凉风外受，内郁热伏，身发瘾疹，便解血腻，烦渴，得汗，仅解外风，在里热滞未和，啾唧似痛，大便仍有积滞，清里极是，但半岁未啖谷食，胃弱易变惊症，少少与药（郁热内伏）。

瘢痧疹瘰：章，凉风外袭，伏热内蒸，秋金主令，内应乎肺，喘咳身热，始而昼热，继而暮热，自气分渐及血分，龈肉紫而肌垒发疹，辛寒清散为是（外寒内热）。尹，环口燥裂而痛，头面身半以上，发出瘾疹赤纹，乃阳明血热，久蕴成毒，瘦人偏热，颇有是症，何谓医人不识（阳明血热）。

幼科：深秋入冬，暴冷折阳，外感发热，头痛身痛，呕恶，必从太阳，若渴能饮水者，里热见症，即非纯以表散。伤寒每以风伤卫，用桂枝法；寒伤营，用麻黄法。小儿肌疏易汗，难任麻桂辛温，表邪太阳治用，轻则紫苏、防风一二味，身痛用羌活，然不过一剂。伤风症亦肺病为多，前杏枳桔之属，辛胜即是汗药，其葱豉汤，乃通用要方。若肢冷寒战，呕吐自痢，或身无热，即从中寒里症，三阴须分。但小儿科，太阴中寒最多，厥阴间有，若冬令应寒，气候温暖，当藏反泄，即能致病，名曰冬温。温为欲热之渐，非寒症得汗而解。若涉表邪一二，里热必兼七八，是瘾疹丹痧，非徒风寒，或外受之邪，与里邪相薄，亦令郁于经络，或饮醇厚味，里热炽烈，而卫气不与营分相和，或不正直入内侵，即有腹痛下痢诸症。其治法按症，必以里症为主，稍兼清散有诸，设用辛温，祸不旋踵矣，至于痧痘时疠，须分四气也。

（二）薛雪（1681—1770）论“湿热斑疹”

《湿热病篇》：邪入营血，湿热证。壮热烦渴，舌焦红或缩。斑疹，胸痞，自利，神昏痉厥，热邪充斥表里三焦。易大剂犀角、羚羊角、生地、玄参、银花露、紫草、方诸水、金汁、鲜菖蒲等味。

（三）余霖（1723—1795）《疫疹一得》论“疫疹”

论伤寒无斑疹：予每论热疫不是伤寒，伤寒不发斑疹。有人问曰：子言热疫不是伤寒，固已！至云伤寒不发斑疹，古人何以谓伤寒热未入胃，下之太早，热乘虚入胃，故发斑；热已入胃，不即下之，热不得泄，亦发斑。斯何谓也？曰：此古人立言之误也。即“热”之一字以证其非，热与寒相反而不相并者。既云伤寒，何以有热入胃？又曰热已入胃，何以谓之伤寒？即用白虎、三黄、化斑、解毒等汤，俱从热治，未作寒医，何今人不悟古人之误，而因以自误而误人也？至论大者为斑，小者为疹，赤者胃热极，五死一生，紫黑者胃烂，九死一生，予断生死，则又不在斑之大、小、紫、黑，总以其形之松浮、紧束为凭耳。如斑一出，松活浮于皮面，红如朱点纸，黑如墨涂肤，此毒之松活外现者，虽紫黑成片可生；一出虽小如粟，紧束有根，如履底透针，如矢贯的，此毒之有根锢结者，纵不紫黑亦死，苟能细心审量，神明于松浮紧束之间，决生死于临症之顷，始信予言之不谬也。

疫疹穷源：上古无疫疹，亦无痘，有之自汉始何也？盖因天地开辟于子丑，人生于寅，斯时人禀清轻无为之性，茹毛饮血之品，内少七情六欲之戕，外无饮食浓味之嗜，浑然一小天地，是以无疫亦无疹，及汉始有者，亦由天地大运主之。自汉迄今，天地大运，正行少阳，即如仲夏，一日十二时论之，自子而丑、而寅、而卯、而辰，虽在暑天，人犹清爽，待交巳午，炎炎之势，如火炽热。由此推之，疫疹之有于汉后者，可悟运气之使然也。但未经岐黄断论，后人纷纷，但仿伤寒类推其治。即仲景所谓至春变温、夏变热、秋变湿，亦略而不察，且立言附和。有云瘟疫伤寒、瘟疹伤寒、斑疹伤寒，甚至热病伤寒，抑知既曰伤寒，何以有瘟、有斑、有疹、有热？认症既讹，故立言也谬，是以肆行发表攻里，多至不救。至河间清热解毒之论出，有高人之见，异人之识，其旨既微，其意甚远。

后人未广其说，而反以为偏。《冯氏锦囊》亦云：斑疹不可妄为发表，此所谓大中至正之论，惜未畅明其旨，后人何所适从？吴又可注《瘟疫论》，辨伤寒、瘟疫甚晰，如头痛、发热、恶寒，不可认为伤寒表症，强发其汗，徒伤表气，热不退，又不可下，徒伤胃气。斯语已得其奥妙。奈何以瘟毒从鼻口而入，不传于胃而传于膜原，此论似有语病。至用达原、三消、诸承气，犹有附会表里之意。惟熊恁昭热疫之验，首用败毒散去其爪牙，继用桔梗汤，同为舟楫之剂，治胸膈、手六经邪热。以手、足少阳俱下膈络胸中，三焦之气为火，同相火游行一身之表，膈与六经，乃至高之分，此药浮载，亦至高之剂，施于无形之中，随高下而退胸膈及六经之热，确系妙法。予今采用其法，减去硝、黄，以疫乃无形之毒，难以当其猛烈，重用石膏，直入戊己，先捣其窝巢之害，而十二经之患自易平矣，无不屡试屡验，故于平日所用方法治验，详述于下，以俟高明者正之。

疫疹案：疹出于胃，古人言热毒未入于胃而下之，热乘虚入胃，故发斑；热毒已入于胃，不即下之，热不得泄，亦发斑。此指误下、失下而言。夫时行疫疹，未经表下，有热不一日而即发者，有迟至四、五日而仍不透者。其发愈迟，其毒愈重。一病即发，以其胃本不虚，偶染邪气，不能入胃，犹之墙垣高硕，门户紧密，虽有小人，无从而入，此又可所谓达于募原者也。至于迟至四、五日而仍不透者，非胃虚受毒已深，即发表攻里过当。胃为十二经之海，上下十二经都朝宗于胃，胃能敷布十二经，荣养百骸，毫发之间，靡所不贯。毒既入胃，势必亦敷布于十二经，残害百骸。使不有以杀其炎炎之势，则百骸受其煎熬，不危何待？

瘟既曰毒，其为火也明矣。且五行各一其性，惟火有二：曰君，曰相。内阴外阳，主乎动者也。火之为病，其害甚大，土遇之而赤，金遇之而熔，木遇之而燃，水不胜火则涸，故《易》曰：燥万物者，莫乎火。古人所谓元气之贼也。以是知火者疹之根，疹者火之苗也。如欲其苗之外透，非滋润其根，何能畅茂？

一经表散，燔灼火焰，如火得风，其焰不愈炽乎？焰愈炽，苗愈遏矣，疹之因表而死者，比比然也。其有表而不死者，乃麻疹、风疹、暑疹之类。有谓疹可治而斑难医，人或即以疫疹为斑耳。夫疹亦何不可治之有？但人不敢用此法耳！

论疫疹之脉不宜表下：疫疹之脉，未有不数者。有浮大而数者，有沉细而数者，有不浮不沉而数者，有按之若隐若现者，此《灵枢》所谓阳毒伏匿之象也。诊其脉，即知其病之吉凶。浮大而数者，其毒发扬，一经表热，病自霍然；沉细而数者，其毒已深，大剂清解，犹易扑灭；至于若隐若现，或全伏者，其毒重矣，其症险矣。此脉得于初起者间有。得于七八日者颇多，何也？医者初认为寒，重用发表，先亏其阳；表则不散，继之以下，又亏其阴。殊不知伤寒五六日不解，法在当下，尤必审其脉之有力者宜之。疫症者，四时不正之疠气。夫疠气，乃无形之毒，胃虚者感而受之，病形颇似大实，而脉象细数无力。若以无形之疠气，而当硝、黄之猛烈，邪毒焉有不乘虚而入耶？弱怯之人，不为阳脱，即为阴脱；气血稍能驾御者，必至脉转沉伏，变症蜂起，或四肢逆冷，或神昏谵语，或郁冒直视，或遗尿、旁流，甚至舌卷囊缩，循衣摸床，种种恶症，颇类伤寒。医者不悟引邪入内，阳极似阴，而曰变成阴症，妄投参、桂，死如服毒，遍身青紫，鼻口流血。如未服热药者，即用大剂败毒饮，重加石膏，或可挽回。予因历救多人，故表而出之。

瘟毒发疮：瘟毒发斑，毒之散者也；瘟毒发疮，毒之聚者也。初起之时，恶寒发热，红肿硬痛，此毒之发扬者；但寒不热，平扁不起，此毒之内伏者。或发于要地，发于无名，发于头面，发于四肢，种种形状，总是疮症，何以知其是疫？然诊其脉、验其症而即知也。疮症之脉洪大而数，疫则沉细而数；疮症先热后寒，疫则先寒后热；疮症头或不痛，疫则头痛如劈，沉不能举；是其验也。稽其症，有目红、面赤而青惨者，有忽汗忽燥者，有昏愦如迷者，有身热肢冷者，有腹痛不已者，有大吐干呕者，有大泄如注者，有谵语不止者，有妄闻妄见者，有大渴思水者，有燥躁如狂者，有忽喊忽叫者，有若惊若惕者，神情多端，大都类是，误以疮症治之，断不能救。

疫疹不治之症：疫疹初起，六脉细数沉伏，面颜青惨，昏愦如迷，四肢逆冷，头汗如雨，其痛如劈，腹内扰肠，欲吐不吐，欲泄不泄，男则仰卧，女则覆卧，摇头鼓颔，百般不足。此为闷疫，毙不终朝矣。如欲挽回于万一，非大剂清瘟不可，医家即或敢用，病家决不敢服，与其束手待毙，不如含药而亡。虽然，难矣哉！

（四）吴瑭（1758—1836）论“疹”

1.《温病条辨》

解儿难、疹论：若明六气为病，疹不难治。但疹之限期最迫，只有三日。一以辛凉为主，如俗所用防风、广皮、升麻、柴胡之类，皆在所禁。俗见疹必表，外道也。大约先用辛凉清解，后用甘凉收功。赤疹误用麻黄、三春柳等辛温伤肺，以致喘咳欲厥者，初用辛凉加苦梗、旋覆花，上提下降；甚则用白虎加旋覆、杏仁；继用甘凉加旋覆花以救之；咳大减者去之。凡小儿连咳数十声不能回转，半日方回如鸡声者，千金苇茎汤合葶苈大枣泻肺汤主之；近世用大黄者，杀之也。盖葶苈走肺经气分，虽兼走大肠，然从上下降，而又有大枣以载之缓之，使不急于趋下；大黄则纯走肠胃血分，下有形之滞，并不走肺，徒伤其无过之地故也。若固执“病在脏泻其腑”之法，则误矣。

2.《吴鞠通医案》

温疫：赵，五十五岁，癸丑年六月二十六日。体瘦无子，过服桂、附，津液枯燥。于二十二日得温热，自服补中益气汤三帖，致邪无出路，服辛凉轻剂二帖，竹叶石膏汤三帖，至七月初二日，烦躁不寐，并不卧床，赤身满地混抓，谵语干热，无汗舌黄，与调胃承气汤，加元参一小剂，得大便少许，随出赤红疹数十枚，少安半日，其症如前，与沃阴之甘凉法。二三日大躁大狂，又与调胃承气汤一小帖。又出疹数十枚，又少安，热总不退，脉总不静。如是者前后共下十三次，出疹十三次。而后脉静身凉，服复脉汤七帖后作专翕大生膏半料，计十二斤，半年后始撤消。此证原案已失，举其大略，以备一格。

痘症：男，二十日，风木司天之年，又当风木司令之候，风木内含相火，时有痘疹。无论但受风温，身热而不发痘，或因风温而竟发痘。或发斑疹，皆忌辛温表药，惟与辛凉解肌透络最稳，此时医所不知。盖风淫所胜，治以辛凉，佐以苦甘，《黄帝内经》之正法也。

（五）俞震（1709—1799）《古今医案按》

暑：滑伯仁治临安沈君彰。自汗如雨不止，面赤身热，口燥心烦。居楼中，当盛暑，帷幕周密。自云至虚亡阳，服术、附药已数剂。伯仁诊其脉虚而洪数，视其舌上胎黄。曰：前药误矣，轻病重治，医者死之。《素问》曰：必先岁气，毋伐天和。术附之热，其可轻用以犯时令耶。又曰：脉虚身热，得之伤暑。暑家本多汗，加以刚剂，脉洪数则病益甚。悉令撤幔开窗，初亦难之，少顷，渐觉清爽。为制黄连人参白虎等汤，三进而汗止大半。诸证稍解，又兼以既济汤，渴用冰水调天水散，服七日而病悉去。后遍身发疡疹，更服防风通圣散，乃已。朱丹溪治徐三官人，年五十余。六月间，发热大汗，恶寒战栗，不自禁持，且烦渴。朱曰：此暑病。脉之，皆虚微细弱而数。其人好赌，致劳而虚。遂以人参竹叶汤调四苓散，八帖而安。震合三案参之，知暑脉必虚必数。虚者暑伤气也，数者暑为热也，但有细与洪之不同。孙案之小弱而急，急亦数也。数主热，又主虚。故暑病宜凉宜补者多，宜温者诚少。下条之脉细数而实，指为热药伤血，见解更上一层。

咳嗽：一人年十九，面白质弱，因劳思梦遗，遂吐血碗余，自是微咳倦弱，后忽身发大热，出疹。疹愈，阴囊痒甚，搓擦水流，敷以壁土，囊肿如盏大，遂去土，以五倍子涂少蜜，炙燥为末敷之，遂愈。复感风寒，其嗽尤甚，继以左右胁痛。石山诊其脉虚而数，外证畏风寒，呕恶，倦动，粪溏气促。曰：此金极似火也。夫心属火而藏神，肾属水而藏志。二经俱属少阴，而上下相通。今劳思则神不宁而梦，志不宁而遗，遗则水不升而火独亢也。肝属木，主藏血，其象震，震为雷。心火既亢，同类相应，引动龙雷之火，载血而溢出于上窍矣。肝脉环绕阴器，亦因火扰而痛痒肿胀也。火胜金，故肺经虚而干咳。皮毛为肺之合，更因火郁而发疹。大肠为肺之府，故亦传导失宜而粪溏。金虚不能平木，木火愈旺而凌脾，脾虚则呕恶食减。经曰：壮火食气。脾肺之气为壮火所食，故倦于动作，而易感风寒也。经言：两胁者，阴阳往来之道路也，为火阻碍，则气不利而痛矣。然火有虚有实，有似火而实非火，故经言有者求之，无者求之，虚者责之，实者责之。此治火大法。前证之火，皆虚火也，非水湿所能折，惟甘温之剂可以祛除。且经言形寒饮冷则伤肺，又谓脾胃喜温而恶寒。当用甘温健其脾，则肺经不虚而咳嗽气促自愈，肝木有制而咳嗽吐血自除，虚妄之火亦自息矣。以参、芪各四钱，神曲、山楂各七分，白术、麦冬、贝母各一钱，甘草五分，炒干姜四分。服十余帖，脉数减，嗽渐平。

（六）王清任（1768—1831）论“痘”

《医林改错》论痘非胎毒：夫小儿痘疹，自汉至今，著书立方者，不可胜数，大抵不过分顺险逆，辨别轻重死生，并无一人说明痘之本源。所以后人有遵保元汤，用黄芪、人参者；有遵归宗汤，用大黄、石膏者：有遵解毒汤，用犀角、黄连者。痘本一体，用药竟不相同，遇顺险之痘，查小儿壮弱，分别补泻清凉，用之皆可望生，惟一见逆症，遂无方调治，即云天数当然，此不知痘之本源故也。或曰：古人若不知痘之本源，如何见逆痘便知几天死？

余曰：此非古人知痘之本源也，因看痘多，知某日见苗，某日何形，某日何色，某日何症，治之不效，至某日必死。古人知逆痘几天死者，盖由此也。如知痘之本源，岂无方调治？或曰：如君所言，痘之逆症有救乎？余曰：痘之险症随手而愈，不足论。至于逆症，皆有本源，辨明本源，岂不可救？如余所治，闷症不出，周身攒簇，细密如蚕壳，平板如蛇皮，不热即出，见点紫黑，周身细密无缝，紫白灰色相间，蒙头锁口，锁项托腮，皮肉不肿，通身水疱，不起胀行浆，不化脓结痂，见点后抽风不止，九窍流血鲜红，咳嗽声哑，饮水即呛。六七天作痒破无血，七八口泄肚，胃口不开，至危之时，头不能抬，足歪不正，两目天吊，项背后反等逆症，初见之时，辨明虚实，皆可望生。明此理者，知余补前人之未及，救今人之疑难，不明此理者，妄加评论，以余言为狂妄，而不知非狂也，知痘之本源也。不似诸家议论，出痘总是胎毒。

诸书又曰：自汉以前无出痘者，既云胎毒，汉以前人独非父母所生？此论最为可笑。若依古人之论，有谓胎毒藏于脏腑，而何以未出痘以前，脏腑安然无病？有谓胎毒藏于肌肉，而何以未出痘以前，皮肤更不生疮？又有谓胎毒藏于骨髓，或因惊恐跌仆。或因伤食感冒，触动其毒，发为天花。信如斯言，因惊恐跌仆，伤食感冒，触动而发，则是自不小心。伏思出花正盛时，非止一人出花，少则一方，多则数省，莫非数省之人，同时皆不小心？此论更为无理，再见世上种痘之医，所种之痘，无论多少，无一不顺。若是胎毒，毒必有轻重，毒重者痘必险，何以能无一不顺？由此思之，如何胎毒二字，牢不可破，殊不知非胎毒，乃胞胎内血中之浊气也。儿在母腹，始因一点真精凝结成胎，以后生长脏腑肢体，全赖母血而成，胞胎内血中浊气，降生后仍藏荣血之中，遇天行触浊气之瘟疫，由口鼻而入气管，由气管而达于血管，将血中浊气逐之自皮肤而出，色红似花，故名天花；形圆如豆，故名曰痘。总之，受瘟疫轻，瘟毒随花而出，出花必顺；受瘟疫重，瘟毒在内逗遛，不能随花而出，出花必险；受瘟疫至重，瘟毒在内烧炼其血，血受烧炼，其血必凝，血凝色必紫，血死色必黑，痘之紫黑，是其证也，死血阻塞道路，瘟疫之毒，外不得由皮肤而出，必内攻脏腑，脏腑受毒火煎熬，随变生各脏逆症。

正对痘科书中所言某经过痘，不知非某经逆痘也，乃某经所受之瘟毒也。痘之顺逆，在受瘟疫之轻重。治痘之紧要，全在除瘟毒之方法，瘟毒不除，花虽少而必死；瘟毒若除，花虽多不致伤生。痘科书中，但论治胎毒，而不知治瘟毒，纵知治瘟毒，而不知瘟毒巢穴在血，若辨明瘟毒轻重，血之通滞，气之虚实，立救逆痘于反掌之间，此所谓知其要者，一言而终耳。

（七）陆以湉（1802—1865）《冷庐医话》

慎疾：余在台州时，同官王愚庵先生年五旬余，患时感症，坚守不服药为中医之戒，迁延数日，邪热内闭神昏，家人延医，无及而卒。又余戚秀水王氏子，年方幼稚，偶患身热咳嗽，父母不以为意，任其冒风嬉戏，饮食无忌，越日疹发不透，胸闷气喘，变症毕现，医言热邪为风寒所遏，服药不效而卒。此皆不即调治所致也。

暑风：表弟周克庵学正士变，熟精医理。道光丙午夏，暑风甚剧，时疫大作，俱兼喉痛，亡者接踵，医皆束手，克庵家病者甚众，亲自疗治获痊，悯世医之寡识，为作论曰：暑风由口鼻而入，时冷秽气，亦由口鼻而入，先伤上焦手太阴肺经，其始见症也，或喉痛而腐，或不腐，洒洒恶寒，蒸蒸发热，有汗不解，遍体现红晕，舌白腻。首用辛凉平剂，连翘、薄荷、荆芥穗、银花、淡豆豉、牛蒡子、苦桔梗、杏仁、元参、紫马勃、瓜蒌皮、白茅根、竹叶，可随症选用，以表泄表风，兼宣秽浊。其继也，但热不寒，喉痛仍在，痰涎稠腻，日红多眵，舌绛无苔，红痢杂以白疹，烦渴瞀闷，躁扰不安，寐则自语，醒则神清，状类犀角地黄及白虎汤证，不知肺卫与心营甚近，此系肺热侵逼包络，未尝竟入营分，以神不昏昧辨之，此时遽与犀角，是开门揖盗也，或识蒙窍阻，犀角并牛黄清心丸、至宝丹，亦不在禁例，至白虎证脉洪大自汗不止，口渴无度，遵古法脉之诚无误，倘用不合法，恐肺经之邪热无出路，致下迫大肠而为痢也，宜用川郁金、黑山栀、瓜蒌皮、芦根、竹叶、桑叶、池菊之类，以廓清热邪，开泄秽气，如毒重者，甘草、人中黄、大青叶、板蓝根，亦可随意加入，再兼症或有身痛肢软，即暑风流走肢体，参用防已、秦艽、桑枝一二味可也。总之，此证留恋手太阴肺经居多，故用药宜轻清宣解，不必用苦寒沉降之品，诛伐中下二焦无过之地。

疫：近日所传治瘟之方，刘松峰之五瘟丹。制甘草（甲己年为君）、黄芩（乙庚年为君）、黄柏（丙辛年为君）、栀子（丁壬年为君）、黄连（戊癸年为君）、香附（去净细毛）、苏叶（凤头者）、苍术（米泔浸）、陈皮（以上四味为臣）、明雄黄（另研细）、朱砂（另研细）。制甘草法：立冬日取大青竹，一头截去节，一头留节，纳生甘草于内，蜡封口，浸粪坑中，冬至取出，晒干听用。前甘草五味，当以某年为君者多臣数之半，如甘草二两，则此外八味止用一两，雄、朱二味又减半，止用五钱，于冬至日将甘草等九味为末，雄、朱另研，以一半入甘草等药末中为丸，留一半为衣，再用飞金为衣，大人服者丸如梧子，小儿服者丸如黍米，雪水生蜜为丸。面东服五十丸，病轻日浅者一服愈，病深日久者，三四服愈，忌一切浓味。此方兼治暑月一切热证，又解痘疹毒。有力之家，制丸施人，功德无量。至于避瘟之法，用乳香、苍术、细辛、生甘草、芸香、白檀香为末，枣肉丸，焚之，又以贯众浸厨房水缸用之，又雄黄二两，丹砂、鬼臼、石菖蒲各一两，共为末，井水调和，涂五心及额上、鼻中、耳门，辟瘟甚验。若入瘟家，以麻油涂鼻孔，出再取嚏，则不染，皆善法也。而握要之法，则如张景岳所云：必节欲节劳，仍勿忍饥而迎其气。尤为得之。

（八）张乃修（1844—1905）《张聿青医案》

风温：邱（右），症逾两候，先发红疹，继透白，又复经行邪势未始不从疹从而稍泄，所以数日前病有退机，烦热口渴已得大定。然既疹，营气两液，必然暗虚。而方寸愁虑，木火升动，邪热从而转炽，烦热复盛，耳鸣耳窍闭塞，喉有痰声，俨如梦语，手指引动，少腹气坠作胀。脉数滑带弦，舌红苔黄。邪湿未化，木火暗升，炼液成痰，神机不运，有神昏发痉之虞。勉拟透热凉肝化痰宣窍。二诊：透热凉肝，化痰宣窍，烦懊大减，寐亦略安，四肢引动较定，少腹作胀亦松，红疹略为化淡。脉弦稍柔，舌红，黄苔化薄。今晨咳痰三口，颇觉爽适，自觉胸中尚有痰黏之状的是肝胆之火与邪热交炽，炼液成痰，遂令痰火相煽。神昏发痉，岌岌可虞。前药进后，未及一周，未便操之太激。拟清化邪热，参以化痰。

湿温：张（左），湿温旬日，烦热无汗，赤疹隐约不透，胸次窒闷异常，咳不扬爽，时带谵语，频渴不欲饮，饮喜极沸之汤。脉数糊滑，苔白心黄，近根厚。此由无形之邪，有形之湿，相持不化，邪虽欲泄，而里湿郁结，则表气不能外通，所以疏之汗之，而疹汗仍不能畅。热与湿交蒸，胸中清旷之地，遂如云雾之乡，神机转致弥漫。深恐湿蒸为痰内蒙昏痉。外感，可缓治以图功。

（九）袁焯（1844—1911）《丛桂草堂医草》

德兴衣庄潘某，年约三旬。发热恶寒，头疼身痛，胸闷，不思饮食。握其手臂，其热烁手。知其病重，非寻常之感冒也。然当时尚未现有热证，姑以葱豉汤合二陈汤，加连翘、枳壳、桔梗以待之。服后，恶寒退，而心烦不得寐，胸闷作恶，脉滑舌燥，数日不大便。踌躇久之，乃毅然以大柴胡汤。大黄用三钱，下稀粪水五六次，前证尽退，但不思食而已。越两日，复发热谵语，烦躁不宁，舌苔黄，脉滑唇红，口内破裂，大便溏。复以小陷胸汤加大黄三钱。翌日复诊，则胸部脊背手臂等处，均发现斑疹，其色红赤，烦躁定，神识清，咳嗽多痰，舌苔黄燥，大便溏泻，脉不数。遂改用小陷胸汤去半夏，加贝母、知母等平剂以治之。接服两日，赤斑发现愈多，手足胸背均满布，而脊背中尤为稠密，其色红赤鲜明，言语时清时乱，目赤唇红，兼有呃逆。仍以原方接服一剂。讵次日复诊，则神昏不能识人，谵语呃逆，舌苔黑燥，脉息滑数，头汗出，时或手动唇动。盖伏热尚重，病势正在凶猛之时，仍当清凉攻下双方并进，庶足以杀其凶猛之势。幸病家坚信不疑，得以放手用药。乃以白虎汤、小承气汤、小陷胸汤，三方合用去厚朴，加梨汁。此药服后，神气转清，呃逆谵语亦渐定。遂以前方去大黄、石膏，接服三剂。病大退，乃以清凉和平之方，调理半月而瘳。大凡温病之重者，多从斑解。而尤必借大黄之力，盖腑气通，则伏邪始能外发也。

（十）陈平伯（生卒不详）《外感温病篇》

风温证：热久不愈，咳嗽，唇肿，口渴，胸闷，不知饥，身发白疹如寒粟状，自汗脉数者，此风邪夹太阴脾湿，发为风疹。杨云：白疹乃肺胃湿热也，与脾无涉，亦与风无涉。用牛蒡、荆芥、防风、连翘、橘皮、甘草之属凉解之。风温本留肺胃，若太阴旧有伏湿者，风热之邪，与湿热相合，流连不解，日数虽多，仍留气分，由肌肉而外达皮毛，发为白疹。盖风邪与阳明营热相并，则发斑。与太阴湿邪相合，则发疹也。又有病久中虚，气分大亏而发白疹者，必脉微弱而气倦怯，多成死候，不可不知。

（十一）清代吴砚丞（生卒不详）《麻疹备要方论》

论斑疹：症者证也，证之于外，以知其内。凡病皆然，不独疹也。疹出于脾肺二经，初必因外感而发，与伤风伤寒无异，特其症咳嗽喷嚏，面肿腮赤，目胞浮肿，眼泪汪汪，鼻流清涕，呵欠闷顿，乍凉乍热，手足稍冷，或中指独冷，睡时惊悸，或恶心呕哕，或以手掐面目唇鼻，是皆出疹之候。又必发热五六日，而后见遍身红点，大者如苏子，次者如芥子，小者如蚕子，而成粒成片者是也。麻则最细而碎，如蚊迹模糊，斑则无颗粒，惟成片红紫，如云如锦。又有遍身但红而绝无斑点者，谓之火丹，数种亦皆疹类，大都正疹则热至五六日而后出，则成朵成粒，非若斑疹之皮红成片也。且斑疹之出，则不拘三日四日五日六日，出而又没，没而又出，俗谓一日三出，三日九出，只要出透，以遍身红润者为美，最嫌黑陷，及面目胸腹稠密，缠锁咽喉者为逆。发不出而喘者即死。如伤寒发斑，不能透发者亦危。《金鉴》谓麻为正疹，亦胎元之毒，故凡出疹，必须识各经中现症，如邪气遏郁于脾则泄泻不止，扰乱于心则烦热不退而发惊，熏灼于肺则呕嗽出血，移热于肝则目多眵泪，归结于肾则牙龈烂而疳蚀。五脏受病既深，正气日馁而不振，若非及早图之，鲜有不败者矣。更有不治之症，如黑暗焦枯一出即没者，气血两败也。鼻扇口张者，脾肺气将绝也。鼻青粪黑者，脾肾垂危也。气喘心前吸者，心气已殆也。谚云：走马看麻痘。极言其变迁甚速，非比寻常内伤。

（十二）心禅僧（生卒不详）《一得集》

血蛊痰喘危症：现按尊夫人之病，始于风温发疹。夫风温之邪，首先犯肺，由肺而传于胃。发疹由于风邪内郁，肺胃热盛，伤其血分，血热于肌肤则为疹，血热内溢则为衄。此所以先发疹而后吐血也。发疹吐血，本无二致。疹发未透，邪热蕴结于中则吐血。肝胃有热，津液得火煎炼，则又生痰，故气升而痰亦升。气即火也，火与元气不两立。邪火进一分，正气即退一分。迨邪火充斥，正气日就衰耗，全身经络无处非痰，直与血气混而为一。所以上则气急痰壅，下则血蛊胀满耳。或者谓邪火既极盛如此。火能化物，理应易饥。何以不能食？经云：邪热不杀谷。病当不能食而胀满也。且此病数更寒暑，脉象甚虚，声音已哑，而面目神气宛如盛怒，谓非痰火充塞、痰脉类虚之明征耶？何子翁所定之方，乎其，原无可议。但根本已伤，诸邪蟠踞。譬诸治军者，贼踪蔓延山野，孤城失援，危如累卵，四向粮饷，无所接济，而犹日坐堂皇，与士卒等讲求大学三章，理虽甚正，其如势所不及何。可知此症痰气塞满经络，血蛊腹胀，其由来者渐，必非一朝一夕之故。使不有斩关夺隘之人将，多领精锐而能操必胜之权以凯旋者，吾不信也。考之古人治痰成法，多用攻下。鄙意药中拟用巴豆，未知有当万一否？并请高明裁夺。

温暴脱症：鄂记绸庄内，某太太。十月间患冬温，十余日不解。医或发表，或温燥，失于清理，以致邪传阳明。大热气喘，身发白，与疹夹杂。诊其脉浑浑然，模糊不清。余主阳明透达清解之方，用羚羊角、人中黄、连翘、山栀、贝母、银花等轻剂。次日早晨，追请甚急。余即往视，疹已退，大便已解，热清而喘逆特甚。诊其脉大而空，面赤如装。余曰：此邪去而正欲与之俱脱也。书人参、生附子各三钱，炙甘草、干姜各一钱，五味子五分。急令煎服勿迟。嘱其嗣君曰：至申酉时大汗一出，当即亡阳矣。趁此未汗，尚可挽救。彼与一医商之，不以为然。交申时，汗果大出，始信余言不谬。急去兑参，已暴脱矣。合家懊悔，复何及耶？

（十三）也是山人（生卒不详）《也是山人医案》

疫：凌，六八。温疫自口鼻吸入，由肺叶干于心包络。神识不清，左脉洪大，烦渴，鼾声，胸背间赤疹隐约。温邪郁遏，意有溃烂之形。是水谷之湿热交蒸，蕴于皮膜，蕴湿酿热而成毒。非清非散，热邪无发泄之机。三焦交炽，喉哑继起，舌色如赭。此温疫为化火化燥之因。势防热邪内陷，原属可虑。拟以滋清营分，兼佐泄邪。俾得络热稍清，庶几转机为幸。未识高明以为然否。

疹：谢（三九），两脉洪数，夜躁不寐，热盛烦渴，疹未透。拟清胃腑热邪，兼以疏。杨（二八），疹邪胸背已齐，脉右软短，烦渴热频，少寐，舌白，蛔厥，大便不解。仍议清疏营络透疹。

（十四）罗美（生卒不详）《古今名医汇粹》

痧疹：盖肺胃热邪，初发时必咳嗽，宜清热透毒，不得止嗽。疹后咳嗽，但用贝母、花粉、甘草、麦冬、苦梗、元参、薄荷，以清余热、消痰壅则易愈，慎勿用五味子等收敛之剂。多喘，喘者热邪壅于肺故也，慎勿用定喘药，惟应大剂竹叶石膏汤加西河柳两许，元参、薄荷各二钱。如天寒甚，痧毒为寒气郁于内不得透出者，加蜜酒炒麻黄，一剂立止，凡热势甚者，即用白虎汤加西河柳，忌用升麻，服之必喘。多泄泻，慎勿止泻，慎用黄连、升麻、干葛、甘草，则泻自止。疹家不忌泻，泻则阳明之热邪得解，是亦表里分消之义也。痧后泄泻及便脓血，皆由热邪内陷故也，大忌止涩，惟宜升散，仍用升麻、干葛、白芍、甘草、扁豆、黄连，便脓血则加滑石末，必自愈。痧后牙疳最危，外用雄黄、牛粪尖，存性，研极细，加真脑片一分，研匀吹之；内用连翘、荆芥、元参、干葛、升麻、黄连、甘草、生地，水煎，加生犀角汁一二匙调服，缓则不可救。痧后元气不复，脾胃虚弱，宜用白芍、炙草为君，莲肉、扁豆、山药、青黛、麦冬、龙眼肉为臣，多服必渐强，慎勿轻用参、术。痧后生疮不已，余热未尽故也，宜用银花、荆芥、元参、甘草、生地、鳖虱、胡麻、川连、木通，浓煎饮之良。痧疹不宜根据证施治，惟当治本。本者手太阴、足阳明二经之邪热也，解其邪热，则诸症自除矣。

第三节　温病四大家诊疗成就

一、叶桂论治斑疹的经验

叶桂（1666—1745），字天士，号香岩，别号南阳先生。江苏吴县（今江苏苏州）人。祖籍安徽歙县，其高祖叶封山自安徽歙县蓝田村迁居苏州。居上津桥畔，故晚年又号上津老人。叶家世代业医，祖父叶时，甚通医理，父亲叶朝采，益精其术。叶桂自幼耳濡目染，也有志于此道，少时即受家学。并先后拜师十七人，其中包括周扬俊、王子接等著名医家。叶桂擅治时疫和痧痘等，是温病学的奠基人之一，也是中国最早发现猩红热的人。他首创温病“卫、气、营、血”辨证大纲，为温病的辨证论治开辟了新途径，主要著作有《温热论》《临症指南医案》《未刻本叶氏医案》等。

（一）阐释发病机理

叶桂认为，斑疹的发生机理为“斑属血者恒多，疹属气者不少”，“若斑色紫，小点者，心包热也；点大而紫，胃中热也”。其弟子在《临证指南医案·斑痧疹瘰》中描述得更为生动形象：“斑者，有触目之色，而无碍手之质，即稠如锦纹，稀如蚊迹之象也。或布于胸腹，或见于四肢”，“殆伤寒、瘟疫诸症，失于宣解，邪蕴于胃府，而走入营中，每有是患尔”。

章楠注解：“热闭营中，故多成斑疹。斑从肌肉而出属胃，疹从血络而出属经”，“火不郁不成斑疹”，“点小即是从血络而出之疹，故热在心包；点大从肌肉而出为斑，故热在胃”。故可知点大成片、色红或紫、抚之不碍手为斑，多由热郁阳明、迫及营血而发于肌肤；其形如粟米，色红或紫，高出皮肤之上，抚之碍手为疹，多因热邪郁滞、内闭营分，从血络透发于肌肤。

（二）辨别斑疹性质

1. 阳证斑疹多红紫属火热　叶桂云：“按方书谓，斑色红者属胃热，紫者热极，黑者胃烂，然亦必看外证所合，方可断之。”指出一般而言斑疹色红为热邪内迫营血，迫于血则发斑，迫于营则发疹，色紫提示热势深重，色黑为热毒已极，临证要综合全身症状全面分析。常运用加减凉膈散、清解蕴热汤、黄连解毒汤、犀角地黄汤等方剂进行加减化裁。

2. 阴证斑疹多淡红为虚寒 提出阴证斑疹有虚性和阴性之别，两者均属虚寒性质。正如叶桂所云："如淡红色，四肢清，口不甚渴，脉不洪数，非虚斑即阴斑。或胸微见数点，面赤足冷，或下利清谷，此阴盛格阳于上而见，当温之。"吴锡璜认为，其机理为"寒郁于下，逼其无根失守之火聚于胸中熏灼脾胃，传于皮肤而发斑点"。

（三）拟定治则治法

1. 考察在气在血 叶桂治疗斑疹主要考察病邪的在气在血。在气分者，以清轻气分药如连翘、金银花、栀子等治之；若病仍不解，逐渐向营分发展，需撤去气药，转甘寒咸寒凉血，"务在先安未受邪之地"。如若风热之邪陷入，可在凉血清热方中加入犀角、竹叶清解风热；若湿热之邪陷入，加入犀角、花露之品以清热利湿；若有烦躁不安、便秘者，可加入金汁（老年或平素中焦虚寒者，应以人中黄代金汁）；如果斑出但热不解，治法当清营分、滋胃汁，重者可选玉女煎，轻者用梨皮、蔗浆；若温邪已入血分，以清凉血分药如犀角、生地、元参、丹皮等治之，同时预防温邪进一步内闭造成神昏，强调清络宣窍，如郁金、石菖蒲等，勿以攻风劫痰，扶助温邪，犯虚虚实实之戒。在此过程中，必须通过舌象判别温邪的传变到达了哪一阶段，再采取相应的治法，用药过轻则药力不达，如隔靴搔痒；用药过重则药过病所，反而引邪深入。

2. 分辨病邪性质 一方面，斑疹风温者当用连翘、薄荷、牛蒡子等；湿温者如杏仁、芦根、薏苡仁、桔梗、通草等。对于暑气内侵，正虚邪痹，清补两难者，当先予益元散以清暑利湿。对于温邪发疹，湿热内蕴，兼见便秘者，首先开宣上焦以使气机通畅，枢机运转，肺气宣发肃降功能恢复，大肠传导自然通利。

《临证指南医案·斑痧疹瘰》云："大抵由失表而致者，当求之汗；失下而致者，必取乎攻。火甚清之，毒甚化之；营气不足者，助其虚而和之托之"，"若先生之法，本乎四气，随其时令之胜复，酌以辛凉辛胜，及甘寒、苦寒、咸寒、淡渗等法治之"。此侧重于疹之治疗，表闭者当解肌发汗以透邪，火毒炽盛宜苦寒清解毒邪甚或攻下，营气不足者宜甘寒助之。

叶桂指出："若夹斑带疹，皆是邪之不一，各随其部而泄。"章楠注解道："斑疹夹杂，经胃之热，各随其部而外泄，热邪入胃，本属气分，见斑则属于血分者多矣。疹由血络而出，本属血分，然邪由气而闭其血，方成疹也，必当两清气血以为治也。"故对于斑疹并见者，虑其气血分均有邪气侵扰，而采用两清气血之法。

对于热仍不解者，叶桂云："若斑出热不解者，胃津亡也，主以甘寒，重则如玉女煎，轻则如梨皮、蔗浆之类。或其人肾水素亏，虽未及下焦，先自彷徨矣，必验之于舌，如甘寒之中加入咸寒，务在先安未受邪之地，恐其陷入易易耳。"对此，《临证指南医案·幼科要略》给出了答案："若日多，胃津消烁，苦则助燥劫津，甘寒宜用。"甘寒之品具有清热与生津之功效，生津可以从玉女煎、梨皮、蔗浆之类得到体现，且对于肾水不足之人还应使用咸寒滋肾，未病先防，此重在滋养阴液，舌干黑无苔用大剂滋养如鸡子黄、生地黄、阿胶之类调理，苔黑而中心燥者在救阴中酌加苦下之大黄、芒硝类。

对于阳明热毒所引发的斑疹，叶桂主张："若加烦躁，大便不通，金汁亦可加入，老年或平素有寒者，以人中黄代之，急急透斑为要。"采用金汁类清火解毒之品治疗，而对于大便燥结者当使用攻下之法。

另一方面，对于阴证发斑的情况，叶桂提出“当温之”，临床可用温补元阳之肉桂、附子等药，或白通汤之类以温阳散寒、引火归原。《临证指南医案·斑痧疹瘰》说：“至于阴斑一说，见象甚微，若必指定些些之斑点为阴，犹恐不能无误。想前人此例，无非觉后人勿执见斑为实热之义也。吾故曰：必参之脉象及兼证方妥。”告诫后世，一见斑疹不可偏执于实热所致。

3. 兼顾病体 叶桂明确指出“老年或平素有寒者，以人中黄代之”，表明运用此法有损伤脾胃之弊，对于素体脾胃虚寒者代以较为和缓的人中黄。除此之外，仍多次强调照顾病体的重要性：“如面色白者，须要顾其阳气，湿胜则阳微也”，“面色苍者，须要顾其津液”，“又有酒客里湿素盛，外邪入里，里湿为合，在阳旺之躯，胃湿恒多，在阴盛之体，脾湿亦不少”。这一点充分体现了治未病的思想，以病体为本，既病防变。

（四）判断疾病预后

叶桂提出斑疹的形态、色泽等可以对预后作出一些提示。《临证指南医案·斑痧疹瘰》：“总以鲜红起发者为吉，色紫成片者为重，色黑者为凶，色青者为不治。盖有诸内而形诸外，可决其脏腑之安危，邪正之胜负也。”叶桂云：“黑斑而光亮者，热胜毒盛，虽属不治，若其人气血充者，或依法治之，尚可救；若黑而晦者必死；若黑而隐隐，四旁赤色，火郁内伏，大用清凉透发，间有转红成可救者。”若斑色黑而色泽光亮，提示热盛毒重，病情危险，但气血还充足，尚有抗邪外出的可能，如果及时采取正确的治疗犹可转危为安；若斑色黑而晦暗，表明正气已衰亡，热毒极重而正不胜邪，预后不良；若斑色黑而隐隐，且四旁呈现赤色，则是邪毒郁伏不能外达，气血尚充，用大剂凉血解毒透热之药，使其郁伏之邪透达于外，则斑色亦可由黑转红而现可救之机。

叶桂还提出：“斑疹皆是邪气外露之象，发出宜神情清爽，为外解里和之意；如斑疹出而昏者，正不胜邪，内陷为患，或胃津内涸之故。”斑疹的外发为邪热外达之象，透发后应神情清爽、脉静身凉，才是邪热外解、脏腑气血渐趋平和之象；相反的情况，斑疹虽发而出现神昏的表现，则是正虚不能胜邪，邪热内陷，或因胃中津液枯涸，火热炽盛，提示预后不良。叶桂也指出：“宜见而不宜见多。”《临证指南医案·斑痧疹瘰》：“须知出要周匀，没宜徐缓。”斑疹外露，不见则邪闭而无外发之象，多见则病情重；且分布要均匀，缓缓消失为佳兆，反之则病情可能反复，预后不良。

重视舌象也是叶桂判断预后的重点。若症见舌苔“白如粉而滑，四边色紫绛”，表明疫病邪入募原，未归胃腑，须及时透热解毒，防止毒邪内传；若病情进一步发展内陷营分，逆传心包，则容易出现斑疹，应根据斑疹的颜色面积等状态辨别病情的发展及走向。

（五）探索用药规律

邓欣祺依据《叶天士医学全书》，收集叶桂所有关于温热病斑疹的医案 34 例 45 诊，治法方论 20 余条，进行统计分析，结果如下。

1. 医案分组 在研究叶桂温热病斑疹医案过程中发现，许多医案都记载了具体明确的辨证或论治过程并附有后世医家的补充与讨论，然而对病例中舌象、脉象、共同症状如发热等的记载缺失较多，所以不对舌象、脉象及发热症状做统计分析。由于时代的局限，叶桂在医案中并没有一套系统的症状描述规则，收集的医案之间症状信息分散。因此，必须将收入的医案信息进行规范，将相近或相似的症状进行合并便于分析，例如斑疹的描述也各有不同，大致为斑疹、斑、疹、麻疹、痧疹、痧、瘖疹、丹疹、瘾疹、赤斑、斑点、斑纹、体赤等；其他症状也参照处理。

叶桂治疗温热病斑疹的医案里，症状描述中疹多于斑，大多因感受温邪或疫毒而发。邓欣祺将其分为温病和疫病两组进行讨论：温病组包括风温、暑温、湿温 3 种病邪所致的斑疹医案 24 例，出现的相关症状（不包括舌脉与发热），除斑疹以外，出现次数较多的是下利（5 次）、心烦（4 次）与口渴（4 次），其次是失眠、汗出、呼吸不利、神昏；疫病组出自"痘科""疫""疫毒疹""瘢痧疹瘰"等章节医案 10 例，出现的相关症状（不包括舌脉与发热），除斑疹以外，频次最高的是心烦、口渴、咽痛、神昏、失眠。

2. 温病组用药规律　根据 24 例 27 处方统计，叶桂运用的高频药物有连翘、元参、金银花、杏仁、栀子、薄荷等。核心药对包括金银花 - 金汁、元参 - 生地、连翘 - 薄荷、元参 - 金银花、连翘 - 金银花等；核心药组包括"连翘、金汁、金银花""连翘、桔梗、黄芩""连翘、桔梗、薄荷""连翘、桔梗、杏仁"等。这些药对、药组的药物指向相对集中，能够较忠实地反映叶桂的用药规则，可得出叶桂治疗本组斑疹疾病主要运用清心凉膈散加减，治疗思路主要在于轻清宣散，调气透热，多运用上焦药物及银花薄荷等质地轻宣的药物。

3. 疫病组用药规律　根据 10 例 17 次处方统计，其中出现频率最高的药物是连翘，共出现 12 次，依次是杏仁、金银花、元参、犀角、黄芩、生地、牛蒡子、石膏、甘草、栀子、桔梗、石菖蒲等。核心药对包括连翘 - 元参、连翘 - 金银花等；核心药组为"连翘、金银花、生地、元参、犀角、石菖蒲"。

二、余霖论治疫疹的经验

余霖（1723　1795），字师愚，清代安徽桐城人。早年攻科举，后弃儒从医。又因父亲感染瘟疫不治，愤而专心于疫疹的研究，受刘完素火热论、吴有性《温疫论》影响，认为"疠气乃无形之毒"，力倡暑疫为病之说。疫疹是热疫的最主要症状，是火毒的外在表现形式。余氏在理论研究和临床实践的基础上，于 1794 年著成《疫疹一得》，详论疫病斑疹的病源及色泽、形态，以及治疗和预后转归。

（一）疫疹病因

余霖认为，疫证的发生主要是因为四时气运失常所致。《疫疹一得•运气之变成疾》说："夫五运六气，乃天地阴阳运行升降之常也。五运流行，有太过不及之异；六气升降，则有逆从胜复之差。凡不合于德化政令者，则为变眚，皆能病人，故谓之时气。一岁之中病症相同者，五运六气为之病也。"《疫疹一得•论疫疹因乎运气》云："此天地之疠气，人竟无可避者也。原夫至此之由，总不外乎气运。人身一小天地，天地有如是之疠气，人即有如是之疠疾。"而疫疹的发生应责之于火毒。《疫疹一得•疫疹案》说："瘟既曰毒，其为火也明矣。且五行各一其性，惟火有二，曰君曰相，内阴外阳，主乎动者也。火之为病，其害甚大，土遇之而赤，金遇之而熔，木遇之而燃，水不胜火则涸，故《易》曰'燥万物者，莫熯乎火'，古人所谓元气之贼也。以是知火者疹之根，疹者火之苗也。"可见，疫疹是火毒充斥表里三焦，内逼血分，从肺胃肌表而出，乃邪毒外达之象。

除了气候异常这一外因，人体内在正气的虚实也对病情发展起到决定性影响。余霖对于吴有性的疸毒从口鼻而入，不传于胃而传于募原之说并不认同。他认为疫邪经口鼻而入，直中于胃，因胃为十二经之海，疫邪势必随十二经敷布全身，戕害百骸。

（二）疫疹辨识

余氏通过观察疫疹的色泽、形态、分布和发出过程等情况，来辨别病邪的轻重、病位的浅深、病势的进退和预后的顺逆，这对疫证的辨证和临床治疗有重要的指导意义。如疫疹一出，其外形松活浮洒于皮面，不论色泽如何，或红、或紫、或赤、或黑，这些都是热毒外现的征兆，虽有恶症，但预后良好。若疹出紧束有根，似从肉里钻出，其色青紫，宛如浮萍之背，多见于胸背，此属胃热绛烂之色；若经清胃凉血治疗，疹色松活色退，则预后良好。疫疹色泽由红活向淡红、深红、艳红或紫赤发展，是病势加剧的象征，反之则是病势向愈的征兆。

他提出："余断生死，不在斑之大小紫黑，总以其形之松浮紧束为凭耳。""火者疹之根，疹者火之苗。"就发疹的时间而言，凡正能胜邪者，其疹透发快；若正不能胜邪者，则疹透发迟（迟至四五日仍不透者）即所谓"发之越迟，其毒愈重"。若疫疹兼六脉细数沉浮、四肢逆冷等阳盛格阴症状，则为"不治之症"，预后不佳。对于孕妇之疫疹，他认为是由毒火蕴于母血之中，母病毒火，胎自热矣；治疗只须清解凉血，母病一解，其胎自安。

余霖还对疫疹的舌象进行了描述，如"嗒舌、弄舌"乃是毒火冲突之象；"舌上白点如珠，乃水化之象，较之紫赤黄黑，古人谓之芒刺者更重""疫症初起，苔如腻粉，此火极水化"，若误伤寒治之辛温表散，则舌苔"变白为黑，其坚如铁，其厚如甲，敲之嘎嘎有声，言语不清，非舌卷也"。

（三）疫疹治疗

《疫疹一得》共载疫疹 52 种，疫疹瘥后 22 种，验案 11 则。书中选方 28 首，用药 76 味，药物共出现频率 207 次。其中药物出现频率占前 9 位的依次是甘草 19 次，人参 14 次，当归 10 次，大枣、茯神各 7 次，白术、芍药、远志、麦冬各 6 次。根据疫证早期发病急、传变快和传染性强的特点，强调祛邪要早、快、尽，清除瘟疫火毒之邪；扶正则是在疫证后期，要以扶正为主，主要体现在补气、补血、滋阴治法方面，使正气充足，托邪外出。

《疫疹一得》所载 11 则验案中，凡出现斑疹者，则根据斑疹的颜色加用不同程度的活血化瘀药，如生地黄、当归尾、紫草、赤芍药等。在临证中遇到的温病斑疹，多系现代医学所称的感染性疾病病程中败血症期的细菌性血栓形成，或传染病所致血管内皮层受毒性损害，以及弥散性血管内凝血（DIC）。把清热解毒和活血化瘀结合应用治疗部分急性传染病出现瘀点或瘀斑后融合成一片，由玫瑰色转为紫、黑色，甚至坏疽，效果满意。因为该法一方面可以起到有效的抗感染作用，另一方面又可改善微循环障碍，终止病情的进展。

余霖根据疫疹的病机特点，创制了两首代表方剂——清心凉膈散和清瘟败毒散。《疫疹一得·疫疹诸方》所列方药主要有《类证活人书》的败毒散、《太平惠民和剂局方》的凉膈散和自创的清瘟败毒饮。清瘟败毒饮主治"一切火热，表里俱盛，狂躁烦心，口干咽痛，大热干呕，错语不眠，吐血衄血，热甚发斑，不论始终，以此为主方"。根据病情的轻重，施以大剂、中剂、小剂；见斑疹一出，"即用大青叶，量加升麻四五分，引毒外透"。余霖在运用该方治疗疫疹时注解说："斑疹虽出于胃，亦诸经之火有以助之。重用石膏直入胃经，使其敷布于十二经，退其淫热；佐以黄连、犀角、黄芩泄心肺火于上焦，丹皮、栀子、赤芍泄肝经之火，连翘、玄参解散浮游之火，生地、知母抑阳扶阴，泄其亢盛之火，而救欲绝之水。桔梗、竹叶载药上行；使以甘草和胃也。此皆大寒解毒之剂，故重用石膏先平甚者，而诸经之火自无不安矣。”

清心凉膈散乃余霖将《太平惠民和剂局方》中的凉膈散去大黄、芒硝，加桔梗、石膏而成。方中重用石膏以清泄肺胃，先捣其窝巢之害，使热降清升而疹自透；连翘、黄芩、竹叶、薄荷、桔梗升散于上，清泄上中二焦火邪；考虑到疫疹是无形之毒，即使症见大便不通，也是由火毒伤阴、津亏肠燥所致，不任攻伐，若应用大黄、芒硝容易伤败中气，使邪热内陷，若疫症闭结，“误用通利，速其死也”，故去大黄、芒硝而不用。全方构思严谨，行上升下行之功，而胸膈自清。

（四）临床思路

1. 及早祛邪，直中病所 余霖认为疠气乃无形之火毒，胃虚者感而受之。治疗疫疹清除外来之疫毒为务，邪去则病自安，将病情控制在早期，可减少人体正气的损耗，有利于身体的康复。若用芒硝、大黄等祛邪，胃虚不任攻下，徒伤胃气而邪毒反而乘虚而入，随十二经弥漫全身。“因读本草言石膏性寒，大清胃热，味淡而薄，能表肌热，体沉而降，能泄实热。恍然大悟，非石膏不足以治热疫”，故他主张重用石膏直入胃经，捣其窝巢，以杀其炎炎之势，并敷布十二经以平淫热，并称此方法无不屡试屡验。他认为面临恶候，不可用药含混或病重药轻，杯水车薪、隔靴搔痒无以解决燃眉之急，甚至贻误性命，故必须在变化无恒的疫疹临床表现中抓住热毒这一主要矛盾，“用药必须过峻，数倍前人”。

疫症初起用大剂清瘟败毒饮，尔后根据脉象判断病邪深浅轻重而换同方之中、小剂，并随症状不同而加减药味，有的放矢；“疫证初起，恶寒发热，头痛如劈，烦躁谵妄，身热肢冷，舌刺唇焦，上呕下泄，六脉沉细而数，即用大剂；沉而数者，用中剂；浮大而数者，用小剂。如斑 ·出，即用大青叶，量加升麻四五分引毒外透。此内化外解、浊降清升之法，治一得一，治十得十。以视升提发表而愈剧者，何不俯取刍荛之一得也。”《疫疹一得》中有51个疫疹之症，都在清瘟败毒饮基础上各有不同加味。原方中已有的药物出现加重剂量的有11味，其中石膏、黄连、犀角、生地、元参、丹皮等6味药，在10个以上病症中加重了剂量，其中重用石膏最为多见；在原方组成以外的53味加减药物中，黄柏、金银花、滑石、紫花地丁、羚羊角、天花粉、龙胆草等7味药，在5个以上病症中有使用，其中黄柏是使用最多的加减药味。黄柏，味苦性寒，功效清热燥湿，泻火除蒸，解毒疗疮，其味苦可坚阴，性寒可清热，据《名医别录》记载，可用于治疗肌肤热赤起、目热赤痛等火毒热证。而其余如金银花、紫花地丁、龙胆草等，均苦寒清热为主，体现了余霖祛邪务早、直中病所的治疗思想。

2. 多方融合，综合祛邪 余霖治疗疫疹组方稳定，其中清瘟败毒饮为主要代表方，“治一切火热，表里俱盛，狂躁烦心，口干咽痛，大热干呕，错语不眠，吐血衄血，热盛发斑。不论始终，以此为主”，疗效卓著，被后人称为治疗热疫最具代表性的寒凉重剂。清瘟败毒饮具体方药组成是：生石膏（大剂六两至八两，中剂二两至四两，小剂八钱至一两二钱），生地（大剂六钱至一两，中剂三钱至五钱，小剂二钱至四钱），乌犀角（大剂六钱至八钱，中剂三钱至四钱，小剂二钱至四钱），真川连（大剂六钱至四钱，中剂二钱至四钱，小剂一钱至一钱半）。此四味有大、中、小剂量，为全方主药。石膏配知母、甘草是白虎汤法，直入阳明，胃热清则十二经之火自消，配伍连翘、竹叶轻清宣透，共同透达气分之热毒；再加黄芩、黄连、栀子，效法黄连解毒汤，以通泻三焦之火邪，消散其炎炎之势。以犀角、生地、赤芍、丹皮为犀角地黄汤法，专于凉血散瘀，清解血分热毒以务透热转气，则发斑、吐衄、舌绛、神昏等证可解。多方融合，诸药配伍，从气血两分清透热邪，内清外透，适用于疫毒火邪，充斥内外，气血两燔的证候。

3．扶正养阴，注意善后 疫疹是外邪入侵，正邪相争的过程。除了疫邪的轻重，人的正气充足与否决定了疫疹的病情发展与预后。在疫疹治疗过程中，祛邪之余，扶正必不可少，只有维持正气充足、增强人体抗病能力，才有助于疾病的消除和健康的恢复。余霖治疗疫疹在强调祛邪务早、直中病邪之余，时刻不忘扶助正气。在疫疹恢复期，热毒虽退，然余邪尚未尽清，气血有待恢复，容易出现食复、劳复、阴阳易等状况，余霖为此专门列举疫疹瘥后二十症作详细的说明。例如，病后出现四肢水肿，夜则如常，日则水肿，是“因大病脾土受伤，脾虚不能制水，饮食骤进，气血滋荣，流于四肢”而出现的现象，待脾复健运则自然消失，此时切不可误用温补。又如痊后饮食渐增，而大便不下，患者不因此觉得痛苦的话，这是因为热病肠燥，气血尚未恢复，不能濡润大肠、推动肠道蠕动所致，此时不可急于求成，误用通利，重劫阴液。再如，痊后出现惊悸、怔忡，总因水衰火旺、血虚失养，宜安神定志，滋阴固液。根据苏颖等的统计，《疫疹一得》中出现频率大于 6 次的扶正药物包括甘草 19 次，人参 14 次，当归 10 次，大枣、茯神各 7 次，白术、芍药、远志、麦冬各 6 次，可看出针对疫疹后期脾阳受伤、火烁营阴、心神失养、躁动不安等体质特点，主要运用益气健脾、养血安神、滋阴润燥等扶正手段。

三、吴瑭论治斑疹的经验

吴瑭（1758—1836），江苏省淮安市淮安区人，享年 79 岁。他是一位杰出的中医温病学家。对中医学的贡献，在于对中医立法上的革新和理论上的完善，尤其对于温热性疾病的治疗，他对于理论的发挥和留下的诸多方剂，使得中医的基本治法在外感病和热性病方面得到了进一步的完善。下面介绍他对斑疹诊疗的贡献：

（一）病因分析

吴瑭认为，热邪是斑疹的基本病因，“温邪动血致斑疹”。他进一步分析斑疹的病机，将其分而论之。因为热邪侵袭部位不同，故在皮肤上的表现也不同。其中“斑乃纯赤，或大片，为肌肉之病”，肌肉属阳明，因此发斑的病机是温热邪盛，转入阳明，阳明邪热侵袭肌肉。“疹系红点高起，麻瘄皆一类，系血络中病”，疹的病机为温邪侵袭，但热邪波及血分，血络受灼，致血外溢，渗入肌肤而发疹。

此外，他在《温病条辨•上焦篇》第 16 条指出：“太阴温病，不可发汗，发汗而汗不出者，必发斑疹。”认为温病是温热邪气由口鼻而入侵犯人体，“邪不在足太阳之表”，“故不得伤太阳经也”。因此，温病应忌用汗法。若误用汗法，强行解表发汗，不仅会伤太阳经，还会破坏患者正常的津液代谢水平，致使阴阳失衡。津液亏耗则阴虚，阴虚不能制阳则阳胜，加之本已受阳邪，两阳相加，其热势更甚，因而患者会“热甚血燥”，不仅邪不能随汗而解，还会导致“温邪郁于肌表血分，故必发斑疹也”。

（二）基本治法

《温病条辨•上焦篇》第 16 条开宗明义：“发斑者，化斑汤主之；发疹者，银翘散去豆豉，加细生地、丹皮、大青叶，倍元参主之。”并在《中焦篇》第21条言明：“阳明斑者，化斑汤主之。”这两条条文明确提出治疗斑疹的方剂即是化斑汤和银翘散加减，是吴瑭对斑疹的基本治法。

1. 病在上焦，治以辛凉发散 治疗温热病发疹咽痛，吴瑭主要运用2个方剂，即普济消毒饮去升麻柴胡黄芩黄连方，以及银翘散去豆豉加细生地丹皮大青叶倍元参方。温病初起，属太阴肺卫证，吴瑭主张“治上焦如羽，非轻不举”，故创制辛凉平剂银翘散，功能辛凉解表，透邪泄肺，清热解毒。

2. 病在中焦，治以清胃滋阴 温邪犯肺，下行入于阳明胃腑，阳明气火有余，吴瑭采用玉女煎去牛膝加元参方主之。他认为“气血两燔，不可专治一边”。方中石膏大清阳明胃火，为君药；知母苦寒质润，清肺金而益肾水；麦冬微苦甘寒，滋养胃阴，又可清心除烦；牛膝引热下行，有碍温邪透发，故去之；熟地过于滋腻，以细生地替代；加入元参壮水制火，凉血利咽。

3. 热入气营，治以清气凉营 温病热邪传入营分，血络不宁，斑疹外现者，吴瑭以玉女煎合犀角地黄汤为主方治疗。犀角地黄汤中，犀角性味咸寒，能辟秽解毒，凉血清心；生地能清透血中郁热而滋养阴液；芍药敛阴和营，去恶血、生新血；丹皮凉血活血，泻血中伏火。诸药相合，治疗热伤血络所致温热病斑疹。然而温邪传入营分，多兼气分未清，故合玉女煎清阳明气分热，清胃滋阴与凉营解毒并施，引导热邪外透。

4. 肠燥便结，治以缓下 温热病斑疹热蕴阳明，外出不畅，或见肠燥便秘，内壅特甚，邪无出路者，吴瑭喜用调胃承气汤，缓下以清泻火毒，调畅气机。应用本方得通则已，中病即止，不可令泻下太过，损伤中气，导致热邪内陷。

（三）临证禁忌

吴瑭极力反对以治疗伤寒的方法套用到温病的治疗上，认为温病“邪不在足太阳之表”，不能用辛温解表。因此，在《温病条辨》中明确温病斑疹之治法禁忌：“禁升麻、柴胡、当归、防风、羌活、白芷、葛根、三春柳。”《温病条辨·中焦篇》第22条：“斑疹，用升提则衄，或厥，或呛咳，或昏痉，用壅补则瞀乱。”斑疹禁用辛温、发散、升提、补益之药。

吴瑭认为，“斑疹之邪在血络，只喜轻宣凉解。”用药宜凉不宜温，方为正途，“若一派辛温刚燥，气受其灾而移于血，岂非自造斑疹乎？”故提出要禁用辛温发散之药：柴胡有“劫肝阴”之说，羌活、白芷、当归气味香燥，三春柳更是“其性大辛大温，生发最速”。汪廷珍在此条禁忌后也加了按语：“温疹不须发，可用辛凉，不可用辛温也。”

此外，他治疗斑疹“以泻为顺，忌升提，忌辅涩”，升提、补益也是禁忌治法。升麻、柴胡等有升提作用的药物能助其火势。若火热之邪上灼鼻道，则“直升少阳，使热血上循清道则衄”。若上灼于肺，“肺为华盖，受热毒之熏蒸则呛咳”。若上灼于心，“心位正阳，受升提之摧迫则昏痉”。若气血随药上升，则下元必然虚惫，“过升则下竭，下竭者必上厥”。至于补益之药，会致闭门留寇，“壅补，使邪无出路，既不得外出，其势必返而归之于心，不瞀乱得乎？”且补益之药多为温热之品，与邪同性，内外相应，病势更甚。

（四）用药规律

邓欣祺在《吴鞠通医学全书》全文中收集吴瑭治疗温热病斑疹的医案共8例11诊，治法方论19条。吴瑭医案记载十分完整，通常从疾病初发到治愈，每一次就诊都会记录大致的症状、辨证以及详细的处方。但病例中对舌象、脉象、共同症状如发热以及同一医案中上文已记录过的症状等省略较多。且医案中没有一套系统的症状描述规则，不利于医案之间症状信息的集中。这里对收入的医案信息进行规范，将相近或相似的症状进行合并以便于分析，药物名称参照《中药学》第6版教材中的名称进行统一规范。

根据医案8例11次处方统计，出现频次最高的药物是元参，其次是桔梗、牛蒡子、金银花、薄荷。核心药组为“连翘、元参、桔梗、牛蒡子、金银花、薄荷”，核心药对为连翘-元参，其中牛蒡子、桔梗都分别与薄荷、金银花关联紧密；薄荷分别与牛蒡、桔梗、金银花关联紧密；金银花分别与薄荷、牛蒡子关联紧密。综合高频次药物以及高关联药物分析得出，吴瑭治疗斑疹主要运用普济消毒饮加减，用于治疗发热、斑疹伴有咽喉肿痛等症状者。此外，吴瑭治疗发热、斑疹还运用了化斑汤、竹叶石膏汤、银翘散去豆豉加细生地丹皮大青叶倍元参方、清宫汤等方剂，以及紫雪丹、安宫牛黄丸、至宝丹等中成药。

四、王士雄论治斑疹的经验

王士雄（1808—1868），字孟英、仪龙，晚年更字梦隐，堂号归砚、潜斋，自号半痴山人、随息居士、华胥小隐，浙江钱塘（今杭州）人。他生于中医世家，祖上三代精通医学。王士雄一生勤于著述，也有许多挚友后学收集他的医案编排出版，留给后世的作品丰富，主要有《温热经纬》《随息居重订霍乱论》《随息居饮食谱》《潜斋医话》《王氏医案三编》《回春录》《归砚录》《仁志术》等。

（一）用药规律

1. 医案分组 邓欣祺在研究王士雄温热病斑疹医案过程中发现，许多医案没有具体的辨证论治过程，只列药物，没有剂量，间或叙证遗脉，或叙脉遗证，所对于没有明确辨证分型或舌脉缺失的医案，无法判定证型与舌脉，故缺失较多的部分，不统计说明问题，仅就原文进行归纳讨论。与叶桂医案一样，斑疹的描述也各有不同，大致为斑疹、斑、疹、喉疹、麻疹、瘖疹、痦疹、赤疹、赤斑、蓝斑、黑斑、斑块等。

依据医案中斑疹症状出现的前提条件，将医案分为3组：经温散、湿补治疗而出斑疹，病情有恶化倾向的，称之为误治组；经轻清宣透治疗而出斑疹，病情向愈者，称之为正治组：未经治疗，因疾病本身而出斑疹者，称之为原发组。由于时代的局限，王士雄在医案中并没有一套系统的症状描述方法，所以收集的医案之间症状描述分散。对收入的医案信息进行规范，将相近或相似的症状进行合并以便于分析，合并后主要症状35个（包括不需要合并的症状），药物名称参照《中药学》第6版教材中的名称进行统一规范。着重分析四诊、辨证、方药三方面的数据，并总结介绍王士雄对温热病斑疹治疗的临证经验与特色。

2. 误治组用药规律 根据罗大中等对王士雄纠误医案的统计结果，在352例误治医案的病种中，温病误治有109例，占总误治案例数31%；其中误用辛温发散达到98例，占温病误治案例的90%；而伤寒误治只有1例。这说明当时大多数医师只会从伤寒的角度出发去辨证治疗，以热为寒的情况十分普遍。在王士雄纠误医案中，误用温补的案例达173例，占比49%，其中病种既包括外感热性病，也包括内伤病的热证。根据本组11例统计中所出现的相关症状（不包括舌脉），按其出现频次高低，除斑疹外，频次最高的是发热与便秘，其次是失眠、面赤、口渴、痞满、神乱、神昏。尽管舌脉缺失较多，见载的以舌绛，苔黄，脉弦、滑、数为主。

根据本组医案 11 例 20 处方统计，其中出现频次最高的药物是知母，最常与淡竹叶配伍使用，其次是石膏，关联性最高的药组为“淡竹叶、石膏、知母”。知母 - 石膏为白虎汤的核心药对，知母 - 淡竹叶配伍治疗温热病高热烦渴最为相宜。核心药组包括“金银花、浙贝、淡竹叶、知母、元参、天花粉”“犀角、知母、石膏、淡竹叶”“生地、金银花、浙贝、淡竹叶、知母”“西洋参、甘草、淡竹叶、知母”“西洋参、麦冬、甘草、生地”。王士雄治疗本组斑疹主要采用石膏、知母、栀子、淡竹叶、浙贝、天花粉、金银花等清宣透热，以犀角、生地、丹皮等凉血清营；适当辅以西洋参、麦冬、生地、元参、雪羹（荸荠、海蜇）等养阴生津，并以紫菀、枇杷叶、旋覆花等肃降肺气。因此，本组斑疹主要是由素体阴虚痰盛，而误用温散温补药物所致，治疗思路是清热与凉营为主，宣肺与养阴为辅，以犀角地黄汤及白虎汤为主方。

3. 正治组用药规律　本组医案共 9 例，在王士雄处方用药前患者并未出现斑疹症状，而服药后发斑发疹，并伴随热退、神清、知饥、尿畅、苔退、脉和等好转症状。用药前（发斑疹前）频次最高的是发热，其次是口渴、便溏、尿少、神乱以及失音。均有记载脉象，其中频次最高的有脉数、脉滑、脉弦，均出现了 3 次；有 4 个医案记载舌苔质地或颜色，其中 3 例黄苔，1 例腻苔；有 2 个医案记载了舌体颜色，分别是舌绛与舌紫。

根据本组 9 例处方 16 首统计，其中出现频次最高的药物是栀子。栀子配伍淡豆豉为栀子豉汤，配伍黄连、黄芩为黄连解毒汤。在本组医案中，栀子最常与淡豆豉、薏苡仁配伍使用。规则支持度大的核心药组包括“黄连、黄芩、半夏、竹茹、芦根”“淡豆豉、薏苡仁、黄芩、栀子”“桃仁、苇茎、冬瓜子、薏苡仁”“牛蒡子、元参、羚羊角、犀角”“竹茹、连翘、黄芩”“金银花、羚羊角、犀角”“杏仁、知母、冬瓜子”。其中规则支持度大的核心药对为羚羊角 - 犀角。

4. 原发组用药规律　本组医案 7 例，症状频次最高的是斑疹、发热与痞满，其次是口渴、尿少、便秘、气喘、汛行、咳痰。5 案记载脉象，频次最高的是脉滑（4 次），脉弦出现 2 次；各有 2 个医案分别记载舌苔或舌体，分别是苔色白滑、苔秽、舌绛、舌黑难伸。

根据医案 7 例 11 处方统计，核心药组包括“石膏、知母、甘草”“浙贝、犀角、天花粉、金银花”，规则支持度大于 30% 的次核心药组包括“竹沥、竹茹、浙贝、犀角、天花粉、金银花”“天竺黄、元参、浙贝、犀角、天花粉、金银花”“桔梗、薄荷、黄芩、连翘、石膏、知母”“栀子、薄荷、黄芩、连翘、石膏、知母”“竹叶、粳米、石膏、知母、甘草”。核心药对组合为石膏 - 甘草，其次是金银花、犀角、浙贝、天花粉之间的关联以及知母、甘草、石膏之间的关联较强。处方思路主要来源于白虎汤、清解蕴热汤、竹叶石膏汤、清心凉膈散等方剂。

（二）讲究药证

邓欣祺根据对王士雄治疗温热病斑疹医案的记载以及相关论述，将相关温热病斑疹归纳为肺胃热盛证、暑热内伏证及暑热外感证三大证型。

1. 肺胃热盛　以斑疹、发热、便秘、失眠、面赤、口渴、痞满、神乱、神昏、舌绛、苔黄、脉弦滑数为主要症状，治以清热凉营、宣肺、养阴。发热为主要症状者，犀角地黄汤及白虎汤主之；痞满为主者，小陷胸汤主之。

2. 暑热内伏 主要症见斑疹、发热、口渴、便溏（或霍乱下利）、尿少、神乱、失音、舌绛或紫、苔黄或腻、脉弦、滑、数。证属枢机不畅，暑热内伏，若治疗得当，气机得宣，热邪外出，则症见斑疹外发，并会伴随脉和、神清、尿畅、知饥等病情好转倾向。治疗以清热宣肺、祛湿、养阴为主，主要应用方剂为《千金》苇茎汤。对于阴虚劳倦，湿温毒重，症见神昏、尿少的患者，清解之中又须寓存阴，清热利湿中配以元参、石斛、西洋参等甘寒养阴之品，急存阴液，以求转机。

3. 暑热外感 此类斑疹伴随温热性疾病，证属阴虚痰滞，复感暑热，以发热、痞满、口渴、尿少、便秘、气喘、脉滑为主要症状，治以清热开闭、养阴生津。轻证治以辛凉发散，清肺透热，应用《千金》苇茎汤合竹叶石膏汤；体厚痰实者，治以涤痰攻下，应用凉膈散、滚痰丸、白金丸等。

（三）切中病机

王士雄长于辨舌察脉审病机、判病位、定虚实，其辨证精准，治疗每能轻重相宜，切中病机。例如，对于胎前伏暑乘新产血虚痰滞而发高热神昏的患者，王士雄治之以犀角、羚羊角，认为有相应的病证就要用相应的药物治疗，当病证以邪实为主时，就不应拘泥于产后元虚的顾虑；对于痰热内结、气机停滞的患者，更认为属于大实证，非峻攻不愈。而对于大劳、大欲、大病、久病后，气血两虚，阴阳并竭者，认同吴有性“四损不可正治”论。虽邪实，然正虚不任攻伐，须徐徐图之。关于湿热病斑疹，王士雄认为不论是何证型，均应抓住一个重要的治疗原则——若证属湿热，切不可投甘柔滑腻之药。

1. 疏运气机，散邪透热 认为在疾病初期治疗得当，则能有效避免邪气壅塞，可预防斑疹的发生，唯气机通畅，邪有出路，是清解热邪的效方法。温热病斑疹的证候虽多，但总体来说不外是肺胃二经积热，其中暑热内阻，气机不行者，温散与凉血治法并不适合，治疗首当清肺气，运枢机。对于火盛风炽，气血两燔而见汛行、便溏者，认为“气分之邪，由泻而略泄其焰；营分之热，由汛而稍解其焚”，反对仅仅因患者出现汛行、便溏、大汗、呕血等，不加以辨证便虑其元气脱陷而妄用补涩，使邪无路可出，终成败证。

2. 清解之中，须寓存阴 治疗温热病斑疹强调顾护阴液，阴虚热盛者治疗时须在清热的基础上加入西洋参、麦冬、石斛等甘寒凉润之剂滋养阴液，急存阴液，以复生机，清透热邪。王士雄护养阴的一大特色就是食疗的运用，运用药食同源之品，如白梨汁、生蔗汁、荸荠、海蜇等，以其性质平和，既无滋腻碍胃之弊，又无助湿生热之虑。

（四）注重成药

王士雄在治疗湿热病斑疹的过程中，除了对证处方，还善于配合运用成药内服外用进行救治。他认为，成药使用具有方便、快速的特点，医家可以根据五运六气等预测疾病的流行倾向，提前制作成药，妥善保存，待疾病暴发即可随取随用，以及时控制病情，或分发给缺医少药的百姓，亦可以有效控制疾病的大规模传染。他经常采用的成药有叶桂创制的甘露消毒丹、神犀丹，《太平惠民和剂局方》的紫雪丹、碧雪，《金匮翼》的锡类散，《河间医学六书》的六一散等。

（五）推荐食疗

《随息居饮食谱》记载的两味药食同源之品，可用于预防和治疗温热病斑疹。一是莱菔，也就是现在的白萝卜，认为其价格低廉而功效敏捷。二是绿豆衣，入药能清风热，去目翳，化斑疹，消肿胀。

王士雄重视食疗防治疾病，发挥食物“处处皆有，人人可服，物异功优，久服无弊”的特点，吸收前代饮食疗法经验及吸收民间单方验方并结合自己临证体会总结编撰成《随息居饮食谱》。全书收录药食同源之品 331 种，分为水饮、谷食、调和、蔬食、果食、毛羽、鳞介等七大类论述，详列食物性味功效，强调辨别体质特点，具有很强的实用性和可操作性，使中医药简、便、廉、验的特点得到进一步发扬。

（李秀惠　聂　广）

参考文献

1. 夏庭伟，杨越，郭静. 探析叶天士斑疹辨治思想 [J]. 中国中医基础医学杂志，2015，21（9）：1076-1077，1080.
2. 刘晓峰，郭贺龙. 余师愚辨治疫疹学术思想之探析 [J]. 上海中医药杂志，2011，45（2）：21-22.
3. 肖战说，崔炳南.《温病条辨》斑疹理论初探 [J]. 安徽中医药大学学报，2018，37（6）：8-10.
4. 陈慧，郭素香，李晓丹. “以证统病”中医思维模式在中医儿科出疹性疾病教学中的思考 [J]. 医学信息，2020，33（16）：165-166.
5. 苏新民. 儿童出疹性疾病的鉴别 [J]. 家庭医学，2020（4）：28-29.
6. 邓欣祺. 温病四大家治疗温热病斑疹临证经验及用药规律研究 [D]. 广州：广州中医药大学，2016.

第十章

病因病机

第一节 病邪性质

一、肠道病毒的特性

能够引起手足口病的病原体主要为小 RNA 病毒科、肠道病毒属的柯萨奇病毒 A 组 4、5、7、9、10、16、19 型和 B 组 2、5 型，埃可病毒和 EV71。

（一）理化共性

一般而言，肠道病毒适合在湿、热的环境下生存与传播，对乙醚、乙醇、来苏尔等消毒剂及去污剂和弱酸有抵抗力，75% 乙醇溶液和 5% 来苏亦不能将其灭活，人的胃酸、胆汁不易将其杀死，在污水或含有机物的水中可长期存活。病毒的耐酸性决定了其可通过粪 - 口传播，耐热性决定了其在较高温度下仍可自我复制。但病毒对紫外线及干燥敏感，各种氧化剂（高锰酸钾、漂白粉等）、甲醛、碘酒都能灭活病毒。病毒在 50℃可被迅速灭活，但 1mol 浓度二价阳离子环境可提高病毒对热灭活的抵抗力，病毒在 4℃可存活 1 年，在 −20℃可长期保存，在外环境中病毒可长期存活。

（二）生物学特性

柯萨奇病毒的最大特点为能使小白鼠致病，根据其乳鼠致病的不同，可分为 A、B 两大组。A 组病毒至今已发现 23 个型（A1～24 型，其中 23 型已归入埃可 9 型），此组病毒可使乳鼠发生广泛的骨骼肌肌炎和坏死，引起弛缓性瘫痪。但大多不易在组织培养中分离。B 组病毒已发现 6 型（1～6 型），可使乳鼠发生局灶性肌炎及棕色脂肪坏死、心肌炎、肝炎、脑炎、胰腺炎等，引起肢体震颤和强直性瘫痪，B 组病毒可在组织培养中分离。

埃可病毒已发现 31 个型（1～34 型，其中 10、28、34 型已归入其他病毒），只对人类有感染性，而对乳鼠不致病。猴肾或人肾细胞对埃可病毒很敏感，常用以分离病毒。自 1986 年以来又发现了免疫特异性与已知柯萨奇病毒及埃可病毒不同的新肠道病毒 68～71 型。肠道病毒各型之间一般无交叉免疫，仅少数型别之间有抗原性交叉。

（三）感染途径和致病特点

病毒从咽部或肠道侵入，于局部黏膜或淋巴组织中繁殖，并由局部排出，此时可出现局部症状。继而病毒又侵入局部淋巴结，并由此进入血循环导致病毒血症（第 1 次病毒血症）。病毒可随血流带至全身各器官如中枢神经系统、皮肤黏膜、心脏、呼吸器官、肝、胰、肌肉等处，在该处进一步繁殖引起病变，并再次进入血循环，引起病毒血症（第 2 次病毒血症）。

不同病毒株具有组织亲嗜性不同，靶器官各异，引起不同系统病变。病理变化视所侵犯的器官及程度而不同。中枢神经系统病变和脊髓灰质炎相似，但一般较轻，以脑膜炎症为多见。脑炎患者有灶性单核细胞浸润及退行性变。柯萨奇病毒B组感染在新生儿常引起广泛病变，涉及脑、肝、心，以灶性坏死为主，伴淋巴细胞及中性粒细胞浸润。心肌炎患者常有间质淤血及炎症细胞积聚，心肌纤维灶性坏死，细胞核固缩、破裂、心包炎性浸润等。肌肉可见严重细胞浸润或肌纤维坏死。

（四）临床表现

肠道病毒感染临床表现复杂多变，病情轻重差别甚大。同型病毒可引起不同的临床症候群，而不同型的病毒又可引起相似的临床表现。

1. 呼吸道感染 埃可病毒及柯萨奇病毒的很多型均可引起，以上呼吸道感染为常见，也可引起婴儿肺炎等下呼吸道感染。肠道病毒68型可引起小儿毛细支气管炎和肺炎。

2. 疱疹性咽峡炎 主要由柯萨奇病毒A群及B群引起，埃可病毒引起较少。本病遍及世界各地，呈散发或流行，但以夏秋季多见。传染性很强。潜伏期平均4天左右，表现为发热、咽痛、咽部充血、咽部有散在灰白色丘疱疹，直径1～2mm，四周有红晕，疱疹破溃后形成黄色溃疡，多见于扁桃体、软腭和悬雍垂。一般4～6天后自愈。

3. 出疹性疾病 又称流行性皮疹病，柯萨奇病毒及埃可病毒均可引起。多见于婴儿及儿童，成人较少见。潜伏期3～6天。出疹前多有上呼吸道症状如发热、咽痛等。皮疹于发热或热退时出现，呈多形性，有斑丘疹、斑疹、猩红热样皮疹、风疹样皮疹、疱疹及荨麻疹样等。不同形态的皮疹可同时存在或分批出现。可伴有全身或颈部及枕后淋巴结肿大。

4. 手足口病 主要由柯萨奇病毒A5、9、10、16型引起，尤以A16多见。多发生于5岁以下小儿，传染性强，可暴发流行或散发。初起低热、厌食、口痛等。口腔黏膜出现小疱疹，后破溃形成溃疡。多分布于后舌、颊及硬腭，亦可见于齿龈、扁桃体及咽部。多同时在手足皮肤出现斑丘疹，偶见于躯干、大腿及臀部。斑丘疹很快转为小疱疹，较水痘皮疹为小，2～3日吸收，不留痂。预后良好，但可复发。有时可伴发无菌性脑膜炎、心肌炎等。

5. 脑膜炎、脑炎及瘫痪性疾病 柯萨奇病毒A群、B群和埃可病毒的许多型以及EV71均可引起此类疾病。

肠道病毒脑膜炎的临床表现与其他病毒引起者差异不大，有发热、头痛、呕吐、腹痛、肌痛等症状，常伴发皮疹，1～2天出现脑膜刺激征。脑脊液细胞数增加达100～200，偶可高达1 000以上，初以中性粒细胞占多数，后则以单核细胞为主。蛋白质略高，糖和氯化物正常。病程一般5～10天。

柯萨奇病毒A2、5、7、9型及B2、3、4型均可引起脑炎，埃可病毒4、6、9、11、30型亦可引起脑炎，尤以埃可病毒9型多见。临床表现与乙型脑炎相似，但部分病例常伴有皮疹、心肌炎等。柯萨奇病毒B群可在新生儿和婴儿中引起病情危重的广泛性脑炎，常伴心肌炎和肝炎。

二、发病季节与气象因素

（一）手足口病的发病季节

自2010年以来，手足口病发病数/率呈现隔一年高发的特征，多数地区偶数年高发、奇数年低发。全国报告发病数以 2014 年最高（227.91 万例）；报告死亡数以 2010 年最高（905 例），之后显著下降。各地区手足口病发病的周期性波动可能与不同毒株活跃的周期性频率不同有关。手足口病发病有明显季节性，并呈现双高峰，春夏季（4—7 月）为主高峰，秋季（9—11 月）为小高峰。受地理位置和气候的影响，南北地区发病高峰时间略有不同，一般纬度越低，发病高峰出现的时间越早。南部和中南部地区每年第 1 个峰值出现在 4—5 月，第 2 个峰出现在 10—11 月。北部地区发病高峰多呈单峰型（6—7 月），个别年份出现双高峰，部分年份西北和西部地区在 9 月也出现秋季小高峰，可能与当年的气候条件有关。

（二）手足口病与气象因素的关系

气象因素虽不是引起手足口病等肠道传染病的直接原因，却是影响传染病发生发展的重要因素之一，更是中医外感病因学说的基础。气温、湿度、气压等气象要素不仅可以影响人体的免疫力，而且对生活在环境中的手足口病等肠道病毒和媒介生物的繁殖及传播也有很大的影响。一项对 51 项研究的荟萃分析和 Meta 分析显示，气象参数在手足口病的流行中起着重要作用。只有平均气压与手足口病发病率呈负相关，而其他 5 个气象参数（包括平均气温、平均气温、平均气温、相对湿度、降雨量、日照和平均风速）与手足口病发病率呈正相关。

基于交叉相关分析和回归树模型，对广州市 2010—2017 年手足口病流行与暴发的气象因素进行分析时发现，其月平均气温和相对湿度与手足口病月发病数有相关性；当月平均气温≥22.3℃，且前一个月平均相对湿度≥82.37% 时，手足口病发病风险增高，*RR* 为 2.06（95%*CI* 1.99～2.13）；当月平均气温≥24.6℃，且上一个月平均相对湿度≥83.92% 时，手足口病暴发风险显著升高，*RR* 为 3.54（95%*CI* 3.03～4.03）。中国地域辽阔，环境多样，纬度并不是影响手足口病传播的唯一因素。手足口病流行热点主要分布在省会城市周边的区县和城乡接合部。这可能与人口密度、经济条件和人口间交叉感染有关。手足口病疫情在沿海城市较为常见，发病率较高。

（三）手足口病与地区因素的关系

2008—2017 年我国手足口病年均报告发病率以南部地区（广东、广西、福建）最高（年均 298.22/10 万），其次是东部地区（浙江、上海、江苏），为 167.18/10 万；而西北部地区（新疆、甘肃、宁夏、青海、西藏）最低，为 40.79/10 万。南部地区报告发病率为西北部地区的 7.33 倍、为东部地区的 4.10 倍。中部地区（河南、湖北、安徽、江西、湖南）、西南部地区（重庆、四川、云南、贵州）重症比例较高。

三、审证求因

审证求因是确立病邪性质另一种手段，或者说方法。我们在行业建设项目实施过程中，对不同类型的手足口病患者进行了证候学调查和专家的问卷调查，得到了如下结果。

（一）北京地坛医院

327 例手足口病并发中枢神经系统患儿进行证候学调查，按证候分型，结果为湿大于热型 208 例（63.8%），热大于湿型 79 例（24.2%），温热型 40 例（12.2%），不同证型的病原学统计无差异。

（二）深圳市第三人民医院等

对 2 115 例手足口病患者进行证候学调查和证素分析，结果提示表证期患者的风热证素频数 6 109，证素频数 / 总频数为 40.55%；湿热证素频数 5 743，证素频数 / 总频数为 38.13%。

（三）29 位专家的问卷调查

在国家中医药管理局行业建设项目（200907001-3）执行期间，笔者调查了 29 位中医和中西医结合手足口病专家，统计对手足口病病邪性质的认识，选择温热的占 62.1%，湿热占 62.1%，热毒占 44.8%，戾气占 17.2%（表 10-1）。

表 10-1 调查表主要数据统计

病因	温热 62.1%	湿热 62.1%	热毒 44.8%	戾气 17.2%		
重症因素	体质 89.6%	邪性 75.9%	病变 55.2%	地区 24.1%	季节 20.7%	
皮疹因素	邪性 89.6%	体质 75.9%	季节 20.7%	地区 24.1%		
重症发热因素	邪性 75.9%	体质 72.4%	病变 55.2%	季节 17.2%		
传变符叶	是 55.2%	否 37.9%				
逆传主征	呕惊抖 82.8%	高热 68.97%	唇发绀 68.97%	疲乏嗜睡 58.6%	胸闷气短 48.3%	疹稠色黑 31%
辨证	分期 69%	分型 34.5%	六经 20.7%	脏腑 31%	卫气营血 34.5%	
病位	肺 93.1%	脾 86.2%	心 62.1%	肝 58.6%		
病机特点	热 96.6%	痰 48.3%	痫 34.5%	余 27.6%		
传变过程	疹前—出疹—坏死—恢复 82.8%	卫气营血 24.1%	六经 17.2%	三焦 10.3%		
皮疹走行	肺经 55.2%	脾 51.7%	卫 24.1%	气 24.1%	营 17.2%	血 13.8%
皮疹感邪	太阴湿热 65.5%	新感 44.5%	阳明热毒 20.7%	营分热毒 17.2%	气分热盛 13.8%	其他 6.9%
皮疹传变	新感 51.7%	直中 13.8%	太阴风热窜血 37.9%	经 10.3%	其他 3.4%	
斑疹、咽峡疱疹	是 48.3%	否 41.4%				
分期辨证为特色	是 65.5%	否 24.1%				

注：体质指患儿体质，邪性指病邪的性质，病变指疾病的变化，余指其他。符叶指符合叶桂“温邪上受，首先犯肺，逆传心包”的论述；呕、惊、抖分别指呕吐、易惊、肢抖；斑疹、咽峡疱疹之后的“是”表示同意阳明燥热迫于血分是血分证。

四、归纳分析

（一）病邪的温热性质与肠道病毒的特性

1. 理化特性 肠道病毒适合在湿、热的环境下生存与传播，但如果外界温度超过 50℃可被迅速灭活，提示了病邪的温热性质。

2. 生物学特性 各型肠道病毒之间一般无交叉免疫，仅少数有抗原性交叉，临床可见患者反复发生手足口病。

3. 致病特点 不同病毒株的组织亲嗜性不同，靶器官各异，可引起多种系统的病变。

4. 临床表现 肠道病毒感染临床表现复杂多变，病情轻重差别甚大。同型病毒可引起不同的临床症候群，而不同型的病毒又可引起相似的临床表现。

（二）病邪性质与手足口病的发病季节和气象因素的关系

1. 高发季节 本病高发季节为春夏之交和夏秋之交，形成两个高峰。从空间分布看，虽然高发地区集中于东部沿海，但鉴于我国南北跨度大，中部地区以 3—5 月为主，东北地区则以 7—8 月为主，华南地区则一直高发，直至秋季到来。

2. 气象因素 本病易发生在温差变化大，低气压高温高湿条件下，风向集中在吹偏东、偏南的潮湿风向。以温差为 6.11～8.10℃最易发病，其次在 4.11～6.10℃及 8.11～10.10℃。最小相对湿度在 45% 以上，平均气压小于 1 015hPa。

3. 重症和死亡病例的时间分布 总的看来，2010 年重症病例和死亡病例均居高，其分布与发患者数呈正相关，均集中在高发季节。

（三）病邪性质与审证求因

北京地坛医院的调查结果表明，湿大于热型 208 例（63.8%），热大于湿型 79 例（24.2%），温热型 40 例（12.2%），而深圳市第三人民医院等的证素分析结果为，风热证素 40.55%，湿热证素 38.13%。提示审证求因的结果，患儿的病邪性质不仅仅是湿热，还存在部分风热（温热）。

（四）病邪性质与专家调查

专家调查结果显示，选择温热的占 62.1%，湿热占 62.1%，热毒占 44.8%，戾气占 17.2%。

（五）病邪性质的理论分析

1. 从肠道病毒的特性和手足口病的发病季节、气象因素看，手足口病的病邪性质以湿温为宜。但根据临床调查结果显示，病邪仍然存在不夹湿的风热或温热属性，这符合“疹为太阴风热”（风热侵袭手太阴肺经）“疱为太阴湿热”（湿热侵袭足太阴脾经）的认识。尽管在第三人民医院的证素分析中似乎风热（温热）更占优势，但由于临床上疱疹与丘疹往往兼夹，实际上湿热的情况应该更多一些。

2. 关于“戾气学说”，虽然更能体现手足口病的传染性特征，但在中医学临床体系中，传染与不传染存在重大差异，但那只是体现在预防领域内，现代医学对此有更加深入的认识。遣方用药的依据往往是病邪性质。因此，辨别风热（温热）、湿热是最重要的事情。

3. 鉴于以上，手足口病的病邪性质以湿热为主，风热为辅，或笼统称为风热夹湿。后一种似乎更加贴切，因为风热可夹湿，也可不夹湿。

第二节 病因学说

一、几种病因学说

（一）时疫致病说

时疫即疫、瘟疫，又称疫气、疠气、戾气。《素问·刺法论》指出：“五疫之至，皆相染易，无问大小，病状相似……”隋代巢元方《诸病源候论·疫疠病诸候》认为疫疠“其病与时气、温、热等病相类，皆有一岁之内，节气不和，寒暑乖候，或有暴风疾雨，雾露不散，则民多疾疫。病无长少，率皆相似，如有鬼厉之气，故云疫疠病”，并认为岭南地区的青草瘴、黄芒瘴等瘴气也属疫疠范围，并进一步分析指出“此病皆因岁时不和，温凉失节，人感乖戾之气而生病，则病气转相染易，乃至灭门，延及外人，故须预服药及为法术以防之”。元代危亦林《世医得效方》提到：“时疫，十神汤治时令不正，瘟疫妄行，感冒发热，或欲出疹。”明代吴有性提出“瘟疫之为病，非风、非寒、非暑、非湿，乃天地间有一种疠气所感”，而且还认为不同的传染病，所感受的疠气也各不相同，所以将不同的戾气又称之谓“杂气”。《辨疫琐言》曰：“春则曰春瘟，夏则曰时疫，秋则曰秋疫，冬则口冬瘟。”虞山陈耕道《疫痧草》提出时行之病传染非常迅速，故主张隔离。陈耕道谓：“疫之为病，一感即发，未发之前，安然无恙也。即发之后，迅若雷电也。”笔者认为，手足口病是感染时行疫气以手足肌肤、口咽部疱疹为主要症状的急性儿童传染性疾病。

（二）温毒致病说

本病表现为发热、斑疹、脉盛、舌赤苔黄，并具流行发病之特点，应属中医学“温病”“温毒”之证。因为温毒致病特点除具有温邪致病的一般见症外，并见毒热蕴郁肌肤，上攻咽喉。《时病论》曰：“温毒者，由于冬受乖戾之气，至春夏之交，更感温热，伏毒自内而发，表里皆热。”又云：“然有因温毒者而发斑、发疹、发颐、喉肿等症，不可不知。”“温热之毒，抵于阳明，发于肌肉而成斑……”“温毒者，诸温夹毒，秽浊太甚也。”

（三）湿温致病说

湿温又名湿瘟，其名出《难经·五十八难》：“伤寒有五，有中风，有伤寒，有湿温……”湿温是因湿热疫疠之邪，从口鼻而入，与中焦之湿交阻，阻滞气机，湿热熏蒸而发。可入营入血，暴发流行。明代万全云：“小儿胎禀本厚，将养过温，心脾积热，熏蒸于上，满口生疮。”由于小儿为纯阳之体，素体内热偏盛，脾胃积热。现代小儿多食厚味，脾胃积热，外加外感风热之邪，由肌表侵入，内应于脾胃而发病。清代叶桂所著《温热论》曰：“湿与温合，蒸郁而蒙蔽于上，清窍为之壅塞，浊邪害清也。”薛雪《湿热病篇》载：“湿热之邪，从表伤者，十之一二，由口鼻入者，十之八九，阳明为水谷之海，太阴为湿土之脏，故多阳明太阴受病。”《时病论》曰：“湿温者，长夏初秋，湿中生热，即暑病之偏于湿者也。”吴瑭《温病条辨》说：“头痛恶寒，身重疼痛，舌白不渴，脉弦细而濡，面色淡黄，胸闷不饥，午后身热，状若阴虚，病难速已，名曰湿温。”他还确立了湿温病的三焦传变途径：“温病由口鼻而入，鼻气通于肺，口气通于胃。肺病逆传，则为心包。上焦病不治，则传中焦，胃与脾也；中焦病不治，即传下焦，肝与肾也。始上焦，终下焦。”

（四）风热致病说

不少专家认为，本病采用银翘散治疗可获疗效，认为手足口病属中医学温病中的风温，为感受春季或冬季风热病邪所致。风热邪毒或夹湿邪自口鼻而入，侵袭脾肺两经，郁蒸肌表，上熏于口，外发四肢。亦有认为，外感风热，内入脏腑，病邪处于气营之间。

二、现代医家观点

（一）外因致病说

张士卿从运气学说的角度，认为风火湿热至盛是手足口疫病大流行的关键原因。于定辉和姜良铎认为，本病属温病范畴，为热邪夹湿；孙贵福认为，它是湿性兼热，以湿为主，根据是疱疹；张发平认为，它是风热邪毒蕴于肺胃；孙淑芬认为，本病是春季外感风热夹湿；马爱军认为是感受春季或冬季风热病邪。孙营、张凡和刘宇笼统概括为时行疫毒，不同的是，张凡认为邪从口鼻而入，蕴于肺脾；刘宇认为邪从气分而入，侵及营分。李妮、赵宏宇认为是风热邪毒，不同之处，李妮认为是毒侵袭心、脾二经，尤其脾经；赵宏宇认为是毒阻肺、胃二经，蕴郁肌肤发病。黄红梅、郎俊奉认为是温热病邪，不同在于，黄红梅认为是邪热蕴结，导致心火炽盛；郎俊奉认为是邪入心、脾二脏，再由内向外透发。

笔者从《中医基础理论》教科书的角度出发，认同张士卿的看法。该病确系外感六淫中的风邪、暑湿之邪和火邪共同引起。涉及风邪，一是有气象资料表明，风速和手足口病有正相关的联系；二是理论认为，风气虽为春季主气，但四季皆有风；三是该病由轻症转为重症时间较短，合乎风邪善行而数变的特性。涉及暑湿之邪，一是因其高发季节，二是因其发病地理环境使然。涉及火邪，因此病既发生于火热旺盛的夏季，且火为阳邪，其性炎上，易耗气伤津，生风动血。手足口重症有头痛，易激惹，惊厥和频繁抽搐，甚至口吐白色、粉红色、血性泡沫痰等显著的与火邪性质相关的临床表现，且此病为流行性传染病，符合中医所讲“疠气”的致病特点。因此，该病为风、火、暑湿之邪所致的疠气。其他医家可能由于接触的患者不同，所以对病因的认识各有其特色。比如，有的医家从疱疹着手，有的从季节入手，都有一定的道理。

（二）内因致病说

俞友根、刘克丽一致认为，幼儿腠理疏松，卫外不固，致风湿热毒侵袭肺脾。刘克丽还认为，夏秋湿热当令，邪由口鼻而入，内侵肺脾，甚至旁及心营。周玉佩、宋阿冬皆认为小儿阳常有余，脏腑娇嫩。不同的是，周玉佩以为还应考虑夏秋湿热和小儿饮食不节的因素，导致邪毒蕴积心脾；宋阿冬则认为完全是外邪入里化热，熏蒸肺胃或致气营两燔。徐雯、张敏涛皆认为该病是心脾积热所致。张敏涛还认为小儿正气不足致热毒稽留气分。王银花认为脾胃湿热，心经热邪是主因，外邪从口鼻而入是辅因；且该病是热毒夹湿，以气分证候为主，病位在心、脾、肝。尹蔚萍认为该病与心、脾、肺三脏关系密切。

笔者认为上述医家说法与《中医基础理论》相关“发病”的表述相一致，与“内因”相关论述稍有出入。中医学认为，内伤性致病因素包括内伤七情，饮食失宜，劳逸适度，外伤，虫兽伤，寄生虫，痰饮和瘀血。但依照手足口发病对象和临床表现，只有痰饮与之相关。患儿普遍小于5岁，甚至3岁，一不可能受情志影响；二因年幼脾弱，不可能出现饮食不节；三因身小体弱，不可能劳逸失度；外伤、虫兽伤与疫病无关；该病是由病毒引起，与寄生虫也没有关系。而痰饮和瘀血，笔者以为，小儿“身内易至于生热，热盛则生风，生痰，生惊。”小儿体内痰邪乃继发于素体阳热所化生的病理产物（若在夏季，则结合时令）。部分小儿在疾病早期确有咳嗽、咳痰、肺炎等病理表现。从疾病发生的角度，正气虚是疾病发生的内在根据，体质和生活环境与疾病发生发展密切相关。上述医家多从小儿体质因素入手，认为小儿阳常有余，脏腑娇嫩，腠理疏松，易化热动风，也有医家从湿热之邪和热毒入手。究根溯源，莫不与小儿体质相关。至于正气不足，笔者根据手足口病的临床表现及疾病演进，发现患儿并非一开始表现为正气不足，而是随病情发展，正气逐步被削弱，导致气阴耗伤。简而言之，小儿体质与疾病发生密切相关。

（三）内外因致病说

多数医家如刘焯、王友鹏、刘敏、王淑惠等认为，患儿乃心脾内蕴湿热，外感时行疫毒所致。马元生、杨振生认为是内（饮食不节，湿热内蕴）外（夏秋暑湿当令）湿热之邪搏结而成。张兆云则认为正气不足是发病的内因根据。蒋明辉提出素体肠胃伏热，外感风热时邪。笔者认为，医家论述都各有道理，只是认识的角度不同。无论是外感时邪，还是内蕴湿热，抑或肠胃伏热，都强调了湿和热的重要。到底是湿重于热还是热重于湿，只能视各位医家辨证及用药的效果而言。至于饮食不节，笔者已在内因致病说论及，不再赘述。

（四）小儿体质说

蔡志强、原晓凤和黄向红都认为小儿脏腑娇嫩，形气未充，脾常不足，热邪易夹湿困脾胃。不同的是，原晓凤认为心常有余，脾郁湿热，致心阳火更旺，搏结湿热，泛于手、足和口腔，而黄向红还强调肺的不足。朱杰的观点和原晓凤相近，但朱杰强调饮食不节所致心脾积热及外感秽疫时毒的共同作用。丁惠玲、李雪瑞、秦英、刘艳霞和张明肃皆认为小儿纯阳之体，内热偏盛，脾胃积热，复感夏秋邪毒，湿热蒸腾。不同的是，刘艳霞和张明肃认为是嗜食肥甘厚味致内热偏盛。笔者认同小儿体质说关于小儿“脏腑娇嫩，阳（心阳）常有余，形气未充，脾常不足”的论述，但阳常有余，不一定就直接意味着内热偏盛。

笔者认为，心阳独亢，致阳气不能在身体内较好地周转运化，从而不能很好地温养其余四脏的阳气，四脏阴和血的滋养显得不足。因此，遭遇疫病，难免阴液亏耗，使阳热表现为偏于亢盛。另外，查询病历可知，有些患儿在患该病以前，多患有其他和呼吸、循环及消化系统有关的疾病。这类患者体质比普通儿童更弱。因此，小儿体质说应包括“阳常有余，阴常不足”和既往史两方面。

第三节 感邪途径

一、肠道病毒的传播途径

病毒由消化道进入人体在肠道内繁殖，子代病毒会随血流而扩散到其他敏感组织包括中枢神经系统。但该病传播途径复杂，方式多样，总以通过人群密切接触传播为主。病毒可通过唾液、疱疹液、粪便等污染的手、毛巾、手绢、牙杯、玩具、食具、奶具以及床上用品、内衣等引起间接接触传播；患者咽喉分泌物及唾液中的病毒可通过飞沫传播；如接触被病毒污染的水源，亦可经水感染；门诊交叉感染和口腔器械消毒不合格亦是造成传播的原因之一。

二、感邪门户

根据肠道病毒的特点，手足口病的感邪门户符合口鼻而入。但是，在“寒温之争”中，温病学家常常称：伤寒是感受寒邪，外邪经皮毛而入，邪袭太阳膀胱经，形成风寒表实证和表虚证；温病是感受温邪，外邪自口鼻而入，首先犯肺，形成邪袭卫表之证。实际上，这种区分是“温病学”希望自立门户的强词夺理（另一方面发展了中医学）。到“寒温合流”的时候，就发现两者都是外感病（起点都是流行性感冒），从现代意义上讲，病原性质和传播途径并无明显差异。那么，现在是否仍然要坚持“寒温之争”对于病邪性质、感邪门户的区分呢？事实上，两者都是主要研究呼吸道传染病的，不同的是两者选择了不同的辨证模型而已：皮毛外感强调的是两者共有的邪袭卫表的临床表现，口鼻而入强调的是上呼吸道的临床表现。

（一）邪郁肌表说

倪振华认为，本病乃由湿毒内蕴，外感时邪，郁结肌表。孙桂芳认为，本病由肺脾经内蕴湿毒外泄与外感风温之邪郁结肌表所致。解晓红认为，本病由于夏令湿热，腠理失固，致湿热蕴肤。殷子斐等认为，外感时疫之毒与内蕴湿热交争，上蒸心经之火于口舌，熏蒸脾胃于四肢，发为疱疹。笔者认为，从疹的角度，邪郁肌表说有一定道理。而且孙桂芳认识到肺脾经内蕴湿毒外邪，这与笔者看法相近。其余四位医家则没有考虑到手足口病可以先发高热，后出疹。他们阐述的病机同样适合于高热，但不能解释有些患者是先发热、后出疹。而且，邪郁肌表说不能解释该病全部的临床表现。手足口病患儿通常有精神较差，食欲睡眠不太好，甚至大便秘结的表现。这恐怕不太好用邪郁肌表说进行解释。

（二）经络感邪说

李妮认为，此病以风热邪毒侵袭心、脾两经为主，尤其脾经。张同园认为，本病由内湿热和外时邪客留肺、脾、心三经而成。易瑶玲认为，本病由时热疫毒滞于肺、脾二经而发。吴以岭认为，本病由疫毒外侵，热毒袭肺，壅阻肺络而发。笔者认同诸位医家经络感邪的说法，但笔者也有个人的想法同医家们商榷。第一，毒邪侵犯哪几条经脉的理论依据是什么？是皮疹，所有症状的综合，疾病的发展抑或治疗？即使仅从皮疹出发，手足口病所侵袭经脉包括手太阴肺经、手厥阴心包经、手少阴心经、足阳明胃经、足太阴脾经、足少阴肾经和督脉。如果一定要说以哪一条经或者哪几条经为主，笔者认为，宜视皮疹分布的部位和患部的疏密程度而定。然后，根据皮疹指向的穴位，结合患者情况，来断定受邪的经脉。第二，既然是经脉受邪，那根据“理法方药一体”的理论，治疗方法须依据药物的归经理论来遣方用药或用针刺的方法。可是据笔者对文献的了解，能有意识按上述两种治疗方法施治的医家确实不多。

（三）脏腑受邪说

张立秋认为，本病由外感时行邪毒客蕴肺脾而发。张敏涛认为，本病的病机关键是心脾积热。周恒民认为，本病由风夹湿热犯于肺卫，蕴郁脾胃而发。张同原认为，重症手足口病为由热毒夹湿，客于肺脾，旁波及肝而发。笔者以为，除周恒民强调风以外，其余医家都强调毒和热。这是很有见地的。据笔者对临床的认识，多数患儿主要是热毒作祟。但是，热毒作用于何脏何腑，或同时或先后作用于几脏几腑，难有定论。

第四节 传变规律

一、肠道病毒的泛嗜性

从手足口病的临床表现看，肠道病毒的泛嗜性显而易见，这一点对于研究其传变规律尤为重要（图 10-1）。

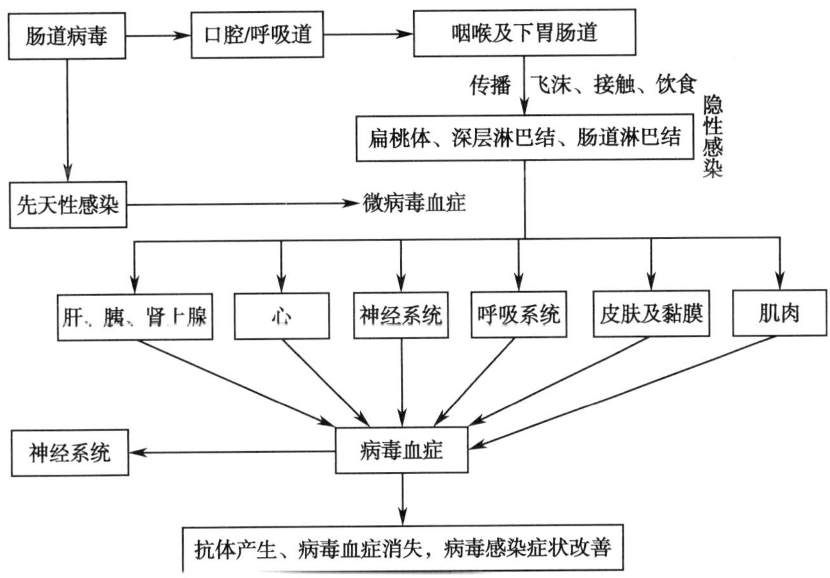

图 10-1 肠道病毒感染致手足口病发病机制

二、皮疹的病位问题

手足口病皮疹的病位问题，目前存在两派意见：一是“邪犯气营，内病外发”。孙贵福、张发平、张凡等认为，皮疹是温邪经口鼻而入，客蕴肺脾，波及营分，外发肌肤而成。刘宇、张显彬、周文等也认为，皮疹是邪犯气营而发，不同的是邪毒侵袭心脾二经为主。这一说法可能来自章楠的“热闭营中，故易成斑疹。斑从肌肉而出，属胃；疹从血络而出，属肺”。二是“风热夹湿，蕴于肌表”。朱清静等认为，热毒郁而为疹，湿气聚而成疱。张建花、范莹、卢有亮等多执此说。

笔者的观点与后者类似，拟明确把皮疹归为“表证”范畴。其理由有三：①皮疹发病在早，在风疹、麻疹、水痘等出疹性病毒性疾病里，许多患者甚至没有疹前期，仅仅以皮疹为首发；②只有皮疹继发肺部感染等（即内传脏腑）才是病情加重的标志，否则均可“表解而愈”；③皮疹的病位在表（皮肤、黏膜）；④古人称“疹为太阴风热”，说明丘疹与风热侵袭手太阴肺经有关，而疱疹则为湿热侵袭足太阴脾经，皮疹的病机可理解为腠理开合失利，络脉受损，是“新感入络”的表现。

“邪犯气营，内病外发”的不足之处在于：①对于以皮疹为首发的患者不好解释（因为病位在表，病程在早），如果说手足口病属于“伏气温病”不符合本病的临床表现和发病特征；②内传脏腑是疾病由表入里的基本特征，只有皮疹而无内传脏腑的相应表现，是可以通过“表解而愈”的，但不能说是邪犯气营；③《黄帝内经》虽然没有“新感入络”的概念，但有一系列相应描述（参见《络病学》）。

当然，也有人持不同看法，认为手足口病所致斑丘疹和疱疹常与高热紧密联系，或先出疹，或先发热，或发热、出疹并见。即使重症患者，疹退和热降的时间间隔不会太长。太阴风热入腠理或邪结络脉，气滞血热似与手足口病斑丘疹不相符合。所谓“太阴风热”，按陆廷珍的原意，是指足太阴脾经和手太阴肺经感受风热之邪。具体到手足口之疱疹和丘疹，临床以感受热毒之邪居多，风邪只是作为辅助的角色。通过前文对病因病机的论述，热既来自夏季之暑热蒸腾，又来自小儿“阳（心）常有余，阴常不足”之体质，致热邪更易入体内化热，使五脏饱受毒热之煎熬。因此，疹乃风热之说值得进一步探讨。而从疹分布的部位来看，所侵袭的经络包括手太阴肺经，手厥阴心包经，手少阴心经，足阳明胃经，足太阴脾经，足少阴肾经和督脉，远超过手太阴肺和足太阴脾经的范围。而且从治疗的角度，心经药用的较多，其次是肺经用药，如导赤散、银翘散等加减。

三、不传、顺传与逆传

（一）“表解而愈”与普通型手足口病

如果能够确定手足口病皮疹的病位在表，就能够解释普通型患者的自然转归，它属于“表解而愈”的“不传”。

（二）内传脏腑的标志界定

对于手足口病患者，温邪由皮肤、经脉内传相应的脏腑（肺、大肠和脾、胃）才是表证的结束，里证的开始。那么，应该从哪几方面来考察手足口病的“内传脏腑”？笔者认为，内传脏腑的概念应该约定为：①顺传和逆传都属于内传脏腑的范围；②顺传指温邪由经脉内传所属脏腑，即手太阴肺经内传肺脏（大肠），足太阴脾经内传脾脏（胃）；③逆传指温邪逆五脏相生的顺序传变（肺金→脾土→心火→肝木），而按五脏相生的顺序传变则应该是脾土→肺金→肾水→肝木。

（三）顺传徐缓，逆传迅猛

根据笔者对 2 024 例手足口病患者的临床观察，80% 的患者没有发生传变，往往表愈而解。发生内传脏腑的患者，以顺传肺脾者缓和而平稳，病情虽然超过 1 周，但易于控制，常无大碍；逆传心肝者，部分患儿病势迅猛，3 天之内由表及里，并出现坏证，甚至死亡。这些患儿都在 3 岁以下，表证期很短，转瞬即逝，一进入里证期，旋即出现坏证，充分体现了少儿疾病进展迅猛的特征。

（四）五脏皆有危候，此疾重在心肺

中国疾病预防控制中心总结了 2010 年 635 例死亡患儿的临床表现，死亡诊断为病毒性脑炎、肺水肿、肺出血、心力衰竭、呼吸衰竭、循环衰竭等，但根据中医理论，基本上可以概括在心阳亡脱、肺气衰竭的病机之内。

四、“湿热动风”与“逆传心肝”

（一）“湿热动风”的理论意义

北京地坛医院调查了 327 例手足口病并发中枢神经系统患儿，根据《黄帝内经》“因于湿，首如裹，湿热不攘，大筋緛短，小筋弛长，緛短为拘，弛长为痿”和《湿热条辨》“湿热证，三四日即口噤，四肢牵引拘急，甚则角弓反张，此湿热侵入经络脉隧中，乃湿热夹风者”的经典论述，提出了“湿热动风”的假说。

按照《中医基础理论》（孙广仁主编）的观点，手足口病并发中枢神经系统病变者属于“内生五邪”的“肝风内动”，主要病机源于肝阳化风、热极生风、阴虚风动、血虚生风。如果“湿热动风”的假说能够成立，则是对中医理论的一种突破，湿热能否引动肝风不能仅

仅通过上述两条经文即完成论证过程，而上述经文并没有“湿热动风”的含义。

（二）“逆传心包”的定义

《温病学》将“逆传心包”定义为“温热病邪侵犯肺卫之后不从卫分顺传气分，而径入心包，扰及心神的病理变化”。但是根据对原文的理解，如果心包属于营血分证（包括不属于营血分证），难道“卫→气”是顺传，“卫→营血”就是逆传？笔者认为，在五行学说里，“火→土→金”是相生，笔者理解叶桂的原意是：如果按照相生的顺序传变就是顺传，如果逆相生的顺序传变就是逆传。

在该传变模型中，叶桂所指的“逆传心包”主要证候有高热、神昏、谵语，甚则昏迷不醒、四肢厥逆，或见抽搐等，可见于各型脑炎、化脓性脑膜炎、大叶性肺炎、中毒性痢疾等急性热病的极期。但是当疾病涉及神经系统的时候，病位往往不止心包，而包括“肝风内动”了。五行之中，肝木在心火之前，也属于逆传，结合手足口病的临床实际，将“逆传心包”改为“逆传心肝”。

（三）“逆传心肝”的现代含义

1. 神经系统病变的概括 笔者在 2 024 例手足口病患者中发现 412 例出现神经系统表现，其中肢体抖动占 99.03%，易惊和惊跳占 70.14%，精神差或疲乏占 68.69%。在危重症中，颈项强直、双目上视、角弓反张、抽搐等 8 例，占 80%；软瘫 7 例，占 70%；嗜睡、神昏 1 例，占 10%。

2. 心肺衰竭的表现 目前认为可能与脑干炎症后自主神经功能失调或交感神经功能亢进有关，表现为心率、呼吸增快，出冷汗、皮肤花纹、四肢发凉，血压升高，继而出现心动过速（个别患儿心动过缓），呼吸急促，口唇发绀，咳粉红色泡沫痰或血性液体，持续血压降低或休克。亦有病例出现频繁抽搐、严重意识障碍及中枢性呼吸循环衰竭等。

3. 侵犯神经系统而导致心肺衰竭者传变迅猛 中国疾病预防控制中心总结的 2010 年 635 例死亡患儿中（内部资料），发病至 24 小时转危重者 71.1%，3 日内转危重者 98.7%，5 日内转危重者 99.4%；从发病到死亡天数平均 4.4 天，3 天内 60.1%，5 天内 86.9%，10 天内 95.2%。

五、外感病传变模式

（一）“腠理→血脉→胃肠→骨髓”模式

根据《史记·扁鹊仓公列传》：“扁鹊过齐，齐桓侯客之。入朝见，曰：‘君有疾在腠理，不治将深。’桓侯曰：‘寡人无疾。’扁鹊出，桓侯谓左右曰：‘医之好利也，欲以不疾者为功。’后五日，扁鹊复见，曰：‘君有疾在血脉，不治恐深。’桓侯曰：‘寡人无疾。’扁鹊出，桓侯不悦。后五日，扁鹊复见，曰：‘君有疾在肠胃，不治将深。’桓侯不应。扁鹊出，桓侯不悦。后五日，扁鹊复见，望见桓侯而退走。桓侯使人问其故。扁鹊曰：‘疾之居腠理也，汤熨之所及也；在血脉，针石之所及也；其在肠胃，酒醪之所及也；其在骨髓，虽司命无奈之何！今在骨髓，臣是以无请也。’后五日，桓侯体病，使人召扁鹊，扁鹊已逃去，桓侯遂死。”

（二）“腠理→络脉→经脉→腑脏”模式

根据《素问·皮部论》：“邪客于皮则腠理开，开则邪客于络脉，络脉满则注入经脉，经脉满则入舍于腑脏也。”

（三）“腠理→（阳明、太阳、少阳）→腑脏”模式

根据《灵枢·邪气脏腑病形》：“腠理开而中于邪，中于面则下阳明，中于项则下太阳，中于颊则下少阳，其中于膺背两胁，亦中其经……故中阳则溜入经，中阴则溜入腑。”

（四）“皮毛→肌肤→经脉→六腑→五脏”模式

根据《素问·阴阳应象大论》：“故邪风之至，疾于风雨。故善治者治皮毛，其次治肌肤，其次治经脉，其次治六腑，其次治五脏。治五脏者，半生半死也。”

（五）“太阳→阳明→少阳→太阴→少阴→厥阴”模式

根据《素问·热论》：“伤寒一日，巨阳受之，故头项痛，腰脊强。二日阳明受之。阳明主肉，其脉侠鼻，络于目，故身热目痛而鼻干，不得卧也。三日少阳受之，少阳主胆，其脉循胁络于耳，故胸胁痛而耳聋。三阳经络，皆受其病，而未入于脏者，故可汗而已。四日太阴受之太阴脉布胃中，络于嗌，故腹满而嗌干。五日少阴受之。少阴脉贯肾，络于肺，系舌本，故口燥舌干而渴。六日厥阴受之。厥阴脉循阴器而络于肝，故烦满而囊缩……其不两感于寒者，七日巨阳病衰，头痛少愈；八日阳明病衰，身热少愈；九日少阳病衰，耳聋微闻；十日太阴病衰，腹减如故，则思饮食，十一日少阴病衰，渴止不满，一古干已而嚏，十二日厥阴病衰，囊纵，少腹微下，大气皆去，病日已矣……两感于寒者，病一日则巨阳与少阴俱病，则头痛口干而烦满；二日则阳明与太阴俱病，则腹满身热，不欲食谵言，三日则少阳与厥阴俱病，则耳聋囊缩而厥。水浆不入，不知人，六日死。”

（六）“九传”模式

吴有性在《瘟疫论·统论疫有九传治法》中说：“夫疫之传有九……盖瘟疫之来，邪自口鼻而入，感于膜原，伏而未发者，不知不觉，已发之后，渐加发热，脉洪而数，此众人相同，宜达原饮疏之，继而邪气一离膜原，察其传变，众人不同者，以其表里各异耳，有但表而不里者，有但里而不表者，有表而再表者，有里而再里者，有表里分传者，有表里分传而再分传者，有表胜於里者，有里胜於表者，有先表而后里者，有先里而后表者，识此九传，其去病一也。”

（七）“卫→气→营→血”模式

叶桂在《温热论》中说：“大凡看法，卫之后方言气，营之后方言血。在卫汗之可也，到气才可清气，入营犹可透热转气，如犀角、玄参、羚羊角等物，入血就恐耗血动血，直须凉血散血，如生地、丹皮、阿胶、赤芍等物。”

（八）“上焦→中焦→下焦”

吴瑭在《温病条辨·中焦篇》中说：“温病由口鼻而入，鼻气通于肺，口气通于胃，肺病逆传，则为心包，上焦病不治，则传中焦，胃与脾也，中焦病不治，即传下焦，肝与肾也。始上焦，终下焦。”

六、“肌表－经脉－脏腑”传变假说

在上述研究的基础上，笔者提出了手足口病的“肌表 - 经脉 - 脏腑”传变假说，认为该病首先是外感风热和湿热病邪，侵犯手太阴肺经和足太阴脾经，继而或顺或逆传入脏腑，顺传者入肺（大肠）、胃（脾），逆传者心、肝。总的内涵可以归纳为“温邪外感，首犯太阴，顺传脾肺，逆传心肝”十六字，并提出了“不传”“顺传”“逆传”3 种传变模式（图 10-2）。而

且，可以根据病程分为表证期、里证期、恢复期 / 坏证期，各期通过证素分析提炼出主要病机、次要病机，以便确立基本证候和兼夹证候，再根据“理法方药”原则采取相应的“主方加减”论治策略。

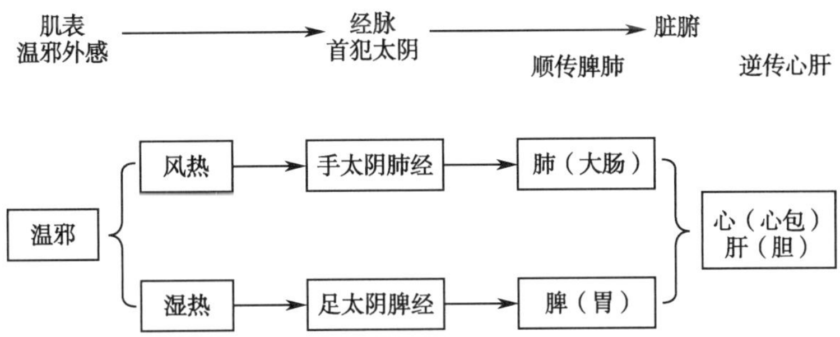

图 10-2 手足口病中医传变规律示意图

（田一梅）

参考文献

1. 李秀惠. 手足口病中西医基础与临床 [M]. 北京：人民卫生出版社，2014.
2. 刘洋，李刚，高燕琳，等. 北京市手足口病流行特征分析及气象因素对其发病的影响 [J]. 公共卫生与预防医学，2021，32(4)：12-17.
3. 赵瑜. 呼吸道感染对手足口病儿童病情发展的影响 [J]. 河南大学学报：医学版，2021，40(3)：199-202.
4. 洪可，聂凡，聂广，等. 2024 例手足口病患者病因病机和分期辨证研究 [J]. 环球中医药，2012，5(5)：332-336.
5. 聂广，洪可，聂凡，等. 手足口病“肌表 - 经脉 - 脏腑”传变假说 [J]. 环球中医药，2011，4(5)：354-357.
6. 聂凡，李慧涓，袁虹，等. 手足口病证治规律的初步探讨 [J]. 深圳中西医结合杂志，2011，21(6)：329-337.
7. 聂凡，周大桥，聂广，等. 从个体化技艺到标准化技术——传染病辨证模式的过去现在与未来 [J]. 环球中医药，2012，5(8)：588-594.
8. 刘立，张世勇，陆辉，等. 石家庄市近三年手足口病流行特征分析 [J]. 中华疾病控制杂志，2012，16(1)：88-90.
9. 洪可，李慧涓，聂广. 手足口病病因病机研究进展 [J]. 中国中医基础医学杂志，2012，18(3)344-346.
10. 张国梁，李泽庚，尚莉丽，等. 手足口病中医药防治实践回顾性分析(一)[J]. 中医药临床杂志，2011，23(9)：753-759.
11. 姜良铎，付小芳，吴晓明. 手足口病病因病机与风引汤证候表现探讨 [J]. 环球中医药，2010，3(6)：410-412.
12. 易瑶玲. 手足口病中医研究之我见 [J]. 中医药临床杂志，2011，23(1)：73-74.
13. 张显彬，李秀惠，杨华升，等. 中西医结合治疗手足口病重症 60 例临床体会 [J]. 环球中医药，2010，3(6)：401-404.
14. 张婉雪，刘珏. 柯萨奇病毒 A 组 6 型手足口病的流行病学研究进展 [J]. 中华疾病控制杂志，2021，25(5)：605-611.

第十一章

证候研究

第一节　疾病归属

一、中医病名

1957年，新西兰首次报道了手足口病(hand-foot-mouth disease，HFMD)。1959年，英国Alsop等正式命名此病为手足口病。在我国，1981年上海首次报道手足口病，随后北京、安徽、河北、天津、广东、福建等地都有相关报道。中医医家对手足口病开始思考和治疗，经过20余年的思考及论治，从开始询经问典，到对手足口病病因病机及治疗形成基本统一的认识。关于手足口病的中医病名，有人提出将其命名为“疫疹”“口疮”等，但未得到中医界的广泛认可。由于“手足口病”形象和直接地描述了该病的主要疾病特征，中医也命名为“手足口病”获得了广泛接受和认可，“手足口病”已列入国家中医药管理局首批中医优势病种和疾病相关中医指南、共识。

二、疾病归类

手足口病的疾病归类尚有不同意见，但多数医家认为应属于“温病”范畴。“温病”之名始见于《素问·生气通天论》：“冬伤于寒，春必温病。”《黄帝内经》中多以“病温”为名论述。现代中医认为“温病”为温热病邪引起的具有温热性质的外感疾病。《素问·刺法论》云：“五疫之至，皆相染易，无问大小，病症相似。”此即描述了“温病”的传染性。手足口病多有高热，且有传染性等特点符合“温病”特征，又可归属于“春瘟”“湿温”“风温”“时疫”等范畴，就目前手足口病发病急的流行特点，称为“时疫”更为合适。

第二节　证候特点

一、发病年龄

手足口病的病因为疫毒，疫毒普遍存在于自然环境中，可以侵犯普通人群，侵犯人体后有两种结局，正气强者，自行清除病邪，可以无任何表现或成为病邪携带者，正气弱者则发病，因小儿脏腑娇嫩，易感受外邪，手足口病高发人群是5岁以下的儿童，特别是6个月～5岁。6个月以下的婴儿有母体来源的抗体保护，发病较少，然而一旦感染则重症比例比较高。6～12月龄婴儿感染EV-A71病毒后导致重症和死亡风险较高年龄组高，

6～12 月龄婴儿优先接种 EV-A71 疫苗有助于预防重症手足口病。

二、流行季节

在我国，手足口病一年四季皆有发生。一般来说，它的第 1 个大的流行高峰出现在 4—6 月，在 9—11 月会出现 1 个次高峰。本病常呈暴发性流行，主要集中在幼儿园和托儿所，易发生集体感染，此病传染性强，流行广，传播快，易造成暴发性流行。

三、区域演变

1969 年，肠道病毒 71 型首次从加利福尼亚患有中枢神经系统疾病的婴儿粪便标本中分离。20 世纪 70 年代初，世界各地先后报告了多起由肠道病毒 71 型引起的手足口病暴发。手足口病在全球范围均有分布，主要集中在热带、亚热带、温带地区，虽然美洲、欧洲和非洲先后曾有手足口病的暴发，但目前此病主要在中国、日本、韩国、东南亚国家（如马来西亚、新加坡和越南）流行（表 11-1）。

在我国，手足口病发病区域主要在豫、鲁、冀、粤、苏五省。1981 年上海首次报道手足口病，此后，北京、河北、天津、山东、广东、福建等多地陆续报道。2008 年 3 月，安徽省阜阳市发生较大规模的手足口病疫情，阜阳市共报告手足病 7 470 例，共发现重症病例 111 例，其中死亡 23 例，引起了社会和政府的高度重视。2008 年 5 月 3 日，手足口病正式被国家列入法定丙类传染病。

表 11-1 手足口病的流行事件

发生时间	国家 / 地区	主要病原体	发病人数等情况	死亡人数
1957	加拿大		新西兰学者首次报告	
1958	加拿大		首次分离 Cox A16	
1959	英国		首次命名手足口病	
1969	美国加州		首次分离 EV71	
1968—1972	美国加州	EV71	—	—
1969—1970	日本	Cox A16	—	—
1975	保加利亚	EV71	750	44
1978	匈牙利	EV71	1 550	47
1973	日本	EV71	—	—
1978	日本	EV71	—	—
1980	中国台湾	EV71	20	0
1986	中国台湾	EV71	—	0
1994	英国	Cox A16	—	—
1997	马来西亚	EV71	2 628	34
1997—2000	日本	EV71 和 Cox A16	—	—
1998	中国台湾	EV71 和 Cox A16	129 106	78

续表

发生时间	国家/地区	主要病原体	发病人数等情况	死亡人数
2000	中国台湾	EV71	291	25
2001	中国台湾	EV71	393	27
2000	日本	EV71和Cox A16	—	—
2000	新加坡	EV71	3 790	5
1981	中国上海	Cox A16	—	—
1983	中国天津	Cox A16	62	0
1986	中国北京	Cox A16	7 000	0
2000	中国招远	EV71等	2 026	4
2005	中国疾病预防控制中心决定将手足口病纳入疫情监测报告系统			
2006	中国	EV71等	13 637	6
2007	中国	EV71等	83 344	17
2008-05-01—05-31	中国	EV71等	17.6	40
2008-02	卫生部将手足口病纳入丙级传染病			

注："—"表示数据不详。

四、临床特征

（一）一般表现

手足口病主要见于5岁以下的儿童，偶发于青少年和成人，起病时多可见发热，也可无前驱症状，体温多为不规则热，波动在38～40℃，发热同时或之后出现皮疹或疱疹，部位多见于手掌、足底、臀部、肛周和口腔，少数也可以表现为无皮疹。皮疹或疱疹表现为米粒大小，周围可见炎性红晕，疱疹较硬，泡液混浊，无瘙痒，口腔疱疹多见于两颊、唇齿间和咽壁，疱疹易破溃，疼痛感较强，患儿多表现为口腔疼痛、咽痛、拒食、流涎、哭闹、精神萎靡，等。起病早期，手足口病热程多为3天，随着体温的下降，皮疹和疱疹逐渐消退，多在7天左右痊愈。（表11-2）

表11-2　1 347例手足口病患普通型（症状、体征）频数

症状	频数	比率/%
丘疹	1 329	98.66
疱疹	1 185	87.97
发热	982	72.9
精神差或疲乏	580	43.05
纳差	663	32.75
咳嗽	425	31.55
疹密集	342	25.39
恶寒（风）	23	1.7

（二）重症手足口病的表现

重型手足口病的证候特点可概括为“热”“疹”“痫”。其中，“热”是指里证期患者都有发热，且多数为壮热；“疹”是指几乎所有的手足口病患者都有皮疹或疱疹，皮疹或疱疹可以分布于手、足、口腔、肘、膝、臀部、肛周、背部，最多见的部位为手、足和口腔咽部。皮疹特点为突起丘疹或小疱疹，触之稍硬，周围有红色浸润；“痫”是指几乎所有的患者都出现易惊、肢体抖动等症状，严重者甚至出现颈项强直和抽搐等症状，这些的症状都是湿热内陷厥阴，扰动肝风，湿热窜及经络，动风之兆，通常提示着疾病处于进展期，要警惕重症手足口病的发生。咳嗽、精神差、疲乏和呕吐也为发生率比较高的症状，为临床常见症状，需积极对症治疗。特别重视的几种症状：高热大于 3 天，肢体抖动、惊跳、颈项强直、提示疾病处于进展期，可能发展为危重症。危重症手足口病以亡阳、气脱、厥证和内风占优势地位，病机为邪毒炽盛，内陷厥阴，扰动肝风，湿热窜及经络，临证可见嗜睡、易惊，肌肉抖动，头痛，呕吐，颈项强直，肌肉痿软无力等；若疫毒内陷，心阳虚衰，肺气外脱，可见心率增快，皮肤晦暗、四肢冰冷，继而喘促欲脱，脉微欲绝，可见血色泡沫痰外溢。（表 11-3）

表 11-3 677 例重型手足口病证候（症状、体征）频率

症状	频数	比率 /%	症状	频数	比率 /%
疱疹	665	98.2	弛缓性麻痹	10	1.5
发热	663	97.9	嗜睡	87	1.3
丘疹	606	89.5	大便干	73	1.1
纳差	601	88.8	大便溏泻	35	0.5
易惊和惊跳	496	74.36	抽搐	19	0.3
精神差疲乏	454	67.1	皮疹密集	56	0.08
肢体抖动	412	60.8	呼吸喘促	0	0
口咽痛	299	44.1	四肢厥冷	0	0
呕吐	251	37.1	发绀	0	0
咳嗽	207	30.5			

五、疾病过程

手足口病的疾病过程可以用“温邪外感，首犯太阴，顺传脾肺，逆传心肝”概括。病邪由口咽、肌表而入，邪气迅速侵犯太阴经络，正邪交争，耗气伤阴，故有发热，乏力，纳差，邪毒循经而发，故在太阴经循行部位（手、足、口腔、臀部、肛周）可见丘疹及疱疹，若正气充，邪气自经表而解，此过程大约 3～4 天，患儿即可进入恢复期，若自身正气虚，邪胜正衰，邪气迅速循经入里，侵犯其所相应的脏腑（脾、肺），出现其相应的症状及体征（乏力、纳呆、精神差、咳嗽等），如邪毒炽盛，湿热窜及经络，扰动肝风，临证可见嗜睡、易惊，肌肉抖动，头痛，呕吐，颈项强直，肌肉痿软无力等；若疫毒内陷，心阳虚衰，肺气外脱，可见心率增快，皮肤晦暗、四肢冰冷，血色泡沫痰外溢，继而喘促欲脱、脉微欲绝等气脱、亡阳之证。

第三节 辨证要点

一、分期辨证

（一）表证期

为手足口病普通型。

主证：湿热郁表（络）。

主要病机：此期主要病因病机为外感湿热疫毒，邪从表入络，正邪交争，湿热之邪循经传至所循行部位，透表而发，即为丘疹和疱疹。

主要证候：发热，无恶寒、精神差，咳嗽，纳差，口腔咽部小疱疹，糜烂灼痛，手、足、臀部皮疹或疱疹，或有流涎等症状，也可以无明显表现，舌红，苔薄白或白腻，脉浮数，指纹红紫。

（二）里证期

为手足口病重型和危重型。起点为从手足口病患者出现里证表现（如惊跳、肢体抖动、肢体痿软、持续高热等症）。顺传，肺脾湿热；逆传，毒热风动，邪毒内陷。

主证："热""疹""痫"。

主要病机：疫毒循经入里，或顺传脾肺，或逆传肝心（心包），病机特点为"邪盛""正虚""气乱""风起""邪陷"。

主要证候：多见发热，热势缠绵，体温较高，多不伴恶寒、烦躁等症状，热程在4天左右。另可见皮疹或疱疹，多发于脾肺两经循行部位（手、足、口腔），还可见惊跳、肢体抖动、精神差、嗜睡、头痛、咳嗽、呕吐、纳差，舌红，苔白腻或黄，脉细数，指纹紫滞。

如邪毒逆传至肝心（心包），又可见惊跳、肌肉瞤动，甚至昏厥，呼吸急促，鼻翼扇动，口唇发绀，四肢厥冷，咳粉红色泡沫痰，舌紫暗，指纹紫暗等邪陷心包、肺气欲脱等危重证候。此期又称为变证，属于里证期的危重症。

（三）恢复期

以体温恢复正常，皮疹结痂为标志，此期开始时间在起病的第7天左右。

主证：气阴两虚。

主要病机：邪去正虚，气津两虚。

主要证候：患者精神、食欲差、疲乏、纳差、口渴喜饮、大便干，皮疹或疱疹以结痂，舌红少津，苔薄，脉细。

二、分型辨证

（一）手足口病普通型

1. 湿热郁蒸证 主要证候：高热，疹色不泽，口腔溃疡，精神委顿，舌红或绛、少津，苔黄腻，脉细数，指纹紫暗。

2. 肺脾湿热证 主要证候：发热，手、足和臀部出现斑丘疹、疱疹，口腔黏膜出现散在疱疹，咽红、流涎，神情倦怠，舌淡红或红，苔腻，脉数，指纹红紫。

（二）手足口病重型

毒热动风证 主要证候：高热不退，易惊，呕吐，肌肉瞤动，或见肢体痿软，甚则昏蒙，舌暗红或红绛，苔黄腻或黄燥，脉弦细数，指纹紫滞。

（三）手足口病危重型

心阳式微，肺气欲脱证 主要证候：壮热不退，神昏喘促，手足厥冷，面色苍白晦暗，口唇发绀，可见粉红色或血性泡沫液（痰），舌质紫暗，脉细数或沉迟，或脉微欲绝，指纹紫暗。

（四）手足口病恢复期

气阴不足，余邪未尽 主要证候：低热，乏力，或伴肢体痿软，纳差，舌淡红，苔薄腻，脉细。

三、舌脉及指纹特征

（一）舌象特点

手足口病多为外感热病，舌质多为红色，若邪热过盛，津液受损者，可表现为暗红或绛红；舌苔多表现为白腻，若邪毒热盛于湿，则苔黄或苔黄腻。据相关研究，128 例患儿中，舌质红者 92 例、占 71.87%，舌暗红或淡红者 36 例、占 28.13%；苔薄者 54 例、占 42.18%，苔腻者 74 例、占 57.82%；苔白者 65 例、占 50.78%，苔黄者 63 例、占 49.22%。

（二）脉象及指纹特点

手足口病脉象多表现为细数，指纹多红紫；少数里证期可出现脉微欲绝等危重脉象，此期指纹多紫暗。

四、手足口病皮疹辨析

宋代《小儿药证直诀》载："其疮出有五名，肝为水疱，以泪出如水，其色青小。……病疱者，涕泪俱少，譬胞中容水，水去则瘦故也。"此处对水疱发生过程的描述，基本概括了本病的疱疹特点。皮疹分布区主要为手、肘、足、膝、臀部、肛周、口腔，可见于前胸后背；皮疹特点为丘疹或小疱疹，周围有炎性红晕，不痛，不溃脓，可有瘙痒。

在界定发病时皮疹属于"表证"或"里证"的判断上遇到了困惑。因为多数患者并无"疹前期"，那么以出疹为首发症状是"表证"还是"里证"？如是表证，无论外感病的"六经""卫气营血"和"三焦"辨证，其表证（或卫分证）中均无"疱疹"或"丘疹"的表现，那么它们就一定是里证吗？依据临床表现，很多患者仅仅表现为皮疹，7 天后症状自行消退，未出现里证或脏腑病变的表现，可见其明显与里证不符合。另外，"伏气温病"有"自里而外发"的特征，手足口病是一种"伏气温病"吗？显然，根据中医药理论，它同样不具备伏气温病的特征。此外，温病有"九传"之说，出疹是否为"由里出表"，难以圆满解释。

六经辨证、卫气营血辨证、三焦辨证难以完整阐释手足口病的传变过程。

作者提出手足口病的传变模型："温邪外感，首犯太阴，内传脏腑，顺传脾肺，逆传心肝。"过去，"久病入络"是作者非常熟知的观点，它主要是针对内伤杂病而言。其实，作者从《黄帝内经》对经脉、络脉的阐述中，"新感"也可以从络脉、经脉开始，尤其对外感的出疹性疾病几乎是唯一可行的理论解释。疹发于肌表，或为邪入腠理（太阴风热），开合不利；或为邪结络脉，气滞血热(此病机尚未找到古人的类似论述，值得进一步研讨)，这是对“新感入络”的认识。在这个传变模型中，作者认为，温邪主要包括风热和湿热，而风热侵犯手太阴肺经，湿热侵犯足太阴脾经，故皮肤有丘疹和疱疹之分。那么，皮疹为什么单单出现在手足口和臀部呢？现代医学没有给出解释，作者或许可以从经络学说来寻求答案。《灵枢·经脉》云：“肺手太阴之脉……循臂内上骨下廉，入寸口，上鱼，循鱼际，出大指之端。”“大肠手阳明之脉，起于大指次指之端，循指上廉，出合谷两骨之间，上入两筋之中……其支者，从缺盆上颈，贯颊，入下齿中，还出挟口，交人中，左之右，右之左，上挟鼻孔。”“脾足太阴之脉，起于大指之端，循指内侧白肉际，过核骨后，上内踝……挟咽，连舌本，散舌下。”“胃足阳明之脉，起于鼻之交頞中，旁纳太阳之脉，下循鼻外，入上齿中，还出挟口环唇，下交承浆，却循颐后下廉……其支者，从大迎前下人迎，循喉咙……其支者……下循胫外廉，下足跗，入中指内间；其支者，下膝三寸而别，下入中指外间；其支者，别跗上，入大指间，出其端。”

从上可以得出：病邪由口鼻而入，首犯太阴。手太阴肺经入寸口循鱼际，出拇指内侧端；足太阴脾经起于踇趾之端，循趾内侧白肉际。邪袭肌表，则疹发手足。足太阴脾经又上行挟咽，连舌本，散舌下。邪毒循经上攻，故见口舌疱疹。此外，手、足太阴与手、足阳明相连，且互为表里，其循行部位亦包含手、足、口等部位。当然，经络学说不能完全解释手足口病的皮疹分布原因，其内在机制仍需进一步探讨。

五、内传脏腑

（一）内传脏腑的理论基础

《素问·热论》有“六经传变”的说法。此外，外感病的传变模式还有以下几种：

《素问·皮部论》：“邪客于皮则腠理开，开则邪客于络脉，络脉满则注入经脉，经脉满则入舍于腑脏也。”说明外感病可以循“腠理→络脉→经脉→腑脏”而由表入里。

《灵枢·邪气脏腑病形》：“腠理开而中于邪，中于面则下阳明，中于项则下太阳，中于颊则下少阳，其中于膺背两胁，亦中其经……故中阳则溜入经，中阴则溜入腑。”说明外感病也可以按“腠理→经脉(阳明、太阳、少阳)→腑脏”的顺序发展变化。

《素问·阴阳应象大论》：“故邪风之至，疾于风雨。故善治者治皮毛，其次治肌肤，其次治经脉，其次治六腑，其次治五脏。治五脏者，半生半死也。”说明可以根据“皮毛→肌肤→经脉→六腑→五脏”的顺序治疗外感疾病。

由此可见，外感病除了用六经辨证外，也可按“腠理→络脉→经脉→腑脏”辨证论治。

（二）手足口病内传脏腑的过程的假说

1. “新感入络” 鉴于手足口病的特征，前文已提出“新感入络”的观点。其实，此观点在《黄帝内经》中早已提出。《素问·皮部论》：“邪客于皮则腠理开，开则邪客于络脉，络脉满则注入经脉，经脉满则入舍于腑脏也。”说明外感病可以循“腠理→络脉→经脉→腑脏”由表入里。《素问·阴阳应象大论》：“故邪风之至，疾于风雨。故善治者治皮毛，其次治肌肤，其次治经脉，其次治六腑，其次治五脏。治五脏者，半生半死也。”说明可以根据“皮毛→肌肤→经脉→六腑→五脏”的顺序治疗外感疾病。从《黄帝内经》对经脉、络脉的阐述中，“新感”也是可以从络脉、经脉开始的，尤其对外感的出疹性疾病几乎是唯一可行的理论解释。内传脏腑在此理论基础下，指手足口病邪毒沿手太阴和足太阴两循经内传脏腑，并引起相应的证候。内传脏腑在此有两层含义，包括顺传脏腑及逆传脏腑。顺传脏腑指手足口病疫毒沿脏腑所生方向传变；逆传脏腑是指疫毒不沿脏腑所生方向传变，而逆向传变。内传脏腑是手足口病进入里证期的重要标志。

2. 内传脏腑的概念约定

（1）顺传和逆传都属于内传脏腑的范围。

（2）顺传指温邪由经脉内传所属脏腑，即手太阴肺经内传肺脏（大肠），足太阴脾经内传脾脏（胃）。

（3）逆传指温邪逆五脏相生的顺序传变（肺金→脾土→心火→肝木），而按五脏相生的顺序传变则应该是脾土→肺金→肾水→肝木。

3. 顺传徐缓，逆传迅猛 根据作者对 2 024 例手足口病患者的临床观察，80% 的患者没有发生传变，往往表愈而解。发生内传脏腑的患者，以顺传肺脾者缓和而平稳，病情虽然超过 1 周，但易于控制，常无大碍；逆传心肝者，部分患儿病势迅猛，3 天之内由表及里，并出现坏证，甚至死亡。这些患儿都在 3 岁以下，表证期很短，转瞬即逝，一进入里证期，旋即出现坏证，充分体现了少儿疾病进展迅猛的特征。

（三）手足口病“逆传心肝”

1. “逆传心包”的定义 《温热论》指出：“温邪上受，首先犯肺，逆传心包。”《温病学》将“逆传心包”定义为“温热病邪侵犯肺卫之后不从卫分顺传气分，而径入心包，扰及心神的病理变化”。叶桂所指的“逆传心包”主要证候有高热、神昏、谵语，甚则昏迷不醒、四肢厥逆，或见抽搐等，可见于各型脑炎、化脓性脑膜炎、大叶性肺炎、中毒性痢疾等急性热病的极期。但是当疾病涉及神经系统的时候，病位往往不止心包，而包括“肝风内动”了。五行之中，肝木在心火之前，也属于逆传，作者结合手足口病的临床实际，故改为“逆传心肝”。

2. “逆传心肝”的含义

（1）概括了神经系统病变：作者在 2 024 例手足口病患者中发现 412 例出现神经系统表现，其中肢体抖动占 99.03%，易惊和惊跳占 70.14%，精神差或疲乏占 68.69%。在危重症中，颈项强直、双目上视、角弓反张、抽搐等 8 例，占 80%；软瘫 7 例，占 70%；嗜睡、神昏 1 例，占 10%。

（2）预警重症与快速传变：病毒血症侵犯神经系统是手足口病的重要发病机制，对其临床演变和疾病转归起决定性作用。而且，侵犯神经系统而导致危重症者传变迅猛，中国疾病预防控制中心总结的 2010 年 635 例死亡患儿中，发病至 24 小时转危重者 71.1%，3 日内转危重者 98.7%，5 日内转危重者 99.4%；从发病到死亡天数平均 4.4，3 天内 60.1%，5 天内 86.9%，10 天内 95.2%。

第四节 辨证模型

一、八纲辨证

八纲辨证，就是表、里、寒、热、虚、实、阴、阳 8 个辨证纲领。其基本内容包括表证与里证、寒证与热证、虚证与实证、阴证与阳证，是4对既相互又对立而又相互联系的基本证候。手足口病的辨证主要涉及表里、寒热、虚实。

（一）表里辨证

手足口病随其病情的发展过程，其病邪由表至里，不同的证，其表里也不同，手足口病邪从表（口、鼻、皮肤）而入，侵犯肌表和太阴经络，尚未内传脏腑时，此期为表证期，此期主要表现为：发热、特征性皮疹，舌红、苔薄白或稍腻，脉数。当邪毒沿经脉循行内传脏腑时，出现相应的证候时，此期即为里证。总之手足口病随病邪深入，其表里辨证也随着而变。

（二）寒热辨证

手足口病的病邪属性为湿热之邪，起病多为持续高热，手、口腔、肛周、臀部、足底等出现特征性皮疹，证属热证，临症表现为持续高热、特定部位皮疹。

（三）虚实辨证

手足口病具有其他外感性疾病的共同特点，整个疾病过程既是正邪相争的过程，同时也是虚实夹杂的过程，病邪为湿热之邪，属阳性，属实证；正邪相争，邪胜则正虚，存在着虚证，加之小儿之体本娇嫩，易实易虚，故手足口病的整个过程是虚实夹杂的过程。

二、卫气营血辨证

《温热论》："大凡看法，卫之后方言气，营之后方言血。在卫汗之可也，到气才可清气，入营犹可透热转气，如犀角、玄参、羚羊角等物，入血就恐耗血动血，直须凉血散血，如生地、丹皮、阿胶、赤芍等物。"手足口病属"温病"的范畴，在手足口病在我国开始流行时，对手足口病的辨证多参照卫气营血辨证，陈建等论述了手足口病的传变过程，认为由于时行疫毒猛烈，与内蕴脾胃湿热相互搏击，传变十分迅速，很快进入气分，起病即卫气同病；如患者因体虚、邪盛或治疗失宜，则会顺传发展为重症（气营两燔证），或逆传心肝，发展为危重型，危及生命。

本病属实证、热证，病变部位在肺、脾、心、肝。常者湿热相搏于卫气，正气抗邪外出，毒随气泄，外透肌肤，则见疱疹，三五日则愈。虚者湿热内侵，波及气营，则出现气营两燔证，表现为高热不退、疱疹密集等症。根据临床证候分为普通型（卫气同病）、重型（气营两燔）、危重型（邪陷厥阴、内闭外脱）、恢复期（气阴两伤）。崔文成根据多年临床体会，总结出典型病程可分为前驱期（邪侵肺卫）、典型症状期（毒在气分）、口腔溃疡期（热毒伤阴）及恢复期（肺卫阴伤）。覃耀真等将手足口病患儿辨证分为"邪伤肺卫证""卫气同病证""气阴两虚，余邪未尽证"。李超贤等采用卫气营血辨证，将本病分为"邪伤肺卫证""卫气同病证""气营两燔证""邪毒炽盛，内陷心包证""气阴两伤，阴阳两竭证""气阴两虚，余邪未尽证"。

张照琪认为，手足口病为热毒之邪所致，热毒之邪侵入机体，有量的多少、毒的轻重之别，感染少而轻者，能在短时间痊愈；其感染重者，按照卫气营血顺延者少，或短暂留于气分，急入营血，或直中脏腑，或入于厥阴，传变迅速，称此期为热毒证急性期。

高修安将本病分为"疫毒外侵，邪郁肺卫""毒蕴气分，湿热熏蒸""毒迫营血，内陷心肝""余邪未尽，肺胃阴伤"4个证型。其中，"毒蕴气分，湿热熏蒸"与"毒迫营血，内陷心肝”分别为手足口病重型和危重型。

蒋勇等依据卫气营血辨证，将本病分为风热表证、气分热盛证、气营两燔证、热入营血证、恢复期，认为气营两燔证和热入营血证符合重症的诊断。

卞国本等指出，中医历代文献并无手足口病的记载，根据本病具有流行性传染性，病理性质属热，手足口腔等部位出现皮疹的临床特点，认为应归属于温病范畴，是一种由温热邪毒引起的小儿出疹性疾病。由于本病归属温病范畴，故采用卫气营血辨证较为适宜。但由于证候兼夹，临床以卫气同病为多见。根据患儿临床表现，将本病分为风热卫表证、气分湿热证、热入营分证。

三、三焦辨证

《温病条辨·中焦篇》：“温病由口鼻而入，鼻气通于肺，口气通于胃，肺病逆传，则为心包。上焦病不治，则传中焦，胃与脾也；中焦病不治，即传下焦，肝与肾也。始上焦，终下焦。”

任立中指出，手足口病当属“时疫”“温病”“湿温”“疮疹”范畴，并认为本病可以依据《温病条辨》确立的温病“顺传”规律——三焦传变进行辨证。若感邪较重，即可出现重症，此时毒热炽盛，弥漫三焦，则疱疹稠密，疹色紫暗，根盘红晕显著，全身症状重，甚至邪毒内陷而出现神昏、抽搐等。此外，也有因邪毒犯心，气阴耗损，出现心悸气短、胸闷乏力，甚或阴损及阳心阳欲脱，危及生命者。

四、脏腑辨证

手足口病脏腑辨证从两方面辨析，一方面从外辨证，外邪侵犯相应的脏腑（肺、脾、肝、心）；另 方面从内辨证，主要责之心脾积热，湿热内蕴。手足口病的病位主要在脾、肺、心、肝。总结2 024例手足口病患者，分析其病位分布如表11-4所示。

表11-4 2 024例手足口病病位分布表

病位	人数
肺	1 321（65.2%）
脾（胃）	2 024（100%）
心（心包）	112（5.5%）
肝	338（17.0%）
肾	4（0.2%）

王树瑜将本病分为风热犯肺型、心脾伏火型、暑热炽盛型、湿热郁蒸型及阴伤毒侵型。

徐雯认为，心脾积热是手足口病的主要病理过程，因心脾二经有热，则口舌四肢生疮。此病多发于夏季，暑气当令，暑为阳邪，易入心营引起肝风内动。重症手足口病气分热邪不能及时清解，则化火内传，深入心营，致气营两燔、风火相扇等变证。临床表现为灼热、烦躁、斑疹密布、神昏谵语，甚至四肢抽搐，角弓反张，喉间痰声辘辘，舌绛苔焦，脉弦数；证属热入营血；治宜清心开窍，清营凉血。

卢友亮指出，本病多发于夏季，暑气当令，而小儿好食肥甘厚味，湿热内蕴，相合为病。依据寒热虚实的不同病机，分三证论治：脾胃湿热，湿热并重型；脾虚湿聚；心脾蕴热，阴虚火旺型（又将此型分为急性期和恢复期）。急性期为一派热入营血之象，为重症手足口病证候。

张显彬等采用中西医结合治疗重症手足口病取得了较好疗效。总结重症手足口病的病机为邪毒内陷，蒙蔽心包，扰动肝风，或湿热窜及经络；证型为邪毒内陷。

第五节　证候学调查与证素分析

手足口病的起病、发展、恢复是符合外感疾病的演变规律的，鉴于此点，我们对来自深圳、北京、广州、湖北、湖南等多中心的 2 325 例手足口病患者进行了回顾性证候调查，并进行了证素分析。具体如下：

（一）证素归属

将手足口病常见症状体征进行分析，归纳为不同的证素。划分原则为（参考《中医诊断学》）：①依据直接或间接导致本症状、体征的主要病因病机，将其归纳于相应的证素；②同一症状可以由不同的证素解释或由多种证素共同导致，则此症状归属于其中每个证素。具体证素归属见表 11-5。

表 11-5　手足口病患者不同症状、体征的证素归属

证素		症状体征
邪毒	风热（邪热）	发热、恶风寒、头痛、口咽痛、咳嗽、大便干结、尿黄、丘疹
	湿热	发热（身热不扬）、头身困重、疲乏、大便溏泻、疱疹
脏腑功能紊乱	气机逆乱	咳嗽、喘促、纳差、恶心呕吐（含喷射性）、腹胀痛、双肺干湿啰音
	内风	头痛、四肢抖动、易惊、抽搐、颈项强直、软瘫、喷射性呕吐
	厥逆	嗜睡、四肢厥冷
正气虚	气虚	疲乏（精神差）、精神萎靡、纳差、大便溏泻
	阴虚	夜热早凉、口渴、大便干结、皮肤干燥
	亡阳气脱	神昏、精神萎靡、嗜睡、喘促、咳粉红泡沫痰、四肢湿冷、发绀、皮肤花白

（二）表证期

数据显示约 98.32%（2 286/2 325）的患儿可出现皮肤小疱疹或丘疹，口腔黏膜及舌面小疱疹，伴乏力、纳差、拒食，或有流涎，或咽喉灼痛，可伴发热、恶寒、流涕、舌红、苔白腻（因为大部分舌、脉数据缺失，未进行统计）；近 17.98%（418/2 325）的患儿也可无明显不适，或仅表现为轻度的精神不振。表证期持续时间最短 10 小时，最长 180 小时，平均（106.73 ± 33.45）小时。从表 11-6 可以看出，表证期以丘疹（95.27%）、疱疹（84.77%）、发热（82.02%）、口咽痛（65.33%）、精神差或疲乏（57.72%）为主要表现，其次可有纳差（35.69%）、咳嗽（24.30%）、恶风寒（4.22%）、流涕等症状。

从证素分布可以发现，基本证素有风热、湿热、气机逆乱、气虚 4 个方面（表 11-7）。其

中，出现频率高的证素为风热（40.19%）和湿热（38.06%），其次为气虚（13.35%）和气机逆乱（8.40%），说明表证期主要病机为风热或湿热病邪侵犯人体，首犯肌肤、经脉，伴卫阳虚损的表现。表证期虽病邪在表，但极少出现恶寒、头痛等典型表证表现，说明外邪偏热。因此，归纳其主要病机为温邪犯表、络脉受损，次要病机为正气亏虚。

表 11-6 2 325 例手足口病患者表证期症状、体征频数

症状体征	频数	比率 /%	症状体征	频数	比率 /%
发热	1 907	82.02	口咽痛	1 519	65.33
恶寒（风）	98	4.22	纳差	753	36.69
精神差或疲乏	1 342	57.72	丘疹	2 215	95.27
咳嗽	565	24.30	疱疹	1 971	84.77

表 11-7 2 325 例手足口病患者表证期的证素频数分布

证素	频数	证素频数 / 总频数（%）
风热	6 307	40.19
湿热	5 973	38.06
气机逆乱	1 318	8.40
气虚	2 095	13.35
总频数	15 693	100.00

（三）里证期

2 325 例手足口病患者中，1 407 例普通型患者均表解而愈，进入里证期的患者 918 例，男女比例为 1.89∶1，平均年龄（26.59±14.18）个月；里证期病程最短 1.0 天，最长 18.4 天，平均（159.16±45.74）小时。表 11-8 可见，里证期主要表现为发热（99.24%）、丘疹（97.93%）、肢体抖动（92.05%）、纳差（89.98%）、疱疹（89.98%）、口咽痛（72.98%）、精神差或疲乏（72.44%）、易惊和惊跳（70.04%），其次可出现呕吐（43.03%）、咳嗽（33.66%）头痛（23.97%）、大便干结（18.41%）和大便溏稀（14.05%）。归纳起来，里证期的证候特点可概括为热陷肺脾，引动肝风。热陷肺脾是指患者几乎都有发热，且多数为壮热（71.84%）；几乎所有的患者都有丘疹或疱疹，皮疹可以分布于手、足、口腔、肘、膝、臀部、肛周、背部，最多见的部位为手、足和口腔咽部（皮疹特点为突起丘疹或小疱疹，触之稍硬，周围有红色浸润）为表里同病；患者有纳差和口咽疼痛、呕吐、咳嗽、头痛、大便干结和大便溏稀。引动肝风是指几乎所有的患者出现易惊、肢体抖动等症状，严重者甚至出现颈项强直和抽搐等症状。值得重视的是，一旦出现嗜睡、软瘫、抽搐、喘促、四肢厥冷等表现，则要高度警惕进入热深厥重、扰乱心神，肺气欲脱的坏证阶段。

从证素分布可见邪热（26.41%，风热之邪由表入里，即为邪热）和湿热（28.01%）仍然为主要证素。邪郁肌表，故皮疹未消。温邪循经顺传肺脾，阻滞气机（13.52%），则脏腑功能紊乱，表现为咳嗽、呕吐、纳差、腹痛。温邪逆传心肝，扰动肝风（17.81%），则出现抽搐、肢体抖动、惊跳、软瘫等表现。疫毒炽盛（厥逆，0.78%），耗损正气（13.46%），遂出现

疲乏或精神差、嗜睡、大便溏稀、四肢逆冷等。综合分析，归纳里证期的主要病机为邪热内陷，引动肝风，次要病机为气机逆乱、正气虚衰。（表 11-9）

表 11-8　918 例手足口病患者里证期症状、体征频数

症状	频数	比率 /%	症状	频数	比率 /%
发热	911	99.24	嗜睡	76	8.28
精神差、疲乏	665	72.44	头痛	220	23.97
咳嗽	309	33.66	头身困重	14	1.53
口咽痛	670	72.98	四肢厥冷	19	2.07
纳差	826	89.98	肢体抖动	845	92.05
腹痛	75	8.17	易惊和惊跳	643	70.04
呕吐	395	43.03	抽搐	22	2.40
大便干	169	18.41	软瘫	18	1.96
大便溏泻	129	14.05	丘疹	899	97.93
喘促	22	2.40	疱疹	826	89.98

表 11-9　918 例手足口病患者里证期证素频数分布

证素	频数	证素频数 / 总频数（%）
邪热（风热入里）	3 178	26.41
湿热	3 371	28.01
气机逆乱	1 627	13.52
内风	2 143	17.81
厥逆	95	0.78
气虚	1 620	13.46
总频数	12 034	100.00

（四）坏症期

在 918 例里证期患儿中，141 例进入坏证期（即危重型），其中男 83 例、女 58 例，平均年龄（21.18±17.05）个月。坏证期患儿主要表现为易惊或惊跳（98.58%）、纳差（94.32%）、壮热（89.36%）、丘疹（78.01%）、嗜睡（71.63%）、四肢厥冷（67.38%）、精神萎靡（61.70%）、疱疹（58.16%），其次可见咳粉红色泡沫痰（43.96%）、发绀（32.62%）、双肺干湿啰音（29.78%）、喘促（26.95%）、皮肤花白（22.70%）、昏迷（17.02%%）、软瘫（12.77%）等。（表 11-10）

坏证期患儿证候特点为“神伤”“高热”“惊厥”。“神伤”是指危重型患者由于疫毒炽盛，内陷厥阴，多出现不同程度的神志证候。同时，危重型手足病患儿多有持续高热，其中绝大多数最高体温大于 39℃，同时发现坏证期与里证期手足口病患儿中，易惊和四肢抖动出现都比较频繁，但坏证期比里证期患儿多出现四肢厥冷（67.38%）及皮肤花白等表现，且 43.97% 出现咳粉红色泡沫痰，提示着肺气欲脱、亡阳等危重病情，需要及时抢救治疗。（表 11-11）

表 11-10 141 例手足口病患者坏证期症状、体征频数

症状或体征	频数	比率/%	症状或体征	频数	比率/%
壮热	126	89.36	纳差	133	94.32
精神萎靡	87	61.70	恶心	2	1.42
嗜睡	101	71.63	腹胀	2	1.42
昏迷	24	17.02	大便干结	10	7.09
肢体抖动	13	9.22	尿黄	28	19.86
软瘫	18	12.77	皮肤花白	32	22.70
喷射性呕吐	8	5.67	四肢厥冷	95	67.38
易惊或惊跳	139	98.58	发绀	46	32.62
咳嗽	2	1.42	丘疹	110	78.01
双肺干湿啰音	42	29.78	疱疹	82	58.16
喘促	38	26.95	无皮疹	13	9.22
咳粉红色泡沫痰	62	43.97			

表 11-11 141 例手足口病患者坏证期证素频数分布

证素	频数	证素比例/%
邪热	311	16.00
湿热	225	11.57
气机逆乱	289	14.87
内风	178	9.16
厥逆	220	11.31
正气虚	323	16.62
亡阳、气脱	398	20.47
总频数	1 944	100.00

从证素分析，主要包括外邪入里、正气损伤、脏腑功能紊乱等三方面。外邪以邪热（16.00%）为主，湿热（11.57%）也是热重于湿；正气损伤，如正气虚（16.62%）、亡阳、气脱（20.47%）；脏腑功能纳紊乱为内风（9.16%）、厥逆（11.31%）。综合分析，邪毒炽盛，逆传心肝，扰动肝风可见易惊、肌肉抖动、头痛、喷射性呕吐，软瘫（肌肉痿软无力）等；入心（心包）者，或蒙蔽心神，或心阳虚衰，亡阳气脱，临证可见嗜睡、昏迷、心率增快，皮肤晦暗、四肢冰冷，继而喘促欲脱，甚至血色泡沫痰外溢，脉微欲绝。归纳此期主要病机为邪毒炽盛，心肝肺俱损（心阳虚衰，肝风内动，肺气外脱），次要病机为气机逆乱。

（五）恢复期

恢复期以体温恢复正常，皮疹结痂为标志，由于绝大多数患者进入恢复期后，大多出院调养，故此期未能对所有患者进行有效统计。笔者选取了 30 例住院患者做了初步统计，此期开始时间在起病的第 7 天［开始于（6.78±1.85）天］左右，患者精神、食欲、睡眠均

较里证期好转，但较之常人仍未完全恢复，可见疲乏、纳差、口渴、夜热早凉、皮肤干燥、大便干等表现。证素分析表明，此期患者的病机可概括为气阴两虚（表 11-12，表 11-13）。

表 11-12　30 例手足口病患者恢复期症状、体征频数

症状体征	频数	比率 /%	症状体征	频数	比率 /%
夜热早凉	5	16.67	大便干结	3	10.00
精神差或疲乏	14	46.67	大便溏泻	2	6.67
纳差	10	33.33	皮肤干燥	4	13.33
口渴	6	20.00			

表 11-13　30 例手足口病患者恢复期的证素频数分布

证素	频数	证素频数 / 总频数（%）
气虚	26	59.10
阴虚	18	40.90
总频数	44	100.00

（六）大龄手足口病

研究中发现，8 例大龄手足口病患者，男女各半，最大年龄 35 岁，最小 12 岁，平均 18 岁；8 例患者中仅有一例 17 岁女患者出现了“内风”的病机，表现为精神差，肢体抖动，嗜睡，颈项强直，左上肢肌力减退。其他 7 例均表现为低热或无发热，手、足、臀部皮疹和口腔疱疹，食欲减退等。从证素上分析，仍然以湿热为主要病机，但以湿为主，其次为正气虚比例减少，这可能与青少年或成人的生理特点有关的。（表 11-14）

表 11-14　大龄手足口病患者的证候频率

症状	频数	症状	频数
发热	5	肢体抖动	1
精神差疲乏	3	易惊	0
咳嗽	0	抽搐	0
口咽痛	1	颈项强直	1
纳差	3	软瘫	1
腹痛	0	丘疹	8
呕吐	1	疱疹	8
大便干	1	丘疱疹多	0
大便溏泻	0	丘疱疹少	8
呼吸喘促	0	发绀	0
嗜睡	1	四肢厥冷	0
头痛	1		

第六节 重症手足口病中医临床表现及危险因子

一、重症手足口病的临床症状和体征

2008年，国家中医药行业科研专项“中医药治疗手足口病的临床方案与诊疗规律研究”对重症手足口病临床症状进行了分析（表11-15），重型和危重型手足口病突出表现为精神差，出现频率分别为89.13%和96.7%，出现嗜睡比例分别为49.13%、60.44%，危重型患者中16.48%出现昏迷。神经系统症状是重症手足口病的重要体征，多表现为易惊，惊跳、肢体抖动等，危重型手足口病惊跳（86.81%）症状更多见。值得注意的是，危重型手足口病有可能无明显皮疹，仅病原学检查阳性。

表11-15 重症手足口患者症状和体征分布

受累系统	症状或体征	重型组（n=230例）		危重型组（n=91例）	
精神状态	精神稍差	205	89.13%	32	35.16%
	少气懒言	8	3.48%	2	2.20%
	表情冷漠	2	0.87%	1	1.10%
	精神萎靡	3	1.30%	56	61.54%
意识	清楚	116	50.43%	11	12.09%
	嗜睡	113	49.13%	55	60.44%
	意识模糊	1	0.43%	7	7.69%
	昏睡	0	0.00%	3	3.30%
	昏迷	0	0.00%	15	16.48%
神经系统表现	易惊	178	77.39%	11	12.09%
	惊跳	33	14.35%	79	86.81%
	肢体抖动	12	5.22%	8	8.79%
	弛缓性麻痹	0	0.00%	2	2.20%
	喷射性呕吐	3	1.30%	5	5.49%
	颈强	2	0.87%	7	7.69%
	肌无力	1	0.43%	6	6.59%
	眼球运动障碍	6	2.61%	4	4.40%
	瘫痪	1	0.43%	1	1.10%
	病理征	0	0.00%	9	9.89%
呼吸系统表现	咳嗽	5	2.17%	10	10.99%
	两肺湿啰音	0	0.00%	35	38.46%
	呼吸急促	0	0.00%	35	38.46%
	呼吸浅促	0	0.00%	3	3.30%

续表

受累系统	症状或体征	重型组（n=230 例）		危重型组（n=91 例）	
休克表现	皮肤发花	2	0.87%	17	18.68%
	四肢冰冷	7	3.04%	54	59.34%
	口唇发绀	0	0.00%	26	28.57%
皮疹情况	皮疹	15	6.52%	36	39.56%
	疱疹	30	13.04%	7	7.69%
	皮疹 + 疱疹	184	80.00%	40	43.96%
	无皮疹和疱疹	1	0.43%	8	8.79%

二、实验室指标及物理检查

（一）血、尿、粪常规检查

1. 血常规 重症手足口病外周血白细胞数明显高于正常值，主要表现为中性粒细胞计数的升高，且重症手足口病的病情严重程度与白细胞总数呈正相关。

2. 尿常规 重症手足口病患者大多粪常规正常，但如果继发感染时可见白细胞，红细胞等，尿量大致正常，或因高热，血容量减少导致尿量减少。

3. 粪常规 重症手足口病患者粪常规多正常，少数患者可以出现腹泻，如继发感染可见白细胞和红细胞。

（二）生化检查

1. 肝肾功能 重症手足口病肝功能可表现为轻度升高。重型和危重型手足口病都可表现轻度的肝脏和心肌损害，主要为 ALT、AST、CK-MB 和 LDH 的异常；重症手足口病患者肾功能一般正常。

2. 心肌酶 重症手足口病可以表现为不同程度的心肌损伤，且其病情危重程度与心肌酶的数值呈正相关。如表 11-16。

表 11-16 实验室检查

项目	重型组 / 例数	危重型组 / 例数	T	P
WBC（$\times 10^9$/L）	12.62±7.91	13.07±7.99	0.440	0.660
HB（g/L）	113.42±18.29	108.40±13.29	2.631	0.090
N%	51.23±20.89	59.77±18.13	3.441	0.001
L%	11.31±15.39	31.65±16.68	9.624	0.000
PLT	317.13±91.52	328.54±142.79	0.821	0.412
AST	41.06±19.24	53.99±47.56	3.377	0.001
ALT	17.52±11.07	23.60±36.49	2.223	0.027
TBIL	10.83±4.58	6.70±3.49	1.466	0.144
BUN	3.50±1.38	3.99±2.11	2.666	0.021
Cr	39.43±16.52	51.23±60.14	2.326	0.008

续表

项目	重型组/例数	危重型组/例数	*T*	*P*
CK-MB	41.29±38.55	16.84±24.19	4.471	0.000
K	4.50±0.78	4.12±0.75	3.051	0.000
Na	140.03±3.94	135.10±14.37	2.778	0.006
LDH	357.67±202.17	333.41±175.88	0.711	0.468
GLu	6.87±2.168	8.93±5.65	3.297	0.001

注：以上数据均来自课题组。

3. 血糖　血糖对重症手足口病是重要的预警指标，血糖明显的升高通常预示着预后极差。Luan-yin 报道了 11 例重症手足口病患儿均有血糖升高，波动在 14.1～42.4mmol/L。值得注意的是，此 11 例手足口病患儿均死亡。重症手足口病血糖升高的具体机制尚不清楚，可能与中枢神经感染、自主神经功能紊乱相关。

4. 电解质　重症手足口病患者电解质一般无明显异常。

（三）血气分析检查

重症手足口病无严重并发症时，血气分析结果一般正常；当合并呼吸困难，神经性肺水肿、肺出血时，可出现低氧血症、代谢性酸中毒等表现。因此，血气分析对重症手足口病伴有神经性肺水肿、肺出血的患者有重要意义。临床中很多严重的酸碱失衡、肺功能障碍，早期都可以表现为血气的改变。重症手足口病最严重的并发症是神经性肺水肿、肺出血。重症手足口病病情的发展，可从血气的改变而预测，因此监测血气变化对危重症手足病尤为重要。

（四）病原学检查

近年来，在我国，手足口病的病原主要是 EV71 和 Cox A16；相对而言，EV71 感染导致的手足口病症状较重，易出现重型和危重型。数据显示，2008 年，安徽阜阳共报道 7 470 例（EV71）手足口病患者，其中病重率为 1.49%，死亡 23 例。（表 11-17）

表 11-17　病原学检查

病原	重型组（230 例）	危重型组（91 例）
EV71	136	55*
Cox A16	7	5
其他病毒	4	12

注：*P＝0.01（本数据来自课题组）。

（五）脑脊液检查

重症手足口病患者多累及神经系统，脑脊液检查对重症手足口病有重要的意义。据研究，重症手足口病患者的脑脊液多为无色透明，少数可以表现为微混，脑脊液白细胞计数波动在（50～500）×10^6/L，以单核细胞为主，多数患者脑脊液生化无明显改变，可以表现为蛋白轻度的升高。Chao-Ching H 等报道，脑脊液白细胞计数与神经系统损伤的不同分级呈正相关，但葡萄糖水平及蛋白质与此无关。提示：脑脊液白细胞计数可以作为危

重型手足口病的预测指标之一。(表 11-18～表 11-20)

表 11-18 52 例重症手足口病脑脊液外观

年龄组	无色	淡红	其他颜色	透明	微混	混浊
3～12 个月	14	0	0	13	1	0
1～3 岁	29	2	0	21	8	2
3～9 岁	7	0	0	6	1	0
合计	50	2	0	40	10	2

表 11-19 52 例重症手足口病脑脊液常规检查

年龄组	白细胞计数($\times 10^6$/L)				白细胞分类	
	0～10	11～49	50～500	>500	单核为主	多核为主
3～12 个月	2	1	10	1	14	0
1～3 岁	3	6	18	4	26	5
3～9 岁	2	0	5	0	6	1
合计	7	7	33	5	46	6

表 11-20 52 例重症手足口病脑脊液生化检查

年龄组	蛋白			葡萄糖			氯化物		
	增高	正常	降低	增高	正常	降低	增高	正常	降低
3～12 个月	2	12	0	0	12	2	0	14	0
1～3 岁	8	23	0	4	26	1	0	31	0
3～9 岁	0	7	0	0	5	2	0	7	0
合计	10	42	0	4	43	5	0	52	0

(六)物理检查

1. 心电图 重症手足口病患者心电图一般正常,因高热或哭闹可出现心动过速。

2. 胸片或 CT 重型手足口病患者胸片或 CT,大多肺部无明显改变或支气管肺炎的表现,但危重型手足口病患者可以出现神经性肺水肿、肺出血。间质性肺炎等表现。

3. 磁共振成像(MRI) 重症手足口病合并脑干脑炎、脑炎的患者可以在头颅 MRI 中见到相应的病灶,对重症手足口病的诊疗有重要意义。

三、重症手足口病的早期识别

重症病例诊疗关键在于及时准确地识别第 2 期和第 3 期,阻止发展为第 4 期。年龄 3 岁以下、病程 3 天以内和 EV-A71 感染为重症高危因素。下列指标提示患儿可能发展为重症病例危重型:

(1)持续高热:体温大于 39℃,常规退热效果不佳。

(2)神经系统表现:出现精神萎靡、头痛、眼球震颤或上翻、呕吐、易惊肢体抖动吸吮无力、站立或坐立不稳等。

（3）呼吸异常：呼吸增快、减慢或节律不整，安静状态下呼吸频率超过 30～40 次 /min。

（4）循环功能障碍：心率增快（> 160 次 /min）、出冷汗、四肢末梢发凉、皮肤发花、血压升高、毛细血管再充盈时间延长（> 2 秒）。

（5）外周血白细胞计数升高：外周血白细胞计数 ≥ 15.0×10^9/L，除外其他感染因素。

（6）血糖升高：出现应激性高血糖，血糖 > 8.3mmol/L。

（7）血乳酸升高：出现循环功能障碍时，通常血乳酸 ≥ 2.0mmol/L，其升高程度可作为判断预后的参考指标。

参考文献

1. Alsop J，Flewelt TH，Foster JR. "Hand-foot-and-mouth disease" in Birningham in 1959[J]. Br Med J，1960，2（52114）：1708-1711.
2. 周伯平，李成荣. 肠道病毒 71 型手足口病 [M]. 北京：人民卫生出版社，2009.
3. 洪可，朱清静，聂凡. 2115 例手足口病患者病因病机和分期辨证的研究 [J]. 南京中医药大学学报，2012，28（5）：429-433.
4. 张静. 2011 年全国手足口病流行特征及防控策略 [M]. 内部资料.
5. 王玉光，刘清泉，倪量，等. 128 例手足口病合并中枢系统感染的中医证治研究 [J]. 北京中医药，2009，4（28）：243-246.
6. 聂广，洪可，聂凡，等. 手足口病"肌表 - 经脉 - 脏腑"传变假说 [J]. 环球中医药，2011，4（5）：354-357.
7. 洪可，聂凡，聂广，等. 手足口病 2024 例病因病机和分期辨证研究 [J]. 环球中医药，2012，5（5）：332-336.
8. 陈建，王晓鸣，陈婉姬，等. 从湿热论治儿童手足口病的回顾性队列研究 [J]. 中华中医药杂志，2009，24（S1）：19-20.
9. 崔文成，刘清贞. 手足口病述要 [J]. 山东中医杂志，1990，9（4）：60.
10. 覃耀真，王力宁，李鸿敏，等. 中医分型辨治小儿手足口病 50 例 [J]. 广西中医药，2009，32（3）：141.
11. 李超贤，赵伟. 中西医结合治疗手足口病 100 例 [J]. 上海中医药杂志，2009，43（9）：35.
12. 任立中. 从"湿温"论述手足口病 [J]. 河南中医，2009，29（7）：719-720.
13. 马爱军. 银翘散治疗手足口病 [J]. 安徽中医，2002，14（2）：157-158.
14. 张照琪. 从手足口病印证热毒理论 [J]. 环球中医药，2010，6（3）：416-417.
15. 姜良铎，付小芳，吴晓明. 手足口病的病因病机与风引汤证候表现探讨 [J]. 环球中医药，2010，3（6）：410-412.
16. 王树瑜. 手足口综合征的中医辨证论治 [J]. 天津中医，1988（2）：8.
17. 徐雯. 手足口病的辨证施治 [J]. 中医研究，1995，8（6）：37.
18. 卢有亮，林暄，张泽钦. 中医从脾论治小儿手足口病 [J]. 光明中医，2009，24（4）：722.
19. 张显彬，李秀芳，谢玉兰，等. 中西结合治疗手足口病重症 60 例临床体会 [J]. 环球中医药，2010，6（3）：401-404.
20. Shindarov LM，Chumakow MP，Voroshilova MK，et al. Epidemiological，clinical，and pathomorphological characteristics of epidemic poliomyelitis-like disease caused by enterovirus 71[J]. J Hyg Epidemiol Microbiol Immunol，1979，23（3）：284-295.

21. Liu CC, Tseng HW, Wang SM, et al. An outbreak of enterovirus 71 infection in Taiwan, 1988: epidemiologic and clinical manifestations[J]. J Clin Virol, 2000, 17(1): 23-30.

22. Chan LG, Parashar UD, Lye MS, et al. Deaths of children during an outbreak of hand, foot, and mouth disease in Sarawak Malaysia: clinical and pathological characteristics of the disease.for the Outbreake Study Group[J]. Clin Infect Dis, 2000, 31(3): 678-683.

23. 许贞贞，徐冬新，梁友方. 血清肌钙蛋白 I 检测对手足口病心肌损害的诊断价值 [J]. 临床和实验医学杂志，2009，8(1): 79-80.

24. 王冬萌，毕晶，孙正纤. 重症手足口病并发神经源性肺水肿相关因素分析 [J]. 临床儿科杂志，2011，29(6): 531-533.

25. Luan-Yin C, Tzou-Yien L, Yhu-Chering H, et al. Comparison of enterovirus 71 and coxsackievirus A16 clinical illnesses during the Taiwan enterovirus epidemic, 1998[J]. Pediatr Infect Dis J, 1999, 18(12): 1092-1096.

26. 卢磊，左安琳. 52 例重症手足口病脑脊液检验结果分析 [J]. 中国医疗前沿，2010，5(8): 59-83.

27. Chao-Ching H, Cling-Chuan L, Ying-Chao C, et al. Neurologic complication in children with enterovirus 71 infection[J]. N Engl J Med, 1999, 341(13): 936-942.

28. 中华人民共和国国家卫生健康委员会. 手足口病诊疗指南(2018 年版)[J]. 中华临床感染病杂志，2018，11(3): 161-166.

29. 汪受传，王雷，尚莉丽. 中医儿科临床诊疗指南·手足口病(修订)[J]. 世界中医药，2016，11(4): 734-740.

第十二章

治则治法

第一节　立法原则

治则，是根据疾病所表现出的共性病机确立的治疗原则，是相对稳定和规范的，具有很强的指导性，对于临床上治法的确立和选方用药有着关键的指导作用。治法是治疗疾病的具体方法和措施，是相对灵活的，可以根据疾病的不同表现而变化，具有多样性。治则和治法相互之间有着密切的联系，它们之间可以看作是领导与被领导的关系，治则对治法的选择有普遍指导和参考意义；而治法则是从属于一定的治则，对疾病的针对性更强，是治则在临床实践中的具体应用。概括言之，治则指导治法，治法从属于治则。

一、治病求本

“治病求本”是中医学治疗疾病的指导思想，最早见于《素问·阴阳应象大论》的“治病必求于本”。本，即阴阳。后世引申为疾病的本质。告诫医者在治疗疾病时，要从错综复杂的临床表现中探求疾病的根本原因，抓住疾病的本质进行治疗。治病求本位于治则治法理论体系的最高层次，是中医治疗疾病的指导思想。与治本相对的是治标，治标与治本的含义在不同情况下的所指均有区别，且在一定条件下可以相互转化，因此临床治疗时需要掌握疾病的标本主次，才能够抓住疾病发生和治疗的关键。就正邪而言，正气为本，邪气为标；就疾病的先后而言，旧病、原发病为本，新病、继发病为标；就病位而言，脏腑精气病为本，肌表经络病为标；就病机与症状而言，病机为本，症状是标。病机疾病起病及发展的内在机制，治病求本即为明确疾病的病机，针对病机确立治则，这也是抓住疾病规律的首要步骤。《素问·至真要大论》说：“谨守病机，各司其属。”明代张介宾《类经·疾病类》说：“机者，要也。”《景岳全书·传忠录》说：“起病之因，便是病本。”各类经典都表述了掌握病机才是掌握疾病的关键。掌握疾病的标与本，有助于把握疾病发生发展规律，透过现象看本质，在确立治则时处理好疾病的主要矛盾与次要矛盾的关系以及疾病的主要方面与次要方面的关系，从而针对不同疾病来确立合适的治疗原则。

临床上在运用“治病求本”这一法则时，应准确掌握“正治与反治”，不能被疾病的表象所迷惑，要透过现象看本质。正治是临床上常用的治法，主要用于临床表现与疾病本质相符的情况，即“寒者热之，热者寒之，微者逆之，甚者从之，坚者消之，客者除之，劳者温之，结者散之，留者攻之，燥者濡之，急者缓之，散者收之，损者温之，逸者行之，惊者平之，上之下之，摩之浴之，薄之劫之，开之发之”，而反治通常指一些复杂严重的疾病所表现出的假象，治疗时则“热因热用，寒因寒用，塞因塞用，通因通用”。在治疗手足口病时，更需注重这一点。小儿属于“纯阳之体”学说源于国内首部儿科学专著《颅囟经》：“凡孩子三岁以下，呼为纯阳，元气未散。”手足口病属于温病范畴。叶桂《幼科要略·总论》说：“襁褓小儿，体属纯阳，所患热病最多。”《黄帝素问宣明论方·小儿门》说：“大概小儿病者纯阳，热多冷少也。”指出了小儿一旦患病，病邪易从热化，极易伤阴，发病时经常出现大便干燥秘结的情况，此时邪热内结于肠腑为标，阴伤为本。在治疗时如果被表象所迷惑，采用泄热通腑，则会导致小儿的阴伤证候明显，因此要看到疾病的本质，在治疗时选择“塞因塞用”的方法，注重养阴增液，标本兼顾。

二、整体观念

整体观念是中医学理论体系中的重要特点之一，是中国古代哲学思想和方法在中医学理论体系中的具体体现。整体观念是中医学关于人体自身的完整性及人与自然环境、社会环境等外在因素的统一性的认识。主要体现在人体自身的整体性和人与自然、社会环境的统一性两个方面。中医学理论体系认为人是一个由多层次机构构成，各个脏腑之间，脏腑与各个形体官窍之间结构上互相联系，功能上互相协调，生理病理上互相影响，能够自我调节自我适应，并且与外界自然环境、社会环境等因素密切联系，受其影响，不可分割的统一整体。人生活在大自然中，人类生存和发展离不开适应和改造自然与社会，这就决定了人类生命活动必然受到自然因素影响，受到社会环境因素影响，人体生理功能与病理变化也同时受到自然与社会条件的影响。这就要求我们在观察事物、分析病情、认识疾病发生发展规律、制订诊疗方案及处理一切有关生命、健康、疾病等问题时必须注重人体自身各个脏、形体、官窍之间的完整统一性，同时要注重人体与自然环境和社会环境之间的统一性与关联性。中医学的整体观念不仅体现在养生保健、防病治病过程中，更是贯穿于中医临床对生理病理特点的认识、病因病机的认识、辨证论治、立法处方等临床实践过程的始终，并且渗入各个方面的理论应用当中。

人是一个有机整体，是由若干脏腑、形体、官窍组成的，而各个脏腑、形体、官窍各有不同的生理结构以及各自的功能特点，并不是互相分割、彼此孤立的，而是在生理结构上互相衔接，联系，以五脏为中心，通过经络“内属于腑脏，外络于肢节”，功能特点上也是以五脏为中心，彼此密切配合，互相协调，共同完成人体的各个生理功能。生理上的整体性体现在心、肝、脾、肺、肾五个独立的生理系统之间通过经络系统的沟通联系，在气、血、精、津液的支持下与六腑、五脏、官窍相联系，并形成一个整体。每个系统都是整体的一个组成部分，相互之间密切配合协作，同时五个系统的完整又是气、血、精、津液等物质的生成、输布、贮藏、代谢及运行的结构基础。气、血、精、津液既是人类维持生命活动赖以生存的物质基础，也是五个系统正常运行的物质条件，同时又依赖五个生理系统功能产生。这种以五脏为中心的机构功能相统一的观点被称作“五脏一体观”。心、肝、脾、肺、肾五个生理系统又是以心为主导，统一协作，共同完成人体的各项功能的。身体的健康与否除了以心为主导外，还有赖于其他系统的功能是否能够正常发挥以及系统之间的功能是否协调。

中医的整体观念还强调形神统一。形，是指形体，即构成人体的物质基础，包括五脏系统，经络系统以及气、血、精、津液等。神，有广义、狭义之分。广义上的神指一切人体生命活动的总体现。狭义上的神指人体的精神意识思维活动等，也包括人的性格、思想、情绪等。而形神统一的观念则是指形体和精神相结合，两者相互依存，不可分离。形是神的物质基础，神是形的外在表现。形神统一是生命存在的保证。中医体系在辨证分析的过程中也是着眼于整体的，因此人体在患病时，病理上是具有整体性的。局部病变引起整体阴阳失调，导致整体的病理反应，然而在分析病因病机时，集中式局部病变，又不能忽视病变部位与整体脏腑，阴阳之间的联系。疾病的发生，都能够通过对其外在表现分析、总结得到内在病变的情况，正如古人所云“有诸内，必形诸外”。一般情况下，局部的病变是整体阴阳气血失调而形于外的表现，因此在分析判断病情的时候应处理好局部与整体的辩证关系，这样才能做到直中病机，治病求本。一脏患病，必会影响到他脏，故在分析、诊断疾病时还要考虑到本脏与他脏之间的相互联系和影响。人体的生理病理上的整体性就决定了临床诊疗上的整体性。正如《灵枢·本脏》所说：“视其外应，以知其内脏，则知所病矣。”中医四诊望、闻、问、切中的望诊和脉诊都是中医学整体观念思想的具体体现。“从阴引阳，从阳引阴，以左治右，以右治左”“阴中求阳”“阳中求阴”“病在上者下取之，病在下者高取之”“滋水涵木”等都是在整体观念的指导下确立的治疗原则和治疗方法。

人与自然的统一越来越被人们所关注，中国古代哲学家认为人类生活在自然界中，是宇宙万物之一，有着共同的本源。中医学正在治病养生方面也强调人与自然统一的重要性。《素问·宝命全形论》提到“人以天地之气生，以四时之法成”“天地合气，命之曰人”。都是在说人与自然统一的重要性。人体的气血运行会随着自然界春、夏、秋、冬一年四季的气候变化规律而发生变化。四季气候的变化影响着人体的生理活动。一天之内的昼夜变化，也影响着人体的生理活动，这些都充分说明着，人类机体自我调整适应的过程中要顺应自然。此外一些疾病的发生也是有特定流行季节的，这就要求人们要懂得如何顺应四时变化规律，采取正确的防病措施，以达到预防和保健的目的。正如巢元方《诸病源候论·疫病诸候》分析瘟疫的病因为：“此病皆因岁时不和，温凉失节，人感乖戾之气而生病，则病气转相染易，乃至灭门，延及外人，故须预服药及为法术以防之。”一些传染性疾病，属中医温病范畴，除了有特定的流行性，还具有强大的传染性，这就决定在现在医疗体系应对突发情况时，迅速有力的应对措施，以及人们平时的保健工作显得尤为重要。因此，运用好中医理论体系中的整体观念是非常重要也是非常必要的。

三、调整阴阳

《素问·阴阳应象大论》有言：“阴阳者，天地之道也，万物之纲纪，变化之父母，生杀之本始，神明之府也。”并指出“凡阴阳之要，阳密乃固……阳强不能密，阴气乃绝，阴平阳秘，精神乃治，阴阳离决，精气乃绝”“善诊者，察色按脉，先别阴阳”“夫自古通天者，生之本，本于阴阳”。从中医理论来讲，人体疾病的发生在于体内阴阳之间的平衡遭到了破坏，导致“阴阳失衡”，所谓健康则是“阴平阳秘”。因此，“调整阴阳，以平为期”是中医治疗疾病的根本法则。《素问·至真要大论》所载“谨察阴阳所在而调之，以平为期”，就是根据机体阴阳中某一方偏盛或偏衰的情况，损其有余或补其不足，使之重归于相对的和谐平衡，就如张仲景所言“阴阳自和者，必自愈”。

人体内阴阳其中一方过于亢盛，称为阴阳偏盛，会导致以邪气盛为主要矛盾的病机变化，属于实证。《素问•阴阳应象大论》指出“阳盛则热，阴盛则寒”，因此阴阳偏盛则会导致机体产生寒热变化。阴阳之间存在着对立制约的关系，其中一方的偏盛必定会对抗另一方，阴寒较盛易损伤阳气，阳热偏盛则会耗伤津液，即“阴胜则阳病，阳胜则阴病”，因此在治疗时可采取“损其有余”的措施。古人根据小儿生长发育迅速的特点，提出了“纯阳”学说，是指小儿在生长发育的过程中，表现得生机旺盛，好比旭日之初升、草木之方萌，蒸蒸日上、欣欣向荣，正说明了“生机蓬勃、发育迅速”这一生理特点。《颅囟经•脉法》指出：“凡孩子三岁以下，呼为纯阳，元气未散。”因此，小儿发病易见实热证，在确定治则时应根据此特点采取清热等措施。人体在阴或阳偏盛的前提下，由于阴阳双方相互对立排斥而出现了真假寒热的病机变化，称为阴阳格拒，包括阳盛格阴和阴盛格阳两方面。阴阳格拒是由于阴或阳其中一方偏衰或者偏盛到了极点，郁结在内部，反而将另一方格拒排斥在表面，切断了阴阳之间的维系，从而真寒假热与真热假寒的复杂病机，在治疗时应明辨阴阳病机选择治法。如果人体内阴阳其中一方有所不及，则称为阴阳偏衰，属于“精气夺则虚”的虚性病机，且当阴或阳其中一方较为虚弱时，无力制约另一方而导致另一方的相对偏盛，表现为虚证。“阳虚则寒，阴虚则热”，阳气虚弱不足以制阳，多表现为阳虚阴盛的虚寒证；阴气虚弱不足以制阴，多表现为阴虚阳亢的虚热证。在治疗阴阳偏衰的病症时，应该采取“补其不足”的办法，即“阳病治阴，阴病治阳”。由阳虚导致了人体阴偏盛，治疗则应补阳制阴，即“益火之源，以消阴翳”；由阴虚导致了人体的阳偏盛，治疗则应滋阴制阳，即“壮水之主，以制阳光”。人体在阴或阳偏衰的前提下，病变的一方影响到了另一方，导致了阴阳两虚，则称为阴阳互损。阴阳互损的基础是阴阳偏衰，原理是阴阳互根互用，关键的条件则为肾的阴阳失调。《景岳全书》所说“五脏之阴气，非此不能滋；五脏之阳气，非此不能发”，即指出肾阴肾阳为五脏阴阳之根本，因此当人体脏腑的阴阳虚损一直发展下去时，一定会影响到肾的阴阳失调，才会发生阴阳互损的病机变化。

因此，只要能够明辨阴阳，就能起到纲举目张的作用。在手足口病的治疗中，阴阳是非常关键的切入点。小儿“稚阴稚阳”学说起源于《灵枢•顺逆肥瘦》：“婴儿者，其肉脆，血少气弱。”说明了小儿的气血筋骨发育还未完全，阴阳都是初生稚嫩的。清代医家吴瑭也总结小儿的生理特点为“稚阳未充，稚阴未长”，从阴阳学说方面阐明了小儿在各方面都处于相对不足的状态。《小儿病源方论•养子真诀》言：“药性既温则固养元阳。”小儿疾病多以阳气不足为根本，在治疗时应该注重固护阳气，以温阳扶正为治则。《小儿病源方论•养子真诀》说：“小儿一周之内，皮毛、肌肉、筋骨、髓脑、五脏六腑、荣卫气血皆未坚固，譬如草木茸芽之状，未经寒暑，娇嫩软弱。”因此，在治疗小儿疾病时，也要明辨阴阳，以阴阳为依据灵活运用扶正和祛邪之法，攻补兼施。

第二节　常用治法

一、辛凉透表法

辛凉透表法是指用辛凉解表之剂透热外出驱除在表温热之邪，解除卫分表证的治疗方法。具有清透腠理，逐邪外出，泄热解表的作用。热为阳邪，病在初起，邪在肺卫，津伤不重，热邪在卫，里热不重，正气抗邪于肌腠，故手足口病在发病初期出现发热的症状，热盛于卫，内侵于肺，疫毒邪气上攻于咽喉，故出现口腔咽喉部疱疹，故此时应以辛凉透表法祛邪外出。根据手足口病在表之邪有风热、暑湿、湿热、燥热等不同，本法就临床证候的不同主要可分为疏风解表、化湿清暑、化湿清透、疏卫润燥。

（一）疏风解表

用辛凉轻透药物，疏散卫表风热病邪。适用于风温初起，邪在腠理。症见发热，手、足和臀部出现斑丘疹、疱疹，口腔黏膜疱疹，流涎，恶寒，口渴，无汗或少汗，舌边尖红，苔薄白。代表方剂如银翘散合桑菊饮加减，常用药物有金银花、连翘、牛蒡子、芦根、桔梗、桑叶、菊花、荆芥穗、杏仁等。咽喉肿痛者，酌加马勃、射干、胖大海、板蓝根；唇红、出疹较甚者，加生地黄、牡丹皮、玄参；兼夹食滞者，加山楂、神曲；大便秘结、腑气不通者，加生石膏，通腑气泄热。

（二）化湿清暑

用辛凉芳化之品，外解肌表之拘束，清化在里暑湿。适用于湿蕴化热阻于内，寒邪复侵犯于表。症见发热恶寒，手、足和臀部出现斑丘疹、疱疹，疱疹内少量液体，疹色不明，头痛昏沉无汗，心烦，口渴，脘痞，大小便不适，舌红苔腻。代表方剂如新加香薷饮，咳甚者加杏仁、黄芩、瓜蒌壳、射干、枇杷叶；兼内热者，加黄连；素体脾虚，中气不足者，加人参、黄芪、白术、陈皮。

（三）化湿清透

用芳香透泄、解表祛湿之品，疏化肌腠。适用于湿温初起，邪郁肌表，气机失畅。症见恶寒，头重如裹，身体困重，汗出或不出，脘痞纳呆，胸闷，苔白腻，脉濡缓。代表方剂如藿朴夏苓汤。

（四）疏卫润燥

用辛宣凉润之品，解除卫表燥热之邪，濡润燥邪所伤津液。适用于燥邪初起，燥热侵袭卫表。症见发热，微恶寒，头痛，口鼻咽喉干燥，咳嗽少痰，舌红苔薄白。代表方剂如桑杏汤、清燥救肺汤加减等。

辛凉透表法中，疏风解表法和疏卫润燥法均用于温热病证初起，肺卫失宣。前者辛凉轻清宣透表热，后者尚兼甘凉濡润之功。化湿清暑法用于表里卫气同病，外散表寒，内里解除在里暑湿。化湿清透法侧重宣肺、芳化，除湿热侵袭卫表之证。在手足口病的治疗中，此法较少运用，但若小儿素体阴虚，先天不足者，常常易与温燥同邪发病，此法显效。

根据病情的需要，辛凉透表法常与益气、化痰、消导、止咳、透疹、解毒、滋阴、凉血等治法配合使用，尤其是在手足口病初期，普通型患儿，辛凉透表法常常使用。小儿手足口腔部的疱疹在初期，辛凉透表法与透疹凉血结合使用，能较快缓解病情，减少传变的发生。辛凉解表法在与其他治法配合使用时，须以驱邪外出、解除表证为原则。运用辛凉透表法应当注意，温病多忌用辛温之品，否则可助热化火，出现发斑出血谵妄等，此即吴瑭所说“温病忌汗，汗之不惟不解，反生他患”。但“客寒包火”证不排除辛温之品的应用，需要辨证用药，但用药之时多只需微辛轻解，迨表邪一解，即当清凉为主。

二、泄腑通下法

泄腑通下法：通导肠腑、通便下积、涤荡肠腑实热作用的治法。适用于阳明腑实证。小儿胃肠功能薄弱，受染时行疫毒，致肠腑不通，而积聚于内。手足口病是由肠道病毒引起的传染病，属中医温病范畴，乃时行疫邪侵犯所致。其潜伏期一般为2～7天，大多患儿在就诊时都已经出现便秘的情况。泄腑通下法主要包括通腑泄热法、润肠通便法、泻下逐水法。

（一）通腑泄热法

适用于阳明腑实证。症见大便秘结，腹部坚满，拒按，伴高热不退，烦躁哭闹，一些较小的手足口病患儿会出现拒食现象，指纹紫滞，舌红，苔黄燥，或有黑褐色点刺。方剂可用大承气汤加减。常用药物有大黄、芒硝、枳实、厚朴、甘草等。

（二）润肠通便法

适用于肠腑燥结证。症见大便不通，口干欲饮，舌红少津，苔燥，口唇干燥。常用方剂有麻子仁丸、增液承气汤等，常用药物有麻子仁、地黄、杏仁、枳实、厚朴、郁李仁、柏子仁等。

（三）泻下逐水法

适用于水饮停聚证。由于小儿脏腑娇嫩，不胜药力，用药不可峻猛，故手足口病患儿需谨慎运用。

临床药理研究发现，攻里通下药物具有刺进胃肠蠕动，增强胃肠道推进功能，调节胆道功能以及抗菌、抗炎、利尿、增加肠血流量等作用。动物实验证实，大承气汤具有增加动物肠血流量的作用。郁李仁、麻子仁具有润滑肠道，防止肠道内的水分重吸收的作用。大黄、厚朴、枳实还具有对金黄色葡萄球菌、大肠杆菌、变形杆菌的抗菌作用。芫花、大戟具有利尿作用等。根据现代药理研究，大黄对甲乙型链球菌、肺炎球菌、伤寒、痢疾、白喉、炭疽杆菌等都有较好的抑菌作用，对病毒也有一定的功效。

据临床观察，手足口病患儿在患病初期大多口腔疱疹，舌及颊黏膜满布成簇疱疹，部分已破形成浅表溃疡，周围绕以红晕，小便短少而黄，大便数日未行，甚则多日不通。此为中上二焦热邪炽盛，壅于肠道所致。手足口病属于中医温病范畴，乃感受时疫邪毒所致，具有发病急、传变快、变证多、热势盛的特点，在病变过程中还易出现内陷营血、化燥伤阴、动风、痉厥等变证。《素问·五脏别论》言："六腑者，传化物而不藏，故实而不能满也。"六腑"以通为用""以降为顺"，保持六腑的畅通状态符合其生理特点，也是机体健康的基础。"一窍通而诸窍皆通，一关达而百关皆达。"吴有性在温疫的治疗中强调祛邪是其第一要义，攻里通下法是驱邪外出的一条重要途径。患病初起阶段，正气尚盛，应用下法不至于引起不良反应，愈后亦容易恢复。故及时采取下法是十分重要的有力措施，但与此同时临床医师也务必辨证论治审证求因不得妄用下法。

苦寒攻下法在于迅速排泄邪热瘟毒，有效地截断、驱除温邪。温病以"邪为本，热为标"，因此，祛邪解热是其治疗的关键。运用下法，可使邪从腑出，热随便解，而收"秽恶一去，邪毒从此而清"之效。不但解决腑实之患，而且又获解热之宜。泻下既可解表里之疾，又可去寒热之痾。其次，湿热秽浊积滞肠道，非通利之法，邪不能祛，非攻下法，热不能清。下法可通积滞，有形之邪排出，无形之热无凭借。此既泻下又可解虚实之困。次而温病易化燥伤阴，而下法是保存阴液的一条重要手段。对里热盛，津液未伤，通过攻下泻邪热，可防化燥伤津，对于燥结已成，津液已伤患者，则可祛除伤阴之源，使邪除，脏腑通，热退，津液复。最后，下法可调畅气机，温病邪热内结，气机郁滞，表里之气因而不通，上下升降失其常度。《黄帝内经》言："出入废则神机化灭，升降息则气立孤危。"运用下法，使升降一通，郁闭得解，则气机自畅。

凉膈散由大黄、朴硝、甘草、栀子仁、黄芩、薄荷叶、连翘、淡竹叶、白蜜组成，具有泻火通便、清上泄下之功。本方加减可治疗儿科多种热毒壅盛之证，在手足口病的治疗中见患儿出现发热、小溲黄赤、大便秘结、发搐、易惊、疹色鲜艳，证属热毒壅盛兼腑实者，可治以清上泄下，可用此方加减。用凉膈散意在釜底抽薪，以下代清。但小儿娇嫩，恐不耐峻攻，故就患儿情况可酌情减小朴硝剂量或去掉朴硝，以减泻下之力，并加金银花、玄参增强解毒散结之功。在手足口病患儿合并病毒性脑炎初期，见实热里结，证属温热时邪，逆传心包，兼有腑实。予通腑泻火之剂。

三、清热解毒法

清热解毒法是具有清热泻火，清解里热，清热凉血，清热解毒等作用的治法，用于里热实证，营分证见血热盈炽、血热化瘀等证候。时行疫邪及各脏腑热证均常用此法。常用药物有金银花、连翘、板蓝根、野菊花、蒲公英、紫花地丁、重楼、贯众、山豆根、射干、白蔹、白花蛇舌草、马勃、青黛、绿豆、土茯苓等。清热解毒法包括清气分热、清营凉血、泻火解毒、清脏腑热等具体治疗方法。

（一）清气分热

适用于热炽气分证。见高热，口唇干燥，烦闹哭叫，舌红，指纹红紫。代表方为竹叶石膏汤、白虎汤等；常用药为连翘、金银花、石膏、粳米、知母、竹叶等。

（二）清营凉血

适用于热入营血证。见高热，疹色深绛，口腔溃疡，舌红或绛少津，苔黄腻，脉细数，指纹紫暗。常用方为犀角地黄汤、黄连解毒汤等；常用药为黄连、栀子、赤茯苓、水牛角、地黄、玄参、牡丹皮、赤芍、川萆薢等。

（三）泻火解毒

适用于温疫热炽证。见烦躁，口燥咽干，高热不退，嗜睡，易惊，呕吐，抽动，或见肢体痿软，舌绛，脉细弱。常用方为清瘟败毒饮；常用药为黄芩、黄连、丹皮、牛角片、蝉蜕、板蓝根、贯众、生甘草等。

（四）清脏腑热

适用于脏腑热证。①心火内炽，症见面赤，口舌生疮，啼哭饮冷，烦躁易激，溲赤。常用方为导赤散；常用药为竹叶、地黄、木桶、黄连、甘草梢等。②肝胆实火，症见目赤，小儿烦躁不宁，热甚动风，发搐等。常用方为龙胆泻肝汤；常用药为龙胆、黄芩、夏枯草、青黛、柴胡等。③肺热壅盛，症见咳嗽，咳痰，气喘，皮肤蒸热，便结，舌红，苔黄，指纹红紫。常用方为泻白散；常用药为桑白皮、地骨皮、鱼腥草、黄芩、栀子、芦根等。

现代药理研究证实，清热解毒方药具有解热、抗菌、抗病毒、抗内毒素、抗炎等作用，部分还具有提高免疫力及对出凝血机制的影响。清热解毒药多具有抗感染作用，对细菌、病毒、某些螺旋体及原虫都具有抑制作用，如板蓝根、金银花、黄芩、大青叶、黄连、栀子、黄柏等。

清热解毒法为温热类病温邪犯卫而施。温邪犯卫，临床表现除具有发热微恶风寒特征外，尚具有口渴、咽痛、少汗或无汗、头身困重、胸闷脘痞、肢冷便溏等特殊表现。《黄帝内经》指出“温者清之”之旨，叶桂《温热论》指出“温邪上受，首先犯肺”，吴瑭指出“凡病温者，始于上焦，在手太阴”，均在论述温热疫邪首先由口鼻而入，侵犯于肺。因“肺主气属卫”（《外感温热篇》），临床上手足口病的患儿发病后，出现发热、恶寒、咳嗽等证候，即邪在卫分，治疗应以清热解毒、辛凉解表之剂为主；若伴咳嗽，可加入宣肺降气之品，使腠理通达，营卫调和。而现代医学认为，手足口病是由肠道病毒引起的儿童急性传染病，因此用银翘散加减治疗、合抗病毒口服液防控，具有清热解毒祛湿的功效，正中病机，故能发挥防治效果。又，小儿生理特点为心常有余，脾常不足。若饮食不节，渐成心脾积热之势，复感时邪疫毒，经口鼻而入，发于手足口咽，为疱疹。病变部位在肺脾二经。肺主皮毛，故初期邪毒犯肺可出现表证。足太阴脾经上行，邪毒循经上犯，则见口舌疱疹；脾主肌肉，邪毒与内湿相搏，发于手足肌表，郁而为疹，聚而成疱。治疗当以清热解毒祛湿为法。在临床辨证论治过程中，还可佐以清心凉血。手足口病乃因外感时邪侵犯口鼻而入，传变后可直犯中焦，脾困生湿，内有湿热郁蒸。而后两者相搏于机体内，正气抗邪向外，邪达肌肤则向外透发出现疱疹；病邪内外相搏，纠缠而再内入心脾二脏。心开窍于舌而主血脉，脾开窍于口而主四肢，故疹发部位位于口舌、咽峡与手足之肌肤。故清热解毒针对手足口病外因而治。又因湿热之邪从肌肤向外透达，化湿透疹则是针对患儿手足口腔部位的皮疹而治，是治其标。湿热之邪郁而化热，热扰心神，患儿会有哭闹烦躁易激，清心凉血是针对其本，因此在清热解毒的同时要兼顾清心凉血。

四、清热化湿法

清热化湿法是驱除三焦湿热的治法。吴瑭提出温病的传变需按上中下三焦与卫气营血相合而看。小儿属稚阴稚阳之体，脾胃虚弱，多嗜食肥甘厚腻之品，致脾胃积热，复感时毒温邪，内外搏结上蒸口舌，至口舌疱疹、溃疡；脾主四肢，脾胃积热，湿热壅盛，则外及为手足丘疱疹。清热化湿法是手足口病中医内治法中的常用治法之一。本法具有宣畅气机、运脾和胃、通利水道等化湿泄热的作用。适用于湿热性质的温病。临床根据湿热所在的部位和湿与热的轻重，分为以下几种：

（一）芳香化湿

芳香化湿是指用芳化宣通之品疏通表里气机、透化湿邪。适用于湿温病初起，湿中蕴热，湿遏表里气机的证候。此法在手足口病的治疗中也是常用的治法。本病外因时邪疫毒，内因湿热，位在心肺脾三经，宜清心脾积热，调畅气机，宣肺气，运脾气。症见手足口腔部疱疹，身热不扬，午后热甚，或微恶寒，汗出不解，胸闷脘痞，舌苔白腻，脉濡缓。代表方如三仁汤、甘露消毒丹等。常用药物：藿香、石菖蒲、黄芩、连翘、滑石、薏苡仁、通草、杏仁、半夏、蝉蜕等。

（二）清热燥湿

清热燥湿是指用辛开苦降之品宣通升降气机，祛除湿热邪气。适用于中焦湿热久伏化热的证候。见身热而汗出不解，口渴不多饮，脘痞腹胀，泛恶欲吐，舌苔黄腻，脉濡数等。代表方如王氏连朴饮、杏仁滑石汤。常用药物：厚朴、黄连、车前子、芦根、金银花、赤芍、紫草、蝉蜕、薄荷、板蓝根、羌活等。

（三）分利湿热

分利湿热是指用淡渗之品清热渗湿，使湿从小便而出。适用于湿热阻于下焦、膀胱气化失司的证候。症见小便短少，甚则不下，热蒸头胀，渴不多饮，舌苔白腻等。代表方如茯苓皮汤。

上述三法的作用和适应证各有所偏重，宣气化湿法偏于“宣上”，燥湿泄热法偏于“畅中”，分利渗湿法偏于“渗下”。由于三焦为一个统一的整体，气机之宣畅，水道之通利，相互影响和促进，所以用药需配合使用，以利于湿邪的上下分消。此外，祛湿法还可根据病情需要，热邪较盛，配合清热法；湿热与积滞相结合，还配合消导化滞法，使湿热之邪从肠道而出；湿热中阻胃气上逆，则配合和胃降逆法，小儿在病程中出现恶心呕吐症状或服药时出现拒药的情况时，可配合此法。使用清热化湿法还应注意对于湿邪已经化燥者，不可再用。湿盛热微者，苦寒药当慎用或不用，应以辛温开郁，苦温燥湿为主。虽有湿邪而阴液亏损者慎用。须权衡湿与热的偏轻偏重，邪之所在部位，选用相应的化湿方药。现代药理研究提示，本法具有一定抗感染、调节胃肠功能、利尿等作用。脾胃失调，湿热为患。脾脏具有喜燥恶湿的生理特能，小儿脾气轻灵，功能尚弱，易为湿困，湿邪困脾，脾失健运，又会内生湿邪，造成恶性循环，继而影响其他脏腑的协调。

临证中需要根据患儿发热、皮疹等症状体征，辨识湿热的偏重。湿重者以化湿解毒汤芳香化湿、宣肺透邪，方中藿香、茯苓、薏苡仁健脾化湿，振奋脾胃之气机，半夏、杏仁、苏叶宣肺燥湿化痰；热偏重者以清热解毒汤，清热解毒燥湿透邪，方中金银花、连翘、葛根清热解毒、轻宣肺卫，薄荷、蝉蜕、僵蚕疏散为佐，大青叶、生石膏清热泻火。

五、凉肝息风法

凉肝息风法是指用苦和酸寒之品清泻肝热，息风止痉，适用于温病内陷厥阴、肝风内动的证候。治疗高热不退，易惊、肌肉瞤动、抽搐等毒热动风之证，代表方如羚角钩藤汤。《奇效良方》指出“热毒伏于脏腑，则蒸于肌肤而成疮疹……因热而成斑……隔热而斑生，或心热甚则生风，风盛搐搦，如惊痫而生斑……其热至极，动脏腑之热而成疮疹也”，认为疮疹病机复杂多变，是由内外么邪相合互巧所致。张仲景指出：“小儿外感，以热邪为多，多数为温热病。”“温邪上受，首先犯肺，逆传心包。”病情迅速传变，由寒化热、由热化火，火者热之极，易出现高热、惊厥等证候。

金一峰等用羚角钩藤汤加减灌肠法治疗手足口病重症 2 期，将 100 例手足口病重症 2 期患者随机分为 2 组，对照组 50 例常规西医对症治疗，观察组辅以羚角钩藤汤加减灌肠治疗 3 天，观察 2 组治疗效果、病情恶化情况、康复时间及脑神经损伤指标。观察组显效 21 例，有效 28 例，无效 1 例，转为重症 3 期 0 例，总有效率 98%；对照组显效 14 例，有效 27 例，无效 9 例，转为重症 3 期 6 例，总有效率 82%。结果显示，观察组治疗效果优于对照组，转为重症3期率低于对照组，各症状及检测康复指标恢复时间均短于对照组。羚角钩藤汤有助于加速患者康复，减轻中枢神经系统感染损伤程度，对预防病情进展至3期有积极价值。

六、滋阴生津法

滋阴生津法是滋养阴液，补充阴津损耗的治法。本法具有制火祛邪、补虚润燥、滋养真阴之效，属于八法中的补法。适用于温病各个时期阴液耗伤之证。温病最易伤津液，温热火毒炽盛，传变迅速，尤易灼伤津液，耗损营阴，临证所见，患者有不同程度的口渴、舌干红甚至无津、唇齿枯燥等阴伤表现，故温病施治将顾护津液贯穿始终。在温病早期，银翘散、桑菊饮中用芦根以“预护其虚”，温病后期伤阴耗液更甚，以益气救阴保津为务。叶桂提出：“救阴不在补血，而在养津与测汗。”吴瑭提出：“若留得一分津液，便有一分生理。”薛雪提出：“独清阳明之热，救阳明之液。”因此，在温病初期就应该时刻顾护阴液，若后期阴液耗伤明显，便要以救阴为务。现代研究认为，养阴生津药物能够中和、抑制多种致病微生物所产生的致热原，从而起到退热的作用；保津养阴之机理不外乎是对病原微生物及其毒素的直接和间接的清除，是对机体功能代谢的调整和对损伤组织的修复。根据阴液耗伤的程度和脏腑病位的差异，具体分为以下几种：

（一）滋养肺胃

用甘寒濡润之品滋养肺胃之阴的治法，以解津伤之证，又称甘寒濡润法。适用于温病气分邪热渐退，肺胃阴液未复，或肺胃阴伤之证。症见干咳少痰、痰黏难咯、痰中带血、骨蒸潮热、口鼻干燥、咽干声哑干咳少痰或无痰，口干咽燥，或干呕不欲食，舌红少苔，脉细数。纵观《临证指南医案》，叶桂喜用清补之药，治胃宜凉润通降，如麦冬、白扁豆、石斛、葳蕤、桑叶、沙参等以滋养胃阴，药性以甘、寒、凉、润为主。代表方如沙参麦冬汤、益胃汤。手足口病恢复期邪热渐解，津气未复，呈现心脾二脏阴分不足，症见身热不甚，口腔黏膜溃疡愈合，臀部皮疹脱痂，手足口部皮疹消退，不留瘢痕，微热，口干，不甚渴饮，纳少，疲倦，便干，舌红，苔少，脉细数。可应用此法，治以清肃肺中余邪、生津养胃为主。

张泽渊等按照随机数字表法将34只SPF级恒河幼猴，分为治疗组17只和对照组17只，雌雄兼用，采用喷雾攻毒方式，即模拟正常情况下呼吸道感染方式，造模成功后对照组不进行治疗，治疗组以百合固金汤加减灌肠，连续记录24小时、72小时、120小时、168小时肺表面活性物质、白细胞介素-6（IL-6）、白细胞介素-8（IL-8）的表达结果。结果显示，治疗组DPPC/PL比值及SP-C蛋白mRNA的表达明显高于对照组（$P<0.05$）；治疗组恒河幼猴IL-6及IL-8凋亡较多，与对照组比较有统计学意义（$P<0.05$）。结果表明，百合固金汤可对手足口病肺损伤起到防治作用。

王艳艳等选取127例重症手足口病作为样本，以随机数字表法分为两组，对照组（$n=63$）采用常规西医治疗，观察组（$n=64$）在此基础上给予滋阴养心方辅助治疗，比较两组治疗效果、安全性及血清指标表达差异。治疗后观察组总有效率（96.9%）明显高于对照组（81.0%），且中医症状积分明显降低，提示这一中药方剂治疗重症手足口病的效果较好，能够改善患儿的临床症状。

（二）增液润肠

用甘咸寒生津养液之品润肠通便，又称“增水行舟”法。适用于温病后期，津枯肠燥便秘。手足口病热盛伤津较甚者，大肠秘结，或迁延日久，素体阴虚，液枯肠燥，肠失濡润，故大便秘结。患儿常常会出现便秘的症状，症见大便数日不下，脘腹胀满，大便秘结，燥屎不行，口干唇燥，舌苔干燥。代表方如增液汤。该方法实际上是一种润下的治疗方法，能够充分体现“顾护津液”这一治疗原则。此时患儿肠道中聚集大量肠道病毒，使用本法一方面可救肠道亏损之阴液，另一方面可以给邪以出路。寓泻于补，既可攻实，又可防虚。

（三）滋补真阴

用甘酸咸寒之品填补真阴，壮水制火，又称“滋补肝肾”法。适用于温病后期，邪热久羁，阴液亏虚的证候。见耳聋、齿黑、唇舌干燥、五心烦热、盗汗、脉虚大等肾阴被灼者；或现手足蠕动、抽搐、身热、舌绛、烦躁不宁等肝阴亏损者。代表方如加减复脉汤。手足口病后期邪气已去，正气未复，气阴两虚，见身热渐退，皮疹渐愈，咽干不适，口唇干燥，或有干咳，食欲不振，舌红少津，苔剥脱，脉细数，指纹色浅。主要是由于湿热之邪耗气伤阴，小儿脏腑娇嫩，气血津液未充，又因身体生长需求旺盛，病后气阴两亏明显，故此时应以调理气血，滋补真阴入手，以帮助机体恢复。

以上三法中，滋养肺胃法和增液润肠法针对温病后期气分邪热渐解，出现肺胃津伤或肠液耗伤而设；滋补真阴法针对温病后期病邪在阳明久羁，深入下焦，肝肾阴伤而设。前两种治法阴液耗损较轻，病位较浅；后者真阴损伤较重，病位较深。手足口病后期证属前两者居多，证属后者居少。温病阴伤贯穿病程始终，温病湿邪化燥后也具有伤阴的特点，故滋养阴津的治法使用的机会较多。但阴伤而热邪仍在者，常配合滋阴解表法、滋阴攻下法、滋阴养血法、滋阴息风法、补阳益阴法、滋阴润燥法等。滋阴生津法使用应注意温病伤阴兼有湿邪未化者，不可纯用本法，要滋阴而不碍湿，化湿而不伤阴。气热壮甚而阴伤不明显者，不可用本法。现代研究提示，本法通过兴奋垂体 - 肾上腺皮质功能，具有一定的直接补充多种营养素和电解质，调节机体的免疫功能，改善微循环和凝血功能，中和、抑制多种致病微生物所产生的致热原，改善肠道血液循环、保障肠道水分及容积，改善肠蠕动，调节神经系统功能等作用。

七、回阳固脱法

手足口病患儿临床上以实证热证发病较多，治疗常为清热解毒。然而小儿生机蓬勃，发育迅速，阳常有余，阴常不足，若护养不当，外感风邪、内伤饮食，很容易发生阴阳失衡，导致心阳不振，甚而出现心阳暴脱之危症。此时若囿于“小儿纯阳，无烦益火”之说或循于热病忌用温热药的惯例，仍用清热解毒法，则阳气外脱。证见突然面色灰白，大汗淋漓，四肢厥逆，脉微欲绝，脱证毕现时，才用回阳救逆法，从而延误了最佳治疗时机，导致患儿抢救不及时。脱证虽来势突然，但在阳证转阴证，闭证转脱证的过程中，一般都有先兆征象。如病程中出现面色苍白，山根、年寿部位青灰暗滞，脉细数疾而无力，呼吸浅促，精神淡漠，容易出汗，四肢欠温等。无论患儿是否出现发热，皆有可能出现阳脱，这些症状但见一二应急用回阳固脱之法，不必待脱证具现。因此发现早期征兆，早期干预是预防危重症发生的关键。

回阳固脱法是救治邪气内闭，阳气暴脱证的治法。本法具有回阳救逆的作用，属于八法中“补法”的范畴。适用于温病中患者正气素虚而邪气太盛，或汗出太过，阴液骤损，阴伤及阳，导致气阴外脱或亡阳厥脱之危急证候。回阳固脱法是用甘温、辛热益气温阳之品固脱救逆，适用于温病过程中阳气暴脱证，症见疱疹渐消失、四肢逆冷、大汗淋漓、神情烦躁、神疲倦卧、面色苍白、舌淡苔润、脉微细欲绝。代表方如生附汤或生附龙牡汤。上述方法适应证为津伤气脱证或阳气暴脱证。但临床往往出现阴津与阳气俱脱，此时应将益气敛阴法与回阳固脱法配合应用。益气敛阴法是用甘温、甘酸补气敛阴之品益气生津，敛阴固脱，适用于温病气阴两伤，正气欲脱的证候。症见身热骤降、汗多气短、体倦神疲、舌光少苔、脉散大无力，代表方如生脉散。在手足口病患儿出现亡阳厥脱证候时还可视病情的需要与其他法配合使用，若气阴或阳气欲脱，而神志昏沉，手厥阴心包症状仍显著者，此为内闭外脱之候，则固脱法须与开窍法并用。

本法为急救之法，运用固脱法应注意用药要快速、及时、准确。生脉散、生附汤现已制成相应的注射剂，供静脉滴注，临床可选用。给药次数、间隔时间及用药剂量等都必须适当掌握，并随时注意病情的变化，做相应调整。另外，一旦阳回脱止，就要注意有无火热复炽、阴气欲竭的现象，并根据具体情况辨证论治。现代研究提示，本法具有一定的强心、抗休克促进造血、增强免疫、催眠镇静、防止凝血以及改善血液流变性、抑菌等作用。

八、外治法

外治法是运用药物、手术、物理方法或使用一定的器械等，直接作用于患者体表某部或病变部位而达到治疗目的的一种方法。《理瀹骈文》所载“外治之理即内治之理，外治之药亦即内治之药，所异者法耳”，指出了外治法于内治法治疗机理相同，但给药途径不同。以是否使用药物为区分，又分为药物外治法和非药物外治法。中药外治法具有退热消肿、止痛解毒、醒神开窍等作用。与内治法相比，中药外治法具有起效快、操作简便、使用安全等特点。尤其是对小儿发热类疾病以及小儿服药困难客观情况更为适用。手足口病的药物外治法主要是针对患儿口腔黏膜及手足口臀部的皮疹给予外用药物，从而达到预防皮损部位的继发感染，减轻患儿痛苦的目的。临床医师可从口腔黏膜给药及皮疹部位局部给药两方面进行。对于手足口病的非药物外治法则可以使用小儿推拿及针灸，以辅助退热，缓解小儿口部症状等。

（一）药物外治法

手足口病的皮疹、口腔疱疹或溃疡等可以单独采用膏剂、散剂、霜剂、液剂等类型进行治疗。

1. 单剂外用

（1）膏剂：常用的有湿润烧伤膏，其主要成分为黄芪、黄连、黄柏、地龙、罂粟壳，有清热解毒、收敛止痒、去腐生肌的功效，可有效隔离创面，减少细菌侵入机会，释放营养物质，有利于组织的再生修复及愈合。孙启芬将 2017 年 2 月—2018 年 2 月梧州市红十字会医院收治的手足口病患儿 100 例，采用随机数字表法分为对照组和观察组，每组 50 例。对照组给予湿润烧伤膏治疗，观察组给予赛肤润药剂治疗，两组均进行抗病毒治疗和营养支持等治疗。保持患儿衣裤清洁干燥，避免使用强刺激沐浴露洗澡，需及时修剪患儿指甲等，较小的患儿必要时给患儿戴干净的手套或穿干净的袜子，较大年龄的患儿可以叮嘱不要对患处位置进行抓挠以免造成皮肤感染。观察组显效 13 例，有效 15 例，无效 22 例，总有效率为 100.00%；观察组显效 34 例，有效 15 例，无效 0 例，总有效率 66.00%。两组比较差异有统计学意义（$P<0.01$）。观察组血红蛋白降低发生率为 8.00%，低于对照组的 22.00%，差异有统计学意义（$\chi^2=10.124$，$P<0.05$）。

（2）霜剂：马新景等将 136 例手足口病患儿随机分为两组，观察组患儿采用口腔护理液（维生素 B_2 粉末 50mg + 1% 利多卡因溶液 0.5ml + 生理盐水 0.5ml）涂擦口腔疱疹处，对照组患儿采用西瓜霜喷剂喷涂口腔疱疹处。观察组口腔疼痛缓解时间（3.20 ± 0.45）天，口腔疱疹消退时间（3.65 ± 0.43）天，住院时间（6.32 ± 0.79）天，总有效率 97.06%；对照组口腔疼痛缓解时间（4.87 ± 0.67）天，口腔疱疹消退时间（5.37 ± 0.59）天，住院时间（8.43 ± 1.01）天，总有效率 85.29%。观察组患儿口腔疼痛缓解时间、口腔疱疹消退时间、住院时间均明显短于对照组，临床疗效明显优于对照组，两组对比，均 $P<0.05$，差异具有统计学意义。

（3）散剂：将各种不同的药物研成粉末，按照不同的作用配伍成方，或掺布于膏药或油膏伤，或直接掺布于病变部位，称散剂，又称粉剂。

于占营等用漱口液和蒙脱石散治疗 40 例手足口病患儿，在进食前采用漱口液和蒙脱石散，适量漱口液漱口等待约 10 分钟，使漱口液中局麻药起效、患儿口腔疼痛感消失后，鼓励其进食水；患儿进食水完毕用适量漱口液漱口后，用干棉签蘸取适量的蒙脱石散涂抹于患儿湿润的口腔溃疡创面，3～5 次 /d。治疗结果，显效 26 例，有效 12 例，无效 2 例，有效率 95%。显著减轻溃疡疼痛刺激，从而减轻患儿痛苦。

邱鸿采用双料喉风散联合利巴韦林治疗 50 例普通型手足口病患儿，在患儿漱口后、饮水后、入睡时将双料喉风散喷在溃疡创面，溃疡如果位于口腔深部的则用无菌棉签蘸取，然后进行涂抹，喷射 / 涂抹范围需要覆盖创面及周边，每天用药 4～6 次，疗程为 1 周。治疗后显效 26 例，有效 19 例，无效 5 例。双料喉风散的主要成分有冰片、黄连、甘草、山豆根、人中白、寒水石等，具有消肿利咽、清热解毒的效果，可缩短病程，缓解患儿痛苦，对病情控制有积极影响。

（4）雾化剂：周西笛等将 160 例患儿随机分为对照组和观察组，对照组静脉滴注热毒宁注射液将其加入 100ml 的 5% 葡萄糖注射液中，每天静脉滴注 1 次；观察组患儿在对照组基础上采用重组人干扰素 α-2b 喷雾剂治疗，喷涂患处，每次 1 喷，每日 3 次；1 个疗程 5 天。对照组和观察组治疗时间均在 5～10 天。结果：对照组治愈 15 例，显效 24 例，有效 25 例，无效 16 例，总有效率 80%；观察组治愈 42 例，显效 21 例，有效 14 例，无效 3 例，总有效率 96.25% 差异有统计学意义（$\chi^2=19.87$，$P<0.05$）。

（5）液剂：将不同药物按照配伍成方后，煎成液剂后，直接涂擦在皮肤黏膜表面或直肠给药。中药灌肠可使有效成分避免受消化液等破坏而降低药效，治疗手足口病临床疗效显著。

程小卫将 100 例手足口病患儿随机分为 2 组，两组患儿均给予退热、补液、预防感染、调节水电解质紊乱等常规治疗，做好口腔护理，定期更换被褥、衣服，初期皮疹给予炉甘石洗剂涂抹在患儿手足部，疱疹形成后给予碘伏涂抹。在此基础上，对照组给予利巴韦林注射液加入 50ml 5% 葡萄糖注射液中静脉滴注治疗，8mg/kg，1 次 /d。观察组在对照组基础上联合热毒宁注射液加入 50ml 5% 葡萄糖注射液中静脉滴注治疗，0.7ml/kg，1 次 /d。两组均以 5 天为 1 个疗程，共治疗 2 个疗程。结果：观察组治愈 27 例，显效 12 例，有效 9 例，无效 2 例，总有效率 96%；对照组治愈 18 例，显效 11 例，有效 12 例，无效 9 例，总有效率 82%。差异有统计学意义（$P<0.05$）。观察组不良反应发生率 2%（1 例）远低于对照组 16%（8 例）。差异有统计学意义（$P<0.05$）。

荆亚瑞等将 100 例患儿随机分为 2 组，两组患儿入院后均接受对症治疗，在此基础上给予对照组患儿利巴韦林静脉滴注治疗，给予治疗组患儿经直肠滴入手足口病方煎剂，处方为贝母、金银花、连翘、黄芩、前胡各 1g，鱼腥草、白鲜皮、荆芥各 0.75g，紫草、蒲公英各 1.25g。两组均连续治疗 5 天。结果：治疗组总有效率 98% 显著高于对照组 86%（$P<0.05$）。

（6）香包、灸药：香佩疗法，属于中医的“衣冠疗法”，是将芳香性中药制成香囊或服器（如背心、护膝、枕头等）佩戴在身，用以避秽祛邪、强身健体、防御疾病的一种传统方法，具有芳香化浊、扶正祛邪避秽之效。

沈微等研究发现，香佩疗法可预防手足口病，改善呼吸道黏膜功能，增强人体免疫功能，提高抗病能力。

杨骏等采用相同西医基础治疗方法上，治疗组加用中医点灸疗法，皮疹及口腔黏膜疱疹消时间，点灸组（2.26 ± 1.33）天，西药组（4.92 ± 1.80）天（$P<0.05$）；便秘或便溏消退时间，点灸组（2.32 ± 1.07）天，西药组（6.28 ± 1.10）天（$P<0.05$）；消化不良和厌食消退时间，点灸组（1.24 ± 1.10）天，西药组（5.28 ± 1.93）天（$P<0.05$）；灸药组均明显优于西药组。

2. 混合剂外用

（1）药末混合：方姝等对全身多处位置出现皮疹及口腔黏膜疱疹的患儿，在常规西医治疗基础上将吴茱萸、栀子、大黄、胆南星研磨成粉后采用醋调匀制成药膏，6cm × 6cm 的透气胶贴贴于双足涌泉穴，粘贴时间是 4～6 小时，7 天。贴敷组平均退热时间（3.03 ± 0.48）天，对照组（4.57 ± 0.53）天（$P<0.05$）；口腔溃疡及皮疹消失时间，贴敷组（3.44 ± 0.58）天，对照组（5.86 ± 0.62）天（$P<0.05$）。结果显示，中药贴敷显著缩短了其发热、皮疹及口腔溃疡愈合的时间。

（2）散洗剂混合：赖意芬针对手足口病患儿，对照组 63 例采用西医常规治疗，治疗组 72 例以自拟“银翘清毒散”内服兼外洗治疗，2 组均在手、足及臀部皮肤丘疱疹部位外擦炉甘石洗剂，口腔溃疡多、疼痛明显者给予冰硼散涂于口腔，体温 > 38.5℃予布洛芬混悬液（美林）口服对症处理，并发感染者加用相关抗生素。治疗组原有 51 例发热，3 天内退热 34 人，4～6 天内退热 13 人，6 天以上退热 4 人，总有效率 92.2%，对照组原有 46 例发热，3 天内退热 17 人，4～6 天内退热 20 人，6 天以上退热 9 人，总有效率 80.4%。治疗组退疹总有效率（90.3%）远高于对照组（63.5%），2 组比较，差异有显著意义（$P<0.05$）。

（3）霜剂混合：李霞将手足口病口腔溃疡患儿 80 例随机分为观察组及对照组，对照组对口腔溃疡面使用康复新液，观察组使用西瓜霜喷剂加生理盐水溶液护理疮疡面。观察组愈合时间（3.75 ± 1.09）天短于对照组（5.47 ± 1.83）天（$P<0.05$）；观察组总有效率 92.50%

显著高于对照组 75.00%（$P<0.05$）；观察组的疼痛缓解时间（1.37±0.78）天也明显短于对照组（1.54±0.86）天（$P<0.05$）。疗效明显。

3. 中药外洗法 中药外洗法是用中药煎煮出的药液进行局部浸泡或者全身熏洗沐浴的方法。手足口病常用中药荆芥、薄荷、芫荽、赤芍、板蓝根、苦参、苍术、蛇床子、徐长卿、地肤子等药物煎煮出药液给患儿外洗，具有清热解毒、燥湿透疹之功，同时起到了抑菌、抗炎、抗病毒、调节免疫力等作用，适用于高热不退、无汗、疹出不畅或者隐而不透者。中药外洗具有简单方便、对婴幼儿可操作性高、效果显著等优点。

陈新秋等将 88 例患儿按随机数字分为 2 组，对照组给予利巴韦林治疗，每次 15mg/kg，每天 3 次；治疗组在对照组的基础上给予金银花药浴，治疗时将患儿皮疹部位清洁后，取药液 0.2L，待其温度在 38～40℃时浸泡患处，每次 15 分钟，早晚各 1 次。2 组均治疗 7 天。对照组退热时间（2.71±0.55）天，手足皮疹消失时间（3.88±1.24）天，口腔溃疡愈合时间（4.10±1.48）天；治疗组退热时间（1.78±0.47）天，手足皮疹消失时间（2.86±1.03）天，口腔溃疡愈合时间（3.13±0.86）天；治疗后，治疗组退热时间、手足皮疹消失时间、口腔溃疡愈合时间均短于对照组，差异有统计学意义（$P<0.05$）。现代药理学认为，金银花煎水药浴，可通过局部透皮吸收，起到较好的抗炎抗病毒、解热功效。

4. 中西医结合 中西医药物局部应用，在手足口病的治疗中有着较高的应用价值，能有效改善患者的皮疹、溃疡症状，减轻病痛，缩短病程，促进康复等方面，已被国家作为临床指南推荐使用，应成为临床主要治疗方法之一。

殷萩渍等用中西医结合治疗手足口病大疱样皮损 60 例，西医组 29 例常规静脉输液抗病毒治疗，中西医结合组 31 例在此基础上，加用双花洗剂。药物如下：金银花、蒲公英、藿香、大青叶、板蓝根、紫花地丁、菊花、防风、白鲜皮、大黄、黄连、黄芩、黄柏、苦参。水煎熏洗患处皮肤 10～15 分钟，每日 2 次，直至皮疹、疱疹消退，症状消失。西医组治愈 3 例，好转 16 例，未愈 10 例，总有效率 65.51%；中西医结合组治愈 28 例，好转 3 例，未愈 0 例，总有效率 100%。差异非常显著（$P<0.01$）。

（二）非药物外治法

对手足口病的患儿进行非药物外治法主要是通过小儿推拿、针刺等方法使患儿的发热、厌食、便秘及皮疹有所缓解。小儿推拿能够提高手足口病患儿的治疗效果，并且安全有效，有利于患儿的恢复。邪犯肺卫证患儿，顺摩腹、下七节骨、掐揉少商、小横纹、开天门、分腹阴阳、退六腑、清肺经、清心平肝、推坎宫、揉太阳、推箕门、清天河水、清板门，以清热化湿、宣肺解表为主。湿热毒盛型患儿，按揉天枢、人横、三阴交、推脊、清小肠、清心经、补脾、掌小横纹、推箕门、中脘、清胃经、清大肠、分腹阴阳、清天河水、退六腑、水底捞明月、顺摩腹，以凉血解毒、清热利湿为主。气阴两伤证型患儿，揉肺俞、厥阴俞、脾胃俞，揉二人上马，揉足三里和涌泉，推四横纹，捣小天心，清天河水、分手阴阳，顺摩腹，揉三阴交，补脾肺，揉板门、分腹阴阳，以养阴益肺和健脾益气为主。

高琦运用中医针刺促醒方治疗 38 例重症手足口病并昏迷无自主呼吸儿童。主穴：百会透前顶、列缺透太渊、天突、膻中、关元、尺泽、气海、足三里、照海、肺俞、心俞、膈俞、膏肓。耳针：肾上腺、交感、皮质下、神门、肺、心、脑干。接通电针仪加重刺激，30min/ 次，1 次 /d。35 例恢复自主呼吸，成功率 92.11%。效果显著。

参考文献

1. 郑洪新. 中医基础理论 [M]. 北京：中国中医药出版社，2016.
2. 马融. 中医儿科学 [M]. 4 版. 北京：中国中医药出版社，2016.
3. 包海燕，许振国. 中医"治病求本"探析 [J]. 中医学报，2016，31（7）：988-991.
4. 陈文中. 小儿病源方论 [M]. 北京：中国中医药出版社，2015.
5. 韩玉，刘芳. 阴阳、气血津液体质辨识方法在儿科临床的应用 [J]. 中国民间疗法，2020，28（24）：9-11.
6. 王宏，徐娟，江茜，等. 大黄 - 丹参药对对慢性肾衰竭模型大鼠肠源性尿毒素含量和肠道屏障功能的影响 [J]. 中国药房，2021，32（7）：825-831.
7. 祝昌敏. 手足口病患儿的中医护理 [J]. 养生保健指南，2021（24）：228.
8. 谢中勇，李瑛，周渊，等. 中医辨证证素与惠州市儿童手足口病的病原学相关性研究 [J]. 新中医，2021，53（3）：35-39.
9. 闫彩华. 中医药治疗小儿手足口病研究进展 [J]. 养生保健指南，2020（28）：295-296.
10. 钟斌，陈青. 小儿手足口病的中医药治疗研究进展 [J]. 中外医学研究，2018，16（11）：183-185.
11. 李想，谢璐，胡静. 手足口病中医治疗方药的温病学思考 [J]. 中国中医基础医学杂志，2018，24（8）：1134-1136.
12. 代卫锋. 手足口病临床特征及中医证候特征分析 [J]. 中西医结合心血管病电子杂志，2016，4（22）：158，160.
13. 金一峰，孟玉娟，郝雨知. 羚角钩藤汤加减灌肠法治疗手足口病重症 2 期疗效观察 [J]. 现代中西医结合杂志，2021，30（17）：1893-1896.
14. 张泽渊，张荷兰，张勇. 百合固金汤加减对柯萨奇病毒 16 型肺损伤肺表面活性物质及炎症指标的影响 [J]. 河南中医，2018，38（7）：1044-1046.
15. 王艳艳，邵丽丽，刘恒，等. 滋阴养心方辅助治疗重症手足口病临床研究 [J]. 陕西中医，2021，42（7）：876-878.
16. 马新景，贵媛媛. 自制口腔护理液对手足口病患儿口腔疱疹的治疗效果分析 [J]. 中国烧伤创疡杂志，2019，31（6）：430-433.
17. 于占营，侯嵋峰. 自制漱口液和蒙脱石散在手足口病患儿中的应用 [J]. 齐鲁护理杂志，2017，23（3）：99-100.
18. 邱鸿. 双料喉风散联合利巴韦林治疗对普通型手足口病患儿临床疗效及炎性因子表达的影响研究 [J]. 北方药学，2021，18（2）：10-11.
19. 周西笛，苏敏贞，黎文东. 重组人干扰素 α-2b 喷雾剂联合热毒宁注射液治疗儿童手足口病的临床观察 [J]. 广西医科大学学报，2021，38（8）：1615-1619.
20. 程小卫. 热毒宁联合利巴韦林治疗手足口病患儿的效果 [J]. 中国民康医学，2021，33（9）：84-86.
21. 荆亚瑞，李萌萌，张建霞，等. 经直肠滴入中药治疗手足口病的临床疗效及对病毒的清除作用研究 [J]. 四川中医，2021，39（3）：173-176.
22. 方姝，巩冬艳. 中药穴位贴敷疗法治疗小儿手足口病的疗效分析 [J]. 黑龙江中医药，2020，49（6）：6-7.
23. 陈新秋，李美娇. 金银花药浴联合利巴韦林治疗手足口病临床研究 [J]. 新中医，2021，53（12）：129-132.
24. 高琦. 中医针刺促醒方治疗重症手足口病并昏迷无自主呼吸儿童的效果 [J]. 实用中西医结合临床，2020，20（18）：78-80.

第十三章

辨证论治

一、辨证论治

1. 出诊期 湿热蕴毒，郁结脾肺证

症状：手、足、口、臀部等部位出现斑丘疹、疱疹，伴有发热或无发热，倦怠、流涎、咽痛，纳差、便秘。

舌象、脉象、指纹：舌淡红或红，苔腻，脉数，指纹红紫。

治法：清热解毒，化湿透邪。

基本方药：甘露消毒丹。

常用药物：黄芩、茵陈、连翘、金银花、藿香、滑石（包煎）、牛蒡子、白茅根、薄荷、射干。

用法用量：根据患儿的年龄、体重等酌定药物用量。口服，每日 1 剂，水煎 100～150ml，分 3～4 次口服。灌肠，煎煮取汁 50～100ml，每日 1 剂。

加减：持续发热、烦躁、口臭、口渴、大便秘结，加生石膏、酒大黄、大青叶。

中成药：可选用具有清热解毒、化湿透疹功效且有治疗手足口临床研究报道的药物。如蓝芩口服液、小儿豉翘清热颗粒、金莲清热泡腾片、抗病毒口服液等，喜炎平注射液、热毒宁注射液等。

2. 风动期 毒热内壅，肝热惊风证。

症状：高热，易惊，肌肉瞤动，瘛疭，或抽搐，或肢体痿软无力，呕吐，嗜睡，甚则昏蒙、昏迷。

舌象、脉象、指纹：舌暗红或红绛，苔黄腻或黄燥，脉弦细数，指纹紫滞。

治法：解毒清热，息风定惊。

基本方：清瘟败毒饮合羚角钩藤汤。

常用药物：生石膏、水牛角、金银花、连翘、生大黄、黄连、牡丹皮、紫草、生地黄、钩藤、羚羊角粉。

加减：高热持续，伴有神昏者加用安宫牛黄丸，伴有便秘者加用紫雪散。

用法用量：口服，每日 1 剂，水煎 100～150ml，分 3～4 次口服。灌肠，前者取汁 50～100ml，每日 1 剂。

中成药：可选用具有解毒清热、息风定惊功效且有治疗手足口病临床研究报道的药物。包括安宫牛黄丸、紫雪丹或新雪丹等，静脉用药包括喜炎平注射液、热毒宁注射液、痰热清注射液等。

3. 喘脱期 邪闭心肺，气虚阳脱证。

症状：壮热，喘促，神昏，手足厥冷，大汗淋漓，面色苍白，口唇发绀。

舌象、脉象、指纹：舌紫暗，脉细数或沉迟，或脉微欲绝，指纹紫暗。

治法：固脱开窍，清热解毒。

基本方：参附汤、生脉散合安宫牛黄丸。

常用药物：人参、制附片、麦冬、山茱萸、人工牛黄、羚羊角粉、炒栀子、黄连、天竺黄、石菖蒲、郁金。

用法用量：口服，每日1剂，水煎100～150ml，分3～4次口服。灌肠，煎煮取汁50～100ml，每日1剂。

中成药：可选用具有固脱开窍、清热解毒功效且有治疗相关病症临床研究报道的药物，如参麦注射液、参附注射液等。

4. 恢复期　气阴不足，络脉不畅证。

症状：乏力，纳差，或伴肢体痿软，或肢体麻木。

舌象、脉象、指纹：舌淡红，苔薄腻，脉细，指纹色淡或青紫。

治法：益气通络，养阴健脾。

基本方：生脉散合七味白术散。

常用药物：党参、五味子、麦冬、白术、茯苓、玉竹、藿香、木香、葛根。

用法用量：每日1剂，水煎分3～4次口服。

中成药：可选用具有益气、养阴、通络功效且有相关病症临床研究报道的药物。

非药物治疗：针灸、推拿等可帮助功能恢复。

5. 外治法　针对口腔局部病变，可用清热解毒、利咽生肌的中药或中成药局部应用，如开喉剑喷雾剂（儿童型）、青黛散、双料喉风散、冰硼散等，每日2～3次。

以口腔局部喷雾联合中药灌肠治疗手足口病的中药“喷灌疗法”在“十三五”课题“基于手足口病的发热伴皮疹症候群防治预案及治疗方案的优化研究”中得到推广应用，取得了良好效果。

针灸按摩：手足口病合并弛缓性瘫痪者，进入恢复期应尽早开展针灸、按摩等康复治疗。

二、护理调摄要点

1. 饮食调理　宜予清淡流质饮食，避免辛辣刺激食物，多饮水，保证液体和营养充足。对于进食差或不能进食的患儿，可以采用鼻饲。

2. 皮肤护理　注意保护皮肤清洁和疱疹处理，防止溃破感染。

3. 全身观察　注意精神、神志、呼吸、心率、心律、体温、血压等变化，观察舌苔、大小便、末梢循环状况、神经系统症状等情况。

三、手足口病的预防

预防手足口病的关键是做好个人卫生。从个人角度来说，培养良好的个人卫生习惯是杜绝手足口病感染的重要方面。首先要注意手的卫生。手因为接触的物品非常广泛，是一个病毒的传播者，所以手卫生在很多传染病都是一个重点。二是打喷嚏、咳嗽尽量掩住口鼻避免飞沫传播。三是尽量不要与他人共用毛巾、餐具、玩具等，这些东西要尽量进行定期的清洗或者是消毒。四是要避免和得了手足口病的孩子接触。

另外，要定期清洁常用物品表面，孩子的玩具、用具还有门把手，以及厕所的卫生，厕所的地面、台面、牙具、用具这些都要定期消毒。还有在手足口病流行期间尽量不要带孩子去一些大型的、人口密集的场所。一方面减少和病原接触的机会，一方面减少其他呼吸道传染病感染的可能性。

手足口病疫苗现在在中国已经有了，是 EV-A71 型的灭活疫苗，这个疫苗也是中国首创，是全球唯一一个上市的预防手足口病的疫苗。为什么选择 EV-A71 呢？因为它引起的重症和死亡比例较其他肠道病毒高很多，所以优选它。这个疫苗主要针对 EV-A71 型的，针对肠道病毒其他血清型别的疫苗正在研制中。根据每一个型别引起的重症或者死亡的比例或者严重性优先开发下一个疫苗。

20 多种肠道病毒都可以引起手足口病，每个血清型得过之后只能保护这个血清型引起的手足口病，所以接种 EV-A71 疫苗只能预防 EV-A71 引起的重症和死亡，不能预防所有的手足口病。

EV-A71 疫苗在我国已经有三个厂家上市了，批准上市再应用于预防 EV-A71 引起的相关手足口病中，所以 EV-A71 疫苗还是安全有效的，接种有效的保护效率是在 90% 以上。所以接种 EV-A71 疫苗之后再得 EV-A71 引起的手足口病的机会特别低，因为 90% 以上都是有保护力的，但是被 EV-A71 感染过的小孩就没必要再接种了。

不过引起手足口病的病原很多，没有病原学检测不知道感染的是否为 EV-A71 的，还可以再接种 EV-A71 疫苗。从安全性来说，一般接种疫苗可以出现一过性发热、局部红肿、疼痛，都是轻度为主，不超过 3 天自行缓解；从安全性和有效性来说，咱们国家这三个厂家 EV-A71 疫苗还是安全有效的。

从临床和流行病学监测发现，发病人群主要在 5 岁以下，并且重症死亡主要在 3 岁以下，所以接种人群是 6 个月到 5 岁小儿，这个是重点人群，但是优先人群是 6～12 月龄组。基础免疫一般是 2 次，间隔 1 个月。这个疫苗是自费疫苗，家长自愿选择，接种疫苗一定要到有资质的疫苗接种点接种。

参考文献

1. 师玥，吴力群，王静，等. 中西医防治儿童手足口病的研究进展 [J]. 湖南中医杂志，2022，38(7)：183-188.
2. 史宁，郭宏举，王欢，等. 金莲清热泡腾片治疗小儿手足口病的 Meta 分析 [J]. 解放军药学学报，2017，33(1)：102-105.
3. 陈建，王晓鸣，陈婉姬，等. 从湿热论治儿童手足口病的回顾性队列研究 [J]. 中华中医药杂志，2009，24(S1)：19-20.
4. 张士卿. 从中医运气学说谈小儿手足口病的发病与治疗 [J]. 中医儿科学杂志，2009，9(5)：1-3.
5. 王有鹏，李志军，王富春，等. 小儿手足口病中医分型论治初探 [J]. 中国中西医结合儿科学，2009，1(4)：366-367.
6. 陈磊，尹新中. 手足口病的中医药治疗思路 [J]. 江西中医学院学报，2009，21(4)：70-71.
7. 武建婷，常城，胡思源，等. 金莲清热泡腾片治疗儿童手足口病(普通型)疗效评价的 Meta 分析 [J]. 河南中医，2017，37(9)：1588-1591.

8. 崔文成，刘清贞．手足口病述要 [J]．山东中医杂志，1990，9（4）：60.
9. 郑明．辨证治疗小儿手足口病 26 例 [J]．新中医，1999（2）：44.
10. 张凡．小儿手足口病的中医辨证施治 [J]．四川中医，2004，22（1）：15.
11. 王雪峰．手足口病的中医药预防与治疗 [J]．中国实用儿科杂志，2009，24（6）：421.
12. 陈建平．辨证治疗小儿手足口病 22 例 [J]．浙江中医杂志，2001，36（7）：301.
13. 李爱君，刘爱馥，腾世秀．中医辨证治疗小儿手足口病 48 例 [J]．中国民间疗法，2009，17（7）：29.
14. 李向东．清热祛湿运脾养阴法治疗手足口病 50 例 [J]．河北中医，2005，27（10）：761.
15. 刘利平．分期辨证治疗小儿手足口病 48 例 [J]．山东中医杂志，2008，27（9）：593.
16. 王玉光，刘清泉，倪量，等．128 例手足口病合并中枢系统感染的中医证治研究 [J]．北京中医药，2009，4（28）：243-246.
17. 张照琪．从手足口病印证热毒理论 [J]．环球中医药，2010，6（3）：416-417.
18. 高修安．小儿手足口病的辨证思路与临证治疗 [J]．中国中西医结合儿科学，2009，1（1）：19-21.
19. 蒋勇，兰映天．辨证分型治疗小儿手足口病探要 [J]．中国社区医师，2008，10（17）：135-136.
20. 覃耀真，王力宁，李鸿敏，等．中医分型辨治小儿手足口病 50 例 [J]．广西中医药，2009，32（3）：141.
21. 闫永彬，丁樱，韩姗姗．金莲清热泡腾片治疗手足口病专家建议 [J]．中医儿科杂志，2019，15（3）：93-96.
22. 李超贤，赵伟．中西医结合治疗手足口病 100 例 [J]．上海中医药杂志，2009，43（9）：35.
23. 卞国本，刘宏波．辨证治疗小儿手足口综合征 [J]．四川中医，1992（4）：20.
24. 高育林．手足口病的中医药治疗 [J]．中国社区医师，2008，24（10）：15.
25. 黄娟，张庆莲，皮凤娟，等．蒲地蓝消炎口服液治疗小儿手足口病的系统评价 [J]．中国医院用药评价与分析，2020，20（7）：845-849，853.
26. 杨泽，吕健，孙梦华，等．蓝芩口服液治疗小儿手足口病有效性和安全性的系统评价 [J]．中国中药杂志，2020，45（15）：3547-3555.
27. 陈婉姬，朱奕豪，常宁．清化透疹汤治疗小儿手足口病 32 例临床观察 [J]．浙江中医杂志，2008，43（12）：702.
28. 李妮．清毒颗粒剂治疗小儿手足口病 50 例临床分析 [J]．临床和实验医学杂志，2007，6（11）：140.
29. 孙营，张学斌．小儿手足口病的中医辨证施护 [J]．中国社区医师，2008，10（17）：153.
30. 徐雯．手足口病的辨证施治 [J]．中医研究，1995，8（6）：37-38.
31. 卢友亮，林暄，张泽钦．中医从脾论治小儿手足口病 [J]．光明中医，2009，24（4）：722-723.
32. 张显彬，李秀芳，谢玉兰，等．中西结合治疗手足口病重症 60 例临床体会 [J]．环球中医药，2010，6（3）：401-404.
33. 任立中．从“湿温”论述手足口病 [J]．河南中医，2009，29（7）：719-720.
34. 中华人民共和国国家卫生健康委员会．手足口病诊疗指南（2018 年版）[J]．中华临床感染病杂志，2018，11（3）：161-166.
35. 汪受传，王雷，尚莉丽．中医儿科临床诊疗指南•手足口病（修订）[J]．世界中医药，2016，11（4）：734-740.
36. 熊芬，张俊仪，唐洪梅，等．3 种清热解毒类中药注射剂治疗小儿手足口病的 Meta 分析 [J]．中国药师，2019，22（10）：1850-1855.
37. 于梦琦，张婉乔，王成祥，等．基于 Meta 分析的热毒宁注射液联合利巴韦林治疗小儿手足口病有效性和安全性评价 [J]．药物流行病学杂志，2020，29（2）：97-104.

38. 于莹，张功，韩涛，等. 四种中药注射液治疗小儿手足口病网状 Meta 分析 [J]. 山东中医药大学学报，2020，44（2）：156-163.

39. 陈慧慧，姚银辉. 蓝芩口服液治疗手足口病效果的 Meta 分析 [J]. 中国医学工程，2020，28（2）：4-10.

40. He LY，Zhang GL，Yan SY，et al. A double-blind comparative study of Chinese herbal medicine Jinlianqingre Effervescent Tablets in combination with conventional therapy for the treatment of uncomplicated hand，foot，and mouth disease[J]. Eur J Clin Microbiol Infect Dis，2014，33（8）：1429-1437.

第十四章 常用疗法

第一节 专方专药

手足口病是一种自限性传染性疾病，以发热和手足口腔等部位的皮疹或疱疹为主要特征，症状轻者一般7～10天皮疹消退，疹退后无瘢痕及色素沉着，但少数重症患儿可并发脑膜炎、脑炎、脑脊髓炎、心肌炎、肺水肿、循环障碍等，甚或危及生命。对于手足口病的治疗，现代医学主要以一般支持和对症治疗为主，目前暂无特效疗法。而中医药在治疗疫疹方面有很大的优势和特色，且经多年中医对本病的诊治，已有丰富的经验，临床疗效得到充分的肯定。现将近年来治疗手足口病的专方专药综述如下。

一、经典方

（一）银翘散

银翘散源于清代医家吴瑭所著《温病条辨》，是辛凉解表的代表方剂，主治"太阴风温，温热，温疫，冬温……但热不恶寒而渴者"，方由金银花、连翘、苦桔梗、薄荷、竹叶、苇根、荆芥穗、淡豆豉、牛蒡子、生甘草组成。

杨少洁将80例患儿随机分为治疗组和对照组各40例，治疗组予银翘散加味（方药：金银花、连翘、滑石、竹叶、菊花、黄芩、杏仁、山楂各10g，蝉蜕、牛蒡子、陈皮、白鲜皮各5g，甘草3g。5岁以内组方剂量减半），对照组予利巴韦林颗粒10～15mg/(kg•d)，分3次口服。有发热均对症处理。结果显示，治疗组总有效率（97.5%）明显优于对照组（87.5%），2组比较有显著性差异（$P<0.01$）。

甄玉珍用银翘散治疗手足口病50例。方药：连翘、牛蒡子各7g，金银花8g，桔梗6g，荆芥穗、薄荷各5g，淡豆豉、竹叶各4g，甘草3g。治疗5天后统计疗效。结果显示，治愈36例，有效13例，无效1例，总有效率98%。

王有木将80例患儿随机分为治疗组和对照组各50例，对照组进行常规西药对症处理；治疗组在此基础上行银翘散加减治，方药：金银花10g，连翘10g，牛蒡子10g，淡豆豉10g，竹叶10g，桔梗10g，荆芥10g，薄荷5g，甘草3g。高热患儿，加紫草10g、生石膏15g；水疱严重患儿，加滑石10g；咽喉疼痛患儿，加玄参、板蓝根各15g；呕吐腹泻患儿，加茯苓、白术各10g；脘腹胀痛患儿，加枳壳、陈皮各5g；热毒患儿，加生地黄、黄芩各10g，生石膏15g；心火旺盛患儿，加黄连5g；口渴患儿，加芦根、葛根各10g；小便赤黄患儿，加栀子10g；便秘患儿，加玄参、生地黄各15g，生大黄5g。结果显示，疗效显著，退热时间、疱疹消失时间、住院时间均显著低于对照组（$P<0.05$）。

张丽霞将63例患者随机分为对照组和治疗组。治疗组32例采用银翘散治疗，基本药物组成：金银花、连翘、薄荷、牛蒡子、桔梗、芦根、竹叶、淡豆豉、甘草。随症加减：疱疹较多，红晕明显者，加大青叶、黄芩、牡丹皮；疹色淡者，加滑石、通草；伴高热者，加生石膏、知母；咳嗽明显者，加枇杷叶、浙贝母；食欲不振、恶心呕吐者，加法半夏、姜竹茹。剂量依据患儿个体年龄、体重、体质等情况而定。对照组31例予口服阿昔洛韦片剂20mg/(kg•次)，每日4次，并外用5%阿昔洛韦软膏涂患处，每日3次。两组均5天为1个疗程。结果显示，治疗组治愈率为81.3%，总有效率为96.9%；对照组分别为58.1%、77.4%，治疗组优于对照组（$P<0.05$）。

银翘散具有辛凉透表，清热解毒之功效。主治温病初起，适用于外感初期，邪犯肺脾证普通型手足口病，症见口腔黏膜及舌面疱疹，糜烂灼痛，或有流涎；手掌、足底、臀部见红色丘疹、疱疹，疱液清亮，根盘红晕，分布稀疏；伴发热、流涕、咳嗽、咽疼，恶心、呕吐、泄泻；舌苔薄白腻，脉浮数。方中金银花、连翘气味芳香，既有辛凉解表、清热解毒的作用，又有辟秽化浊的功效，在透解卫分表邪的同时，兼顾温热病多夹秽浊之气的特点；薄荷、牛蒡子疏散风热，清利头目，且可解毒利咽；荆芥穗、淡豆豉辛而微温，解表散邪，二药辛而不烈，温而不燥，配入辛凉解表方中，可增辛散透表之力；苇根、淡竹叶清热生津，桔梗开宣肺气而止咳利咽；甘草既可调和诸药，又护胃安中，诸药合用，共奏辛凉透表，清热解毒祛湿之功，使邪有所出，热毒得泄，疾病得愈。吴瑭则赞之曰："此方之妙，预护其虚，纯然清肃上焦，不犯中下，无开门揖盗之弊，有轻以去实之能。"现代药理研究认为，单味金银花、连翘有广泛的抗病毒、广谱抗菌、解热镇痛等作用，近代研究显示银翘散有解热、抗炎、镇痛、抑菌、抗病毒等作用。故银翘散治疗手足口病能取得较好疗效。

（二）甘露消毒丹

甘露消毒丹源于清代医家王士雄所著《温热经纬》，是治湿温时疫之主方。"发热倦怠，胸闷腹胀，肢酸咽肿，斑疹身黄，颈肿口渴，尿赤便闭，吐泻疟痢，淋浊疮疡等证。患者舌苔淡白，或厚腻或干黄者，是暑湿热疫之邪尚在气分，悉以此丹治之立效，并主水土不服诸病"。方由滑石、茵陈、黄芩、石菖蒲、木通、贝母、射干、连翘、薄荷、白豆蔻、藿香组成。

张丽红以甘露消毒丹治疗手足口病70例，治疗组采用甘露消毒丹加减，基本方组成：六一散15g，金银花、连翘各12g，黄芩、茵陈、白豆蔻、藿香各10g，石菖蒲、川贝母、淡竹叶、射干各9g，薄荷、甘草各6g。随症加减：发热加柴胡、淡豆豉；便秘加大黄，便畅即去；咽喉肿痛加玄参、蝉蜕；舌苔白、厚腻加生薏苡仁。3岁以下婴幼儿可减量，多次服用，6岁以上患儿可加量服用。对照组：给予利巴韦林10mg/kg加入5%葡萄糖注射液100～150ml中静脉滴注，每天1次。2组均予金喉健喷剂外用，每2小时1次。体温>38.5℃予美林或泰诺林口服对症处理，血常规提示细菌感染者酌情静脉使用抗生素。结果显示，治疗组总有效率为95.7%，对照组为78.6%，2组热退时间、皮疹消退时间、住院天数比较，差异均有显著意义（$P<0.05$）。

马书鸽等将60例手足口病患儿随机分为实验组和对照组各30例。对照组西医对症治疗；治疗组予加甘露消毒丹加减治疗，基本药物组成：金银花、白豆蔻、板蓝根、茵陈、滑石、菖蒲、黄芩、连翘、川贝母、薄荷、射干、通草。结果显示，治疗组在治愈率、体温恢复正常时间、口腔疱疹愈合时间、手足皮疹消退时间均优于对照组，两组比较有显著差异性（$P<0.05$）；治疗组治疗后肠道病毒改善情况明显优于对照组。

田慧等在常规治疗的基础上加用甘露消毒丹加减治疗手足口病普通病例80例。处方：金银花、连翘、黄芩、茵陈、薏苡仁各10g，白豆蔻、藿香、石菖蒲、薄荷、射干、甘草各5g。随症加减：高热，加柴胡、葛根、青蒿解肌退热；便秘，加大黄清热通下，便畅即去；咽喉肿痛，加板蓝根、岗梅根解毒利咽。根据患儿的年龄、体重等酌定药物用量：5岁以下用成人量的1/4，5岁以上用成人量的1/2。结果显示，治疗组总有效率为96.3%，对照组为80.0%，2组比较差异有显著意义（$P<0.05$）；2组热退时间、口腔溃疡愈合时间、手足皮疹消退时间及痊愈时间比较，差异均有显著意义（$P<0.05$）。

尤德明等在常规治疗的基础上配合甘露消毒丹颗粒剂治疗手足口病普通型肺脾湿热证40例，药物组成：连翘、金银花、黄芩、青蒿、牛蒡子、藿香、佩兰、通草、生薏苡仁、滑石（包煎）、生甘草、白茅根。结果显示，2组临床总疗效、体温复常时间比较差异无统计学意义，疱疹和/或皮疹消退时间比较差异有统计学意义（$P<0.05$）。

甘露消毒丹具有利湿化浊、清热解毒之功效，主治湿温时疫、湿热并重证，适用于肺脾湿热证普通型手足口病，症见发热，手、足和臀部出现斑丘疹、疱疹，口腔黏膜出现散在疱疹，咽红、流涎，神情倦怠，舌淡红或红，苔腻，脉数，指纹红紫。方中滑石清热利湿而解暑，茵陈清热利湿，黄芩清热燥湿，泻火解毒，三者相伍清热利湿，两擅其长；石菖蒲、藿香辟秽和中，宣湿浊之壅滞，白豆蔻芳香悦脾，令气畅而湿行；连翘、射干、贝母、薄荷解毒利咽，散结消肿，其中贝母、射干清肺化痰，薄荷叶辛凉透表；木通清利湿热，导湿热从小便而去。故诸药相伍，使湿邪得去，毒热得清，气机条畅，共奏利湿化浊、清热解毒之功。

现代药理研究认为，甘露消毒丹具有抗炎、抗病毒作用。彭新念等研究发现，甘露消毒丹合剂可抑制蛋清所致大鼠的足肿胀，抑制二甲苯致小鼠耳郭肿胀，减轻小鼠因炎性物质刺激导致的炎性渗出，抗炎作用明显，且作用呈量效趋势。贺又舜研究发现，甘露消毒丹对Cox B2、B3在体外培养细胞中的增生有明显的抑制作用。程氏研究认为，甘露消毒丹对大鼠巨噬细胞具有较好的干预调控，能中止炎症介质的转录，限制急性炎症反应。因此，甘露消毒丹治疗手足口病疗效肯定，而且被列入《手足口病诊疗指南（2010年版）》中用于治疗手足口病普通病例——肺脾湿热证。该方可在临床中进一步推广应用。

（三）清瘟败毒饮

清瘟败毒饮源于清代医家余霖所著《疫疹一得》，为治瘟疫热毒之主方，主治“疫证初起，恶寒发热，头痛如劈，烦躁谵妄，身热肢冷，舌刺唇焦，上呕下泻……”方由生石膏、生地黄、犀角、黄连、山栀、桔梗、黄芩、知母、赤芍、玄参、牡丹皮、连翘、竹叶、甘草组成，药量依据病情重、中、轻分为大、中、小3个剂量，以重用石膏为最大特点。

张冰凌以清瘟败毒饮治疗手足口病87例。处方：金银花、薏苡仁、茯苓皮各10g，板蓝根、大青叶、山豆根、紫草、黄芩、生地黄、甘草各6g，红花3g。随症加减：疱疹疼痛明显、色红者，加木通、竹叶以清心脾积热；疱疹较小、周围红晕不显、疼痛较轻者，加白术、山药以健脾除湿。6天为1个疗程。结果显示，痊愈56例，有效31例，总有效率为100%。其中，疗程最短者6天，最长者14天，平均为8天。

李一民等治疗手足口病1例用清瘟败毒饮加减。处方：生石膏15g，水牛角粉、没玄参各10g，生地黄、黄芩、知母、赤芍、牡丹皮、淡竹叶、紫草各6g，黄连3g，白术、怀山药、甘草各5g，3日后手足水疱消失，病变部位仍有少许红晕，大便通，纳食转佳。继守上方去黄连、黄芩，加白术、怀山药各10g，再服4剂，症状及体征消失。

耿伟将92例手足口病患儿随机分为联合组及对照组各46例，对照组使用中药熏洗治疗，联合组在对照组基础上加用清瘟败毒饮治疗；结果显示，联合组治疗后总有效率为95.66%，明显高于对照组的82.61%（$P<0.05$）；联合组治疗后体温恢复时间、口腔溃疡恢复时间、手足皮疹消失时间、住院时间相比对照组明显缩短（$P<0.05$）；联合组治疗后，相比对照组，IL-6、CRP、TNF-α水平明显降低，IgM、IgG、IgA水平明显升高（$P<0.05$）；联合组治疗期间不良反应总发生率为8.70%，与对照组的6.51%相比无明显差异（$P>0.05$）。清瘟败毒饮联合中药熏洗治疗湿热蒸盛型手足口病有良好治疗效果，可明显减轻患儿炎症反应，提高患儿免疫功能，加快患儿恢复速度，且无明显不良反应，有良好临床应用价值。

清瘟败毒饮的主要功效为清热泻火、凉血解毒；主治瘟疫热毒，气血两燔证；适用于湿热郁蒸证普通型手足口病，症见高热，疹色不泽，口腔溃疡，精神委顿，舌红或绛、少津，苔黄腻，脉细数，指纹紫暗。方中重用石膏配伍知母、甘草，取白虎汤，意在清热保津，使气分热清，壮热烦渴等症可除。犀角、生地黄、赤芍、牡丹皮相配，即犀角地黄汤，是为清热解毒，凉血散瘀而设。黄芩、黄连、栀子共用，是仿黄连解毒汤之义，意在清泻三焦火热，使热清毒解。更配玄参滋阴降火解毒，连翘清热散结解毒，竹叶清心除烦，桔梗清利咽喉，载药上行。本方以清气分邪热为主，辅以凉血救阴、泻火解毒，共奏气血两清、清瘟败毒之功。故清瘟败毒饮治疗手足口病普通型疗效满意，亦被列入《手足口病诊疗指南（2010年版）》中用于治疗手足口病普通病例——湿热郁蒸证。

（四）导赤散

导赤散源于宋代儿科医家钱乙所著《小儿药证直诀》，为清心利水养阴之代表方。原书云："治小儿心热，视其睡，口中气温，或合面睡，及上窜咬牙，皆心热也。心气热则心胸亦热，欲言不能而有就冷之意，故合面睡。"方由生地黄、木通、竹叶、生甘草梢组成。

冯连笑以导赤散加味治疗手足口病52例。处方：生地黄15g，木通、黄连（打细）、生甘草各3g，竹叶6g，连翘、白鲜皮各9g，2岁以下婴幼儿药量减半。结果显示，治愈38例，有效13例，无效1例，有效率为98%。治疗期间未发现药物不良反应。

刘宇等将121例患者随机分为治疗组80例和对照组41例。治疗组以导赤散加减方治疗，处方：淡竹叶、生地黄、川木通、生甘草、柴胡、荆芥、连翘、赤芍、麦冬各9g，苇根、青蒿、大青叶各30g。高热加生石膏30g，紫雪丹0.75g每日4次口服；腹胀、便秘加鸡内金30g；腹泻加茯苓15g。对照组采用三氮唑核10～15mg/（kg•d）加入5%葡萄糖氯化钠注射液静脉滴注。如有继发感染加用广谱抗生素。两组均以1周为1个疗程。结果显示，治疗组总有效率（95%）明显优于对照组（75.61%），治疗组治愈时间（4.25±1.25）天，对照组治愈时间（5.52±1.55）天，2组比较有非常显著性差异（$P<0.01$）。

徐雯以加味导赤散内外合治手足口病34例，总有效率为94.1%，发热、口腔黏膜溃疡、手足疱疹症状的消退时间分别为（2.50±0.86）天、（2.88±0.59）天、（2.76±0.65）天。

王东霞等用导赤散加味治疗 50 例手足口病，服药 3 剂，痊愈 34 例，服药 6 剂，痊愈 12 例，无效 4 例，总有效率 92%。

导赤散的主要功效为清心利水养阴，主治小儿心热，症见心胸烦热，口舌生疮，或心热移于小肠而见小便赤涩刺痛淋漓，舌红，脉数。本方适用于心经热盛证手足口病。方中生地黄甘寒而润，入心、肾经，清热养阴以制心经火热；木通味苦性寒，入心、小肠经，降火利水，二药合用，清心养阴而不恋邪，利水通淋而不伤阴；竹叶性味甘淡，清心除烦，淡渗利水，导心经火热下行；生甘草梢泻火解毒，可直达茎中而止痛，并能调和诸药。本方以清热与养阴相结合，使利水而不伤阴，泻火而不伐胃，滋阴而不恋邪，最宜于小儿。治实证当防其虚，治虚证应防其实。故运用导赤散为主方，随症加减，可取得较好的临床疗效。

（五）清热泻脾散

清热泻脾散出自吴谦等修编的《医宗金鉴》，为治疗口腔疾患属实证的首选方剂，主治"小儿心肺蕴热，致患鹅口，白屑生满口舌，如鹅之口者"。方由黄芩、黄连、栀子、生石膏、生地黄、赤茯苓、灯心草组成。

张敏涛以清热泻脾散治疗手足口病 50 例。方药：生地黄、黄芩、赤茯苓、石膏、金银花、连翘、栀子各 6g，黄连 4g，灯心草、甘草各 3g。随症加减：纳差加炒三仙、薏苡仁各 6g，鼻塞流涕加辛夷、荆芥穗各 6g，大便干燥加枳实、厚朴各 5g，咳嗽加杏仁、浙贝母各 5g。每日 1 剂，服药 3 天为 1 个疗程，连续治疗 2 个疗程后判断疗效。结果显示，痊愈 36 例，有效 13 例，无效 1 例，痊愈率 72%，总有效率 98%。

王峰等将 36 例湿热蕴结脾胃型手足口病给予清热泻脾散治疗。处方：藿香 10g，生石膏 30g（先煎），防风、炒山栀、生升麻各 6g，土茯苓、白鲜皮各 12g，蝉蜕、甘草各 3g，每日 1 剂，水煎，分 3～4 次口服。5 岁以下儿童药量酌情减量。结果显示，服药 5 剂愈合者 29 例，服 7 剂愈合者 6 例，服药无效 1 例。痊愈 31 例，有效 4 例，无效 1 例，总有效率为 97.2%。

陈耀华等用清热泻脾散治疗手足口病 40 例。方药：生地黄、黄芩各 8g，赤茯苓、栀子各 6g，石膏、金银花、连翘、薏苡仁、炒三仙各 10g，黄连、灯心草、甘草各 3g（免煎颗粒，按规定剂量服用）。结果显示，全部获效，3 天治愈率为 52.5%，6 天治愈率为 97.5%，能明显改善临床症状及缩短病程。

清热泻脾散的主要功效为清脾泄热，适用于心脾积热型手足口病。方中生石膏辛寒以治其热；黄连、黄芩、栀子苦寒以泻其火；赤苓健脾利湿，引热下行；生地黄清热凉血养阴；灯心草清心除烦。诸药合用，共奏清心泻脾、凉血解毒、清热利湿之功。故本方用于手足口病疗效显著，尤其证属心脾积热，口腔疱疹明显者，可选用此方。

（六）泻黄散

泻黄散出自宋代小儿医家钱乙所撰《小儿药证直诀》，是主治脾热弄舌的代表方剂。方由藿香、栀子、石膏、甘草、防风组成。

刘进录用加味泻黄散治疗手足口病 59 例。处方：藿香、栀子、防风甘草各 6g，生石膏 12g，连翘 8g，竹叶 5g。夜啼哭闹不安者，加蝉蜕 5g。结果显示，全部病例均在 5 天内痊愈（体温正常、皮损全部恢复、饮食正常），未见不良反应及并发症。

张颖将60例患者随机分为治疗组36例和对照组24例。治疗组以泻黄散加味治疗，方药：藿香、防风、甘草各20g，生石膏、生地黄、灯心草、牛膝各10g，淡竹叶6g，栀子3g。对照组以利巴韦林颗粒、维生素C治疗。结果显示，总有效率治疗组为91.7%，对照组为79.2%，2组比较，差异有显著意义（$P<0.05$）。

王仕奎在西药对照组的基础上加用泻黄散加减治疗手足口病38例。处方：金银花、连翘、藿香、石膏、紫草、蒲公英、紫花地丁、全瓜蒌各10g，防风、炒栀子、蝉蜕、赤芍、甘草各6g，板蓝根12g。发热者加柴胡10g；咳嗽者加紫菀、前胡各6g；纳差者加鸡内金5g、焦三仙各6g。结果显示，治疗组治愈率92.1%，总有效率97.4%；对照组治愈率78.9%，总有效率86.8%。差异具有统计学意义（$P<0.01$），治疗组的疗效明显优于对照组。

泻黄散的主要功效为泻脾胃伏火，主治脾胃伏火证，可见小儿弄舌，口疮口臭，烦渴易饥，口燥唇干，舌红脉数等，适用于外感邪毒，内有脾胃伏火证之手足口病。方中用石膏、栀子清泻脾胃之积热；防风疏散脾中伏火；藿香芳香悦脾，理气和中，振复脾胃之气机，并助防风以疏散脾中伏火；甘草和中泻火，调和诸药，使泻脾而无伤脾之虑。诸药合用，共奏泻脾解毒之功。故泻黄散能有效治疗手足口病。

（七）葛根芩连汤

葛根芩连汤源于东汉末年医圣张仲景所著《伤寒论》，是治疗湿热所致腹泻、痢疾的经典方剂，主治“太阳病，桂枝证，医反下之，利遂不止，脉促者，表未解也，喘而汗出者”。方由葛根、黄芩、黄连、甘草四味药物组成。

刘敏将84例手足口病患儿随机分为治疗组44例和对照组40例。治疗组以葛根芩连汤加味治疗，基本方药：葛根、薏苡仁、茅根各12～15g，黄芩6～9g，黄连2～4g，甘草、升麻各3～5g，赤芍、浮萍、竹叶各7～9g。大便干结，加生大黄3～5g（后下）；发热无汗，加青蒿（后下）、荆芥（后下）各5～6g；高热持续不退，加石膏30～45g，羚羊角1～2g，水牛角12～15g。服用方法：每日1剂，水煎2次，取汁150ml，分3～5次温服。所剩药渣，再煎汤浸洗手足患处，每日1次。羚羊角、水牛角另煎1小时，取汁150～300ml，代开水频饮。对照组以利巴韦林片治疗15～30mg/（kg•d），分3次口服，手足患处用炉甘石洗剂外涂。治疗3天，结果显示，治疗组治愈37例，好转5例，无效2例，总有效率95.5%；对照组治愈23例，好转7例，无效10例，总有效率75.0%。两组疗效比较，差异有显著意义（$P<0.01$）。两组热退、疹消时间差异也有显著意义（$P<0.01$）。

江华将60例手足口病患儿随机分为观察组和对照组各30例。观察组采用葛根芩连汤加味治疗，基本药物：白茅根、葛根、水牛角、薏苡仁各12～15g，黄芪6～9g，甘草、升麻各3～5g，赤芍、浮萍、竹叶各7～9g。大便干结便秘加大黄3～5g，发热无汗加青蒿、荆芥各5～6g，持续高热加石膏30～45g、羚羊角1～2g。将以上药物煎煮，每天服用1剂，分为3～5次服用完毕，煎煮后的药渣再次用水进行煎煮，用药汤对患儿手足进行浸泡，每天1次。对照组采用利巴韦林进行治疗，按照每千克体重15～30mg服用，每天服用3次，然后用炉甘石对患儿的手足进行外涂。以上两组患儿的治疗时间均为3天。观察组的平均退热时间为1.61天（$s=0.21$），对照组为2.46天（$s=0.36$），两组比较差异显著（$t=1.13$，$P<0.05$）；观察组患儿皮疹平均消退时间为2.40天（$s=0.11$），对照组2.97天（$s=0.28$），两组比较差异显著（$t=1.17$，$P<0.05$）；观察组的临床治疗总有效率为93.3%，

对照组为 73.3%，两组比较差异显著（$P<0.05$）。

葛根芩连汤的主要功效为解表清里，主治表证未解、邪热入里之邪热下利证，症见身热下利，胸脘烦热，口中作渴，喘而汗出，舌红苔黄，脉数或促。本方重用葛根，以其甘辛而平，入脾胃经，既能解肌发表以散热，又可升发脾胃清阳而止利；黄芩、黄连清热燥湿；甘草甘缓和中，调和诸药。四药合用，外疏内清，表里同治。现代药理研究显示，葛根芩连汤有解热、抗菌、抗病毒、提高机体免疫功能，提高机体耐缺氧量、抗心律失常等作用。故本方可适用于内有湿热蕴郁，外感时邪疫毒所致之手足口病。

（八）五味消毒饮

五味消毒饮出自吴谦等修编的《医宗金鉴》，主治各种疔毒、痈疮疖肿，由金银花、野菊花、蒲公英、紫花地丁、紫背天葵组成。

黄凌一将 86 例患儿随机分治疗组 46 例和对照组 40 例。治疗组给予五味消毒饮，处方：金银花 10g，野菊花、蒲公英、紫花地丁、紫背天葵各 7g，热盛加石膏，口渴者加麦冬、玉竹，手足青者加赤芍，惊厥者加朱砂。对照组采用利巴韦林口静脉注射治疗，合并细菌感染者应用抗生素治疗，合并心肌炎者给予营养心肌治疗，合并脑炎者给予甘露醇、甲强龙（注射用甲泼尼龙琥珀酸钠）治疗，余对症处理。治疗 1 周后，治疗组总有效率（97.8%）优于对照组（75%）。

五味消毒饮具有清热解毒、消散痈疮之功，主治疔疮初起，发热恶寒，疮形如粟，坚硬根深，状如铁打，以及痈疡疖肿，红肿热痛，舌红，苔黄，脉数。本方以金银花清解气血热毒为主，野菊花、蒲公英、紫花地丁、紫背天葵均有清热解毒之功效，配合使用，其清解之力尤强；并能凉血散结以消肿痛。现代药理研究证明，上述清热解毒药均有广谱抗菌作用。故本方可适用于热毒内蕴型手足口病，可随症加减，既能缓解症状，又能消除病因。

（九）普济消毒饮

普济消毒饮出自《东垣试效方》，为主治大头瘟之经典方剂，由黄芩、黄连、橘红、甘草、玄参、柴胡、桔梗、连翘、板蓝根、马勃、牛蒡子、薄荷、僵蚕、升麻组成。

冷少光等将脉证合参为外感疫毒的患儿，予疏散风热、清热解毒治疗，方选普济消毒饮加生石膏 150g、大青叶 30g。结果显示，5 剂痊愈。

普济消毒饮具有清热解毒、疏风散邪之功。方中重用黄连、黄芩清泄心肺热毒，牛蒡子、连翘、僵蚕辛凉疏散上焦头面风热，玄参、马勃、板蓝根清热解毒利咽，橘红理气而散壅滞，人参补气扶正以祛邪，桔梗、甘草清利咽喉，升麻、柴胡疏散风热，升阳散火，使风热疫毒之邪宣散透发。诸药配伍，清疏并用，升降共投，以奏清热解毒、疏风散邪之功。故本方是治疗手足口病的有效方剂，与五味消毒饮相比，本方较适用于重证。

（十）银翘马勃散

银翘马勃散出自清代医家吴瑭所著《温病条辨》："湿温喉阻咽痛，银翘马勃散主之。"方由连翘、牛蒡子、金银花、射干、马勃组成。

张磊将 245 例患儿随机分为中药组 150 例和对照组 95 例。对照组予银翘马勃散，方药：金银花、连翘、马勃、射干、蝉蜕、牛蒡子各 5g，芦根 10g，桔梗、甘草各 3g，僵蚕 4g（3 岁量）。大便溏则去牛蒡子，加神曲；四肢冷加姜黄。对照组予利巴韦林片 10～15mg/kg 口服；阿昔洛韦片，<2 岁每次 0.1g，≥2 岁每次 0.2g，每日 5 次。5 天为 1 个疗程。结果显

示，中药组总有效率为93%，对照组总有效率为84%，2组比较有显著性差异（$P<0.01$）。

银翘马勃散具有清热利咽之功。方中金银花、连翘辛凉解表、清热解毒、开泄肺气；牛蒡子疏散风热、利咽散结；马勃解毒消肿；射干清利咽喉；桔梗开泄上焦，诸药合用共凑解毒利咽之效。在现代药理研究中，银翘马勃散的成分都有较强抑制病毒、细菌的作用。故本方适用于手足口病，特别以疱疹性咽峡炎症状突出者。

（十一）犀角地黄汤

犀角地黄汤源于唐代医家王焘所著《外台秘要》，为治热入血分证的代表方剂，由犀角（现用水牛角代）、地黄、芍药、牡丹皮组成。

尤德明等将54例患者随机分为治疗组34例和对照组20例。治疗组予犀角地黄汤加减，处方：水牛角9g，生地黄、牡丹皮各6g，芍药8g，伴发热、流涕者加薄荷、柴胡以疏风清热；咽痛明显者加牛蒡子、蝉蜕以清热利咽；大便干结者加大黄、枳壳以泄热通便，行气散结；皮肤瘙痒明显者加白鲜皮、防风散风止痛，每日1剂，水煎2次取汁150ml，分3～5次温服。所剩药渣，再煎汤浸洗手足患处，每日1次。水牛角另煎1小时，取汁150～300ml，代开水频饮。对照组以口服阿昔洛韦，每次20mg/kg，4次/d，同时外用阿昔洛韦软膏治疗。体温超过39℃者，2组均按常规服退热药。治疗5天后评定疗效。结果显示，治疗组总有效率（94.1%）明显优于对照组（70.0%），2组差异有统计学意义（$P<0.05$）。

犀角地黄汤具有清热解毒、凉血散瘀的功效。方中犀角（现用水牛角代），《本草纲目》谓其“治吐血、衄血、下血及伤寒蓄血，发狂谵语，发黄发斑……泻肝凉心，清胃解毒”，其咸寒清热凉血，又能清心解毒，使热清自宁，制止血溢脉外，从而治疗各种出血之症，又可治神昏谵语，斑疹紫黑；生地黄甘苦性寒，凉血滋阴生津，可助犀角清热凉血，解血分之热；牡丹皮、白芍凉血散瘀。四药相配，共达清热解毒、凉血散瘀之功。故本方适用于热入血分之手足口病，属病情较重者。

二、自拟方、法

（一）三豆银翘散

尹蔚萍等认为，本病的病机关键是心脾积热夹湿，治法当利湿解毒为主，兼清热，对治疗组32例予口服三豆银翘散，方药：黑豆、绿豆、赤小豆、金银花、连翘、板蓝根、薏苡仁各9g，黄芩、竹叶、灯心草、生地黄、生甘草各6g。小于3岁患儿用2/3量。每日1剂，水煎2次，分3次口服。对照组31例予口服利巴韦林颗粒10mg/（kg•d），分3次口服，疗程为5天。两组均可予对症治疗，T≥38.5℃，视情况给予泰诺林口服退热，两组均不能给予抗病毒的中西药物。结果显示，治疗组和对照组总有效率分别为93.75%和74.19%，治疗组疗效优于对照组（$P<0.05$），且退热、疱疹消退、痊愈时间也优于对照组（$P<0.05$），且在治疗过程中均未见明显的不良反应发生，所有病例均未出现并发症。

该自拟方中，黑豆性平，能活血、利水、祛风、解毒；绿豆甘寒无毒，能解毒、消肿、利水；赤小豆利水除湿，止痒，消肿解毒；金银花、连翘、板蓝根、黄芩清热解毒，轻宣肺卫；竹叶、薏苡仁、灯心草均为淡渗利湿之品，三者合用，导时邪热毒从小便而出，又能益脾和中，祛邪不伤正，利湿不伤阴；生地黄清热凉血养阴；生甘草解毒并调和诸药。全方共奏清热解毒利湿之功。

（二）银翘导赤散

吕红粉以清热解毒、宣肺利湿为法，将53例手足口病患儿采用银翘导赤散治疗。方药：金银花、连翘、生地黄、茯苓各10g，桔梗、淡竹叶各6g，黄连0.5g，木通1.5g，甘草2g。伴发热加生石膏30g（先煎），大便难解加生大黄6g（后下）。本组53例，痊愈48例，有效5例，有效率为100%。

该自拟方中，金银花、连翘清热解毒，宣肺透表；黄连泻火解毒；生地黄凉血养阴；淡竹叶清热利湿；木通引热下行；桔梗宣肺利咽，载药上行；热甚者加生石膏以清肺之实火；大便秘结加生大黄以清热通便；甘草调和诸药。诸药合用，共奏清热解毒、宣肺利湿之功。

（三）银翘藿茵汤

李巧香认为，本病的病因为外感时邪、内蕴湿热，时邪与湿热蕴阻肌肤而发，应以清热解毒祛湿为法，对治疗组68例予银翘藿茵汤。处方：金银花、连翘、藿香、厚朴、石菖蒲各9g，茵陈、黄芩各6g，薏苡仁12g，板蓝根、野菊花各10g。咽痛明显者加牛蒡子、玄参清利咽喉；大便干结者加大黄、枳实以通便泻热；口渴明显者加石膏、知母清泄肺胃之热。对照组64例予口服利巴韦林颗粒，2组均用药5天。结果显示，治疗组总有效率（97.1%）优于对照组（81.2%），且对改善发热、消退疱疹的疗效也优于对照组（$P<0.01$）。

本自拟方中，金银花、连翘清热解毒，疏散表邪；藿香、茵陈芳香化湿，兼以清热；黄芩、板蓝根、野菊花加强清热解毒之力；薏苡仁、石菖蒲、厚朴均为祛湿之品。诸药合用，热毒乃清，湿邪得祛。

（四）银花石膏汤

姚彦莉认为，外感时邪脾胃蕴热为本病基本病因，治宜清热解毒、祛湿透疹为主。将44例治疗组予银花石膏汤，处方：金银花、知母、滑石、连翘、竹叶、玄参、生地黄各10g，板蓝根15g，大青叶、生石膏各10～20g，蝉蜕4～6g，白茅根10～30g。舌苔白、厚腻加川厚朴、佩兰；大便干燥加瓜蒌、大黄；发热、流涕加荆芥、薄荷。每日1剂，2煎混匀频服（一般为100ml左右），以3天为1个疗程。对照组40例予口服利巴韦林颗粒（10～15mg/kg），分3次及退热处理。结果显示，治疗组总有效率（95.5%）优于对照组（75.0%）。随访1周，治愈病例均无复发。

本自拟方中，金银花、连翘清热解毒，宣肺解表；石膏、知母清泄肺胃之热；板蓝根、大青叶增强清热解毒之力；滑石、竹叶清热利湿，使湿邪从小便而出；玄参解毒利咽，养阴；生地黄凉血养阴；白茅根凉血解毒；蝉蜕疏风透疹。诸药合用，共奏清热解毒、利湿透疹之功。

（五）银通散

闫承韵认为，本病病因病理为湿热内蕴，兼感风热时毒，郁于肌肤所致，治宜清热祛风、解毒燥湿，对30例患者予银通散治疗（处方：金银花10g，通草5g，黄芩、防风各6g等。每剂水煎，3次早、中、晚温服，每日1剂。3剂为1个疗程，治疗期间未应用其他药物）。结果显示，30例全部有效，其中治愈28例，显效2例。

本自拟方中，金银花清热解毒，并有宣散之用；通草清热利水，可导热从小便出；黄芩清热燥湿，防风祛风胜湿。诸药共用，清解之力专一，可迅速奏效。

（六）复方一枝蒿

李光来将 84 例手足口病患儿随机分为 2 组，治疗组 43 例采用复方一枝蒿颗粒（由一枝蒿、板蓝根、大青叶组成，6g/ 袋）。<1 岁 2g/d，1～3 岁 4.5g/d，>3 岁 6g/d，嘱多饮水。对照组 41 例给予利巴韦林片，5mg/（kg•次），1 次 /d。结果显示，2 组均无严重并发症发生，2 组退热时间、皮疹愈合时间、治疗天数比较无显著性差异，疗效相当，但对照组有食欲减退、恶心、呕吐、轻度腹泻等不良反应发生，治疗组无 1 例不良反应发生。

该自拟方中，一枝蒿解毒、祛风、止痛、活血，加用板蓝根、大青叶增强清热解毒之功效。三药合用，共奏清热解毒、疏风散邪之功。

（七）泻黄解毒汤

王续兵将 48 例患者随机分为治疗组和对照组各 24 例。对照组予口服新博林（利巴韦林颗粒）、阿莫西林及外用药物治疗，给药方法：新博林 5mg/（kg•次），每日 3 次；阿莫西林 40mg/（kg•d），分 4 次服药；外用药物为氯锌油及炉甘石水，局部外涂，每日 3 次，治疗中若体温超过 38.5℃，可给予口服退热剂。治疗组在对照组的基础上加用自拟泻黄解毒汤，处方：藿香、石膏、金银花、蒲公英、紫草、紫花地丁、连翘各 10g，炒栀子、防风、蝉蜕各 6g，板蓝根 12g，赤芍 3g，发热者加柴胡 6g，咳嗽者加前胡、全瓜蒌各 10g，纳差者加鸡内金 6g、焦三仙各 10g。2 组均以 7 天为 1 个疗程，1 个疗程后判定疗效。结果治疗组总有效率 95.8%，对照组总有效率 79.2%，2 组比较有显著性差异（$P<0.01$）。

该自拟方中，藿香、炒栀子、石膏、防风为《小儿药证直诀》中“泻黄散”之组成，用以泻脾胃伏火，使伏热或泻于下或透于表；金银花、连翘、板蓝根、蒲公英、紫花地丁为清热解毒之佳品，使热毒之邪迅速得以清除；紫草凉血解毒、透疹；赤芍、蝉蜕辛凉透表，使机体内火毒外达内消。诸药配伍，相得益彰，共奏清热、利湿、解毒之功，使手足口病患儿热退，疱疹消退，迅速痊愈。

（八）三根导赤散

余定辉以清热解毒、凉血化湿为治法，拟三根导赤汤治疗手足口病 34 例，处方：板蓝根、紫草根、土茯苓、生地黄各 10g，山豆根、蝉蜕各 6g，黄柏、竹叶各 7g，木通、生甘草各 5g。随症加减：若发高热加生石膏 20g，知母 9g，黄芩 7g；便秘腹胀加大黄（后下）、枳实、厚朴各 6g；若湿多干热者，症见厌食、便稀、苔腻加用佩兰、泽泻、薏苡仁；口腔破溃厉害者加用青黛 2g，冰片 1g，硼砂、人中白、朱砂各 1g 共研细末涂口腔。结果显示：服药 3 天痊愈者 19 例；4～6 天痊愈者 14 例；7 天以上痊愈者 1 例，全部治愈。该自拟方中用板蓝根、山豆根清热解毒；黄柏、紫草根、土茯苓清热解毒、泻脾化湿；生地黄、木通、竹叶、生甘草取导赤汤之意以泻心清热利湿；蝉蜕祛风透疹。诸药合用，以达清热解毒、凉血化湿之功。

（九）卤地菊汤

肖诏玮等以卤地菊汤治疗 62 例患儿。处方：卤地菊 15g，金银花、板蓝根各 12g，蚤休、草薢各 9g，荆芥 6g，防风、苍术、白术各 4.5g，黄连、蝉蜕各 3g。舌质淡红苔白厚者，加佩兰、茯苓、白蔻花；若舌质红苔黄厚，加绵茵陈、滑石、白蔻花；呕吐，加神曲、半夏；便秘，加蒌仁、风化硝。结果显示，疗程最短 2 天，最长 6 天，总有效率 93.6%。

该自拟方中，卤地菊、金银花清热解毒；板蓝根清热解毒利咽；荆芥、防风疏风散邪；

苍术、白术健脾燥湿；蝉蜕解表透疹；蚤休清热解毒，息风定惊；萆薢祛风、利湿。诸药合用，以达疏风清热、渗湿解毒之功。

（十）清肺泻脾饮

陈玉琴采用自拟清肺泻脾饮辨证治疗本病52例。处方：金银花、蒲公英、赤芍各5～10g，黄芩4～10g，连翘6～15g，野菊花5～12g，大青叶5～15g，石膏10～30g，甘草3～6g。兼有高热、有动风之兆者，加羚羊角粉、蝉蜕；兼心火炽盛者，合导赤散；大便秘结者，加大黄、生地黄；湿热偏盛者，加滑石、生薏苡仁；风热犯肺者，加桑叶、苦杏仁。恢复期见阴虚症状者，加麦冬、知母。结果52例全部治愈，一般服药2日体温即可降至正常，皮疹面积缩小，其他兼症也随之减轻。服药3日治愈12例，3～4日治愈32例，5～6日治愈8例。

该自拟方中，金银花甘寒归肺胃经，清热解毒、宣散风热；连翘苦微寒，清热解毒、消肿散结；大青叶辛甘大寒清热解毒凉血；蒲公英苦甘寒，清热解毒、消痈散结；石膏辛甘大寒，清热泻火；野菊花苦辛微寒，清热解毒；黄芩苦寒，清热泻火解毒；赤芍苦辛微寒，清热凉血；甘草调和诸药。全方共奏清热泻脾、解毒凉血功效，故可收到满意疗效。

（十一）清开灵汤

周玉佩用自拟清开灵汤治疗50例患儿。处方：人工牛黄0.2g（冲服），水牛角6g（先煎），珍珠母5g（先煎），黄芩、栀子各3g，板蓝根、金银花各4g。舌苔厚腻者，加薏苡仁、佩兰、川朴；便秘者，加大黄；皮损显著者，加土茯苓；喷嚏、流涕者，加荆芥、薄荷。每日1剂，两煎混匀频服，连用3天。结果痊愈者40例，达80%，显效6例，无效4例，总有效率为92%。

该自拟方中，水牛角微寒入心、胃经以凉血清热解毒；人工牛黄、金银花、板蓝根清热化痰，化斑解毒；黄芩、栀子清热燥湿，泻火解毒；珍珠母兼入心、肝两经，镇惊安神。全方共奏解毒化斑、清热宁心之功。该方适用于湿热郁蒸、热邪偏盛之手足口病。

（十二）宣透散加减

宋忠敏采用解毒为主，佐以清热、化湿、凉血，对63例手足口病予宣透散加减治疗。药物组成：葛根、金银花、连翘、紫草、牛蒡子、薄荷、蝉蜕、芦根、生石膏、生甘草。湿热重者，加茯苓、厚朴、藿香；热入营血者，加当归、赤芍、玄参；高热不退者，加柴胡；口腔溃疡者，加黄芩、栀子。结果显示，疗程最短者2日，最长者7日，63例患儿经本方治疗，62例痊愈，其中1例配合静脉滴注西药后痊愈，均无并发症。

该自拟方中，葛根辛凉，具有发表解肌、升阳透疹、解热生津之功，为主药；金银花、连翘清热解毒，轻宣肺卫；紫草凉血活血，解毒为辅；芦根、生石膏清热泻火；蝉蜕、薄荷、牛蒡子疏散风热为佐；加茯苓、厚朴、藿香健脾化湿，振奋脾胃之气机；当归、赤芍养血化瘀凉营，汗利不伤阴血，顾护稚阳；热者加柴胡以退热；口腔溃疡者加黄芩、栀子清热解毒，引热下行，共收清热解毒、化湿之功。

（十三）加味鸡黛玉汤

丁惠玲等以疏风清热、解毒利湿为治法，将80例患者随机分为治疗组和对照组各40例。治疗组采用加味鸡黛玉汤治疗，处方：鸡苏散15g，黛蛤散、玉泉散各20g，黄芩、连翘、金银花各9g。伴发热、无汗，加荆芥、淡豆豉各9g；食欲不振，加鸡内金6g、白扁豆 9g、生谷芽 12g；大便干结，加生大黄 3g（后下）；口渴不欲饮，舌苔黄腻等湿热之象明显者，加黑山栀 9g、白豆蔻 1.5g（后下）、薏苡仁 15g；烦躁不宁，加淡竹叶 9g、木通 6g、灯心草 3g 等。1 岁以下婴儿剂量酌减。对照组采取对症治疗，常规性给予洗必泰漱口液漱口，手足疱疹处用炉甘石洗剂外涂，利巴韦林口服。结果显示，治疗组皮疹完全消退时间及口腔黏膜溃疡消失时间明显短于对照组。

该自拟方中，鸡苏散疏风解表、清热利湿，使热邪从小便而泄，祛邪而不伤正；黛蛤散清热解毒、生肌疗疮，且有很好的止痛作用。药理研究显示，黛蛤散有抑菌、抗炎、祛痰、提高免疫力等作用，有助于口舌溃疡之修复。玉泉散由生石膏、生甘草组成，生石膏善清肺胃之火；连翘、金银花清热解毒散邪，且连翘为疮家圣药，对口疮有显著疗效；黄芩清热燥湿。诸药合用，共奏清热解毒利湿之功。

（十四）加味薏苡竹叶散

周恒民以加味薏苡竹叶散治疗手足口病 56 例。处方：薏苡仁、板蓝根各 15g，竹叶、连翘各 9g，滑石、茯苓各 10g，通草 6g，金银花 12g，白豆蔻 5g。水煎服，每日 1 剂，1～4 岁每次服 20～50ml，4～7 岁每次服 50～100ml，7～9 岁每次服 100～150ml，均日服 3 次。结果显示，服药 2 日治愈 24 例，3 日治愈 20 例，4 日治愈 12 例。

该自拟方中，竹叶、金银花、连翘辛凉疏表，合板蓝根更添清热解毒之力；薏苡仁、白豆蔻、滑石、茯苓、通草淡渗利湿清热。诸药相配，兼治表里之邪。

（十五）加味解毒散

张立秋以清热解毒化湿为治疗原则，采用加味解毒散治疗 58 例患者。基本组成：黄芩、黄连、栀子、黄柏、牡丹皮、生地黄、甘草、金银花、连翘。1～2 岁每次 0.5g，2～3 岁每次 1.0g，3～5 岁每次 1.5g，每日 3 次。轻者服 2 天可愈，重者服 3～4 天可减轻，5～6 天治愈，疗程为 2～5 天。结果全部治愈。

该自拟方中，黄芩、黄连、黄柏清热燥湿，善泻三焦之火；金银花、连翘使热从表解，又能解毒；牡丹皮清热凉血；生地黄滋阴生津；甘草解毒调和诸药。全方共奏清热解毒、化湿除疹之功。

（十六）清毒颗粒剂

李妮采用清毒颗粒剂治疗手足口病 50 例。处方：栀子 3g，牡丹皮、野菊花各 6g，紫花地丁 9g。风温初感型，加金银花 6g；热在气营型，加生石膏 15g；气阴不足型，加生地黄 6g。用法：每日 1 剂，温水冲化，分次内服，1 周为 1 个疗程。结果显示，50 例患者中痊愈 37 例，有效 9 例，无效 4 例，总有效率 92%。

该自拟方中，栀子清热，牡丹皮凉血，野菊花利咽，紫花地丁解毒。风温初感型，加金银花辛凉透邪、清热；热在气营型，加生石膏以清热；气阴不足型，加生地黄凉血养阴，有助于口腔溃疡的修复。诸药合用，共奏清心泻脾、凉血解毒、清热利湿之功。

（十七）解毒凉血透疹汤

郎俊凤等采用解毒凉血透疹汤治疗 60 例手足口病患儿。处方：金银花 15g，连翘 9g，大青叶、竹叶、知母、滑石、蝉蜕、紫草各 6g，甘草 3g。辨证化裁：热重者加石膏 20g，疹色深红者加赤芍 6g。服用方法：每日 1 剂，水煎 2 次，取汁约 150ml，分 3 次温服。所剩药渣煎汤湿敷患处。结果显示，痊愈 53 例，好转 7 例，总有效率 100%。

本自拟方中，金银花、连翘、大青叶清热解毒；竹叶清心除烦；石膏、知母清热泻火、滋阴；滑石利水渗湿；蝉蜕疏风透疹；紫草清热凉血、化斑解毒，赤芍能活血散瘀、清热凉血；甘草调和诸药。诸药合用，共奏清热解毒、凉血清心、利湿、外透疏散之功。

（十八）解毒泻心汤

张民肃将56例患者随机分为治疗组30例和对照组26例。对照组予采用利巴韦林或新博林加维生素C口服，重症患儿同时给予青霉素或先锋霉素Ⅴ（头孢唑啉）静脉滴注。治疗组采用自拟解毒泻心汤加减，处方：黄连、竹叶各5g，黄芩、黄柏、栀子各10g，大青叶15g，滑石12g，苦参8g，生甘草3g。若发热甚者，加生石膏；口渴不欲饮、苔黄腻等湿热之象明显者，加佩兰、薏苡仁；大便干结者，加生大黄。2组均以5天为1个疗程。结果显示，治疗组总有效率（100%）明显优于对照组（92.3%）。

本自拟方中，黄连、黄芩、黄柏清热燥湿，泻三焦之火；大青叶凉血解毒；栀子、滑石、竹叶清心火，利小便，导热下行；苦参清泻脾胃湿热，止痛除痒；甘草调和诸药。全方共奏清心泻脾、凉血解毒、清利湿热之功。

（十九）解毒透疹汤

钱焕祥采用解毒透疹汤治疗54例手足口病患儿。方药：金银花、连翘、大青叶、板蓝根、紫花地丁、蝉蜕、浮萍各10g，黄芩6g，滑石9g（包），生甘草3g。加减法：发热咽痛者，加柴胡、桔梗；便秘者，加生大黄；津伤明显者，加天花粉、玄参。结果显示，54例患儿均治愈，其中46例在1周内治愈，8例因局部感染严重于8～12日治愈，所有患儿皮疹消退后未留色素沉着或瘢痕。

该自拟方中，金银花、连翘、大青叶、板蓝根、紫花地丁清热解毒，蝉蜕、浮萍解表透疹，黄芩、滑石清热利湿，生甘草调和诸药。诸药合用，共奏清热解毒、利湿透疹之功。药证合拍，故收效甚捷。

（二十）清热祛湿汤

郑艳萍等以疏风清热、祛湿透疹，佐以扶正为法，对40例治疗组采用清热祛湿汤治疗。处方：金银花、芦根、菊花、玄参、怀山药各10g，生薏苡仁、茯苓各15g，蝉蜕5g，甘草3g。加减法：咳嗽、流涕，加杏仁、防风；咽痛或咽红，加蒲公英；纳呆，加鸡内金、麦芽。日1剂，根据年龄大小调整药量。20例对照组予抗病毒口服液、利巴韦林常规量口服。结果显示，治疗组总有效率为100%，且治疗组治疗后主要症状、体征、平均持续时间和总疗程与对照组相比均有统计学意义（$P<0.05$）。

该自拟方中，以金银花、芦根、玄参等甘寒之品疏风清热，避免使用苦寒药物以损伤脾胃；薏苡仁、茯苓甘淡以健脾渗湿；蝉蜕辛温透疹；山药健脾益气以扶正。诸药合用，共奏疏风清热、祛湿透疹，兼有扶正之功。

（二十一）清热泻火汤

黄向红等认为，外感时邪、脾胃蕴热为手足口病的基本病因，治宜清热泻火、凉血解毒为主。对50例治疗组予清热泻火汤，处方：羚羊角1g，石膏20g，大青叶、金银花、连翘、蒲公英、黄芩、赤芍各10g，甘草5g。1岁以下婴儿剂量酌减。44例对照组予西药利巴韦林片治疗，按15～30mg/（kg·d），分3次口服。均3天为1个疗程。结果显示，有效率治疗组为98.00%，对照组为77.27%，2组比较，差异有非常显著意义（$P<0.01$）。2组均

未发现明显不良反应。

该自拟方中，羚羊角清热镇惊，解毒凉血；金银花、蒲公英、连翘、大青叶清热解毒；赤芍配大青叶以凉血消斑散结；黄芩清热燥湿；石膏清热泻火以除烦，使热邪能透营转气；甘草调和诸药而解百毒。方中药物多走气血，苦咸辛甘并用，共奏清热解毒、凉血透疹之功。现代药理研究认为，羚羊角具有抗炎解毒、镇静、镇痛作用；金银花、蒲公英、连翘、大青叶、黄芩具有广谱抗菌、抗病毒、消炎的作用，其中蒲公英、连翘、大青叶还能增强机体的免疫功能，黄芩能解热、镇静、抗变态反应；赤芍对多种病原微生物有较强的抑制作用，并能抗炎、镇静、改善微循环；石膏具有抗病毒、解热作用；甘草具有抗病毒、抗变态反应、抗炎等作用。

（二十二）清热化疹汤加减

万应昌将手足口病辨证为心脾胃热、血毒斑疹，治以清心泻胃、清热解毒、凉血化疹，采用清热化疹汤为主方加减治疗 90 例。处方：羚羊角、水牛角、黄连、黄芩、大青叶、板蓝根、淡竹叶、灯心草、白茅根、生地黄、牡丹皮、赤芍、甘草。临床若见高热、便结者，加石膏；咽喉肿痛甚者，加金银花、连翘；咳嗽痰盛者，加葶苈子、浙贝母；吐泻、纳差者，加竹茹。手足及身体其他各部疱疹明显者，配以忍冬藤、地胆头、鸡矢藤煎水外洗。西药治疗其中部分患者高热，或因咽喉肿痛、口腔疱疹而难进食者，或合并咳嗽、气喘支气管肺炎者，加用退热消炎药控制病情，防止病情加重及变证。结果显示，单纯中医药治疗 90 例，疗程 3～7 天，平均 4 天；另外，高热，或合并支气管肺炎或口腔溃烂严重不能进食者 10 例，采用中西医结合治疗，疗程 7～12 天，平均 8 天。所有病例全部治愈，没有出现严重并发症。

方中羚羊角、水牛角、黄连、黄芩、大青叶、板蓝根清热解毒，泻上焦、心肺之邪热；白茅根、淡竹叶、灯心草清心泻火、去心肺脾胃之盛热；生地黄、赤芍、牡丹皮凉血救阴，化口舌四肢之疫疹；更加甘草和胃解毒调诸药。全方合用，共奏清热解毒、凉血化疹、泻火救阴之效，以治气血邪热俱盛之手足口病。

（二十三）蓝根解毒汤

张同园采用蓝根解毒汤治疗 30 例手足口病患儿。方药：金银花、连翘、牛蒡子、荆芥各 10g，板蓝根 20g，大青叶、蚤休各 15g，生地黄、牡丹皮、赤芍、竹叶各 6g，藿香 20g，生石膏 20g，甘草 4.5g。1 周为 1 个疗程。结果显示，治愈 26 例，好转 1 例，总有效率 100%。

该自拟方中，金银花、连翘清热解毒透表；牛蒡子、荆芥散风解毒止痒；板蓝根、大青叶、蚤休清热解毒；生地黄、牡丹皮、赤芍、竹叶凉血解毒，泻火清热；藿香芳香化湿，辟秽解毒；生石膏清热泻火生津；甘草调和诸药。诸药合用，共奏清热透表、化湿解毒之功。

（二十四）清热解毒方

张建花以清热解毒泻火、凉血祛湿为法，对 28 例治疗组采用自拟清热解毒方治疗。处方：金银花、连翘各 6g，竹叶、生地黄、元参、知母、生滑石各 5g，板蓝根 10g，石膏 12g，蝉蜕、甘草各 3g。纳差者，加鸡内金 5g。口腔溃疡多、疼痛明显者，给予冰硼散米调涂于口腔内。15 例对照组给予盐酸吗啉胍片 10mg/kg，口服，每日 3 次。2 组手、足皮肤丘疱疹部位均外擦阿昔洛韦软膏。5 天为 1 个疗程，治疗结束后观察 7 天。结果显示，治疗组总有效率 96.43%，对照组总有效率 80.00%，2 组比较有显著性差异（$P<0.01$）。

该自拟方中，金银花、连翘辛凉透邪、清热，具有辟秽解毒之功，且连翘为疮家圣药；竹叶助连翘清心火、除烦，善治口腔溃疡；石膏、知母清泄肺胃气分之热；生滑石祛湿敛疮；板蓝根解瘟疫时毒；生地黄、元参清热、凉血、滋阴，使补阴不恋邪；蝉蜕疏散肺经风热，透疹止痒；甘草调和诸药。诸药合用，以达清热解毒泻火、凉血祛湿之功。

（二十五）败毒汤

刘克丽以清热、祛湿、解毒为治疗原则，将32例证属邪犯肺脾型手足口病患者予自拟败毒汤治疗。处方：金银花、连翘各15g，生石膏、牡丹皮、黄芩各9g，滑石12g（布包），羚羊角、乳香、没药各3g，甘草2g。小于3岁患儿用2/3量。对照组31例采用内服阿昔洛韦片，按每次20mg/kg，每天4次口服。体温超过39℃者，两组均按常规服退热药。两组均5天后评定疗效。结果显示，总有效率治疗组为93.75%，对照组为74.19%，两组疗效比较，差异有统计学意义（$P<0.05$）；2组热退、口腔溃疡愈合、手足疱疹消退等主要症状、体征改善情况比较，差异有统计学意义（P分别<0.05、<0.05、<0.01）。

本自拟方中，重用金银花、连翘清热解毒，宣肺散邪；生石膏清气除烦，促使热邪透营转气；黄芩、滑石清热祛湿；牡丹皮凉营透疹；《本草纲目》谓“乳香活血，没药散血，皆能止痛、消肿、生肌，故二药每每相兼而用”；甘草调和诸药，与滑石合用为六一散，为清暑解热，利尿祛湿之常用方；张锡纯指出“羚羊角最能清大热，兼能解热中之毒，且既善清里，又善透表”。诸药合用，共奏清热凉营、解毒祛湿、利咽愈溃之功。

（二十六）手足清方

李芹应用手足清方治疗127例手足口病患儿（试验组）。处方：黄芩、藿香、连翘、金银花、滑石、佩兰、白茅根、生薏苡仁、青蒿、生甘草等，口腔疱疹/溃疡用金线莲液喷雾。对照组102例，采用西医常规治疗，口腔疱疹/溃疡用干扰素喷雾剂。结果显示，试验组皮疹消退时间口腔黏膜病变好转时间均优于对照组（$P<0.05$），试验组$CD4^+$水平高于对照组（$P<0.05$）。

该自拟方中，用金银花、连翘、青蒿清热泻火以解毒，黄芩、滑石清热祛湿；藿香芳香化湿，辟秽解毒。诸药合用，共奏清热解毒、化湿透邪之功。

（二十七）自拟中药方1

李立新等认为，手足口病乃湿热疫毒侵犯为病，多因内蕴湿热，外受时邪，留于肺、脾、心三经而成，应以清热解毒祛湿为法。对500例患者采用自拟中药方治疗，处方：黄芩、柴胡、重楼、泽泻、白鲜皮各10g，黄柏、苍术、山栀子、紫草各5g。结果显示，500例经本方加减治疗全部治愈，一般服药1～2日体温即可降至正常，皮疹面积缩小，其他兼症也随之减轻或消失，其中服药2日治愈者235例，3～4日治愈者223例，5～6日治愈者42例。

该自拟方中，黄柏、黄芩清热燥湿；柴胡疏风散邪退热；栀子、紫草清热解毒凉血；泽泻、苍术健脾祛湿，使湿邪从小便出；重楼清热解毒，消肿止痛，凉肝定惊；白鲜皮祛风，燥湿，清热解毒，消疹。诸药合用，共奏清热解毒、泻火除湿之功。

（二十八）自拟中药方2

原晓凤等认为，手足口病的病机为心脾积热，以清热解毒、健脾清心法为治则，采用内外合治。对32例患儿予自拟中药方，处方：生地黄、柴胡、侧柏叶、连翘、黄芩、薏苡仁、藿香、竹叶各10g，紫荆皮5g，木通3g。随症加减：伴有发热者，加白薇、青蒿各10g，石膏15g；伴有大便秘结者，加枳实5g、莱菔子10g等。根据患儿年龄，2～3日1剂，水煎服。外敷药取吴茱萸50g，研末，醋调，每晚外敷涌泉，连用3日。结果显示，显效（用药3日内，临床症状及体征消失者）25例，占78.4%；有效（用药5日内临床症状及体征消失者）7例，占21.6%；无效（用药5日内临床症状及体征未完全消失者）0例，总有效率达100%。

该自拟内服方，不仅清其毒，解其热，而且清心除烦，化湿健脾，使心火降，脾热除，毒邪自无处遁形；配合吴茱萸外敷涌泉，使上炎之心火循经下行，引入肾水，水火相克，使心火得降，口腔疱疹得愈。

（二十九）自拟中药方3

秦英等以清热解毒为主，泻脾祛湿为辅，兼以透疹为治疗原则，对100例患儿采用自拟中药方治疗。处方：生石膏30g，金银花12g，藿香、白鲜皮各10g，牛蒡子、薄荷、玄参、紫草各8g，栀子、防风、蝉蜕各6g。随症加减：大便干燥，加瓜蒌仁、大黄；溲黄，加灯心草；口渴，加石斛、天花粉；腹胀、纳呆、苔厚，加厚朴、焦三仙、佩兰。结果显示，100例经本方治疗全部治愈，其中服2～3剂治愈76例，4～6剂治愈24例。

该自拟方中，金银花、栀子、牛蒡子清热解毒；生石膏清泻火热；藿香芳香化湿解表；玄参、紫草解毒凉血；薄荷、蝉蜕疏风透疹；白鲜皮解毒、祛湿、透疹。诸药合用，共奏清热解毒祛湿之功。

（三十）自拟中药方4

李向东收集急性期风邪犯肺、心脾蕴热型手足口病患儿39例，采用清热解毒、凉血祛湿法治疗。处方：金银花、连翘、淡豆豉、黄芩、大黄（后下）、蝉蜕、赤芍、赤茯苓、牡丹皮各6g，荆芥、防风、甘草各5g，石膏（先煎）、车前草各9g。恢复期脾胃失运、阴虚火热型手足口病患儿11例，采用调脾助运、养阴生津法治疗，处方：陈皮、厚朴、苍术、神曲各6g，砂仁2g（后下），麦冬、芦根各9g。结果显示，本组50例均痊愈，无并发症。

急性期自拟方中，金银花、连翘、荆芥、防风、淡豆豉、蝉蜕可疏风清热解表；石膏、黄芩、大黄清热解毒；牡丹皮、赤芍、赤茯苓、车前草凉血祛湿；甘草调和诸药。恢复期自拟方中，陈皮、厚朴、苍术、砂仁运脾化湿和中；神曲消食；麦冬、芦根养阴生津。故根据中医辨证论治，不同时期采用对证处方，即有是证用是方，均可取得较好疗效。

（三十一）自拟中药方5

徐艳丽将145例手足口病患儿随机分为治疗组76例和对照组69例。治疗组采用中药治疗，方药：金银花、芦根各10g，连翘、紫草、佩兰（后下）、甘草各6g，生石膏15g。每日1剂，水煎。用量为0～2岁，10ml/次，每日3～4次；2～4岁，30ml/次，每日3～4次；4～8岁，50ml/次，每日3～4次；8岁以上，80ml/次，每日3～4次。随症加减：高热，加羚羊角；便秘，加生大黄；咳嗽，加杏仁、炙枇杷叶；纳呆，加焦三仙。对照组予利巴韦林颗粒（小儿每日10～15mg/kg，分3次，口服，连用7天）、维生素B、维生素C等口服。对症治疗：若体温超过39℃，持续2小时以上者，可使用非甾体抗炎药，高热持续时可以静脉补充液体。结果显示，治疗组在退热时间、皮疹消退及临床有效率等方面均优于对照组（$P<0.05$）。

该自拟方中，金银花、连翘清热解毒，疏风散邪；生石膏清热泻火；紫草清热解毒凉血；芦根清热生津；佩兰芳香化浊祛湿；甘草解毒调和药性。诸药合用，共奏清热解毒、祛湿、凉血之功。

（三十二）自拟中药方6

任小红等认为，手足口病证属外感时邪、湿热内蕴，治宜清热祛湿、解毒透疹。以自拟中药方治疗 80 例手足口病。处方：板蓝根、五色花、青天葵各 10g，紫草 8g，石膏 20g，萆薢、茯苓各 6g，甘草 5g，珍珠末 3g（另包）。1 岁以下用量酌减。各药除珍珠末外，均用水煎取汁口服，1 剂 /d。6 日为 1 个疗程。每天将 3g 珍珠末分为 3 份，1 份 / 次，3 次 /d，放入口腔含服。每次含服后 15 分钟不要饮水。珍珠末亦连用 6 日。结果显示，总有效率治疗组为 93.8%，对照组为 82.5%，2 组疗效差异有统计学意义（$P<0.05$）。

自拟中药方中，板蓝根、紫草清热解毒透疹；五色花、青天葵清热解毒；萆薢清热祛湿；茯苓健脾祛湿；石膏清热泻火以除烦，使热邪能透营转气；甘草调和诸药而解百毒。本方中使用珍珠末每日口腔含服，既能清热泻火、安神除烦，又可使珍珠末直接作用于口腔局部的疱疹、溃疡，达到快速减轻口腔炎症的效果。

综上所述，中医药用于手足口病的临床治疗已经初步积累了许多有益经验，取得了较好的临床疗效，且尚未见临床毒副作用的报道，因此中医药治疗手足口病已成为临床治疗中不可或缺的方法与手段，显示了中医药对本病治疗的广阔前景。因此，充分发挥中医辨证治疗手足口病的优势，值得进一步研究和探讨。

第二节　中西医结合

手足口病的西医治疗主要为应用抗病毒药及对症支持治疗、加强护理和密切观察病情变化，绝大多数患者可自愈。中医学认为，手足口病属“湿温”“时疫”等范畴，其发病以感染时邪为主，邪毒由口鼻而入，蕴郁肺脾，与中焦之湿交阻，湿热蕴蒸肌表而发，病因属风毒湿热，故治疗以清热利湿、解毒透疹为原则。

近年来，中西医结合治疗在各个疾病领域都取得显著成果，作为一种行之有效的治疗方法已经广泛应用于各种疾病的治疗。手足口病中西医结合治疗的优势也已日益显现。

一、体内用药

（一）普通病例

手足口病普通病例的临床表现为急性起病，发热，口腔黏膜出现散在疱疹、溃疡，手、足和臀部出现斑丘疹、疱疹，疱疹周围可有炎性红晕，疱内液体较少。可伴有咳嗽、流涕、食欲不振等症状。部分病例仅表现为皮疹或疱疹性咽峡炎。多在 1 周内痊愈，预后良好。部分病例皮疹表现不典型，如单一部位或仅表现为斑丘疹。临床上多采用抗病毒、抗感染和支持治疗等方法。常用的抗病毒药物有利巴韦林、阿昔洛韦、更昔洛韦及中药等。

1. 西药联合卫气营血辨证　手足口病的卫气营血辨证可分为 2 型：①邪郁肺卫型：手足口病普通型邪轻病浅，邪郁于肺卫，表现为手、足、口腔疱疹，或发热恶风、咳嗽流涕、食欲不振，或恶心呕吐、舌薄黄、脉浮数，治宜疏风清热，可用银翘散加减；②邪热炽盛型：多见于年幼儿及感邪较重者，手足口病邪入营血，表现为手、足、口腔疱疹，高热烦躁，疱疹性咽峡炎，便秘，小便短黄，舌红苔黄厚，脉洪数、指纹紫，治宜凉血解毒，可用透疹凉解汤加减。

李雄啸将 122 例患儿随机分为 2 组各 61 例，对照组给予预防感染（青霉素或阿奇霉素）、抗病毒[注射用炎琥宁 5mg/（kg•d）]、水溶性维生素分别加入 0.9% 氯化钠注射液 100ml 或 5% 葡萄糖注射液 100ml 中静脉滴注，疗程 3～5 天，同时用 2% 碳酸氢钠溶液漱口，3 次 /d。观察组在此基础上进行中医辨证治疗，主要分为 2 型，其中 42 例邪郁肺卫型用银翘散加减，疏风清热，处方：金银花、连翘各 5～10g，蝉蜕、牛蒡子、竹叶各 5g，桔梗、甘草各 3～5g，生薏苡仁 10g，水煎服，2 次 /d，1 剂 /d，3 天为 1 个疗程；19 例邪热炽盛型用透疹凉解汤加减，凉血解毒，处方：金银花 5～10g，连翘 10g，蝉蜕、竹叶、赤芍、牡丹皮、紫草各 5g，生大黄 3～5g（后下），甘草 3g，水煎服，2 次 /d，1 剂 /d，3 天为 1 个疗程。结果表明，观察组的治愈时间为（3.6±1.9）天，体温恢复正常时间为（2.0±1.2）天，疱疹消退时间为（3.5±1.2）天，对照组分别为（5.0±1.7）天、（3.0±1.5）天、（5.0±1.8）天，2 组比较差异有统计学意义。邪郁肺卫型采用银翘散加减治疗，方中金银花、连翘、竹叶清热宣肺，牛蒡子、桔梗、蝉蜕疏风利咽清喉，因小儿脾常不足，故用生薏苡仁健脾利湿；邪热炽盛型用透疹凉解汤加减，方中金银花、连翘、蝉蜕、竹叶清热疏风宣解，紫草、牡丹皮、赤芍、大黄清营泄热。

2. 西药联合脏腑辨证　手足口病的脏腑辨证可分为 2 型：①心脾积热型：症见发热，无汗，手足口出现疱疹，其中以口舌疱疹为多，色红，疼痛剧烈，伴流涎较多，纳差，不能进食，大便秘结，舌质红，苔黄腻。治宜清热解毒化湿。方药可选用导赤散、升降散等加减。②肺脾湿热型（湿热交阻型）：症见发热，无汗，手足口出现疱疹，口舌疱疹色暗红，疼痛不剧，伴腹胀，纳差，大便多溏，舌暗红，苔白腻或稍黄腻。治宜辛开苦降，清热化湿解毒。方药可选用甘露消毒丹（饮）、三仁汤等加减。

（1）心脾积热型：导赤散由生地黄、木通、甘草梢、淡竹叶组成，具有清热利水养阴的功效。本方证乃心经热盛或移于小肠所致，心火循经上炎，而见心胸烦热、面赤、口舌生疮；火热内灼，阴液被耗，故见口渴、意欲饮冷等症状，故可用于治疗外感邪毒，心脾积热所致手足口病。导赤散临床应用广泛，由于剂量小，也相对适宜小儿服用。

王惺惺等将 40 例患儿随机分为 2 组各 20 例，对照组采用青霉素 25 万 U/（kg•d）溶入 0.9% 氯化钠注射液 100ml 静脉滴注，利巴韦林 10mg/（kg•d）溶入 5% 葡萄糖注射液 200ml 静脉滴注。治疗组在此基础上加服导赤散（生地黄、木通、甘草梢、淡竹叶各 6g，剂量为 2 岁儿童量），煎汤口服，每日 1 剂，分 3 次服用。结果显示，治疗组总有效率为 100%，对照组总有效率为 60%，治疗组的疗效明显优于对照组，差异有统计学意义。

升降散由白僵蚕、蝉蜕、姜黄、川大黄组成，具有升清降浊、散风清热的功效，主治温热、瘟疫，邪热充斥内外，阻滞气机，清阳不升，浊阴不降，致头面肿大，咽喉肿痛，胸膈满闷，呕吐腹痛，发斑出血，丹毒，谵语狂乱，不省人事，绞肠痧（腹痛），吐泻不出，胸烦膈热，疙瘩瘟（红肿成块），大头瘟（头部赤肿），蛤蟆瘟（颈项肿大），以及丹毒、麻风等。

王惠敏将 48 例患儿随机分为 2 组各 24 例，对照组给予头孢噻肟钠 100mg/（kg•d），加入生理盐水中静脉滴注，每日 2 次。阿昔洛韦 5mg/kg，每日 2 次；外用药物用蒙脱石散口腔局部外涂，每日 2 次。治疗组中属于心脾积热型者在此基础上加服升降散加减，药用蝉蜕、僵蚕、竹叶、泽泻各6g，姜黄、大黄各3g，黄连4g，金银花10g，水煎100ml，分2次服用。结果显示，治疗组疗效优于对照组。

（2）肺脾湿热型（湿热交阻型）：甘露消毒丹（饮）主要由飞滑石、淡黄芩、茵陈、藿香、连翘、石菖蒲、白蔻仁、薄荷、木通、射干、川贝母组成，具有清热解毒、利湿化浊的功效，主治湿温、时疫之邪留恋气分，湿热并重之证，适用于肺脾湿热证普通型手足口病，发热，手、足和臀部出现斑丘疹、疱疹，口腔黏膜出现散在疱疹，咽红、流涎，神情倦怠，舌淡红或红，苔腻，脉数，指纹红紫。

韩大江对对照组67例患儿给予利巴韦林、抗生素、维生素等西药常规治疗，观察组62例在此基础上加服中药甘露消毒饮加减，每日1剂，分2次水煎口服，其中高热不退者加羚羊角粉，咳嗽明显者加杏仁、桔梗，伴腹泻者加赤石脂、苍术。结果显示，观察组的发热持续时间为（3.22±0.21）天，疱疹持续时间为（5.12±0.31）天，临床症状、体征完全消失时间为（60.1±0.31）天，而对照组分别为（1.51±0.32）天、（2.89±0.15）天、（3.89±0.96）天，观察组的体温恢复正常时间及疱疹消失时间均短于对照组，但2组有效率无显著性差异。

李光来等将56例患儿分为对照组30例和治疗组26例，对照组采用利巴韦林片0.1g口服，1日2次，治疗组在此基础上加用甘露消毒丹颗粒。方药：通草颗粒、藿香颗粒、滑石颗粒各0.5g，薏苡仁颗粒1.4g，黄芩颗粒0.9g，连翘颗粒、甘草颗粒、青蒿颗粒各0.7g，白茅根颗粒2.5g，牛蒡子颗粒1.5g，佩兰颗粒1.0g，金银花颗粒1.3g。便秘加大黄颗粒；咽喉肿痛加元参颗粒、板蓝根颗粒。以上颗粒剂混合均匀，温开水50～100ml冲服，1日2次。结果显示，治疗组的总有效率为92%，对照组的总有效率为79%，差异有统计学意义，治疗组疗效优于对照组；治疗组的退热时间为2.5天，皮疹消退时间为3.9天，对照组的分别为4.6天和5.3天，治疗组的退热及皮疹消退时间均短于对照组。

孙庆昆将60例患儿随机分为对照组22例和治疗组38例，对照组采用静脉滴注利巴韦林注射液［按10～15mg/（kg•d），分1～2次给药］，口服利巴韦林片或颗粒［按10～15mg/（kg•d），分3次服用］，咳嗽、发热、口腔破溃者，静脉滴注青霉素［按（10～15）万U/（kg•d），分1～2次给药］或盐酸克林霉素注射液［按15mg/（kg•d），分1～2次给药］。治疗组在此基础上加用静脉滴注血必净注射液［按1～2ml/（kg•d），加入0.9%氯化钠注射液100～200ml静脉滴注，1～2次/d］，并予甘露消毒丹加减治疗（基本方药：金银花、黄芩、青蒿、牛蒡子、藿香、佩兰、滑石、白茅根各5～10g，生薏苡仁10g，甘草3～5g，水煎服，每日1剂，药渣煎后外洗手足，每日1次）。结果显示，治疗组38例中，显效21例，有效15例，无效2例，总有效率为94.7%；对照组32例中，显效11例，有效13例，无效8例，总有效率为75%。治疗组总有效率明显优于对照组，差异有统计学意义。治疗组发热、口腔溃疡、手足疱疹消退时间分别为（2.51±0.84）天、（2.86±0.57）天、（2.73±0.62）天；对照组发热、口腔溃疡、手足疱疹消退时间分别为（3.21±0.73）天、（3.21±0.67）天、（3.53±0.59）天。治疗组发热、口腔溃疡、手足疱疹消退时间明显低于对照组（$P<0.05$）。

张贺峰等以清热化湿、解毒化浊为原则，将120例手足口病患儿随机分为2组各60例，对照组静脉滴注利巴韦林注射液10mg/（kg•d），治疗组在此基础上口服中药甘露消毒丹加减（连翘、金银花、黄芩、青蒿、牛蒡子、藿香、佩兰、通草、生薏苡仁、滑石（包煎）、生甘草、白茅根，根据患儿的年龄、体质量等酌定药物用量。水煎100～150ml，分3～4

次口服，每日 1 剂）。2 组均治疗 4 天。结果显示，治疗组总有效率为 95.00%，对照组为 73.33%，两组比较差异有统计学意义。治疗组腹泻 3 例，呕吐 1 例，不良反应总发生率为 8.0%；对照组腹泻 4 例，呕吐 3 例，发热 3 例，新增皮疹 2 例，不良反应总发生率 24.0%。治疗组不良反应总发生率低于对照组（$P<0.05$）。

尤德明等将 80 例手足口病普通型肺脾湿热证患儿随机分为 2 组各 40 例，对照组给予口服维生素 B、维生素 C 以及口腔及皮肤护理，体温≤38.5℃的患者采用降温贴物理降温，体温≥38.5℃的患者口服布洛芬颗粒剂，按照 20mg/kg 分 2 次口服。治疗组在对照组治疗的基础上加用甘露消毒丹加减，以中药颗粒剂、每味药物各 1 包，用普通白开水 50～100ml 冲服。结果显示，对照组治愈 28 例，好转 20 例，无效 2 例，总有效率为 95%；治疗组治愈 31 例，好转 8 例，无效 1 例，总有效率为 97%。两组病例治疗后总有效率比较差异无统计学意义。治疗组退热时间为（1.35±0.46）天，疱疹消失时间为（4.29±0.36）天，对照组分别为（1.42±0.26）天、（5.61±0.52）天，2 组比较疱疹消失时间差异有统计学意义，退热时间差异无统计学意义。

从现代医学的角度看，甘露消毒丹（饮）具有明显的抗病毒抗菌作用，对多种病毒有抑制作用，并能够有效增强机体的免疫力，提高抗菌能力，故可用于治疗手足口病。

三仁汤由杏仁、飞滑石、白通草、白蔻仁、竹叶、厚朴、生薏苡仁、半夏组成，具有清利湿热，宣畅气机的功效，主治湿温初起，头痛恶寒，面色淡黄，身重疼痛，午后身热，胸闷不饥等症，临床上常用于治疗急性肾小球肾炎、肾盂肾炎、急性卡他性中耳炎、妊娠呕吐、伤寒百日咳等症。

王惠敏对对照组 24 例给予头孢噻肟钠 100mg/（kg•d），加入 0.9% 氯化钠注射液静脉滴注，每日 2 次；阿昔洛韦 5mg/kg，每日 2 次；外用药物用蒙脱石散口腔局部外涂，每日 2 次。治疗组中属于湿热交阻型者在此基础上加服三仁汤加减，药用生薏苡仁 10g，杏仁、泽泻、藿香（后下）各 6g、白蔻仁 3g，法半夏、陈皮各 8g，黄连 4g，金银花 10g，水煎 100ml，分 2 次服。结果显示，治疗组疗效优于对照组。

现代药理研究还证明，三仁汤具有抗菌、解热、止咳、止吐、利尿等作用。

3. 西药联合病程辨证 根据临床表现，将手足口病的病程分为 3 期：①前驱期：表现为发热、咽痛、咳嗽等一系列外感症状，治以辛凉解表、疏散风热为主，可用银翘散加减；②发疹期：表现为出现疱疹以及持续发热、烦躁、口渴等里热证候，治以清热解毒透疹为本，可用清瘟败毒饮加减；③恢复期：表现为疱疹消退，发热渐退，口唇干燥，纳差等一系列阴液耗伤及脾虚证候，治以健脾助运、生津养阴为主，可用沙参麦门冬汤加减。

王琼等将 100 例患儿分为对照组 51 例和治疗组 49 例，对照组给予阿昔洛韦 15mg/d，分 3～4 次口服，并同时给予维生素 C 及布洛芬等对症治疗。治疗组在此基础上根据不同时期给予不同方剂，前驱期以辛凉解表、疏散风热为主，方用银翘散加减；发疹期以清热解毒透疹为本，方用清瘟败毒饮加减；恢复期以健脾助运、生津养阴为主，方用沙参麦门冬汤加减。结果显示，治疗组的治愈率为 48%，有效率为 39%，显效率为 41%，对照组分别为 44%、31%、39%，2 组比较差异有统计学意义，治疗组疗效优于对照组。

4. 西药联合部位辨证 手足口病亦可根据疱疹发病部位的不同而采用不同的药物进行治疗。

周逸通过对150例患儿中西医结合治疗的临床观察，认为根据疱疹部位的不同可采用不同的药物治疗：手、足部皮疹初期可用生理盐水清洗，口服中药（手足口1号方：板蓝根15g，金银花、连翘、牛蒡子、桔梗各10g，生甘草6g。日1剂，口服，3次/d，用药5天，治愈率100%），待有疱疹形成或破溃时可涂碘伏，严重者可用0.9%氯化钠注射液20ml加利巴韦林0.2g加阿昔洛韦10mg局部涂搽，2次/d，口服中药[手足口病2号方：生石膏（先煎）、薏苡仁各20g，生地黄、木通、甘草梢各10g。日1剂，3次服。用药5天，治愈率100%]；臀部疱疹破溃处，局部使用阿昔洛韦软膏，口服中药（手足口病2号方：大便不通者加白术、茯苓、猪苓、泽泻、炙甘草、陈皮各10g。日1剂，3次服。用药5天，治愈率100%）；口腔部疱疹在进食前用棉签蘸生理盐水涂口腔溃疡处清洗，再配以中药外用（手足口病1号方：细辛5g，黄连3g，药碾末混匀，加陈醋适量，调成糊状，贴敷脐孔处胶布固定，每日换1次，用药4天，治愈率100%），对于疱疹破溃者取利巴韦林涂搽口腔患处，2～3次/d，再配以中药外用（手足口病2号方）。

5. 西药联合中药经典方加减

（1）利巴韦林联合五味消毒饮加减：韩永界等将手足口病以温病的湿温进行辨证，治疗以清热、解毒、除湿为主，将240例患儿随机分为2组各120例，对照组给予利巴韦林注射液，用量为10～15mg/（kg·d），治疗组在此基础上加用中药口服。处方：金银花、野菊花、紫花地丁、蒲公英、天葵子、紫草、佩兰、青蒿。每天1剂，每剂加水140ml，先浸泡20分钟，用武火煎煮。每天4次口服，每次20～30ml。咳嗽者加杏仁、桔梗；发热超过38.5℃加石膏、栀子；咽痛明显者加薄荷、玄参。2组疗程均为7天。结果显示，治疗组的退热时间为（1.91±1.12）天，疱疹消退时间为（3.92±0.71）天，对照组分别为（2.65±1.41）天、（4.65±1.83）天，2组比较差异有统计学意义。治疗组的总有效率为100%，对照组的总有效率为78.3%，治疗组疗效优于对照组，差异有统计学意义。

该方为五味消毒饮加紫草、佩兰、青蒿为主方进行加减。五味消毒饮方中金银花清热解毒，消散痈肿；紫花地丁、蒲公英、野菊花、紫背天葵子清热解毒，凉血消肿散结。诸药合用，共奏清热解毒、散结消肿之功。现代药理研究还证实，五味消毒饮具有广谱抗病毒、抗炎作用，且无明显的毒性和副作用。此外，所加紫草清热凉血透疹；佩兰、青蒿清热利湿。故五味消毒饮加紫草、佩兰、青蒿既可清热解毒，又有透疹利湿之效，与西药联合使用疗效更佳。

（2）利巴韦林联合银翘散、藿朴夏苓汤加减：朱奕豪等将43例患儿随机分为对照组20例和治疗组23例，对照组用利巴韦林针10～15mg/kg加入10%葡萄糖注射液静脉滴注，1次/d，细菌感染者予以适当抗生素治疗，口腔疱疹明显者予以冰硼散吹敷，酌情使用非甾体解热镇痛药和补液治疗。治疗组在此基础上使用中药汤剂银翘散加藿朴夏苓汤加减治疗。处方：金银花、连翘、薄荷、蝉蜕、藿香、佩兰、姜半夏、生薏苡仁、甘草。用量依据患儿个体年龄、体重、体质等情况而定。每日1剂，水煎100ml，取汁分2次或多次服完。两组均以3天为1个疗程，连续治疗观察2个疗程。结果显示，对照组有2例患者并发肺部感染，经抗生素治疗后好转出院，2组患者无1例转为重症和危重症，无1例死亡。治疗组的总有效率为95.6%，对照组的总有效率为65.0%，治疗组的疗效明显优于对照组，差异有统计学意义。治疗组的发热消退时间为（2.1±0.8）天，皮疹消退时间为（4.0±0.9）天，住院天数为（4.0±1.1）天，对照组分别为（3.6±1.4）天、（6.1±1.6）天、（6.1±1.5）天，2组比较差异有统计学意义。

银翘散和藿朴夏苓汤两方合用，共奏轻凉宣透、疏风散热之效，适用于手足口病轻症，全身症状不重者，证属风热犯肺夹湿型。方中金银花、连翘清热解毒，辛凉轻透以泄风热；薄荷解毒透疹；藿香、佩兰芳香化湿；姜半夏燥湿运脾，使脾不为湿邪所困；蝉蜕祛风止痒；甘草宣开肺气以止咳嗽；配以芦根生津止渴；荆芥、豆豉辛散透表；竹叶辛凉清宣、透热外达；茯苓、猪苓、薏苡仁淡渗利湿，使水道畅通，则湿有去路。此外，现代药理研究还证明，藿香、连翘、薄荷等均有一定的抗病毒作用；连翘、金银花还有广谱的抗菌作用和提高免疫力的功效。故用利巴韦林联合银翘散、藿朴夏苓汤具有协同抗病毒作用，可缩短疗程，减少并发症的发生，取得较好的疗效。

（3）阿昔洛韦联合三豆饮、银翘散加减：张兆泉将120例患儿随机分为2组各60例，对照组给予阿昔洛韦5mg/kg加入5%葡萄糖注射液100～150ml静脉滴注，每天2次；外用蒙脱石散涂抹于口腔患处；对手足皮肤疱疹溃破感染者，用金黄散或青黛散麻油调敷患处；同时给予维生素B、维生素C营养支持等。治疗组在此基础上加用三豆银翘散加减煎汤直肠静脉滴注，高热者加生石膏、知母、羚羊粉；手足皮肤红斑色紫者加紫草、牡丹皮、赤芍；大便闭结者加生大黄、枳实；小便赤者加灯心草；食欲不振、恶心、呕吐者加白蔻仁、法半夏、姜竹茹；夜啼烦躁者加蝉蜕、钩藤、蚕沙。结果表明，治疗组总有效率为98.3%，高于对照组的85.0%，差异有统计学意义，治疗组的疗效优于对照组。

该三豆银翘散即为三豆饮合银翘散加减。三豆饮方中，赤小豆、绿豆功效为利水消肿、清热解毒，黑豆具有补肾、健脾、润肺、解毒、消肿功效；该方与银翘散合用，共奏清热解毒之效。同时采用直肠滴注直接进入大肠，通过大肠吸收直接进入静脉，进而入肺，而肺朝百脉，通过肺的敷布使药效达到手足、皮肤、口腔患处。直肠滴注较口服，可避免苦寒中药对患儿胃黏膜的直接刺激，又无胃液酶消化液减弱药效之弊；另外药物直接进入大肠循环，还可减弱对肝的毒副作用；而且还有给药量大、吸收规律且充分发挥作用迅速而持久的特点。

（4）更昔洛韦联合五味消毒饮：张红对91例患儿予更昔洛韦5mg/（kg·d），酌情使用抗生素及退热药，同时服用五味消毒饮加减以清营解毒。处方：蒲公英、金银花、野菊花、紫花地丁各15g。风温初感者，加白芷、防风各5g；热传营血者，加石膏20g、黄连15g；气阴不足者，加麦冬、玄参各10g。以上方药水煎服，不能口服的，汤药保留灌肠。皮肤丘疹、水疱，口腔内水疱、溃疡均涂敷西瓜霜。结果显示，显效62例，有效28例，无效1例，总有效率为98.9%。

（5）更昔洛韦联合银翘散：文爱艳将160例手足口病患儿随机分为2组各80例，对照组给予更昔洛韦5mg/（kg·d）静脉注射，每天2次；观察组采用更昔洛韦与银翘散联合治疗（金银花10g，连翘20g，薄荷10g，荆芥15g，芦根20g，紫草10g，桔梗10g，甘草10g。汤剂给予患儿口服）。结果显示，观察组总有效率为97.5%，高于对照组的81.25%，差异有统计学意义，观察组的症状消失时间、住院时间均短于对照组，差异有统计学意义。

6. 西药联合中药制剂、中成药的治疗

（1）利巴韦林联合热毒宁注射液：曾甲庆等对对照组75例患儿给予利巴韦林10mg/kg

加入 5% 葡萄糖注射液 100ml 静脉滴注，治疗组 85 例在此基础上加用中药制剂热毒宁 0.6ml/kg 加入 5% 葡萄糖注射液 100ml 静脉滴注，疗程均为 5 天。结果显示，治疗组治愈率为 54.7%、总有效率为 96.5%，对照组治愈率为 41.3%、总有效率为 90.7%，2 组治愈率的比较有统计学意义。治疗组的发热持续时间为（2.1 ± 0.4）天，皮疹消退时间为（3.7 ± 1.1）天，口腔溃疡痊愈时间为（3.1 ± 0.7）天，对照组分别为（4.2 ± 0.7）天、（5.1 ± 1.7）天、（4.2 ± 1.2）天，2 组在体温正常、皮疹消退、口腔疱疹或溃疡痊愈时间的比较差异有统计学意义。

牟淑芹等对 50 例患儿采用利巴韦林 10mg/（kg•d）加入 5% 葡萄糖注射液或 0.9% 氯化钠注射液静脉滴注，每日 1 次，同时给予热毒宁注射液，1～3 岁 0.6ml/（kg•d），4～7 岁 10ml/（次•d）每日 1 次，并进行对症支持治疗，高热者及时退热，基本不用激素，治疗 5 天。结果显示，显效 35 例，有效 13 例，无效 2 例，总有效率 98%。无效 2 例患儿无基础疾病但皮疹多，皮疹分布在手足口臀部肘膝踝部及外耳轮部，5 天后仍低热，未出现重症症状，继续用药 2 天体温恢复正常，皮疹消退。治疗时间最短 3 天，最长 7 天，平均 5 天。无 1 例在治疗过程中出现重症、药物的毒副作用及不良反应。利巴韦林联合热毒宁注射液静脉滴注在治疗普通型儿童手足口病时退热明显，皮疹结痂消退时间短，3 天内患儿临床症状明显改善，疗程 3～5 天，总有效率 98%，在治疗过程中未出现重症病例，未见药物的毒副作用及不良反应。

普通型手足口病的治疗以清热解毒、化湿透邪为原则。热毒宁注射液中主要含有青蒿、金银花和栀子。青蒿辛、苦、寒，辛以解表，寒以清热，是解表清热、宣郁散邪之良药；金银花以解毒泄热为主；栀子清利三焦之火，导热毒下行。诸药合用，共祛表里上下之邪。利巴韦林联合热毒宁既可增强抗病毒作用，提高疗效，缩短疗程，又可对症解热、抗炎、增强免疫力，减轻药物的毒副作用。

（2）利巴韦林联合喜炎平注射液：鲍新民等对对照组 50 例给予利巴韦林 5～10mg/（kg•d），加入 5%～10% 葡萄糖注射液 50～100ml 静脉滴注，每天 1～2 次；治疗组 50 例在此基础上加用喜炎平注射液 0.2ml/（kg•d）加入 5%～10% 葡萄糖注射液 50～100ml 静脉滴注，每天 1 次，5～7 天为 1 个疗程。结果表明，对照组 50 例，显著疗效 18 例，一般疗效 28 例，较差疗效 4 例；治疗组 50 例，显著疗效 36 例，一般疗效 14 例，较差疗效 0 例。治疗组疗效明显高于对照组。

高慧将 92 例手足口病患者分为 2 组各 46 例，对照组采用利巴韦林针剂 10～15mg/（kg•d），加入 10% 葡萄糖注射液或 0.9% 氯化钠注射液静脉滴注；观察组加用喜炎平 0.2～0.4ml/（kg•d）加入 10% 葡萄糖注射液或 0.9% 氯化钠注射液静脉滴注，疗程 7 天。结果显示，观察组总有效率为 93.48%，对照组总有效率为 76.09%，观察组皮疹消失时间、高热消失时间、咳嗽消失时间、咽痛消失时间均短于对照组，对比均具有统计学意义。

李静等将 188 例患儿随机分为治疗组 144 例和对照组 84 例，2 组均常规给予利巴韦林针剂 10～15mg/kg，加入 5% 葡萄糖注射液 80～150ml 静脉滴注，每天 1 次，并辅以赖氨匹林粉针剂入壶退热及水溶性维生素、脂溶性维生素支持治疗。治疗组加用喜炎平注射液和重组人干扰素 α-2b 注射液。喜炎平注射液按 5mg/（kg•d）计算用量，加入 5% 葡萄糖注射液 50～100ml 静脉滴注，每天 1 次，疗程 7 天；重组人干扰素 α-2b 注射液 10 万 U/（kg•d），最大剂量不超过 100 万 U，每天 1 次，连用 3 天。结果显示，治疗组总有效率为 94.2%，对照组总有效率为 80.9%，治疗组的疗效优于对照组，差异有统计学意义。治疗组的退热时间为（2.28±0.74）天，溃疡愈合时间为（3.43±1.25）天，惊跳肌颤消失时间为（3.02±1.05）天，疱疹消退时间为（5.02±1.43）天，对照组分别为（3.24±1.12）天、（4.15±1.35）天、（3.15±1.57）天、（5.12±1.74）天，2 组在退热时间、溃疡愈合时间、惊跳肌颤消失时间的比较差异有统计学意义，而皮肤疱疹消退时间组间比较差异无统计学意义。

喜炎平注射液为中药穿心莲的提取物。穿心莲具有清热解毒、消炎、消肿止痛的作用，故喜炎平主要用于抗病毒、消炎、抗菌、镇咳及增强免疫力。利巴韦林联合喜炎平注射液可增强抗病毒作用，同时增强机体免疫力，较常规采用利巴韦林治疗的效果好。而干扰素（IFN）是具有广谱抗病毒活性的蛋白，具有抗病毒、免疫调节等作用，但 IFN 可引起发热、寒战等不良反应，利巴韦林、喜炎平和干扰素三者联合运用具有协同抗病毒作用，可提高疗效，减少继发感染和并发症的发生，减少不良反应，效果更好。

（3）利巴韦林联合双黄连静脉注射：王绪韶等对 144 例手足口病患儿采用利巴韦林 15～20mg/（kg•d）和双黄连 60mg/（kg•d）静脉注射，疗程 3～5 天，其中合并有细菌感染者加用抗生素，同时雾化吸入利巴韦林和地塞米松，每日 2 次，加强口腔护理，对于手、足、臀部等部位的皮疹给予阿昔洛韦乳膏外涂。其中 1 例合并神经系统损害的患儿，除上述治疗措施外，给予大剂量免疫球蛋白、甲泼尼龙冲击、脱水降颅内压、对症处理及营养支持等综合治疗。结果显示，全部 144 例患儿均痊愈，平均住院时间 6.5 天，1 例合并神经系统损害的患儿住院 15 天痊愈出院，无并发症和后遗症。

（4）利巴韦林联合痰热清注射液静脉滴注：商爱江等将 120 例手足口病患儿随机分为 2 组，对照组 61 例给予利巴韦林 10～15mg/（kg•d）加入 5% 葡萄糖注射液 100～250ml 静脉滴注，1 次 /d；辅以维生素 C 和 B 族维生素治疗，同时也根据情况予以纠正水电解质紊乱及退热治疗；观察组 59 例在此基础上加用痰热清注射液 0.4～0.5ml/（kg•d），加入 5% 葡萄糖注射液 100～250ml 静脉滴注，1 次 /d。结果显示，观察组热退时间为（2.7±1.3）天，皮疹消失时间为（4.3±1.2）天，重症病例为 0 例，住院天数为（7.2±2.6）天，对照组分别为（4.2±1.9）天、（6.6±2.3）天、（9.6±3.4）天，观察组较对照组皮疹消退时间短，退热效果较好，住院天数观察组明显少于对照组，且观察组治疗期间无重症出现，组间比较差异有统计学意义。

张雪睿等将 125 例患儿随机分为对照组 58 例和治疗组 67 例，对照组给予利巴韦林注射液 10～15mg/（kg•d）静脉滴注，每日 1 次。治疗组在此基础上加用痰热清注射液 0.5～1ml/（kg•d）。结果显示，治疗组总有效率为 91.04%，对照组总有效率为 72.4%，治疗组的疗效优于对照组，比较差异有统计学意义。治疗组的热退时间为（2.54±0.83）天，疹退时间为（3.36±0.72）天，总疗程为（3.96±0.63）天，对照组分别为（4.9±1.25）天、（5.54±0.95）天、（5.75±0.94）天，2 组比较差异有统计学意义。

痰热清注射液配方中的黄芩能清热燥湿、泻火清毒；熊胆粉、山羊角可清热解毒，化痰息风止惊；金银花能清热解毒，宣肺解表；连翘可升浮宣散，透肌解表，清热逐风。诸药合用，共奏清热、解毒、化痰之功。现代临床研究还表明，熊胆粉具有抑菌、解痉及抗感染作用，所含氨基酸有免疫调节、退热及镇静作用；金银花含有绿原酸，也具有广谱抗菌作用，对金黄色葡萄球菌、肺炎葡萄球菌、乙型溶血性链球菌均有明显抑制作用。痰热清可诱发机体产生α-干扰素，对T淋巴细胞、B淋巴细胞增殖及巨噬细胞吞噬功能具有极其明显促进作用，能使流感病毒小鼠血浆中Th2细胞分泌IL-4的抑制状态获得解除，并促进Th细胞分泌INF-γ。这提示痰热清具有明显的抑菌、抗病毒双重功效，且能增强机体免疫力，提高白细胞吞噬功能。采用利巴韦林联合痰热清注射液治疗手足口病，其中利巴韦林抑制肠道病毒，痰热清清热燥湿、泻火解毒、化痰宣肺、抗炎，两者联合应用，使合并呼吸感染者症状迅速减轻，病程缩短，达到协调作用，可以提高疗效，并且减少利巴韦林的毒副作用。

（5）利巴韦林联合清开灵注射液、炎琥宁注射液：刘志强将230例患儿分为观察组150例和对照组80例，对照组给予利巴韦林15ml/（kg•d）分2次肌内注射，干扰素10U/（kg•d）肌内注射。观察组在此基础上加用清开灵注射液0.5ml/（kg•d），炎琥宁5ml/（kg•d），并按照50ml/（kg•d）补充体液，静脉滴注。饮食减少、拒食者给予复方氨基酸（18A）5ml/（kg•d）。其他对症处理相同。结果显示，观察组病例全部治愈，对照组病例治愈79例，1例出现右下肢肌力减退（弛缓性麻痹）。观察组发热持续时间为（2.5±1.1）天，疱疹、斑丘疹结痂、塌陷、吸收恢复时间为（4.2±1.5）天，嗜睡、易惊、烦躁不安、抽搐、肢体阵挛等症状消失时间为（2.8±1.0）天，对照组分别为（3.7±1.2）天、（6.1±1.6）天、（3.5±1.0）天，2组比较差异有统计学意义。

药理研究和临床研究均表明，清开灵和炎琥宁均可对症退热治疗，炎琥宁还具有抗病毒作用，与利巴韦林可产生协同作用，故利巴韦林联合清开灵注射液、炎琥宁注射液治疗手足口病疗效优于常规西药治疗，可明显减少控制感染的时间，极大地缩短病程。

（6）利巴韦林联合小儿热速清口服液：李斌将21例患儿分为对照组8例和治疗组13例，对照组采用利巴韦林注射液10mg/（kg•d）加5%葡萄糖注射液静脉滴注，同时对症处理支持治疗，治疗组在此基础上口服小儿热速清口服液，<1岁5ml/次，1～3岁10ml/次，>3岁15ml/次，均每天3次口服。两组均治疗6天。结果显示，21例患儿全部痊愈，治疗组的平均退热时间为3.5天，平均皮疹消退时间为4.5天，对照组二者均为6.0天，2组在发热天数、皮疹消退时间的比较差异有统计学意义。

（7）利巴韦林联合蒲地蓝消炎口服液：敖小艳对对照组39例给予利巴韦林注射液10mg/（kg•d）静脉滴注，治疗组64例在此基础上口服蒲地蓝消炎口服液3～5ml，每日3次。两组均连用4～7天或至体温正常后2天，并给予相同的对症处理。结果显示，治疗组治愈率54.7%、总有效率87.5%，均明显优于对照组相应的20.5%和56.4%，差异有统计学意义。治疗组用药后退热时间为（2.1±1.0）天，皮疹消退为（3.8±1.4）天，口腔疱疹或溃疡痊愈时间为（2.7±0.6）天，对照组分别为（4.2±2.5）天、（5.4±1.9）天、（3.8±0.5）天，2组比较差异均有统计学意义。

熊云飞将130例患儿分为对照组50例和治疗组80例，对照组口服利巴韦林颗粒10～15mg/（kg•d），分3次口服，连服7～10天，治疗组在对照组治疗的基础上加用蒲地蓝消炎口服液0.4～0.8ml/（kg•d）分3次口服，连服7～10天。两组如有口腔溃疡疼痛，给予康复新液涂口腔局部，酌情使用退热药和抗生素，禁用刺激性食物。结果显示，治疗组总有效率为95%，对照组总有效率为76%，治疗组显效率、总有效率均明显优于对照组，差异有统计学意义。治疗组总病程为（4.5±1.5）天，总热程为（2.6±1.3）天，用药后热程为（1.8±0.8）天，皮疹消退时间为（1.9±0.5）天，口腔溃疡好转时间为（2.8±0.5）天，对照组分别为（7.1±1.1）天、（5.2±2.1）天、（3.9±0.8）天、（3.9±0.8）天、（3.9±0.4）天，2 组比较差异有统计学意义。

利巴韦林联合蒲地蓝消炎口服液可增强抗病毒作用，缩短疗程，中西医优势互补，较之西医的单一治疗方法优势明显。

（8）利巴韦林联合连花清瘟颗粒：连花清瘟颗粒由连翘、金银花、麻黄（炙）、苦杏仁（炒）、石膏、板蓝根、绵马贯众、鱼腥草、广藿香、大黄、红景天、薄荷脑、甘草组成，具有解热排毒、利肺宣泄的作用，可改善手足口病引起的高热、身体疲乏、食欲下降、腹痛、头痛呕吐、呼吸加快等临床症状，并可降低合并细菌感染的风险。

王智勇将 120 例手足口病患儿按照随机分为观察组与对照组各 60 例，所有患儿均给予退热、防治感染和维持水电解质平衡等常规治疗及儿科常规护理，给予利巴韦林 10～15mg/（kg•d），2 次 /d，静脉滴注。观察组在此基础上加用连花清瘟颗粒口服，剂量为 1～3 岁 2g/ 次、3 次 /d，3～12 岁 3g/ 次、3 次 /d，均连续用药 7 天。结果显示，观察组总有效率为 98.3%，对照组总有效率为 80.0%，两组比较差异有统计学意义；观察组和对照组退热时间分别为（1.39±1.43）天、（2.67±1.58）天，皮疹消退时间分别为（2.89±1.33）天、（4.27±1.31）天，疱疹愈合时间分别为（3.12±1.27）天、（4.13±1.56）天；观察组临床症状改善时间均短于对照组，两组比较差异有统计学意义（$P<0.05$）。

（9）更昔洛韦联合炎琥宁静脉滴注：沈春华将 75 例手足口病患儿随机分为治疗组 45 例和对照组 30 例，对照组给予更昔洛韦 5mg/（kg•d）溶于葡萄糖注射液 100ml 中静脉滴注，每日 1 次，疗程 7 天。治疗组在此基础上予以炎琥宁 5～10mg/（kg•d）溶于生理盐水或葡萄糖注射液 100ml 中静脉滴注，每日 1 次，疗程 7 天。其他处理相同。结果显示，治疗组的总有效率为 91%，对照组为 70%，2 组比较差异有统计学意义，治疗组的疗效优于对照组。治疗组的退热时间为（2.69±1.03）天，皮疹消退时间为（2.74±0.93）天，口腔溃疡愈合时间为（3.82±1.32）天，住院时间为（4.73±1.65）天，对照组分别为（4.62±1.43）天、（3.69±1.26）天、（4.73±1.83）天、（6.98±1.81）天，2 组比较差异均有统计学意义。治疗组白细胞减少 4 例，轻度胃肠道反应 1 例，主要表现为恶心、腹部不适及呕吐，不良反应发生率为 11%；对照组白细胞减少 2 例，不良反应发生率为 7%。两组比较差异无统计学意义。

（10）更昔洛韦联合痰热清注射液：杨晓泉等将 161 例手足口病患儿随机分为对照组 76 例和治疗组 85 例，对照组给予炎琥宁 5～10mg/（kg•d），更昔洛韦注射液 5mg/（kg•d）静脉滴注，1 日 1 次，疗程 3～7 天；治疗组给予痰热清注射液 0.5～0.8ml/（kg•d），更昔洛韦注射液 5mg/（kg•d）加入 5% 葡萄糖注射液静脉滴注，1 日 1 次。结果显示，治疗组总有效率为 96.47%，退热时间为（1.53±0.38）天，疱疹消退时间（2.59±0.35）天，对照组分别为 88.16%、（2.56±0.52）天、（3.6±0.95）天，2 组比较差异均有统计学意义。

痰热清注射液具有清热、解毒、化痰等功效，炎琥宁亦有清热、消炎、抗菌、抗病毒等多种功效，但其在退热、止惊方面的作用逊于痰热清。

（11）更昔洛韦联合双黄连：孙东将 60 例患儿随机分为 2 组各 30 例，对照组给予静脉用利巴韦林 10～15mg/(kg•d)，治疗组静脉给予更昔洛韦 5mg/(kg•d)及口服双黄连 5～10ml/次，每日 3 次，连用 5 天。结果显示，治疗组总有效率为 96.67%，对照组总有效率为 86.67%，2 组比较差异有统计学意义，治疗组疗效明显优于对照组。治疗组平均退热时间为(4.67±1.58)天，平均退疹时间为(5.64±1.18)天，对照组分别为(6.43±1.32)天、(6.06±1.72)天，2 组平均退热时间比较差异有统计学意义。

(12) 更昔洛韦联合小儿豉翘清热颗粒：小儿豉翘清热颗粒由连翘、淡豆豉、薄荷、荆芥、栀子(炒)、大黄、青蒿、赤芍、槟榔、厚朴、黄芩、半夏等 14 味中药组成，具有疏风解表、清热导滞的功效，常用于小儿风热感冒夹滞证。现代药理研究还表明，该颗粒剂对酵母引起的大鼠发热和消毒牛奶所引起的家兔非感染性发热均有降温作用。

王爱敏将 80 例患儿按照就诊时间顺序随机分为治疗组与对照组各 40 例。2 组均予更昔洛韦粉针 5mg/(kg•d)，加入 0.9% 氯化钠溶液 100ml 静脉滴注，疗程 3～5 天，或用至体温正常后 2 天，适当予退热处理。治疗组在此基础上加服小儿豉翘清热颗粒，剂量：6 个月～1 岁，1 次 1～2g；1～3 岁，1 次 2～3g；4～6 岁，1 次 3～4g；均 1 天 3 次，疗程 7 天。结果显示，治疗组发热消退时间为(2.23±1.06)天，疱疹消退时间为(4.02±1.18)天，总有效率为 97.5%，对照组分别为(4.55±1.32)天、(5.97±1.63)天，80.0%，2 组比较差异有统计学意义。

7. 西药联合自拟中药方

(1) 利巴韦林联合自拟中药方：何雯等认为，手足口病的病变性质为湿(病变以疱疹为主)、热毒(皮肤斑丘疹)，且具有流行性，故其病因可称为“时行湿毒之邪”。脾主四肢，开窍于口，而发病部位主要在四肢末端、口腔，故病位应以脾为主。时行湿毒之邪由口入胃，内郁于脾而外发于四肢末端、口腔，故丘疹、疱疹先后出现。其以清热解毒利湿为主要治则，将 60 例患儿随机分为对照组 22 例和治疗组 38 例，对照组给予利巴韦林颗粒 10～15mg/(kg•d)，分 3 次口服，口腔溃疡用蒙脱石散与注射用聚肌胞交替涂口腔溃疡。治疗组在此基础上加用自拟清热解毒利湿汤，处方：升麻 6g，葛根、藿香、佩兰、金银花、连翘、薏苡仁、茯苓、车前草、板蓝根各 10g，甘草 3g。每日 1 剂，水煎服。咽痛明显加白芷、射干，呕吐加神曲、半夏，便秘加瓜蒌仁。2 组均治疗 5 天。结果显示，治疗组的总有效率为 94.7%，对照组的总有效率为 72.7%，治疗组疗效优于对照组，差异有统计学意义。该自拟方中，升麻、葛根辛凉解毒，能升举阳气，透疹外出；藿香、佩兰化湿；金银花、连翘、板蓝根清热解毒透表；薏苡仁、茯苓、车前草利湿。诸药合用，可达清热解毒利湿之功。该方所用药物均能入脾胃经，具有清中有透、清而不寒、清热利湿的特点。

李新成认为，手足口病属中医“温病”范畴，风湿的病毒侵害了肺和人体的经络，并且这种病毒表现在肌肤上，就出现手足口病的症状。其将 88 例患儿随机分为对照组 40 例和治疗组 48 例，对照组采用利巴韦林注射液 5～10mg/kg，静脉滴注；治疗组在此基础上加用中草药煎服，处方：金银花、连翘、荆芥、大青叶、蒲公英、薄荷、桑叶、菊花、杏仁、牛蒡子、黄芩、生甘草。结果显示，治疗组 48 例，治愈 40 例，有效 7 例，无效 1 例，治愈率 83.3%，总有效率 97.9%，平均住院天数 5 天；对照组 40 例中治愈 30 例，有效 8 例，无效 2 例，治愈率 75%，总有效率 95%，平均住院天数 6.5 天。两组治愈率、总有效率有显著性差异。该自拟方中，金银花、连翘、蒲公英、大青叶、桑叶、菊花清热解毒透表；荆芥辛散透表；薄荷解毒透疹；黄芩清热燥湿、泻火解毒；杏仁、牛蒡子宣开肺气；甘草调和诸药。全方具有疏风散邪、清热解毒之功。

王续兵认为，手足口病的发生以感染时邪为主，邪毒由口鼻而入，蕴郁肺脾，内侵生湿生热，向外发于肌表，故见手、足、口部疱疹，治宜清热、利湿、解毒为主。其将48例患儿随机分为两组各24例，对照组给予新博林5mg/(kg•次)，每日3次；阿莫西林40mg/(kg•d)，分4次服药；外用药物为氯锌油及炉甘石水，局部外涂，每日3次，治疗中若体温超过38.5℃给予口服退热剂。治疗组在此基础上口服自拟泻黄解毒汤，处方：藿香、金银花、连翘、蒲公英、石膏、紫草、紫花地丁各10g，蝉蜕、炒栀子、防风各6g，板蓝根12g，赤芍3g，发热者加柴胡6g，咳嗽者加前胡、全瓜蒌各10g，纳差者加鸡内金6g、焦三仙各10g。每日1剂，煎汤后多次温服。2组均治疗7天。结果显示，治疗组24例治愈18例(75.0%)，好转5例(20.8%)，无效1例(4.2%)，总有效率(95.8%)；对照组治愈9例(37.5%)，好转10例(41.7%)，无效5例(20.8%)，总有效率(79.2%)。两组比较，治愈率及总有效率差异均有统计意义，治疗组的疗效明显优于对照组。该自拟方中，藿香、炒栀子、石膏、防风为《小儿药证直诀》中“泻黄散”之组成，用以泻脾胃伏火，使伏热或泻于下或透于表；金银花、连翘、板蓝根、蒲公英、紫花地丁为清热解毒之佳品，使热毒之邪迅速得以清除；紫草凉血解毒、透疹；赤芍、蝉蜕辛凉透表，使机体内火毒外达内消。诸药配伍，相得益彰，共奏清热、利湿、解毒之功效，使手、足、口患儿热退，疱疹消退，迅速痊愈。

黄光斌认为，手足口病是由外感时邪疫毒与肺、心、脾经内蕴湿热，外邪郁结肌表所致，治疗当以辛凉解表、清热利湿及解毒为原则。其将120例患儿随机分为2组各60例，对照组静脉滴注利巴韦林注射液10mg/(kg•d)，观察组在此基础上加口服中药(处方：金银花、蒲公英、夏枯草、板蓝根、生地黄、牛膝、知母、石膏、苦参、地肤子、灯心草各12g，竹叶8g，甘草5g。水煎服，每日1剂，分2次服，复渣煎后外洗)。两组均治疗4天。结果显示，治疗组有效率91.67%，平均住院天数(3.98±0.52)天；对照组有效率73.3%，平均住院天数(5.89±0.69)天。2组治愈率差异有统计学意义，观察组的疗效优于对照组。观察组发热、口腔溃疡、皮疹消退时间及住院天数明显短于对照组。观察组腹泻4例，呕吐2例，不良反应总发生率为10.0%；对照组腹泻6例，呕吐4例，发热5例，新增皮疹3例，不良反应总发生率30.0%。观察组药物不良反应总发生率明显低于对照组。该自拟方中，金银花、蒲公英、夏枯草、板蓝根清热解毒；生地黄清热凉血，牛膝引火下行，泻火通便；知母、石膏清除肺胃之热；苦参、地肤子、灯心草清热解毒、利湿、清火；甘草调和诸药。诸药合用，共奏清热解毒、清心泻脾、解毒利湿之功。

白建军等以清热、透疹、解毒为治则，将34例患儿随机分成2组各17例，2组均给予利巴韦林口服5mg/次、3次/d，外用涂阿昔洛韦软膏、3次/d。治疗组在此基础上给予自拟芩连解毒汤治疗，处方：黄芩、黄连、栀子、牡丹皮、竹叶、连翘、紫草各6g，生地黄10g，石膏12g，板蓝根9g，甘草3g。水煎服，1日1剂。加减：发热者，加柴胡、青蒿各6g；呕吐者，加竹茹6g、苏梗5g、半夏5g；咳嗽者，加瓜蒌、浙贝母各6g；腹泻重者，加薏苡仁15g、滑石6g。2组均治疗10天。结果显示，治疗组有效率为94.1%，对照组有效率为70.6%，治疗组疗效明显优于对照组，差异有统计学意义。该自拟方中，黄芩、黄连、栀子、连翘、板蓝根为清热解毒之佳品，使热毒之邪迅速得以清除；紫草、牡丹皮凉血解毒、透疹；石膏清热、除烦止渴，使机体内火毒外达内消。诸药配伍，相得益彰，共奏清热、透疹、解毒之效，使手、足、口患儿热退，疱疹消退。

王青对对照组40例采用利巴韦林注射液5～10mg/kg，静脉滴注，结合对症支持治疗，治疗组在此基础上加用中草药煎服，以清热解毒，宣肺化痰，芳香化湿，宣散脾胃郁热。方药组成：金银花、连翘、荆芥、大青叶、蒲公英、薄荷、桑叶、菊花、杏仁、牛蒡子、黄芩、生甘草。腹胀、食欲不振者，加炒莱菔子、陈皮；咽喉疼痛者，加山豆根；舌红、苔黄厚腻者，加厚朴、半夏、苍术、白术；发热甚者，加生石膏；脐周痛、大便干燥者，加枳实、熟大黄、白芍等。结果显示，治疗组中48例，治愈40例，有效7例，无效1例，治愈率83.3%，总有效率97.9%，平均住院天数5天；对照组中40例，治愈30例，有效8例，无效2例，治愈率75%，总有效率95%，平均住院天数6.5天。2组治愈率、总有效率比较差异有统计学意义。该自拟方中，金银花、连翘善散肺经热邪，透热达表；荆芥、薄荷质轻透散，祛风解毒透疹；桑叶、菊花散肺中风热；大青叶清热解毒；黄芩清肺热及上焦实热；杏仁味苦降泄，宣发肺气；生甘草调和药性。诸药合用，以达清热解毒、宣肺化痰、芳香化湿、宣散脾胃郁热的作用。

吴文以辛凉解表、清热利湿及解毒为治则，对对照组50例给予利巴韦林注射液10mg/（kg•d）静脉滴注；观察组50例在此基础上加用中药口服，处方：金银花、蒲公英、夏枯草、板蓝根、生地黄、牛膝、知母、石膏、苦参、地肤子、灯心草各9g，竹叶5g，甘草3g。水煎服，每日1剂，分2次服。药渣煎后外洗。结果显示，观察组总有效率为98%，对照组为76%，2组比较差异有统计学意义，观察组疗效优于对照组。观察组发热消退时间为（2.50±0.85）天，口腔溃疡消退时间为（2.86±0.16）天，皮疹消退时间为（2.75±0.72）天，对照组分别为（3.15±0.86）天、（3.15±0.82）天、（3.68±0.62）天，2组比较差异有统计学意义。观察组腹泻3例，呕吐1例，不良反应总发生率为8.0%；对照组腹泻4例，呕吐3例，发热3例，新增皮疹2例，不良反应总发生率24.0%。观察组药物不良反应总发生率明显低于对照组。该自拟方中，金银花、蒲公英、夏枯草、板蓝根清热解毒；生地黄清热凉血；牛膝引火下行，泻火通便；知母、石膏清除脾胃之热；苦参、地肤子、灯心草清热解毒、利湿、清火；甘草调和诸药。诸药相合，共奏清热解毒、清心泻脾、解毒利湿之功。

（2）阿昔洛韦联合自拟方药：何郁鹏以清热、解毒、除湿为治则，对对照组121例采用阿昔洛韦每次3～6mg/kg，每日4次，同时应用复合维生素B、维生素C等药物抗病毒、预防继发感染、退热对症支持治疗7天。治疗组96例在此基础上加用清热解毒除湿类方剂，处方：金银花、蚤休、黄芩各7g，野菊花、天花粉、玄参各5g，板蓝根、土茯苓、生地黄、牡丹皮各10g，黄连2g，栀子、知母各8g。6岁小儿20kg体重1日剂量，其余年龄按体重折算，给予相应的剂量。每日1剂，水煎服，连服4天。结果显示，治疗组患儿热退时间为（61.89±8.03）小时，口腔溃疡愈合时间为（5.99±0.69）天，皮疹消退时间为（5.17±0.83）天，总疗程为（6.09±0.66）天，对照组分别为（32.04±8.52）小时、（4.01±0.79）天、（3.28±0.76）天、（4.52±0.73）天，2组比较差异有统计学意义。该自拟方中，金银花、野菊花、蚤休、板蓝根清热解毒；黄连、黄芩清热燥湿；土茯苓解毒除湿；天花粉、栀子、知母清热泻火；玄参、生地黄、牡丹皮清热凉血养阴。现代药理研究表明，金银花、野菊花、板蓝根、蚤休、黄芩、土茯苓等具有抗菌、抗病毒、增强机体免疫功能的作用。

田新花等对52例患儿采用阿昔洛韦片5～10mg/(kg•d)，每天2次，口服。同时服用自拟中药方，处方：金银花、连翘、佩兰、升麻、甘草各8g，藿香、葛根、茯苓各10g，滑石、薏苡仁、板蓝根各15g。加减：疱疹色淡红，周围红晕不显著者，湿重于热，去板蓝根，重用藿香、茯苓；疱疹色红，周围红晕显著者，重用板蓝根，以加强清热之功。每天1剂，水煎，分早晚2次服。治疗3～5天。结果显示，治愈44例，显效5例，有效3例，无效0例，总有效率为100%。该自拟方所选药物均入脾、胃经，能直达病所，且清中有透，在清解湿热的同时，使病邪有外透之机。方中升麻、葛根辛凉解毒，兼能升举阳气，透疹外出；金银花、连翘亦清热而透表；藿香、佩兰化湿；薏苡仁、茯苓、滑石利湿。全方共奏清热解毒、化湿透邪之功。

刘志桢将89例患儿随机分为对照组42例和治疗组47例，对照组采用单一的西医治疗方法，每日4次口服阿昔洛韦，每次3～6mg/kg，同时服用复合维生素B、维生素C等药物抗病毒、预防继发感染、退热对症治疗。7天为1个疗程。治疗组在此基础上加用清热解毒除湿类中药方剂：金银花、蚤休、黄芩各7g，野菊花、天花粉、玄参各5g，板蓝根、土茯苓、生地黄、牡丹皮各10g，黄连2g，栀子、知母8g，水煎服，每日1剂，4天1个疗程；服药剂量，应按体重折算，给予相应剂量（以上剂量为6岁小儿20kg体重1日剂量）。结果显示，治疗组总有效率为97.8%，显著高于对照组的81.0%，差异有统计学意义，治疗组的疗效优于对照组。该自拟方中，金银花清热解毒，辛凉轻透以泄风热；野菊花、蚤休清热解毒；板蓝根清热解毒透表；黄芩清热燥湿，泻火解毒；黄连清热燥湿；土茯苓淡渗利湿，使水道畅通；知母清除脾胃之热；天花粉清热泻火；生地黄清热泻火；牡丹皮清营泄热。诸药合用，共奏清热解毒利湿、清心泻脾、解毒利湿之功。

（3）更昔洛韦联合自拟中药方：吕雪萍等认为，手足口病的治疗当以辛凉解表、清热利湿及解毒为原则，将170例患儿随机分为2组各85例，对照组给予更昔洛韦5mg/(kg•d)，加入0.9%氯化钠注射液100ml静脉滴注治疗；观察组在此基础上给予中药口服，处方：金银花、蒲公英、板蓝根、生地黄、牛膝、知母、苦参、灯心草各12g，竹叶8g，甘草5g，水煎服，每日1剂，分2次服，药渣煎后外洗手、足、臀部的皮疹。2组疗程均为7天。结果显示，观察组总有效率98.8%，明显优于对照组81.2%，差异有统计学意义。该自拟方中，金银花、蒲公英、板蓝根清热解毒；生地黄清热凉血，牛膝引火下行、泻火通便；知母清除脾胃之热；苦参、灯心草清热解毒，利湿，清火；甘草调和诸药。诸药合用，共达清热解毒、清心泻脾、解毒利湿之功。

以上自拟方基本上都遵循了中医治疗手足口病清热、解毒、利湿、透疹的治疗原则，将其与抗病毒药物联合使用，既增强了疗效，又缩短了疗程，减少了药物的不良反应，在手足口病普通病例治疗上均取得了较好疗效。

（二）手足口病重症病例

手足口病少数病例（尤其是小于3岁者）病情进展迅速，在发病1～5天出现脑膜炎、脑炎（以脑干脑炎最为凶险）、脑脊髓炎、肺水肿、循环障碍等，极少数病例病情危重，可致死亡，存活病例可留有后遗症。临床主要表现为神经系统受累或循环呼吸衰竭症状等。临床研究显示，中西医结合治疗重症手足口病较单纯西医治疗可减少镇静类药物的合并使用，缩短退热时间、皮疹消失时间，改善易惊、肢体抖动等精神神经症状。

1. 手足口病并发其他病症

(1) 手足口病并发心肌损害：中医认为，心肌损害由气阴两虚、瘀血阻滞所致，治疗以益气养阴、活血祛瘀为主。

史晓霞将79例患儿随机分为治疗组40例，对照组39例，2组均予利巴韦林10mg/(kg·d)静脉滴注抗感染及大剂量维生素C 100～200mg/(kg·d)静脉滴注营养心肌治疗，治疗组除给予基础西药外，加用芪冬颐心口服液，1次5～10ml，1天2～3次，疗程5～7天。结果显示，2组血清心肌酶谱的各项指标均较治疗前有明显改善，差异有统计学意义，其中治疗组对谷草转氨酶(AST)、肌酸激酶(CK)、肌酸激酶同工酶(CK-MB)及乳酸脱氢酶(LDH)的改善作用明显优于对照组，差异有统计学意义，但2组对α-羟丁酸脱氢酶(α-HBDH)的改善作用相当($P>0.05$)。

芪冬颐心口服液由黄芪、麦冬、人参、生地黄、丹参等组成，具有益气养心、安神止悸的功效，主要用于治疗肝肾不足、气血亏虚所致心悸、胸闷、胸痛、气短乏力、失眠多梦、自汗、盗汗、心烦；病毒性心肌炎、冠心病心绞痛见上述证候者。方中黄芪、麦冬、人参、生地黄具有大补元气、养阴生津的作用，而丹参则具有活血祛瘀之效，符合心肌损害的病因病机。实验研究还证明，芪冬颐心口服液对损伤后的心肌具有保护作用，可以改善心肌缺血、缺氧，降低血浆黏度，增加冠脉流量，降低心肌耗氧量及氧利用率。故芪冬颐心口服液联合抗病毒药物，可用于治疗手足口病并发心肌损害。

(2) 手足口病合并脑炎：手足口病合并脑炎患儿表现为高热不退，易惊、呕吐、肌肉瞤动或肢体痿软，或精神萎靡，舌暗红，苔黄腻或黄燥，脉弦细数，指纹紫滞；由邪热传入厥阴，肝经热盛，热极动风引起。邪热内盛，则见高热不退；热盛动风、风火相扇，故见手足抽搐。

肖建欣等对30例手足口病合并脑炎的患儿采用利巴韦林注射液+维生素+20%甘露醇静脉滴注+羚角钩藤汤加减口服。羚角钩藤汤加减：羚羊角粉(冲)、生甘草各3g，钩藤、白芍、栀子各6g，桑叶、菊花各5g，生地黄10g，全蝎1g，僵蚕2g，生石膏15g。每天1剂，水煎100～150ml，分3～4次口服或结肠滴注。结果表明，治愈20例，显效10例，总有效率100%，治疗时间最短3天，最长7天，平均5天。

该方由羚角钩藤汤加减组成。方中羚羊角粉、钩藤为君，凉肝息风、清热解痉；配合桑叶、菊花加强息风之效；风火相扇最易耗阴灼液，故用白芍、生地黄养阴增液，养肝舒筋；全蝎、僵蚕舒筋通络；生石膏解肌生津；栀子清三焦之热；生大黄导热下行；生甘草调和诸药为使，与白芍相配，又能酸甘化阴、舒筋缓急。羚角钩藤汤具有凉肝息风、增液舒筋的功效，主治肝热生风证，故与抗病毒药物合用可治疗手足口病合并脑炎。

2. 手足口病重型 张显彬等将60例重症患儿随机分为2组各30例，2组患儿均采用抗炎、补液等综合对症治疗，治疗组再根据中医辨证结果加服中药汤剂，并根据中医辨证结果，将手足口病的自然病程分为3个阶段：第一阶段为发病1～3天，疾病初起，症见发热，头痛，双手、足、臀部及口腔散在红色疱疹，舌边尖红，苔薄白且干，脉浮数。治当轻清宣泄，用辛凉平剂银翘散加减，并根据兼症加减组方。第二阶段为发病4～6天，症见高热，用解热镇痛药没有明显的退热效果或短时退热后体温立即升高，汗出，双手、足、臀部及口腔散在暗红色疱疹，口渴唇红，口腔、咽喉溃疡，小便色黄，舌红、苔黄或黄腻，脉数有力，由于病在中、上二焦，治疗当凉膈泄热，方用凉膈散加减，若大便不干者亦可选用钱乙泻黄散加减。第三阶段为发病7天以后，疾病后期，邪热虽解，但肺胃气、阴耗伤一时难复，治当益气生津、清养肺胃，方选沙参麦冬汤、黄芪鳖甲散加减。结果显示，治疗组的体温恢复时间为(2.05±1.18)天，皮疹、疱疹消退时间为(5.52±1.12)天，口腔溃疡及舌部疱疹愈合时间为(3.21±0.63)天，平均住院时间为(5.30±1.03)天，对照组分别为(3.12±1.12)天、(5.72±1.27)天、(4.32±0.54)天、(7.26±1.32)天，其中体温恢复正常时间、口腔溃疡愈合时间、平均住院时间比较差异有统计学意义，皮疹、疱疹消退时间比较差异无统计学意义。治疗组总有效率为100%，对照组为86.7%，两组比较差异有统计学意义，治疗组的疗效优于对照组。尤其在嗜睡、精神差改善时间、肢体抖动控制时间、易惊、惊厥消失时间(天)方面，治疗组优于或明显优于对照组，差异有统计学意义。

祁文涛等对82例重型手足口病患儿给予静脉注射免疫球蛋白，总量1g/(kg•d)，连用2天；甲泼尼龙2mg/(kg•次)，每日2次；喜炎平或热毒宁抗病毒治疗等西药治疗，同时加服中药，治以清肝经热、解毒、平肝止惊，方用自拟清瘟抗毒煎剂(处方：柴胡、钩藤、僵蚕、郁金、石菖蒲、石膏、水牛角丝等，水煎服或灌肠)。结果显示，患者住院时间最短者6天，最长者17天，至出院时治愈71例(治愈标准：体温正常3天，生命体征正常，原有皮疹消失，无新皮疹出现，无神经精神症状，血常规基本正常，血糖正常)，没有1例发展为重症危重型。

周文等对121例重症手足口病患儿予热毒宁注射液0.6ml/kg，1次/d；20%甘露醇2.5～3ml/(kg•次)，每4～6小时1次；甲泼尼龙10～20mg/(kg•d)冲击2天；免疫球蛋白2g/kg，分2天应用；合理选择抗生素等综合治疗。结果表明，121例患儿未见明显不良反应，无1例死亡，其中117例(96.7%)治愈出院，4例患儿由于病情加重转本院重症监护室(ICU)，经治疗好转出院。全部病例体温正常，精神好，除1例左上肢肌力1级、1例四肢肌力4级、1例共济失调、1例面瘫外，其余临床症状均消失。住院天数3～18天[(4.43±3.02)天]。

手足口病重症的治疗，在确立清热解毒法的同时，必须分清邪正关系，权衡轻重，顾护脾胃；既要重视阴津，又需顾护阳气，故在抗炎、补液等常规治疗的基础上，宜及早联合中药辨证论治，方能取得更好疗效，有效避免危重型病例的发生。

二、局部用药

(一) 青黛粉外涂

青黛为板蓝根之叶大青叶的提取之物，具有清热凉血、入营化斑、清瘟解毒，泻肝火炽盛、疗口疮咽肿功能。

郑月园将60例患儿随机分为对照组和治疗组各30例，对照组给予利巴韦林5～10mg/kg，水乐维他(注射用水溶性维生素)1支，静脉滴注，1天1次；治疗组在此基础上加用清开灵颗粒1.5g(1/2包)，1天2次，口服，外用青黛粉吹敷口腔患处，1天3～4次，青黛加蒸馏水溶化后用消毒棉签蘸药液涂手足皮肤患处，1天2～3次。结果显示，治疗组30例中，显效25例，有效5例，有效率100%；对照组30例中，显效19例，有效7例，无效4例，有效率86.7%。治疗组疗效优于对照组，差异有统计学意义。

(二) 蒙脱石散口腔含服或外涂

蒙脱石散常用于成人及儿童治疗慢性腹泻与消化系统疼痛症状的辅助治疗。其对消化道内的病毒、病菌及其产生的毒素有固定、吸附作用；对消化道黏膜有覆盖能力，并通过与黏液糖蛋白相互结合，从质和量两方面修复、提高黏膜屏障对攻击因子的防御功能，具有平衡正常菌群和局部止痛作用。故蒙脱石散口腔含服能起到消肿止痛，抑制分泌的作用。

李德恒对对照组 361 例手足口病患儿使用利巴韦林[按 10mg/(kg•d)计]或阿昔洛韦[10mg/(kg•d)]，合并口腔炎症或咽炎者加抗生素，以头孢他啶[按每 50mg/(kg•d)计]或头孢唑肟钠 [50mg/(kg•d)计]，补液平均 350ml/d，应用 3～5 天，发热超过 38℃者，加服布洛芬口服液退热。治疗组在此基础上：加服板蓝根冲剂，每日 3 次，每次 1/3～1/2 包不等；加服点舌丸，每次 1/3～1/2 丸，每日 3 次，开水研服；或服用四季抗病毒合剂；或抗病毒口服液 5ml/ 次，每日 3 次，用药 5 天；以蒙脱石散 1/3 包，置于碗中，加入复合维生素 B 族溶液适量，调成糊状，让患者含于口腔中约 20 分钟，每日 3 次。结果显示，前 5 天治疗组的治愈率为 83.15%，总有效率为 97.51%，对照组分别为 34.285%、82.85%，2 组比较差异有统计学意义，治疗组的疗效明显优于对照组。此外，对于疱疹较多的患儿，采用利巴韦林抗病毒不如阿昔洛韦有效，合用板蓝根冲剂或四季抗病毒合剂等效果更好。

刘萍对治疗组 102 例采用蒙脱石散加入利多卡因注射液中调成糊状，每日 4 次，涂于疱疹处；对照组 98 例采用金霉素甘油涂于患处，每日 4 次。2 组患儿均给予同样对症治疗。结果显示，治疗组显效 87%，总有效率 100%，高于对照组 18% 和 90%，2 组比较差异有统计学意义。

思密达主要成分亦为蒙脱石，其局部用药，直接覆盖在创面上，有利于黏膜水肿消退，促进受损的细胞再生，从而加快口腔溃疡愈合。刘爱花等在利巴韦林、蒲地蓝等药物治疗的基础上，对口腔溃疡患者用思密达加适量蜂蜜后涂抹，疗效明显。

（三）中药浸泡 + 中药穴位敷贴

中药穴位敷贴疗法是中医学的重要组成部分。透皮治疗途径具有超出一般给药方法的独特优点，可避免消化系统的首过作用，提高生物利用率。

孔凡荣将 80 例患儿随机分为 2 组各 40 例，对照组给予阿昔洛韦 5mg/kg，静脉滴注 2 次 /d，外涂蒙脱石散 2 次 /d。观察组在此基础上加用板蓝根 15g，地胆头、大飞扬、银花藤各 30g，煎水浸泡手足皮肤病损处，2 次 /d，对急性重症加吴茱萸 50g，研末，醋调，每晚外敷涌泉。结果显示，观察组临床总有效率为 95.00%，高于对照组的临床总有效率 80.00%，2 组比较差异有统计学意义。该方中，板蓝根苦寒，对湿热病、咽喉肿痛、发斑出疹有效，具有一定抗菌抗病毒作用；大飞扬主要功能是清热润肺、解毒去湿，银花藤具有清热解毒、去湿止痒之功效；地胆头有抗菌、抗病毒、解热作用。四味中药配伍，对皮肤湿疹、真菌、天疱疮有较好疗效。

（四）康复新液外擦

康复新液具有通利血脉、养阴生肌的功效，可促进肉芽组织生长、抗炎、消除炎性水肿和提高机体免疫功能。

李瑛将 84 例手足口病患儿按就诊顺序分为观察组 44 例和对照组 40 例。对照组给予阿昔洛韦 20mg/(kg•d)，每天 4 次口服及常规退热、补充维生素等对症支持治疗。治疗组在对照组治疗基础上加用抗感颗粒，<5 岁则每次 1/2 袋，≥5 岁则每次 1 袋，每天 3 次冲服；康复新液外擦皮疹及口腔黏膜破溃处，每天 3 次。2 组均以 5 天为 1 个疗程。结果

显示，观察组总有效率高于对照组。

汪氏等用康复新液佐治手足口病，其观察急诊手足口病患儿68例，均静脉给予炎琥宁注射液4～8mg/(kg•d)及常规退热对症治疗。对照组30例予蒙脱石散涂口腔黏膜疱疹或溃疡处，四肢末端及臀部皮疹处予炉甘石洗剂外擦；治疗组38例则予口服康复新液，四肢末端及臀部皮疹处外擦康复新液。对2组治疗效果进行比较。结果显示，2组疗效比较有统计学意义($P<0.05$)。

（五）湿润烧伤膏外涂

湿润烧伤膏的主要成分为黄芪、黄连、黄柏，有清热解毒、活血化瘀、去腐生肌的功效，可防止结痂及瘢痕的形成，为创面提供良好的湿润环境，有利于组织的愈合。

曾云香等将患者随机分成2组，对照组以利巴韦林、维生素C、板蓝根冲剂等常规抗病毒治疗，治疗组在此基础上配合外涂湿润烧伤膏，每4～6小时涂擦1次，共4天。对照组等待皮疹自然愈合。必要时包裹患儿双手，防止抓破皮疹；物理降温时动作要轻柔，以免擦破皮疹；臀部有皮疹时要保持臀部干燥清洁，避免皮疹感染。结果显示，治疗组治愈38例，显效10例，无效1例，总有效率98%；对照组治愈3例，显效5例，无效41例，总有效率16%。2组比较差异有统计学意义($P<0.01$)。

（六）药末混合外涂

陈述等对手足口病患儿采用西药抗病毒和清热解毒中药口服，并对发生口腔黏膜病损者，用中药黄连、冰片、青黛研末加蜂蜜或蜂王浆调成糊剂涂于患处，取得较好疗效。

蜂蜜或蜂王浆含有多种糖类、维生素、微量元素，起中和矫味作用，并可增强机体抵抗力，既有营养价值，又有治疗作用。据现代研究，黄连、冰片、青黛具有较强的抗炎抗病毒作用。

（七）喉风散外涂＋炉甘石洗剂外洗

喉风散主要含有珍珠、人工牛黄、冰片、黄连、山豆根、甘草、青黛、人中白(煅)、寒水石，具有清热解毒、消肿利咽的功效，常用于肺胃热毒炽盛所致的咽喉肿痛、口腔糜烂、齿龈肿痛、鼻窦脓肿、皮肤溃烂等症。炉甘石洗剂主要成分为炉甘石、氧化锌、甘油和纯化水，所含炉甘石和氧化锌具有收敛、保护作用，也有较弱的防腐作用，常用于治疗各种皮疹。

夏敏对有口腔溃疡的患者均外涂喉风散，手足及臀部疱疹均外用炉甘石洗剂，3天为1个疗程，效果明显。

（八）超声雾化＋中药浸泡

超声雾化是利用超声波将药液变成微细雾滴的一种治疗方法，可减少全身用干扰素可能导致的副作用，使吸收更充分、更直接。

裴霞等将患者随机分为2组，治疗组用超声波医用雾化器将干扰素液雾化成雾粒送入患者口腔黏膜病损部，每日1次，连续5天，并用干扰素液涂口，每日6～8次，用中药板蓝根15g，大飞扬、地胆头、银花藤各30g煎水浸泡手足皮肤病损处每日2次。对照组口服利巴韦林和维生素C片。2组患儿均在治疗期间用复方氯己定液洗口，并于3日、5日、7日复诊，观察病情、口腔疱疹、手足皮肤病损愈合情况。结果显示，治疗组3日治愈15例，占31.25%；5日治愈29例，占60.42%。对照组3日治愈0例；5日治愈12例，占28.57%。2组间比较差异有显著性($P<0.01$)，治疗组中无1例出现不良反应或副作用。

（九）超声雾化＋膏剂外涂

王绪韶等对病患进行雾化吸入利巴韦林和地塞米松处理。每日 2 次，加强口腔护理。对于手、足、臀部等部位的皮疹给予阿昔洛韦乳膏外涂。经过 4～8 天的治疗，本组所有患儿均痊愈出院。平均住院时间 6.5 天。

（十）超声雾化＋中药浸泡＋中药穴位敷贴

李青将 120 例患儿随机分为观察组各对照组各 60 例，对照组给予口服利巴韦林颗粒 10～15g、3 次 /d，或新博林 5g、3 次 /d，口腔溃疡者用蒙脱石散与注射用聚肌胞（针剂）交替涂抹。观察组每天用超声波医用雾化器将干扰素液雾化送入患儿口腔黏膜病损部，1 次 /d，20min/ 次，另用板蓝根、大飞扬、地胆头、银花藤各 30g，煎水浸泡手足皮肤病损处，2 次 /d，20～30min/ 次，对急性重症加吴茱萸 50g，研末，醋调，每晚外敷涌泉。差异有统计学意义。2 组均没有出现不良反应和副作用，7 天后统计疗效显示，观察组咳嗽减轻、咽痛减轻、体温正常时间、疱疹干结时间均明显低于对照组，观察组的痊愈率为 71.67%，总有效率为 95.00%，对照组分别为 53.33%、86.66%，2 组比较差异有统计学意义，观察组明显优于对照组。

（十一）灸法

灸法是中医五大传统疗法之一，其借灸火的温和热力以及药物的作用，通过经络的传导，起到温通气血、扶正祛邪的作用，达到治疗疾病和预防保健的目的，故亦可用于手足口病的治疗。

杨骏等采用灸药组和西药组对比的方法，发现灸药组与西药组在皮疹及口腔黏膜疱疹消退时间比较，$t=5.72$（$P<0.05$）；便秘或便溏消退时间比较，$t=11.41$（$P<0.05$）；消化不良和厌食消退时间比较，$t=7.68$（$P<0.05$）。灸药组均明显优于西药组。

综上所述，西药抗病毒、抗炎等联合中药治以清热、解毒、利湿、透疹为原则进行组方加减，是中西医结合治疗手足口病的主要思路。根据不同的病程和部位，中药还可辨证灵活运用、加减，对于手足口病的治疗大有裨益。在目前手足口病的治疗尚无特效药的情况下，中西医结合治疗作为行之有效的治疗手段，不论在体内用药还是在局部用药方面都发挥了积极的作用，表现出了绝对的优势。相关文献报道都证明了，中西医结合治疗的临床疗效优于单纯西药治疗，故中西医结合治疗手足口病可提高疗效，缩短病程，增强用药安全性，减少药物不良反应。当然，也应该看到，在多数临床研究中尚存在一些不足：临床治疗的病例数样本量还不够大；方法设计上还不够严谨；观察时点及疗效评定标准方面还需要进一步完善；不同剂型之间的比较及优劣尚缺乏。这些问题在今后的临床研究中应得到重视和改善。但是随着临床研究的广泛开展，中药治疗研究的不断深入以及新一代抗病毒药物的研制，中西医结合治疗必将为手足口病的治疗开辟新的途径。

第三节 外治疗法

外治法是运用药物和手术或配合一定的器械等，直接作用于患者体表某部或病变部位以达到治疗目的的一种治疗方法。外治法是指与内治法相对而言的法则。《理瀹骈文》所载“外治之理即内治之理，外治之药亦即内治之药，所异者法耳”，指出了外治法与内治法只是在给药途径上的不同，外治法使药物直接作用于皮肤和黏膜，通过局部吸收，从而达到治疗目的。

近年来，不断运用外用局部治疗手足口病，其能改善临床症状、缩短病程的疗效已得到充分肯定，且已被国家纳入临床指南推荐使用，因此外治法是治疗手足口病的重要方法之一。

一、喷雾剂

喷雾剂系指原料药物或与适宜辅料填充于特制的装置中，不含抛射剂，借助手动泵的压力、高压气体或其他方法将内容物以雾状等形态释出的制剂。临床上常用于手足口病的喷雾剂有以下几种：

（一）金喉健喷雾剂

主要成分为艾纳香油、大果木姜子油、薄荷脑等。具有祛风解毒，消肿止痛，清咽利喉的功效。适用于风热所致咽痛、咽干、咽喉红肿、牙龈肿痛、口腔溃疡。用法用量：喷患处，每次适量，一日数次。

（二）开喉剑喷雾剂

主要成分为八爪金龙、山豆根、蝉蜕、薄荷脑。具有清热解毒，消肿止痛的功效。用于肺胃蕴热所致的咽喉肿痛，口干口苦，牙龈肿痛以及口腔溃疡，复发性口疮见以上证候者。用法用量：喷患处，每次适量，一日数次。

（三）复方一枝黄花喷雾剂

主要成分为一枝黄花、金银花、连翘、贯众、荆芥、薄荷、艾纳香。具有清热解毒、宣散风热、清利咽喉的功效。用于上呼吸道感染，急、慢性咽炎，口舌生疮，牙龈肿痛，口臭。用法用量：喷患处，每次适量，3～4 次 /d。

（四）口腔炎喷雾剂

主要成分为蜂房、蒲公英、皂角刺、忍冬藤。具有清热解毒、消炎止痛的功效。用于治疗口腔炎，口腔溃疡，咽喉炎等，对小儿口腔炎症有特效。用法用量：每次向口腔挤喷药液适量，3～4 次 /d。

（五）重组人干扰素 α-2b 喷雾剂

重组人干扰素 α-2b 具有广谱抗病毒、抑制细胞增殖以及提高免疫功能等作用。干扰素通过与细胞表面的特异性膜受体相结合而产生上述作用。用于由病毒引起的初发或复发性皮肤单纯疱疹（口唇疱疹、生殖器疱疹）。用法用量：喷涂患处，每次 1～2 喷（如创口面积较大，也可喷涂多次以能覆盖整个创面为宜），3 次 /d。

（六）金因肽

金因肽即重组人表皮生长因子外用溶液，是一种多肽类细胞生长因子，能促进皮肤创面组织修复过程中 DNA、RNA 和羟脯氨酸的合成，诱导分化成熟的表皮细胞逆转化为表皮干细胞，加速创面肉芽组织的生成和上皮细胞的增殖，从而缩短创面的愈合时间，提高创面修复质量。用法用量：喷患处，每次 3～5 喷，3～4 次 /d。

（七）洁悠神

洁悠神即长效抗菌材料其杀菌有效成分为有机硅季铵盐（含量为 1%～3%），是物理抗菌喷雾材料。洒在皮肤表面，形成正电荷膜杀灭和隔离病原微生物（包括细菌、真菌和病毒）。用法用量：距皮肤15cm均匀喷洒于患儿双手、双足、臀部皮肤及口腔黏膜，3次/d。

二、散剂

散剂是指一种或数种药物经粉碎、混匀而制成的粉末状制剂。散剂表面积较大，因而具有易于分散，利于敷布吸收，奏效快；制备方法简便，剂量容易控制，药质比较稳定，适于小儿服用的优点。散剂有内服和外用两种，外用散剂一般供皮肤、口腔、咽喉、腔道等处疾病的应用，如生肌散、金黄散等；还有吹喉、点眼等外用散剂，如冰硼散、八宝眼药等。常用于手足口病的散剂有以下几种：

（一）喉风散（双料喉风散）

喉风散主要含有珍珠、人工牛黄、冰片、黄连、山豆根、甘草、青黛、人中白（煅）、寒水石。具有清热解毒、消肿利咽的功效，常用于肺胃热毒炽盛所致的咽喉肿痛、口腔糜烂、齿龈肿痛、鼻窦脓肿、皮肤溃烂等症。用法用量：①口腔咽喉诸症：吹敷患处，3次/d；②皮肤溃烂：先用浓茶洗净患处，后敷药粉于患处，1次/d。

（二）冰硼散

冰硼散主要成分为冰片、硼砂（煅）、朱砂、玄明粉。具有清热解毒、消肿止痛的功效。用于热毒蕴结所致的咽喉疼痛，牙龈肿痛，口舌生疮。用法用量：吹敷患处，每次少量，一日数次。

（三）青黛散

青黛散的主要成分为冰片、薄荷、儿茶、甘草、黄连、硼砂、青黛等。具有清热解毒，消肿止痛的功效。用于治疗口疮，咽喉肿痛，牙龈出血等症。用法用量：先用凉开水或淡盐水洗净口腔，将药少许吹撒患处，2～3次/d。

（四）金黄散（如意金黄散）

金黄散由大黄、黄柏、姜黄、白芷、厚朴、天花粉、生天南星、生苍术、陈皮、甘草等组成。具有清热解毒、消肿止痛的功效，适用于单纯疱疹、小儿湿疹等。用法用量：以植物油调成糊状，涂抹于患处。涂抹金黄散之前先用花椒、盐水清理疮面。涂金黄散之后，每次不必洗去原药，可连续涂抹直至结痂脱落，1～2次/d。

（五）锡类散

锡类散主要由牛黄、珠粉、青黛、象牙屑、人指甲等组成。具有解毒化腐的功效，主治咽喉腐烂，唇舌肿痛等口腔疾患。用法用量：每用少许，吹敷患处，1～2次/d。

（六）蒙脱石散

主要成分为蒙脱石。它可以直接覆盖在创面上，有利于黏膜水肿消退，促进受损的细胞再生，从而加快口腔溃疡愈合。用法用量：吹敷患处，每次少量，4～5次/d；或蒙脱石散可与碳酸氢钠溶液、温水或盐水调成糊状涂口腔溃疡处。

三、液剂

液剂是采用液体作溶媒，将药物和液体混合成的制剂。它是借用药力、热力以及机械的冲刷力作用于患处的一种治疗方法。其外涂后借水分的蒸发而有散热、凉爽、止痒及消炎等作用，余下的药物粉末继续起到治疗作用。临床上常用于手足口病的液剂有炉甘石洗剂、康复新液、儿肤康搽剂等。

（一）炉甘石洗剂

本品所含炉甘石和氧化锌具有收敛、保护作用，也有较弱的防腐作用。用于各种皮疹，如荨麻疹、痱子、湿疹、带状疱疹等。用法用量：用时摇匀，取适量涂于患处，3～4次/d。

（二）康复新液

康复新液是从美洲大蠊中提取的纯中药制剂，具有通利血脉、养阴生肌的功效，可改善局部血液循环、消除炎性水肿、促进新生肉芽组织生长、迅速修复损伤的皮肤黏膜。用法用量：皮肤丘疱疹部位及口腔黏膜疱疹处外擦康复新液，1～2次/d。

（三）儿肤康搽剂

含有芦荟、苦参、当归、皂荚等中药。具有清热除湿、祛风止痒的功效。用于儿童湿疹、热痱、荨麻疹，证属实热证或风热证的治疗和辅助治疗。用法用量：每次取本品30ml，涂搽患处，轻揉2～3分钟，用温水冲洗干净，2～3次/d；也可用本品适量涂抹全身，保持2～3分钟，然后用温水清洗；或用本品200ml，加5～6倍温水稀释后，反复洗涤全身。

（四）中药洗剂

三黄洗剂或选择清热解毒、祛湿止痒、托腐生肌类中药，如野菊花、大青叶、苦参、蛇床子、白花蛇舌草、白鲜皮、鱼腥草等，水煎外洗或外敷手、足、臀部皮疹部位，1～2次/d。

四、膏剂

临床上治疗手足口病主要采用软膏剂。软膏可使药物在局部被缓慢吸收而持久发挥疗效，或起保护、滑润皮肤的作用，如三黄软膏、湿润烧伤膏等。目前，常用于手足口病的膏剂有以下两种：

（一）湿润烧伤膏

湿润烧伤膏主要由黄连、黄柏、黄芩、地龙、罂粟壳组成，具有清热解毒、活血化瘀、去腐生肌的功效，可防止结痂及瘢痕的形成，有利于组织的愈合。用法用量：涂于皮疹、疱疹、溃疡创面（厚度薄于1mm），每4～6小时更换新药。换药前，须将残留在创面上的药物及液化物拭去。暴露创面用药。

（二）阿昔洛韦软膏

阿昔洛韦软膏为抗病毒药物，适用于带状疱疹、唇疱疹、手足口病等病毒性皮肤病。用法用量：涂患处。成人与小儿均为白天每2小时1次，6次/d。

五、霜剂

霜剂具有润滑不油腻、软化痂皮、消炎、保护及止痒作用。常用于手足口病的霜剂有西瓜霜。

西瓜霜喷剂：具有清热解毒、消肿止痛的功效。适用于风热上攻、肺胃热盛所致的乳蛾、喉痹、口糜，症见咽喉肿瘤、喉核肿大、口舌生疮、牙龈肿痛或出血等。用法用量：喷、吹或敷于患处，一次适量，一日数次。

六、香包、灸药

香佩疗法是指将具有芳香作用的中药研末装入特制布袋中，佩挂于胸前，通过药物的挥发产生作用以防治疾病的方法。此疗法具有芳香辟秽、祛邪解毒、清热消肿等功效。此法具有简、便、效、廉的特点，由于气味芳香容易被人们接受，同时可以避免小儿服药的痛苦，适宜在儿科临床应用。

《神农本草经百种录》中就有“香者，气之正，正气盛则除邪辟秽也”的论述，说明使用芳香药物能借其清气之正，鼓舞人体正气，辟除秽浊邪气，从而达到保健防病的目的。香包多选用芳香辟秽解表药，以防治上呼吸道感染、流行性感冒、鼻炎、汗臭、皮肤湿疹及时行传染病。常用的药物：藿香、佩兰、白芷、菖蒲、香附、薄荷、香橼、艾叶、苍术、紫苏叶、冰片等。芳香中药有“通经走络，开窍透骨”的作用，药物挥发之气味作用于口鼻、肌肤、经络穴位，经过气血经脉的循行而遍布全身，从而达到防治疾病的效果。现代药理研究也表明，香佩疗法所精选的药物多含有挥发油类物质，具有消炎、抗菌、抗过敏及提高机体免疫、改善血液循环等作用。因此，香佩疗法预防呼吸道疾病，可能是通过香囊内药物挥发直接刺激呼吸道黏膜，扩张毛细血管，改善局部循环，增强新陈代谢，使局部抗体增强，调节机体免疫功能而产生作用。

灸法，是用艾绒或药物为主要灸材，点燃后放置腧穴或病变部位，进行烧灼和熏熨，借其温热刺激及药物作用，温通气血，扶正祛邪，以防治疾病的一种外治方法。明代李梴《医学入门》说：“虚者灸之，使火气以助元阳也；实者灸之，使实邪随火气而散发也；寒者灸之，使气复温也；热者灸之，引郁热之气外发，火就燥之意也。”灸法有引邪外出、引热外出、引热下移、除瘀解毒、消肿止痛之功，并可助气而补阳，使阳生而阴长。一般灸法具有温经散寒、活血散瘀、通风解表、温中补虚、回阳固脱、补中益气、升阳举陷、防病保健的作用，用于治疗寒证、虚证、阴证。而热证施灸，是指用灸法治疗中医八纲辨证中病性属热的证候，包括外感热病、内伤热病以及外科痈疽疮疡等多种疾病中所出现的热性病证。近年来的大量报道表明，灸治热证已越来越多地应用于临床，同时现代医学研究为其作用机制提供了很多的客观依据。研究表明，灸能退热、抗休克、改善微循环、防止肾功能损害，并有抗病毒和纠正流行性出血热引起的体液因素紊乱等作用。所以不论属于病毒、细菌感染或急性传染病，均宜用灸。主穴：大椎、肺俞、曲池、尺泽、关元、气海、足三里、三阴交；发热加风池、少商；大便干结或便溏加天枢、上巨虚；消化不良或厌食、拒食加中脘、脾俞、胃俞；咽痛加合谷、天突；皮疹或疱疹加血海、少商、商阳。

七、混合剂

混合剂是指不同剂型之间混合使用。如散剂、洗剂混合，炉甘石洗剂与青黛散混合外涂患处等。

第四节　对症处理

手足口病目前尚缺乏特异、高效的抗病毒药物，对症和支持治疗是主要的治疗措施。

现将其临床出现的主要症状处理措施介绍如下：

一、高热

（一）西医治疗

1. 物理降温 可选用冰敷、酒精擦浴、温水擦浴、冷盐水灌肠、使用退热贴等，但冰敷、酒精擦浴应避免引起寒战，酒精擦浴应避免皮疹部位。

2. 药物降温 口服对乙酰氨基酚 10～15mg/（kg•次），或布洛芬 5～10mg/（kg•次），两次用药的最短间隔时间为 6 小时；伴有烦躁不安可给予氯丙嗪、异丙嗪各 0.5～1.0mg 肌内注射，或苯巴比妥 5mg/（kg•次）肌内注射。

（二）中医治疗

1. 中药 根据中医辨证论治拟定处方：肺脾湿热证可选用甘露消毒丹加减；湿热郁蒸证可选用清瘟败毒散加减；热毒动风证可选用羚角钩藤汤加减。高热明显可加用石膏、知母等清热泻火药，柴胡、藿香等解表退热药或羚羊角等清肝泻火药。口服或灌肠给药。

2. 中成药

（1）双黄连口服液：每服 3～10ml，2～3 次 /d。用于风热闭肺证。

（2）清开灵颗粒：每服 1 包，2～3 次 /d。用于邪炽气营证。

（3）至宝丹：每服 1～3g，1～2 次 /d。用于邪陷心肝之变证。

（4）双黄连注射液：每次 60mg/kg，用 5% 葡萄糖注射液 100～250ml 稀释，静脉滴注。1 次 /d。用于风热闭肺证。

（5）穿琥宁注射液：每次 5～10mg/kg，用 5% 葡萄糖注射液 100～250ml 稀释，静脉滴注。1 次 /d。用于痰热闭肺证。

（6）热毒宁注射液：每次 5～15ml，加入 5% 葡萄糖注射液 100～250ml 稀释，静脉滴注。1 次 /d。用于外感热证。

此外，还可选用羚羊角口服液、痰热清注射液、莪术油注射液等。

3. 针法 取大椎、曲池、合谷、外关、太冲等穴位，用泻法，1～2 次 /d；或十宣、大椎点刺放血。

在临床上，对于高热患儿，多采用物理和药物降温相结合，其中药物降温以中西药相结合的治疗方法，可达到更好临床疗效。

二、咽痛

1. 中药 根据中医辨证论治，在原有基本处方基础上，可加用清热解毒、利咽止痛中药，如板蓝根、射干、牛蒡子、大青叶、玄参、蒲公英等。

2. 中成药

（1）小儿咽扁颗粒：每服 4～8g，2～3 次 /d。用于肺热实证。

（2）板蓝根颗粒：每服 5g，2～3 次 /d。用于邪伤肺卫证。

（3）蓝芩口服液：每服 10～20ml，3 次 /d。用于肺胃实热证。

3. 外治疗法 任选青黛散、锡黄散、珠黄散、西瓜霜，取药少许吹喉中。

4. 针法 针刺少商、商阳、合谷等；或少商点刺放血。

三、皮疹

（一）口腔疱疹、溃疡

1. 西医治疗

（1）西药内治：维生素 B_2 每服 5mg，3 次 /d。

（2）西药外治：①思密达，涂敷口腔患处，每次少量，4～5 次 /d；②重组人干扰素 α-2b 喷雾剂或金因肽、洁悠神，喷涂患处，3～4 次 /d。

2. 中医治疗

（1）中药：根据中医辨证论治，可在原有基本处方基础上，加用大青叶、藿香、栀子、连翘、黄芩等药。

（2）中医外治：①西瓜霜、冰硼散、喉风散、青黛散等任选 1 种，涂敷口腔患处，3～4 次 /d；②金喉健喷雾剂、开喉剑喷雾剂、复方一枝黄花喷雾剂、口腔炎喷雾剂等任选 1 种，喷患处，每次适量，一日数次。

（二）手、足、臀部等部位的皮疹

1. 西药治疗

（1）阿昔洛韦软膏：涂患处，4～6 次 /d。

（2）炉甘石洗剂：用时摇匀，取适量涂于患处，3～4 次 /d。

2. 中医治疗

（1）中药：根据中医辨证论治，在原有基本处方基础上，加用地肤子、苦参、土茯苓、白鲜皮等。

（2）中医外治：①湿润烧伤膏，涂患处（厚度薄于 1mm），每 4～6 小时更换新药，4～6 次 /d；②金黄散、青黛散、冰硼散等任选 1 种，麻油调，敷于手足疱疹患处，2～4 次 /d；③三黄洗剂或选用清热解毒、祛湿止痒、托腐生肌的中药，如野菊花、大青叶、苦参、蛇床子、白花蛇舌草、白鲜皮、鱼腥草等，水煎外洗或外敷手、足、臀部皮疹部位，1～2 次 /d。

四、神昏

（一）西医治疗

1. 合并神经系统受累

（1）控制颅内高压：限制入量，积极给予甘露醇降颅内压治疗，剂量为 20% 甘露醇 0.25～1.0g/（kg•次），每 4～8 小时 1 次，20～30 分钟快速静脉注射；严重颅内高压或脑疝时，可增加频次至每 2～4 小时 1 次。根据病情调整给药间隔时间及剂量。必要时加用呋塞米。

（2）酌情应用糖皮质激素治疗（参考剂量）：甲泼尼龙 1～2mg/（kg•d）；氢化可的松 3～5mg/（kg•d）；地塞米松 0.2～0.5mg/（kg•d），一般疗程 3～5 天。病情稳定后，尽早减量或停用。个别病例进展快、病情凶险可考虑加大剂量，如在 2～3 天给予甲泼尼龙 10～20mg/（kg•d）（单次最大剂量不超过 1g）或地塞米松 0.5～1.0mg/（kg•d）。

（3）酌情应用静脉注射免疫球蛋白，总量 2g/kg，分 2～5 天给予。

2. 合并呼吸、循环衰竭

（1）保持呼吸道通畅，吸氧。

（2）确保 2 条静脉通道通畅，监测呼吸、心率、血压和血氧饱和度。

（3）呼吸功能障碍时，及时气管插管使用正压机械通气。对于出现肺水肿或肺出血者或仅有中枢性呼吸衰竭者，按照机械通气呼吸机初调参数表（表 14-1）进行调节。若肺出血未控制或血氧未改善，可每次增加 PEEP 1～2cmH_2O，一般不超过 20cmH_2O，注意同时调节 PIP，以保证正常氧合水平。肺水肿及出血控制后，逐步下调呼吸机参数。适当给予镇静、镇痛处理，药物包括：咪达唑仑静脉泵注，0.1～0.3mg/（kg•h）；芬太尼静脉注射，1～2μg/kg，注射时间 > 60 秒；芬太尼静脉维持泵注 1～4μg/（kg•h）。机械通气过程中避免频繁、长时间吸痰造成气道压力降低，要保持气道通畅，防止血凝块堵塞气管导管。

表 14-1 机械通气治疗时呼吸机初调参数

类别	吸入氧浓度（FiO_2）	气道峰压（PIP）	呼气末正压（PEEP）	呼吸频率（f）	潮气量（Vt）
肺水肿或肺出血者	60%～100%	20～30cmH_2O（含 PEEP）	8～12cmH_2O	20～40 次 /min	6～8ml/kg
仅有中枢性呼吸衰竭者	21%～40%	15～20cmH_2O（含 PEEP）	4～5cmH_2O	20～40 次 /min	6～8ml/kg

（4）在维持血压稳定的情况下，限制液体入量（有条件者根据中心静脉压、心功能、有创动脉压监测调整液量）。

（5）头肩抬高 15°～30°，保持中立位；留置胃管、导尿管。

（6）药物应用：根据血压、循环的变化可选用米力农、多巴胺、多巴酚丁胺等药物；酌情应用利尿药物治疗。

（7）保护重要脏器功能，维持内环境的稳定。

（8）监测血糖变化，严重高血糖时可应用胰岛素。

（9）抑制胃酸分泌：可应用胃黏膜保护剂及抑酸剂等。

（10）继发感染时给予抗生素治疗。

（二）中医治疗

1. 中药 若为毒热动风证，当解毒清热、息风定惊，方选羚角钩藤汤加减；若为心阳势微、肺气欲脱证，当回阳救逆，方选参附汤加味。

2. 中成药

（1）凉开三宝：安宫牛黄丸每次 1.5～3g，1～2 次 /d，病重者可适当加量；紫雪丹每次 0.3～1.5g，1～2 次 /d，根据患儿年龄调整药量；至宝丹每服 1～3g，1～2 次 /d。患者因昏迷无法口服，可用凉开水化开，鼻饲给药。用于热证昏迷。

（2）清开灵注射液：每次 10～20ml，加入 10% 葡萄糖注射液 100～250ml 静脉滴注，1 次 /d。用于重症各证。

（3）热毒宁注射液：每次 5～15ml，加入 5% 葡萄糖注射液 100～250ml 静脉滴注，1 次 /d。用于外感热证。

（4）痰热清注射液：每次 10～20ml，加入 5% 葡萄糖注射液 100～250ml 静脉滴注，1 次 /d。用于温病、热病属痰热阻肺证。

（5）参麦注射液：肌内注射，每次 2～4ml，1 次 /d；静脉滴注，每次 10～60ml（用 5% 葡萄糖注射液 250～500ml 稀释），1 次 /d。用于气阴两虚证。

（6）参附注射液：肌内注射，每次 2～4ml，1～2 次 /d；静脉滴注，每次 20～100ml（用 5%～10% 葡萄糖注射液 250～500ml 稀释），1 次 /d；静脉推注，每次 5～20ml（用 5%～10% 葡萄糖注射液 20ml 稀释），1 次 /d。用于气阳两虚或阳脱证。

3. 针灸疗法

（1）针法：实证取人中、合谷、劳宫、太冲等，采用泻法；虚证取关元、气海、足三里等，采用补法。

（2）灸法：虚证、脱证灸百会、气海、内关、足三里等。

五、出血

（一）西医治疗

1. 出血者予维生素 K_1、止血剂静脉滴注，严重者可输新鲜全血或冰冻血浆 10～20ml/kg。

2. 肺出血者，及时气管插管使用正压机械通气，根据血压、循环的变化情况可选用米力农、多巴胺、多巴酚丁胺等药物，注意监测呼吸、心率、血压和血氧饱和度。

3. 胃出血者，应使用奥美拉唑或拉索拉唑、磷酸铝凝胶等抑酸保护胃黏膜药物。

（二）中医治疗

根据中医辨证论治，在原有基本处方基础上，火热熏灼、迫血妄行者，可加用清热凉血止血药，如大蓟、小蓟、白茅根、侧柏叶等；气血不摄、血溢脉外者，可加用益气摄血药，如黄芪、党参、阿胶、白及、艾叶等。

（李芹　官升灿　周文　刘宝蓉）

参考文献

1. 杨少洁，鞠鲤亦. 银翘散加味治疗手足口病 80 例疗效观察 [J]. 内蒙古中医药，2009，28（17）：46-47.
2. 张丽红，马春莲，柳春霞. 甘露消毒丹加味治疗小儿手足口病 70 例 [J]. 中国中医药科技，2012，19（6）：562-563.
3. 马书鸽，陈凤媚，郑小红，等. 甘露消毒丹加减治疗湿热蕴毒型手足口病患儿临床疗效观察 [J]. 南京中医药大学学报，2018，34（3）：262-264.
4. 田慧，马美美，潘奔前. 甘露消毒丹加减治疗手足口病普通病例 80 例疗效观察 [J]. 新中医，2011，43（6）：76-77.
5. 尤德明，张国梁，张颖，等. 中西医结合治疗手足口病普通型肺脾湿热证 40 例临床研究 [J]. 山西中医学院学报，2011，12（4）：42-43.
6. 彭新念，吕文亮，高清华，等. 甘露消毒丹合剂抗炎作用的实验研究 [J]. 湖北中医杂志，2009，31（10）：6-7.
7. 贺又舜. 甘露消毒丹对柯萨奇病毒体外抑制作用的实验研究 [J]. 中国中西医结合杂志，1998，18（12）：34-37.
8. 程方平. 甘露消毒丹对温病湿热证大鼠 TLR4mRNA、NF-kBp65 表达的影响 [J]. 广州中医药大学学报，2007，24（6）：478-481.
9. 张冰凌. 清瘟败毒饮治疗手足口病 87 例临床观察 [J]. 湖北中医杂志，2000，22（7）：24.

10. 李一民，严伟. 清瘟败毒饮儿科临床运用举隅 [J]. 四川中医，2007，25(4)：77-78.
11. 耿伟，吴其龙，饶龙香. 清瘟败毒饮联合中药熏洗治疗小儿手足口病湿热蒸盛型临床效果及安全性分析 [J]. 四川中医，2021，39(6)：166-168.
12. 冯连笑. 导赤散加味治疗手足口病 52 例临床观察 [J]. 天津中医药，2011，28(3)：233.
13. 王东霞，李书正，郭耀民. 导赤散加味治疗小儿手足口病 50 例 [J]. 中国民族民间医药，2010，19(18)：122-123.
14. 陈耀华，张敏涛，刘小燕，等. 加味清热泻脾散治疗小儿手足口病临床观察 [J]. 陕西中医，2017，38(2)：211-212.
15. 王仕奎. 中西医结合治疗小儿手足口病 76 例临床分析 [J]. 中外妇儿健康，2011，19(7)：116.
16. 刘敏. 葛根芩连汤加味治疗小儿手足口病临床观察 [J]. 广西中医学院学报，2006，9(1)：27-28.
17. 江华. 葛根芩连汤加味治疗手足口病的临床研究 [J]. 传统医学，2016，10(20)：153.
18. 孟永利，沈帼男，李晓露. 伤寒论现代研究与临床应用 [M]. 北京：学苑出版社，1998.
19. 黄凌一. 五味消毒饮治疗儿童手足口病 86 例临床观察 [J]. 中国中医药咨讯，2011，3(7)：105.
20. 张磊. 银翘马勃散加减治疗小儿手足口病 150 例 [J]. 光明中医，2011，26(5)：955-956.
21. 闫承韵. 自拟银通散治疗手足口病 30 例临床观察 [J]. 实用中医内科杂志，2005，19(4)：356.
22. 王续兵. 中西医结合治疗小儿手足口病 24 例 [J]. 中医临床研究，2011，3(3)：102-103.
23. 李光来，管小江，张忠民，等. 复方一枝蒿颗粒治疗小儿普通型手足口病临床观察 [J]. 中华中医药杂志，2010，25(11)：1906-1907.
24. 宋忠敏. 中药治疗手足口病 63 例临床观察 [J]. 实用中西医结合临床，2012，12(1)：46，81.
25. 李芹，官升灿，周文，等. 金线莲液联合手足清方治疗手足口病 127 例 [J]. 福建中医药，2016，47(6)：6-7.
26. 李立新，庄玲玲，王永吉，等. 清热解毒祛湿法治疗小儿手足口病 500 例 [J]. 中国妇幼保健，2004，19(20)：99.
27. 原晓凤，王春红. 清热解毒、健脾清心法治疗手足口病 32 例 [J]. 吉林中医药，2004，24(10)：30.
28. 李向东. 清热祛湿运脾养阴法治疗手足口病 50 例 [J]. 河北中医，2005，27(10)：761.
29. 熊云飞. 中西医结合治疗手足口病 130 例临床分析 [J]. 中外医疗，2012，31(3)：105.
30. 张雪睿，王玲. 痰热清联合利巴韦林治疗儿童手足口病疗效观察 [J]. 北方药学，2012，9(5)：16-17.
31. 吕雪萍，于兆莉. 中西医结合治疗手足口病 85 例疗效分析 [J]. 中国医疗前沿，2012，7(2)：42.
32. 吴文，张雪梅. 中西医结合治疗手足口病 100 例疗效观察 [J]. 中国中西医结合儿科学，2009，1(6)：518-519.
33. 史晓霞. 中西医结合治疗手足口病并发心肌损害 40 例 [J]. 浙江中西医结合杂志，2012，22(3)：216-217.
34. 肖建欣，李亚. 羚角钩藤汤加减联合西药治疗手足口病合并脑炎 30 例临床体会 [J]. 医学理论与实践，2012，25(7)：796-797.
35. 李青，张云梅. 中西医结合局部用药治疗小儿手足口病疗效探讨 [J]. 中国临床研究，2015，7(9)：67-68.

第十五章

方药研究

中药作为天然药物的重要组成部分，在治疗病毒感染性疾病上历史悠久，应用广泛，显示出独特的优势。我国中药资源丰富、品种繁多。近年来，国内外有关抗病毒中药的研究日益增多，从中筛选其有效成分已成为当前抗病毒新药研发的一个热点。相关研究对数种中草药进行筛选，已发现了 90 多种中草药具有不同程度的抗病毒作用。中药不仅具有耐药性低，副作用和不良反应少，且药物种类多，有效成分与西药迥然不同，具有一药多效、适应病症广泛、药源丰富、价格低廉等优点，而且还有抑制病毒复制、调节免疫功能、改善微循环、解热镇痛、抗菌消炎等综合功效。本章节就常用的单味中药、复方中药制剂抗病毒机制及在手足口病中的应用进行论述。

第一节 抗病毒中草药

一、白芍

（一）成分、功用主治

白芍为毛茛科植物芍药 *Paeonia lactiflora* Pall 的干燥根，主产于浙江、四川等地。中药学认为，白芍味苦、酸，性凉，入肝脾二经，有养血柔肝、缓中止痛、敛阴收汗之功。用于治疗血虚肝旺的眩晕、头痛，肝气不和的胁痛、腹痛、四肢痉挛、血虚萎黄、月经不调、自汗、盗汗等症。化学成分：根主要含芍药苷及少量羟基芍药苷、苯甲酰芍药苷、苯甲酰羟基芍药苷、牡丹酚原苷、牡丹酚苷、白芍药苷等；另含苯甲酸、挥发油、胡萝卜苷、蔗糖。

（二）相关研究

中医学认为，白芍有养血、益气、止痹、通络的作用，是免疫性疾病、肝炎及肝硬化的治疗中重要的组方之一，受到医药学界的广泛重视。现代研究表明，白芍的药效成分主要为糖苷类物质，包括芍药苷、羟基芍药苷、芍药花苷、芍药内酯苷、苯甲酰芍药苷，统称为白芍总苷（TGP），其中芍药苷占总苷量的 90% 以上，是白芍的主要有效成分。

1. 免疫调节 TGP 是一种剂量依赖性双向作用的抗炎免疫调节药，其在多个环节影响疾病的细胞免疫、体液免疫和炎症过程。TGP 的免疫调节作用主要表现在对 T 淋巴细胞、B 淋巴细胞、巨噬细胞以及外周血单个核细胞功能的影响。TGP 可以改善 T 淋巴细胞免疫功能，上调 T 细胞总量（CD3）及辅助性 T 细胞（CIM）的比例，可通过提高 Treg（$CD4^+CD25^+Foxp3^+$）比例发挥免疫调节作用；高浓度 TGP 负调节巨噬细胞产生白细胞介素（lL）-1 和抑制 B 细胞增殖均是通过巨噬细胞产生大量前列腺素（PG）E_2 而发挥自分泌与旁分泌效应，而且在细胞与分子水平上为TGP浓度依赖性双向免疫调节作用提供了依据。相比较各单味药的调节作用而言，配伍使用白芍的这一细胞免疫调节作用更加突出，提示合理配伍应用对白芍药理作用有重要影响。

2. 抗病毒作用 TGP促进干扰素诱生，尤其是具有强的促γ-IFN诱生活性。TGP促干扰素诱生及抗病毒作用的研究结果表明，TGP给药浓度10mg/L以下，在试管内无直接诱生IFN的作用，但是可促进免疫原性弱毒冻干疫苗诱生α-IFN，其最适浓度为10mg/L时，可促进ConA诱生γ-IFN，发挥抗病毒作用；有研究采用银花白芍饮对乙型肝炎病毒(HBV)进行灭活试验，结果显示金银花、白芍对HBV灭活作用最强，田基黄、白花蛇舌草次之，白术、虎杖、黄芩、垂盆草24小时后滴度有下降趋势，而传统治疗肝炎中药如有较强抗病毒作用的茵陈、蒲公英及板蓝根则未见灭活效应。从以上作用可以看出，选用白芍进行抗病毒研究具有理论上的可行性。

二、板蓝根

(一)成分、功用主治

板蓝根为十字花科植物菘蓝 *Isatis indigotica* Fort. 的干燥根，始载于《本草纲目》。主产河北、北京、黑龙江、河南、江苏、甘肃。全国多数地区，特别北方地区广泛使用，习称"北板蓝"。另一种为爵科植物马蓝 *Strobilanthes cusia*(Nees) O.Ktze. 的根，华南地区及西南大部分地区习惯应用，习称"南板蓝"。

板蓝根味苦，性寒，归心、胃经，功能清热解毒，凉血利咽。用于温毒发斑，舌绛紫暗，痄腮，喉痹，烂喉丹痧，大头瘟疫，丹毒，痈肿。化学成分：板蓝根中含有靛蓝、靛玉红、靛苷、靛红、腺苷、1-磺基芥苷、芥苷、新芥、板蓝根甲素、板蓝根乙素、板蓝根丙素、板蓝根丁素、色胺酮、1-硫氰酸-2-羟基-3-丁烯、表告伊春、黑芥子苷、2,4(1H，3H)喹唑二酮、4(3H)-喹唑酮等生物碱，β-谷甾醇、γ-谷甾醇等甾醇，精氨酸、谷氨酸、酪氨酸、脯氨酸、缬氨酸、γ-氨基丁酸等氨基酸，还含有亚油烯酸、芥酸、有机酸及多糖。

(二)相关研究

板蓝根的药用功能在中医古籍中早有记载，《本草纲目》最早提及"板蓝"一词，而1887年张秉成所著《本草便读》对其进行了详细描述("板蓝根即靛青根，其功用性味与靛青叶相同，能入肝胃血分，不过清热、解毒、辟疫、杀虫四者而已，但叶主散，根主降，此又同中之异耳")。现代研究表明，板蓝根不但具有抗菌、抗病毒作用，还有抗内毒素作用，能使内毒素活性降低，含量减少。此外，板蓝根还有解毒作用。在临床上用于病毒性疾病及细菌感染疾病，尤其在抗病毒方面疗效确切，是较为广谱的天然抗病毒药物。

板蓝根对病毒具有明显的抑制作用。实验证明，板蓝根的水提液或板蓝根制剂对流感病毒、乙型脑炎病毒、腮腺炎病毒、肾综合征出血热病毒(HFRSV)、2型单纯疱疹病毒(HSV-2)、人巨细胞病毒(HCMV)和肝炎病毒等均有抑制作用。板蓝根抗病毒的功效并不仅仅依赖于某个单独的成分，而是多个活性成分相互协同、共同作用的结果。其中，生物碱类是抗病毒的主要成分，可起直接杀灭病毒作用；有机酸、苯丙素、结合氨基酸及多糖等是抗病毒的有机组成部分，发挥间接作用。

板蓝根不仅能够直接杀灭病毒，还能扶助正气、调节机体免疫功能，即通过扶正祛邪、标本兼顾来发挥抗病毒作用。目前研究显示，其具体抗病毒机制主要有：①通过干扰病毒自身核酸的合成发挥直接抗病毒作用；②有效成分作用于细胞膜表面，与病毒产生竞争性吸附，阻断病毒进入细胞的途径；③通过阻碍病毒在细胞内的生物合成发挥抗病毒疗效；④板蓝根中有机酸类具有较强的抗内毒素活性，能清除氧自由基，并有效抑制炎症因子的合成与释放，起间接抗病毒的作用；⑤促进抗体生成，提高机体免疫功能。

三、大黄

（一）功用主治

本品为蓼科植物掌叶大黄 *Rheum palmatum* L.、唐古特大黄 *Rheum tanguticum* Maxim. ex Balf. 或药用大黄 *Rheum officinale* Baill. 的干燥根及根茎。掌叶大黄和唐古特大黄药材称北大黄，产于青海、甘肃等地；药用大黄药称南大黄，主产于四川。大黄味苦，性寒，归脾、胃、大肠、肝、心包经。功能泻热通腑，凉血解毒，逐瘀通经。用于实热便秘，积滞腹痛，泻痢不爽，湿热黄疸，血热吐衄，目赤，咽肿，肠痈腹痛，痈肿疔疮，瘀血经闭，跌打损伤，外治水火烫伤；上消化道出血。酒大黄善清上焦血分热毒，用于目赤咽肿、齿龈肿痛。熟大黄泻下力缓，泻火解毒，用于火毒疮疡。大黄炭凉血化瘀止血，用于血热有瘀的出血。

（二）化学成分

大黄含有蒽类衍生物、芪类化合物、鞣质类、有机酸类、挥发油类等。蒽类衍生物分为游离蒽醌衍生物，如芦荟大黄素、土大黄素、大黄酚、大黄素、异大黄素、虫漆酸 D、大黄素甲醚、大黄酸；结合蒽醌化合物，如大黄酸、芦荟大黄素、大黄酚的单和双葡萄糖苷；大黄素、大黄素甲醚的单糖苷；蒽酚和蒽酮化合物，如大黄二蒽酮、掌叶二蒽酮以及与糖结合的苷如番泻苷 A、番泻苷 B、番泻苷 C、番泻苷 D、番泻苷 E、番泻苷 F 等。芪类化合物：土大黄苷、3,5,4′- 三羟基芪烯 -4′-O-β-D-（6′-O- 没食子酰）葡萄糖苷、3,5,4′- 三羟基芪烯 -4′-O-β-D- 吡喃葡萄糖苷。萘衍生物及决明松。鞣质类：没食子酰葡萄糖、d- 儿茶素、没食子酸、大黄四聚素等。大黄四聚苯经水解，得没食子酸、肉桂酸及大黄明。此外，尚含有有机酸、苹果酸、琥珀酸、草酸、乳酸、桂皮酸、异丁烯二酸、柠檬酸、延胡索酸等。大黄中还含有挥发油、脂肪酸及植物甾醇等。

（三）相关研究

大黄始载于《神农本草经》，列为下品；《本草纲目》将其载于草部类；现代《中药学》把它列于泻下药中，认为其具有攻积导滞、泻火凉血、活血祛瘀，利胆退黄等作用。大黄对多种细菌均有不同程度的抑制作用，主要的抗菌成分为 3- 羧基大黄酸、羟基芦荟大黄素、羟基大黄素，它们对葡萄球菌、淋病双球菌最敏感。大黄可以抑制细菌菌体糖及糖代谢中间产物的氧化、脱氢、脱氨，并能抑制蛋白质和核酸的合成。

现代药理研究表明，大黄具有很好的抗病毒作用，蒽醌类化合物能够抑制多种病毒的合成，减少其复制数量，甚至直接有对病毒灭活的作用。大黄对 Cox、EV71、单纯疱疹病毒、人类免疫缺陷病毒、肝炎病毒、流感病毒等多种病毒都有作用。大黄乙醇提取物在体内具有非常明显的抗单纯疱疹病毒感染作用。其对有包膜病原体的抑制作用可能主要基于下面两种机制：①大黄素与包膜脂质的磷脂酰基链结合导致病毒包膜热稳定性下降；②大黄素通过对脂质双分子层的扰动作用影响包膜脂质的完整性。

大黄能清泻肝火。研究表明，大黄可使感染发热患者及动物的体温下降，家兔在降温的同时，第三脑室灌流液中 PGE 和 cAMP 水平显著降低，减少中枢致热介质。另外，大黄能抑制红细胞膜 Na^{+}-K^{+}-ATP 酶活性及机体氧化磷酸化过程，减少 ATP 的生成与消耗，减少产热，能量代谢处于较低水平，也有利于体温降低。此外，大黄可抗心肌炎病毒和 Cox。有研究显示，当 Cox B3 型（CVB3）感染细胞后，大黄粗提液能阻止病毒增殖，并表现出一定的量效关系，提示大黄可以通过阻止 CVB3 核酸复制和 / 或以后环节发挥抗病毒作用，而且大黄在动物体内也具有抗 CVB3 的作用。目前已被应用于新生儿、儿童病毒性心肌炎防治，效果显著。

四、柴胡

（一）成分、功用主治

本品为伞形科植物柴胡 *Bupleurum chinense* DC. 或狭叶柴胡 *Bupleurum scorzonerifolium* Willd. 的干燥根。按性状不同，分别习称"北柴胡"及"南柴胡"。味苦，性微寒，归肝、胆经。功能和解表里，疏肝，升阳。用于感冒发热，寒热往来，胸胁胀痛，月经不调，子宫脱垂，脱肛。主要化学成分：南柴胡根含皂苷，北柴胡根含 α- 菠菜甾醇。此外，果实含皂苷Ⅰa、皂苷Ⅱ，根尚含挥发油。

《神农本草经》论柴胡："味苦平，主心腹去肠胃中结气，饮食积聚，寒热邪气，推陈致新。"《本草纲日》载其"治热劳骨节烦疼，热气肩背疼痛，劳乏羸瘦，下气消食，宣畅气血。主时疾内外热不解，单煮服之良"。《本草备要》言其"主阳气下陷，能引清气上行，而平少阳，厥阴之邪热，宣畅气血，散结调经，为足少阳表药，治伤寒邪热、痰热结实、虚劳肌热"，现在对柴胡的认识：具疏散退热、疏肝解郁、升阳举陷功效，常用于解肌清热、疏肝理气、调畅气机、养肝柔肝、升阳举陷，随不同的配方而发挥不同的功效。

（二）相关研究

不论是柴胡单方还是组合方剂，无论是实验室研究还是临床观察，其对许多病毒性感染疾病，如急慢性乙型病毒性肝炎、外感发热、病毒性心肌炎、流行性感冒、带状疱疹等都有相当良好的疗效，这也间接证明柴胡排出病毒的理论，并且可推论使用柴胡方排出病毒时不必分别是哪一种病毒，只要"有是病"即可"用是药"。有研究采用 FQ-PCR 技术从不同极性提取成分、药物浓度及作用时间三方面观察柴胡对离体尖锐湿疣组织中 HPV-DNA 的影响，结果显示水提液成分对 HPV-DNA 有明显破坏作用，其最低有效浓度为 0.2g/ml，显示柴胡有较强杀灭人乳头瘤病毒（HPV）作用，而且柴胡治疗尖锐湿疣的有效物质属于可溶于水的强极性物质为探讨其抗病毒的物质基础做了初步研究。

柴胡对伤寒 - 副伤寒三联菌苗所致家兔发热无显著降低作用，对鸡胚内流感病毒有显著抑制作用，能显著降低鼠肺炎病毒所致小鼠肺指数增高，阻止肺组织渗出性变性，降低肺炎病毒所致小鼠的死亡率，对抗地塞米松对巨噬细胞吞噬活性的抑制作用，抑制病毒对机体的损伤，增加机体对抗原的处理。实验表明柴胡的提取成分（水提取成分、50% 乙醇提取成分、氢氧化钡提取成分）对小鼠脾淋巴细胞的增殖，白细胞介素 -2 和肿瘤坏死因子的分泌水平，均有明显的增强作用，柴胡提高机体免疫力的有效成分为柴胡多糖，柴胡多糖对辐射损伤的小鼠具有非常显著的保护作用和增强免疫的效果，而且柴胡皂苷 a

经研究表明也具有免疫调节作用，可以增加实验用小鼠的胸腺和脾脏重量、T细胞和B细胞的活性以及白细胞介素-2的分泌水平，SSd和SSa还可以使血浆中IgA和IgG的水平得到提高，其中又以SSd的活性最强，提示柴胡可以作为免疫促进剂进行开发研究。

研究表明，北柴胡茎叶中的黄酮成分具有较强的抗流感病毒作用，其茎叶总黄酮高剂量组抗病毒作用优于已知的抗病毒西药利巴韦林胶囊和抗病毒颗粒。同时，茎叶总黄酮具有较好的抗炎、降温效果和对多种细菌和流感病毒有较强抑制或杀灭作用，进一步确认了茎叶总黄酮是柴胡茎叶解表功能的药效物质基础。因此，总黄酮可作为柴胡质量标准的定量指标之一。

五、虎杖

（一）成分、功用主治

本品为蓼科植物虎杖 *Polygonum cuspidatum* Sieb.et Zucc. 的干燥根茎和根。主要分布在江苏、浙江、安徽、广东、广西、四川、贵州等省区。虎杖味微苦，性微寒，归肝、胆、肺经。功能祛风利湿，散瘀定痛，止咳化痰，用于关节痹痛，湿热黄疸，经闭，癥瘕，水火烫伤，跌仆损伤，痈肿疮毒，咳嗽痰多。主要化学成分：根和根茎含游离蒽醌及蒽酮苷，主要为大黄素、大黄素甲醚、大黄酚、大黄素甲醚8-O-β-D-葡萄糖苷、大黄素8-O-β-D-葡萄糖苷、迷人醇、6-羟基芦荟大黄素、大黄素-8-甲醚、6-羟基芦荟大黄素-8-甲醚等。还含芪类化合物：白藜芦醇（即3,4′,5-三羟基芪）、虎杖苷、右旋儿茶精、2,5-二甲基-7-羟基色酮、7-羟基-4-甲氧基-5-甲基香豆精、2-甲氧基-6-乙酰基-7-甲基胡桃酮、决明蒽酮-8-葡萄糖苷、β-谷甾醇葡萄糖苷，以及葡萄糖、多糖、氨基酸、铜、铁、锰、锌、钾及钾盐等。

（二）相关研究

虎杖的清热解毒药理作用主要体现为抗病原微生物、抗毒素、解热、抗炎、对免疫功能的影响、抗氧化消除自由基等。从治疗疮疡肿毒各期的疗效来分析，虎杖具有辛苦之味，微寒之性，消补并存功效，对疮疡各期具有双向性调节作用，辛开苦降，苦得寒相助，善于清热解毒，抗炎消肿；苦得辛相辅，开结行滞，祛腐排脓，故认为：虎杖的清热解毒、活血化瘀等作用是由主要成分大黄酚、大黄毒、虎杖苷通过改善循环功能，增加组织血流量而实现的。

大黄素等蒽醌类物质具有抗病毒作用，可抑制乙型肝炎抗原，治疗慢性肝炎、急性黄疸性肝炎。对人类免疫缺陷病毒（HIV）、HSV-1、HSV-2、伪狂犬病流感及副流感病毒、痘苗病毒、单纯疱疹病毒、Cox B3、流感亚洲型京科68-1病毒及Ⅱ型埃可病毒（ECHOⅡ）均有抑制作用。有学者用LP-BM5-C57BL/6鼠艾滋病模型评价了虎杖水提液的抗病毒作用，结果显示，虎杖水提液可以部分抑制LP-BM5病毒导致的C57BL/6鼠的脾大、免疫抑制和病毒血症。李凤新等的研究结果表明，虎杖蒽醌提取物对柯萨奇病毒B3型所感染的细胞病变有明显的抑制作用，能够有效抑制柯萨奇病毒B3型在靶器官中的繁殖；虎杖蒽醌提取物能促进小鼠模型的自身干扰素产生，这对病毒的复制起到了明显的抑制作用。体内实验结果表明，虎杖蒽醌提取物对柯萨奇病毒B3型感染的小鼠模型具有一定的保护作用，能够明显降低实验小鼠死亡率，延长小鼠存活天数，具有促进小鼠体重增长，改善小鼠血清酶指标上升作用。虎杖蒽醌提取物具有体内诱生干扰素的作用，可以认为这是虎杖蒽醌提取物具有抵抗柯萨奇病毒 B3 型感染作用的另一重要机制。

虎杖水煎剂细胞外显著抑制 ECHO19 病毒 Burke 株和 Coxsackie β_3 病毒 Nancy 株（$P<0.05$），但对细胞生长没有明显促进作用，也没有提高细胞本身抗病毒感染的作用，1mg/ml 对人胚肾和人胚肺细胞无毒性。蒋岩等体外实验研究表明，虎杖水提液在 MT-4 细胞和 HIV-1 培养体系中可以有效抑制病毒复制；作用于增殖早期病毒的表面，以阻止其吸附于细胞。虎杖能够抑制雏鸭肝炎病毒的复制，使鸭胚存活，可能的原因是虎杖有效成分改变了病毒衣壳蛋白质的空间结构及病毒核酸结构，从而发挥抗病毒作用。

在病毒接种前或接种同时投用 10% 虎杖水提液，对感染鼠的异常指标有一定改善作用，但对病毒接种 1 周后的感染鼠没有明显治疗作用，提示它可能是通过阻止病毒与细胞的结合而发挥抗病毒作用的。另一体外试验表明，在体外 10% 虎杖水提液可以有效抑制病毒表面的 gp120 与细胞表面的 CD4 结合，抑制 HIV-1 感染 MT-4 细胞。此外，在体外 10% 虎杖水提液对 HIV-1 的反转录酶有显著灭活作用，因此其抗病毒作用可能也与酶的灭活有关。总之，10% 虎杖水提液的抗病毒机制可能不是单一的，它可能包括了多方面因素。有关它的抗病毒机制和有效成分尚待进一步研究。

六、黄芩

（一）成分、功用主治

本品为唇形科植物黄芩 *Scutellaria baicalensis* Georgi 的干燥根。味苦，性寒，归肺、胆、脾、大肠、小肠经。功能清热燥湿，泻火解毒，止血，安胎。用于湿温、暑温胸闷呕恶，湿热痞满，泻痢，黄疸，肺热咳嗽，高热烦渴，血热吐衄，痈肿疮毒，胎动不安。主要化学成分：含多种黄酮类化合物，主要为黄芩苷、黄芩素、汉黄芩苷、汉黄芩素、7- 甲氧基黄芩素、7- 甲氧基去甲基汉黄芩素、黄芩黄酮Ⅰ、黄芩黄酮Ⅱ。

（二）相关研究

黄芩的黄酮类化合物被认为是有效成分，具有抗菌、抗病毒、抗炎、抗变态反应、抗氧化及抗肿瘤等药理活性。研究表明，黄芩的抗病毒作用是其清热解毒功效的一个重要体现，其具有抗流感病毒、肠道病毒、呼吸道合胞病毒、SARS 病毒、乙型肝炎病毒、丙型肝炎病毒、人类免疫缺陷病毒、单纯疱疹病毒、人巨细胞病毒、柯萨奇病毒（Cox）等作用。

黄芩水提物和醇提物均有不同程度的抗流感病毒作用，可降低大鼠死亡率、延长平均存活天数，降低流感病毒感染率，且醇提物作用要优于水提物。有研究发现，黄芩苷通过调节病毒蛋白 NS1 发挥其抗流感病毒活性，导致干扰素诱导的抗病毒信号的上调和细胞中 PI3K/Akt 信号的减少，进而达到抗流感病毒的目的。同时，黄芩茎叶提取物具有一定的直接抗 Cox 作用，还能增强 Hela 细胞抗 Cox 的攻击，对已感染的 Hela 细胞也能减轻其病变。EV71 会导致许多神经系统疾病，黄芩苷在感染早期对 EV71 的复制具有高效低毒的抗病毒作用，可能通过激活 Fas/FasL 信号通路和阻断 NF-κB 信号通路来抑制 EV71 感染的 RD 细胞凋亡，其具体作用机制还需进一步通过质粒转染实验，以及通过聚合酶延伸试验和动物模型的三维功能来评价。

黄芩直接抗病毒作用的研究涉及抑制病毒增殖、抑制神经氨酸酶而阻止病毒释放、抑制膜融合和脱壳等病毒增殖周期的各环节，但作用的确切靶点尚未找到。目前其抗病毒作用的主要机制可归纳为：①直接杀灭病毒或降低病毒的毒力；②阻止病毒的吸附及侵入；③抑制病毒的DNA或mRNA的转录和复制；④抗氧化作用；⑤调节细胞因子的产生。

七、黄芪

（一）成分、功用主治

本品为豆科植物蒙古黄芪 *Astragalus membranaceus*（Fisch.）Bge.*var.*Mongholicus（Bge.）Hsiao或膜荚黄芪 *Astragalus membranaceus*（Fisch.）Bge.的干燥根。味甘，性微温，归脾、肺经。功能补气升阳、益卫固表、利尿、托毒排脓、敛疮生肌，调节免疫。用于气虚乏力，食少便溏，中气下陷，久泻脱肛，便血崩漏，表虚自汗，气虚水肿，痈疽难溃，久溃不敛，血虚萎黄，内热消渴；慢性肾炎蛋白尿，糖尿病。

黄芪含有黄芪多糖、氨基酸、黄芪皂苷、黄酮类、生物碱、蛋白质、维生素及硒、硅、钴、钼等微量元素。主要为芒柄花黄素、毛蕊异黄酮及其葡萄糖苷、2′,3′-二羟基-7,4′-二甲氧基异黄酮、7,2′-二羟基-3′,4′-二甲氧基异黄烷及其葡萄糖苷、7,3′-二羟基-4′,5′-二甲氧基异黄烷、3-羟基-9,10-二甲氧基紫檀烷及其葡萄糖苷等。

（二）相关研究

黄芪的抗病毒作用主要通过调节机体的免疫功能而达到的，表现在多方面，如增加外周血中多核白细胞的数量，加强单核巨噬细胞系统功能，增强自然杀伤细胞（NKC）和淋巴因子激活的杀伤细胞活性，对细胞免疫功能的双向调节，增强体液免疫，对补体系统的影响，诱生干扰素等细胞因子。实验证明，黄芪可以：①使脾的浆细胞增殖，促进抗体合成，增强网状内皮系统的吞噬功能，使血白细胞计数、巨噬细胞吞噬指数显著升高。②可以诱导干扰素生成，提高干扰素抗病毒能力，从而在一定程度上抑制病毒复制，进而杀灭病毒。③能促进蛋白质合成，减少蛋白质漏出，提高血浆蛋白、降低尿中蛋白量。④改善微循环、调脂、促进胰岛B细胞分泌胰岛素。⑤对T细胞、B细胞、树突状细胞功能有明显的增强作用，增强机体的细胞免疫功能，使过低的免疫恢复正常。还具有抗菌、镇痛、镇静等作用。近年来，现代基础和临床实验都表明，黄芪可通过作用于多种免疫活性细胞，调节某些细胞因子的分泌，从而发挥免疫调节作用，使失衡的免疫恢复正常。

现代医学大量临床及实验研究证明黄芪是一种良好的免疫调节剂，对异常免疫功能有调节作用，尤其是带状疱疹患者免疫功能大大下降的，可以使免疫功能增强逐步恢复正常。其调节机制可从以下几方面概括：

（1）黄芪中的多糖成分具有显著提高T淋巴细胞功能的作用，尤其对辅助T淋巴细胞。这种作用是其调节免疫的重要机制，包括对有丝分裂剂诱导的T细胞增殖反应更敏感。有研究表明，带状疱疹患者血清 $CD4^+$T细胞、$CD4^+/CD8^+$、IL-2明显降低，导致细胞免疫缺陷。IL-2是由激活的辅助T细胞产生的免疫调节因子，具有广谱的免疫增强活性，可以促进NK细胞增殖分化，诱生NK细胞和LAK细胞的毒性活性。张艳等应用小鼠烧伤模型，对黄芪多糖的免疫调节作用进行体内外研究表明，黄芪可以刺激巨噬细胞产生IL-1，抑制 PGE_2 的合成，从而促进IL-2的生成及IL-2R的表达，最终可以明显提高小鼠T淋巴细胞的转化。还有动物实验表明，黄芪可以使活化小鼠T淋巴细胞内游离钙增加，使钙离子内流的驱动力增强，而钙离子作为信息分子，在促进淋巴细胞增殖分化、IL-2的产生、细胞毒性T细胞的杀伤活性和原癌基因转录的调节等方面都发挥着作用。此外，黄芪中的多糖和皂苷可诱生干扰素，具有抗病毒、抗肿瘤和免疫调节等多种生物活性。黄芪中的有效成分F3在体外试验中显示对癌症患者淋巴细胞有恢复作用，在体内动物模型试验中显示其可逆转环磷酰胺造成的免疫抑制现象，提示黄芪中的有效成分在免疫治疗中可能是一种很有希望的生物反应调节剂。

（2）黄芪可提高体液免疫功能。据报道，健康人体使用黄芪后，机体IgM、IgE、IgA、sIgA、cAMP的含量明显增加，红细胞C36R花环率均显著上升，周围血白细胞诱生干扰素的能力明显增加，鼻分泌物中sIgA和IgG的含量也明显增加。黄芪可以促进血清溶血素形成，提高空斑形成细胞的溶血能力，具有明显的碳粒廓清作用和增加脾重的作用。以上作用在正常的生理作用下存在，在免疫功能低下时同样有明显作用，具有双向调节作用。

（3）黄芪对某些病毒的繁殖并由此引起的细胞病变有一定抑制作用。其中，黄芪可直接抑制水痘带状疱疹病毒；黄芪抑制它的复制指数为2.74，大于2，说明其在细胞水平上具有明显抑制作用。黄芪可以封闭机体细胞上某一受体，阻碍病毒的吸附、穿入过程，此外进入细胞的药物还可能影响了病毒的繁殖。

此外，黄芪对NK细胞、巨噬细胞、LAK细胞功能有正向调节作用，可使NK细胞、巨噬细胞、LAK细胞活性提高及CDR水平明显提高。黄芪还能显著增强网状内皮系统的吞噬功能，增加白细胞的数目，协助低剂量IL-2诱导淋巴因子激活杀伤细胞的活性。

八、苦瓜

（一）成分、功用主治

苦瓜为葫芦科苦瓜属植物苦瓜 *Momordica charantia* L. 的果实。味苦，性寒，归心、肝经。功能清热解毒。用于中暑发热，牙痛，肠炎，痢疾，便血；外用治痱子，疔疮疖肿。苦瓜的根、茎、叶、花、果实和种子均可供药用，果实中富含苦瓜苷、苦瓜素，并含有谷氨酸、丙氨酸、苯丙氨酸、脯氨酸、瓜氨酸、半乳糖醛酸及果胶等。种子中含有大量的苦瓜素和苦瓜苷。现代研究表明，其化学成分较为复杂，主要有三萜、甾类、生物碱、蛋白、有机酸及多糖类等。

（二）相关研究

1. 抗病毒作用 现在，国内外对于苦瓜抗病毒方面的研究已深入到对其活性成分的化学结构鉴定和作用机制方面。其中，苦瓜提取物中的蛋白和多肽是最具代表性的活性成分，其化学结构及功能已研究得较为成熟，尤其对重组苦瓜蛋白MAP30（MAP30）的研究。苦瓜中的MAP30蛋白能抑制HIV活性，使HIV在接触苦瓜提取物4天内抗原活性完全不表达，有选择性地杀死被HIV感染的淋巴细胞和巨噬细胞，能够抑制单核细胞HIV-1型病毒DNA复制，而对未感染细胞没有毒性，因此具有抗HIV作用。实验证实，MAP30对HIV有较明显抑制作用。除直接作用外，MAP30还能增强地塞米松、吲哚美辛抗HIV的作用。另外，MAP30除具有抗HIV活性外，还具有抗单纯疱疹病毒（HSV）、流感病毒、流行性乙型脑炎病毒、肝炎病毒、腺病毒的作用。王九平等的研究显示，

MAP30 能有效抑制乙型肝炎病毒在细胞内表达，且实验药物浓度下，其细胞毒性作用不明显；Bourinbaiar 等的试验结果也证明，苦瓜的提取物 MAP30 能抑制单纯疱疹病毒在细胞内的表达，并且对正常细胞没有毒性。

苦瓜中的 MAP30 蛋白具有抗病毒活性，其抗 HIV 的作用高效安全且不产生耐药性，优于传统抗病毒制剂，具有广阔的应用前景。目前认为，MAP30 抗 HIV 作用机制有以下几点：

（1）选择性进入 HIV 感染细胞，非特异使核糖体失活，抑制细胞合成病毒复制所需要的酶及蛋白质，干扰病毒复制，更进一步地随细胞死亡也被杀死。

（2）直接作用于病毒 DNA、RNA 本身，使超螺旋 DNA 变为缺口环状及线状 DNA，并使之拓扑失活，丧失复制、转录功能。

（3）抑制 HIV 整合酶。

苦瓜籽总苷体外抗单纯疱疹病毒（1 型）和呼吸道合胞病毒（RSV）的活性研究：从苦瓜种子中提取苦瓜籽总苷后，测定了此总苷体外抗 1 型单纯疱疹病毒和 RSV 的活性，实验结果表明，0.375mg/ml 苦瓜籽总苷药液可抑制 1 型单纯疱疹病毒对 Vero 细胞的损害；该总苷抑制单纯疱疹病毒（HSV）损害 Hep-2 细胞的浓度也为 0.375mg/ml，且此浓度对正常 Vero 细胞和 Hep-2 细胞均无毒性作用。有从苦瓜茎叶中提取总皂苷及其抗 HSV-2 活性的报道，苦瓜果实提取液在体外有抗腺病毒的作用。采用实时反转录聚合酶链反应技术观察苦瓜素对 CVB3 RNA 复制的抑制作用，定量观察苦瓜素在体内外对 RNA 复制的影响，结果显示在体外、体内实验中苦瓜素组 CVB3 水平明显低于生理盐水对照组，提示苦瓜素具有明显抑制 CVB3 RNA 复制的作用，可能为一种良好的抗 CVB3 感染的药物。

2. 对免疫活性的作用 国内外许多关于免疫活性方面的研究证明，苦瓜原汁和苦瓜提取液对小鼠的非特异性免疫功能有明显的增强作用。Leung 等研究表明，a- 苦瓜素和 b- 苦瓜素为非细胞毒素，能够显著抑制小鼠脾细胞由于伴刀豆球蛋白 A、植物凝集素和脂多糖的存在而产生的促有丝分裂反应，体外能抑制早期淋巴细胞毒素的产生，降低淋巴细胞毒素溶解细胞的活性，体内可以显著抑制小鼠延迟过敏反应及抑制由绵羊红细胞引起的抗体形成。

九、苦参

（一）成分、功用主治

苦参为豆科植物苦参 *Sophora flavescens* Aiton 的干燥根。味苦，性寒，具有清热燥湿、杀虫、利尿功效，用于热痢便血、黄疸、尿闭、赤白带下、阴肿阴痒，湿疹、湿疮、皮肤瘙痒、疥癣麻风；外治滴虫性阴道炎。主要有效成分为生物碱和黄酮类，其中根含多种生物碱，主要成分为 D- 苦参碱、D- 氧化苦参碱，另含少量 D- 苦参醇碱、L- 臭豆碱、L- 甲基金雀花碱、L- 野靛叶碱、L- 槐果碱、N- 氧化槐果碱、槐定碱等；黄酮类成分有苦参素、次苦参素、异苦参素、去甲苦参素、苦参醇素、次苦参醇素、新苦参醇素、去甲苦参醇素等。

（二）相关研究

早在 20 世纪 90 年代，文献首次报道苦参总碱具有抗 CVB3 病毒活性。其机制可能是影响了病毒的生物合成，主要对病毒衣壳蛋白的组装起到了破坏作用。苦参总碱能降低培养心肌细胞的心肌酶和 MDA 含量，减轻了致细胞病变效应（CPE），由此证明其抗病毒的能力，也可能是通过稳定细胞膜和清除 OH 自由基防止脂质过氧化损伤产生的作用。

大量研究表明，苦参及其有效成分可有效抑制体内外 CVB3 增殖，减轻 CVB3 致病毒性心肌炎（VMC）模型小鼠症状及心肌病理改变。刘晶星等根据其有效成分首次制备“抗柯注射液”，体外实验表明细胞受 CVB 感染时“抗柯注射液”在 3.125μg/ml 即有明显抑制病毒增殖的作用，至 200μg/ml 时可以抑制病毒增殖率达 92%，对 CVB 感染的小鼠心肌炎有治疗作用。因此，作者认为抗 CVB 的有效成分可能是苦参生物碱。苦参抑制 CVB3 的作用主要是通过抑制蛋白质合成而实现的。为探讨苦参总碱抗 CVB 的作用机制，进一步采用病毒蛋白质 L-3，S- 甲硫氨酸标记的方法检测病毒蛋白质的表达，结果显示苦参干预组病毒蛋白质条带与病毒对照相比，色度均较浅，差别易于鉴别，表明病毒蛋白质合成在一定程度上受到抑制，且抑制程度与苦参总碱的作用剂量密切相关。纯化苦参总碱抗 CVB 的作用机制是不影响病毒的吸附，它能进入细胞内影响病毒的生物合成，主要表现为抑制病毒蛋白质的合成。苦参对 VMC 也具有良好疗效，且疗效与药物浓度成正相关。现已分离出的生物碱多达 20 余种，目前认为具有药理活性的是苦参碱、氧化苦参碱、槐定碱等，均有较好的抗病毒作用。玄延花等采用细胞化学染色、心肌酶及 MDA 含量测定等方法，证明苦参碱具有抗柯萨奇病毒 B3 能力，对体外培养的小鼠感染柯萨奇病毒 B3 心肌细胞有保护作用。苦参总碱浓度在 0.000 2～3.125g/ml 时，可产生明显的抗柯萨奇病毒 B 活性，且作用与药物浓度存在剂量依赖关系。Zhan 等的研究结果表明，苦参槐定碱在有效抑制柯萨奇病毒 B3 感染模型小鼠心肌病毒滴度的同时，还可提高 IL-10 mRNA 表达，降低 TNF-α mRNA 表达，提示苦参槐定碱可能也通过调节细胞因子的表达来发挥抗病毒作用。

另有研究显示，苦参碱中的槐定碱成分能对抗可引起手足口病的肠道病毒 71 型（EV71）感染和损伤 Vero 细胞，IC_{50} 为 354mg/L，CC_{50} 为 1 414mg/L，其 SI 为 3.99。槐定碱浓度自 31.25mg/L 起浓度相关地抑制 EV71 吸附，自 62.5mg/L 起浓度相关地抑制 EV71 的 RNA 复制，但对病毒穿入细胞的抑制作用很弱，且与药物浓度无相关性，即槐定碱主要是通过抑制 EV71 吸附和复制，产生抗 EV71 的作用。苦参素对肝炎病毒复制有一定抑制作用，可用于慢性乙型肝炎患者的抗病毒治疗。

十、甘草

（一）成分、功用主治

本品为豆科植物甘草 *Glycyrrhiza uralensis* Fisch.、胀果甘草 *Glycyrrhiza inflate* Bat. 或光果甘草 *Glycyrrhiza glabra* L. 的干燥根及根茎。甘草性味甘平，归心、肺、脾、胃经。功能补脾益气，清热解毒，祛痰止咳，缓急止痛，调和诸药。用于脾胃虚弱，倦怠乏力，心悸气短，咳嗽痰多，脘腹、四肢挛急疼痛，痈肿疮毒，缓解药物毒性、烈性。

主要化学成分：三萜皂苷类化合物：甘草根及根茎含甘草甜素，系甘草酸的钾、钙盐，为甘草的甜味成分，甘草酸水解后得二分子葡萄糖醛酸和 18- 甘草次酸。另含 24- 羟基甘草次酸、3- 羟基齐墩果烷 -11,13（18）- 二烯 -30- 酸、3- 羟基齐墩果烷 -9（11），12（13）- 二烯 -30- 酸，以及游离的甘草次酸、甘草次酸甲酯、甘草内酯等。黄酮类化合物：甘草苷、甘草苷元、异甘草苷、异甘草苷元、新甘草苷等。

（二）相关研究

现代药理研究发现，甘草所含甘草甜素有明显的抗病毒作用。Cinatl 等比较了利巴韦林、6- 氮鸟苷、吡唑呋喃菌素、麦考酚酸酯和甘草甜素等 5 种抗病毒药物对于 2 例严重急性呼吸综合征（SARS）患者的抗病毒作用。结果显示，甘草甜素对 SARS-COV 复制的抑制作用最强，不仅可抑制病毒的复制，而且还在病毒复制的早期抑制病毒的吸附和穿膜，它作用于病毒的吸附期及吸附期后均非常有效。

大多数研究认为，甘草中有抗病毒作用的主要成分是甘草酸和甘草多糖。最近分离到甘草中的抗病毒成分 GX。GX 对呼吸道合胞病毒 RSV 复制有明显抑制效果，GX 抗 RSV 作用是多途径的，不仅有直接灭活病毒的作用，而且对于进入细胞的病毒，无论是在病毒复制的早期，还是在病毒复制的中晚期，均有一定抑制作用。甘草酸能抗肝炎病毒、疱疹属病毒、HIV 及 SARS 病毒。甘草酸抗病毒活性强，能抑制多种不相关的 DNA、RNA 病毒的生长，并且不影响正常细胞的活性，但由于其脂溶性和生物利用度低，长期使用会引起一些不良反应。总的来说，甘草酸在抗病毒方面的前景良好，有其独特优势，但其抗病毒机制复杂，很多方面有待进一步研究。

甘草甜素是从甘草根里提取出来的三萜类化合物。早期的研究发现，甘草甜素具有抗炎、抗溃疡、抗肿瘤和免疫调节作用，被广泛用于治疗病毒感染性皮肤病和慢性肝病。国外的一些研究发现，甘草甜素具有抗病毒作用，它不但已被用来有效治疗慢性乙型肝炎和慢性丙型肝炎，而且发现对其他多种病毒的复制均有抑制作用，如牛痘病毒、带状疱疹病毒、流感病毒及 HIV 等，对脊髓灰质炎病毒无抑制作用。现已被用于治疗艾滋病，并被认为是治疗艾滋病的最好的天然药物。2000 年日本学者研究发现，甘草甜素能明显增加单纯疱疹病毒性脑炎小鼠的存活率。甘草甜素确切的抗病毒机制尚不清楚。Dargan 等研究认为，甘草甜素的抗病毒作用是多步骤的，与阻断病毒蛋白质的修饰、阻断与病毒复制有关的信号转导、诱生干扰素以及使从细胞中释放的病毒迅速失活等多种途径有关。甘草甜素很早就被用来治疗病毒感染性皮肤病，近来国外一些学者发现甘草甜素具有抗病毒作用，如牛痘病毒、带状疱疹病毒、流感病毒、肝炎病毒、日本脑炎病毒及 HIV 等病毒。

甘草抗病毒的主要活性成分为甘草甜素和甘草多糖，既可直接清除病毒颗粒，又可能诱生干扰素，增加自然杀伤细胞活性，从而使组织细胞得到保护。也有研究推测，甘草可以通过改变病毒表面受体构象而阻遏病毒吸附，预防病毒感染；也能通过抑制病毒在感染细胞内复制，治疗被 Cox 感染的细胞。但甘草抗病毒的具体机制仍有待深入的研究。

综上，中药抑制病毒的作用，有些从中药中分离的单体已经阐明，如升麻皂苷抑制 HIV，是通过抑制细胞膜的核苷转运过程，导致 HIV 在宿主细胞内自身 DNA 合成受限，使 HIV 产量下降，这与西医认识疾病的机制和治病原则相同。而对中医整体而言，中医药治疗疾病的思想，包括方法，不同于西医。西医侧重点是放在病原体上，而中医药则放在病原体进入人体以后，邪气与正气斗争而表现在人体的症候群上，实施辨证施治，通过调动人体的抗病能力，去消除病原。几千年来的经验证明，这是科学的而且是行之有效的，特别对病因不明的疾病，或者对于没有特效治疗药物的，如 SARS 病毒、新型冠状病毒等病原体，中医药理论显示出明显优势。

我国传统的中药抗病毒的效果是肯定的，具有广阔的发展前景。但中药的发展也必须与时俱进，达到“安全、有效、可控”的要求，从已筛选并证明有显著抗病毒作用的中药中提取抗病毒的有效成分，取其精华，弃其糟粕。

中药的抗病毒的活性成分有很多，主要包括黄酮、萜和挥发油、苷、醇、醛、醌和内脂、蛋白质、多肽、氨基酸、有机酸、鞣质、单糖和多糖、维生素等，它们广泛存在于各种中药材中。在作用原理上，它们或作用于病毒的增殖过程，或影响宿主细胞和宿主屏障，有的则干扰病毒与宿主细胞的相互作用。抗病毒天然药物的研究日益受到重视，尤其是在中草药有效成分的研究方面，研究复合中药成分之间的相互作用和影响，在明确病毒致病的分子机制的前提下，研究并弄清中药有效成分和病毒之间相互作用的机制，两种或多种中草药有效成分的联合使用使得其抗病毒疗效有显著改善。

目前国外抗病毒药物的筛选研究，主要是从天然生物中提取，分离有效成分，并采用多种分子生物学研究手段尤其是与现代免疫学相关的方法来研究其分子结构与抗病毒分子机制间的关系，从而寻找有效的抗病毒药物，这一方面也正是我们目前国内所缺乏的。因此病毒学、医学、生物技术以及制药结合对抗病毒中药的研制和开发具有深远的意义。我国传统的中药抗病毒的效果是肯定的，具有广阔的发展前景。筛选高效低毒的抗病毒中药是当前抗病毒研究的热点之一。根据前人的经验及笔者的认识，初步认为抗病毒中草药应朝以下几方面发展：充分利用我国的中医药理论和丰富的中药资源，借鉴西药“知己知彼”抗病毒研究的经验，把中药抗病毒的研究提高到分子水平的层次；从已筛选并证明有显著抗病毒作用的中药中精确提取抗病毒的有效成分；研究复合中药成分之间的相互作用和影响；在明确病毒致病的分子机制的前提下，研究并弄清中药有效成分和病毒之间相互作用的机制；建立合理统一的试验方法与检测指标，针对病毒感染的不同环节进行广泛深入研究，并使体内与体外评价，基础与临床研究密切配合，一定能够开发出更多符合国际标准的抗病毒药物。

第二节 中成药

一、抗病毒口服液

（一）组成及组方分析

抗病毒口服液处方出自东汉名医张仲景《伤寒论》和清代余霖《疫疹一得》，以经典名方“白虎汤”和“清瘟败毒饮”为组方基础，处方中包括板蓝根、石膏、芦根、生地黄、郁金、知母、石菖蒲、广藿香、连翘等。辅料为蜂蜜、蔗糖、羟苯甲酯、羟苯乙酯。本品为棕红色液体；味辛、微苦。方中板蓝根为君药，具有清热解毒、凉血消肿、利咽功效，用于外感风热或瘟疫热病，具有较强的抗病毒作用；石膏、地黄、知母和连翘为臣药，可清热解毒、生津润燥和消肿散结；石菖蒲、广藿香和郁金为佐药，可芳香化浊、和胃止呕和清心解郁；芦根为使药，具有清热生津、除烦、止呕和利尿等功效；上述诸药合用，共奏清热解毒、凉血解毒功效

（二）主治功用

治疗流行性感冒、病毒性感冒、手足口病、红眼病等各种温病，清热祛湿，凉血解毒。用于风热感冒，温病发热及上呼吸道感染，流行性感冒、腮腺炎等病毒感染疾患。

（三）临床应用及相关研究

板蓝根清热凉血解毒，中医学认为其善治瘟疫热病、咽喉肿痛、烂喉丹痧，现代研究确认其有抗病毒、抑菌和增强机体防御功能的作用；抗病毒口服液针对疱疹性咽峡炎以发热为突出的症状组方，苦、辛、寒结合，清热降火而不伤阴，具有抗病毒、抗菌、抗炎退热的作用，临床用于多种呼吸道病毒感染的治疗，并且对疱疹性咽峡炎、手足口病有明确疗效。徐强的临床研究结果显示，抗病毒口服液在缩短完全退热时间，皮疹 / 疱疹、口腔黏膜疱疹 / 溃疡消退时间，提高中医证候疗效等方面明显优于安慰剂，提示本品可缩短手足口病病程及热程，改善肺脾湿热证的证候，具有退热、促进皮疹、疱疹愈合，改善咽红、流涎、倦怠等症状的作用，在临床应用中，未发现明显不良反应或毒副作用。

研究表明，抗病毒口服液中板蓝根等 6 味中药对多种病毒及细菌有抑制作用，连翘、黄芩、板蓝根有抗病毒作用，黄芩有解热、抗过敏性哮喘、抗肺炎作用，连翘还有一定的解热、抗炎作用，诸药合用具有清热解毒、抗病毒及免疫调节作用，临床上用于治疗各种细菌、病毒引起的上、下呼吸道感染。作为一种天然药物，由多种中药成分组成，治疗口腔感染具有退热快、改善症状明显、疗效显著，不良反应少，是临床上用于治疗口腔溃疡的有效药物之一。有研究采用鸡胚法在体内和体外研究了抗病毒口服液对 3 种病毒（甲 3 型流行性感冒病毒 IFV 株、亚甲型流行性感冒病毒鼠适应的 FM1 株及新城疫鸡瘟病毒 NDVⅡ系病毒株）的作用，结果显示，抗病毒口服液对 3 种病毒株在鸡胚体外有明显的抑制或杀灭作用，在鸡胚内对其尿囊液 HA 效价有明显抑制趋势。抗病毒口服液联合中药制剂清开灵注射液具有清热解毒、化痰祛湿、凉血通络、醒神开窍等功效，并能调节机体免疫力，联合使用可起到较好的协同作用。临床用于治疗手足口病可以缩短病程，皮疹消退较快，并发症少，能够有效阻止病情进展。同时应尽量避免使用利巴韦林，防止其引起骨髓抑制，红细胞、血红蛋白、白细胞减少等不良反应发生。抗病毒口服液、喜炎平联合应用利巴韦林具有协同作用，可从多方面增强抗病毒、退热、消炎的作用，综合抗病毒口服液治疗手足口病的临床研究表明，无论是单用药还是联合用药，抗病毒口服液治疗手足口病均有较好的疗效，主要体现在缩短患儿退热、皮疹消退以及腔疱疹消退的时间，不良反应少，安全性较好。能缩短住院时间，疗效显著，值得临床推广应用。

二、小儿化毒散

（一）组成及组方分析

主要成分有牛黄 8g，珍珠 16g，雄黄 40g，大黄 80g，黄连 40g，甘草 30g，天花粉 80g，川贝母 40g，赤芍 80g，乳香（制）40g，没药（制）40g，冰片 10g。将以上 12 味，除牛黄、冰片外，雄黄水飞成极细粉，珍珠水飞或粉碎成极细粉；其余乳香等八味粉碎成细粉；将牛黄、冰片研细，与上述粉末配研，过筛，混匀，即得。

（二）主治功用

具有清热解毒、活血化瘀、生津消肿止痛、去腐生肌的功效，可修复受损的口腔黏膜，提高口腔黏膜屏障的防御功能，从而阻断外界对口腔黏膜的刺激，有利于黏膜水肿消退，加快口腔溃疡愈合。用于热毒内蕴，毒邪未尽所致的口疮肿痛、烦躁、口渴、便秘、疖肿溃烂。

（三）临床应用及相关研究

现代药理研究证实，小儿化毒散具有良好的广谱抗菌、抗病毒、解热镇惊之效，并具有明显的改善微循环作用。有临床研究观察，新生儿脓疱疮应用小儿化毒散和小儿解毒方，疗效非常显著。从患儿脓疱消失时间、发热、呕吐、腹泻消退时间看，实验组均短于对照组。

在治疗手足口病方面，有研究者在相同基础治疗的基础上加用小儿化毒散治疗手足口病，结果显示治疗组显效率与总有效率明显高于对照组，说明该药治疗手足口病溃疡有很好疗效；以 72 小时为限来判定治疗效果，结果发现治疗组显效的最短用药时间为 36 小时，说明该药物能够使口腔溃疡疼痛迅速消失、溃疡面很快愈合，尽快减轻患儿痛苦，从而促进病情恢复。另外，该药使用安全，经济实惠方便，值得推广应用。

三、双黄连口服液

（一）组成及组方分析

双黄连口服液由黄芩、金银花、连翘 3 种中药材的提取液组成。金银花甘寒，芳香疏散，善清肺经热邪，用于外感风热或温热病初起、发热、光斑、发疹等症，为君药；黄芩性味苦寒，清热燥湿，泻火解毒，主治肺热咳嗽、痈肿疮毒、湿温、气分实热；连翘苦微寒，长于散上焦风热，并有清热解毒之功而为臣药，主治外感风热或温病初起。三药合用，共奏辛凉解表、清热解毒之功效。

（二）主治功用

清热解毒。用于风热感冒发热，咳嗽，咽痛。近年来主要用于病毒、细菌感染的上呼吸道感染、肺炎、扁桃体炎、咽炎等。

（三）临床应用及相关研究

双黄连口服液中的黄芩、金银花、连翘三种成分均有广谱抗菌及抗病毒作用，且对流感病毒 A3、柯萨奇病毒 B3、1 型单纯疱疹病毒、呼吸道合胞病毒等均有显著治疗作用。其作用机制主要是提高机体 IgM 水平，使细胞免疫及体液免疫功能增强，通过提高机体 IgM 水平达到抗感染目的。

现代药理学研究表明，双黄连抗病毒作用是多途径的，不仅有直接灭活病毒的作用，而且对吸附于细胞表面和进入细胞内的病毒都有抑制作用，具有明显及较广谱的抗病毒效应，可用于多种病毒感染。有资料显示双黄连口服液治疗手足口病在退热时间、口腔溃疡愈合时间治疗组均优于对照组，双黄连口服液（儿童型）对引起手足口病的 EV71 和 Cox A16 具有很强的抑制作用并能对病毒感染引起的患儿发热症状有很好的缓解作用且可迅速改善局部微循环、提高组织的免疫力、促进细胞生长从而加速口腔溃疡、手足疱疹的愈合能力，治疗过程中未见过敏反应及毒副作用，疗效满意，安全、价格低廉、口感好、服用方便，是可靠的中药制剂；另，双黄连口服液（儿童型）口感清甜，更适合儿童服用。

四、板蓝根颗粒

（一）成分、功用、主治

板蓝根颗粒的主要成分为板蓝根，辅料为蔗糖、糊精。板蓝根颗粒为棕色或棕褐色的颗粒，味甜、微苦。本品有清热解毒、凉血利咽功效，用于肺胃热盛所致咽喉肿痛、口咽干燥，以及急性扁桃体炎见上述证候者。板蓝根来源于十字花科植物菘蓝的干燥根，具有清热解毒、凉血利咽的功效，广泛应用于流行性腮腺炎、流行性乙型脑炎、流行性感冒、乙肝等病毒性疾病的防治。现代药理研究表明，板蓝根具有抗菌、抗病毒、抗内毒素、调节免疫等作用。

（二）临床应用及相关研究

研究表明，中药复方板蓝根颗粒能有效抑制柯萨奇病毒 B4 在 Hep-2 细胞中的增殖，其抗病毒作用发生在阻断病毒吸附细胞和抑制病毒进入细胞之后的复制增殖。药理实验证明，板蓝根具有抗病毒作用，对引起手足口病的肠道 RNA 病毒有较强抑制作用；在手足口病的早期，使用板蓝根冲剂有利于缓解症状，促进病变部位愈合，缩短病程，减少水电解质失衡等并发症，减少神经源性肺水肿及脑干脑炎等严重病例的发生。

五、银黄口服液（银黄颗粒、银黄滴丸）

银黄口服液（银黄颗粒）由金银花和黄芩两味中药提取精制而成。金银花的活性成分主要为绿原酸、异绿原酸，具有抗病原微生物、抗炎、解热、降血脂、增强机体免疫力等功效；黄芩中的主要成分为黄芩苷，具有抗病原微生物、增强机体免疫力、解痉、抗氧化等多种作用。本方用于肺经风热证，方中金银花清热解毒、轻清透表为主药，辅以黄芩清上焦热毒。两药合用，共起清热解毒、透表祛邪之功。

国内有运用网络药理学方法研究银黄药对的抗病毒作用，发现银黄药对抗病毒的作用机制可能是直接或间接抑制与病毒复制相关的关键蛋白质的表达，抑制 DNA 前体合成而抑制病毒的复制，减少宿主细胞 DNA 受损并修复受损的 DNA，减少宿主细胞受到的病毒毒性作用。CDK2、CDK7、SRC、DHFR、CHEK1、CCNA2 等几个靶点是银黄药对抗病毒的主要作用靶点。银黄药对中的有效成分既可通过直接作用于某一靶点而发挥抗病毒作用；也可通过作用于多个靶点，通过各靶点的相互作用而间接发挥抗病毒作用。

有研究通过观察 60 例采用喜炎平静脉滴注联合银黄滴丸 + 甘草锌颗粒口服方案，对照组 57 例采用炎琥宁静脉滴注联合蓝芩颗粒治疗方案，结果显示疗程结束，观察组皮疹的消退口腔溃疡的愈合及体温和生化指标的恢复明显优于对照组，喜炎平联合银黄滴丸 + 甘草锌颗粒治疗手足口病效果显著安全性好疗效确切。有关银黄口服液（银黄颗粒）单独治疗手足口病的临床研究目前较少，其疗效仍需进一步临床观察研究。

六、清热解毒口服液

清热解毒口服液中金银花、连翘、板蓝根、黄芩均为清热解毒之良药；生石膏清热泻火除烦，与知母共清肺胃之热；黄芩兼除湿；牡丹皮、赤芍活血凉血化瘀。现代实验研究表明，金银花、连翘、黄芩、石膏能调节机体免疫功能；牡丹皮、赤芍能改善微循环；板蓝根有抗病毒作用；玄参、麦冬能增强局部血液循环、促进纤维素渗出，促进伤口愈合。诸药合用，共同达到清热、泻火、解毒之功效。

应用清热解毒口服液治疗手足口病，能迅速缓解疼痛、缩短疗程，较单纯应用西药的对照组疗效显著，治疗期间未发现明显的不良反应，口感好，患儿便于接受，且经济实惠，使用方便。至于其作用机制有待进一步深入研究。

七、蒲地蓝消炎口服液

（一）组方分析及功用主治

蒲地蓝消炎口服液为蒲公英、苦地丁、黄芩、板蓝根 4 种中药的提取液，具有抗炎抗病毒的双重功效，其中蒲公英消痈散结，苦地丁活血消肿，板蓝根凉血，黄芩泻火燥湿，诸药合用清热解毒，活血凉血利湿，使之表里之邪泄透而愈。

（二）临床应用及相关研究

手足口病目前尚无特效药物治疗，主要是对症处理，国内有学者使用 Meta 分析的方法评价蒲地蓝口服液联合西药治疗手足口病的有效性和安全性，结果显示蒲地蓝口服液或者联合西药治疗手足口病的临床疗效和安全性较好，能够改善临床症状，优于单纯使用西药治疗，但与利巴韦林联合使用的安全性较差，需引起重视，对与利巴韦林联合使用的安全性进行严格监测。

蒲地蓝消炎口服液治疗手足口病具有一定降低机体炎性反应的作用，有效提高患儿免疫功能，缩短疗程，促进患儿早期恢复，疗效显著；另有研究应用蒲地蓝消炎口服液治疗儿童手足口病，发现其有效率、缩短病程及热程、皮疹消退时间与应用利巴韦林相比，差异有统计学意义，效果良好。蒲地蓝消炎口服液为纯中药制剂，且剂型简单，易于服用，未见明显不良反应，有较好临床实用价值。

八、羚羊角口服液

羚羊角口服液是治疗外感发热的中药制剂，是名贵药材羚羊角的一种新开发剂型。羚羊角的主要成分为角蛋白、磷酸钙及不溶性无机盐、赖氨酸、丝氨酸、谷氨酸、苯丙氨酸、亮氨酸、天冬氨酸、酪氨酸等 17 种氨基酸，并含有卵磷脂、脑磷脂、神经鞘磷脂、磷脂酰丝氨酸、磷脂酰肌醇等 5 种磷脂类成分。羚羊角性寒味咸，平肝息风，清热解毒，清肺热，主要用于高热抽搐、肝火之头痛眩晕、目赤目翳等，亦用于壮热神昏谵语、躁狂、高热喘咳等。

动物实验结果表明，羚羊角口服液对角叉菜胶所致大鼠发热具有解热作用，扭体实验证明该药具有镇痛作用，对流感病毒所致小鼠肺炎具有明显抑制作用。实验证明，该药是一种较好的临床解热镇痛药。临床研究未见羚羊角口服液的任何毒副反应，是一种安全有效的解热药，对手足口病性发热有确实疗效，特别是合并肢体不自主抖动患儿与西药合用可缩短病程、阻止病情进一步发展，在防止发生危重症关口前移方面发挥作用；联合羚羊角口服液治疗重型手足口病有较好的疗效，可提高重型手足口病患儿的救治成功率。

九、小儿热速清口服液

小儿热速清口服液为中成药，主要含柴胡、黄芩、葛根、水牛角、金银花、板蓝根、连翘、大黄等成分，有清热解毒、泻火利咽的功效，常用于治疗小儿外感高热、头痛、咽喉肿痛、鼻塞、流涕、咳嗽、大便干结等。

现代临床研究证实，小儿热速清口服液也有抗病毒作用。有采用网络药理学及分子对接的方法，对小儿热速清口服液治疗手足口病的潜在活性成分、作用靶点及相关通路等进行初步探讨及验证筛选，结果表明6-(3-氧吲哚-2-亚立德)吲哚[2,1-b]喹唑啉-12-酮、槲皮素、汉黄芩素、β-谷甾醇、木犀草素、去甲汉黄芩苷、千层纸素A、茵陈黄酮、山柰酚、儿茶素等潜在活性成分可能通过TNF信号通路、IL-17信号通路、TRP通道的炎症介质调节、细胞因子与细胞因子受体的相互作用等作用于MAPK1、VEGFA、EGFR、TNF、HRAS等核心靶点，共同发挥抗病毒、调节免疫、抗炎等作用，通过多成分、多靶点、多通路治疗手足口病。

十、金莲清热泡腾片

金莲清热泡腾片的主要成分为金莲花、大青叶、石膏、知母、地黄、玄参、炒苦杏仁，具有清热解毒、利咽生津、止咳祛痰的作用；主治外感热证，症见高热、口渴、咽干、咽痛、咳嗽、痰稠，亦适用于流行性感冒、上呼吸道感染见上述证候者。

2019年，《金莲清热泡腾片治疗手足口病专家建议》发布，以金莲清热泡腾片为研究药物，以抗病毒、基础对症治疗为对照的多项随机对照临床研究Meta分析表明，金莲清热泡腾片单独使用或联合抗病毒药物，能缩短退热时间、皮疹消退时间及口腔溃疡消退时间，住院痊愈。

十一、蓝芩口服液

蓝芩口服液的主要成分为板蓝根、黄芩、栀子、黄柏、胖大海，具有清热解毒、利咽消肿之功效。用于急性咽炎、肺胃实热所致咽痛、咽干、咽部灼热。蓝芩口服液被列入2016年《手足口病中医诊疗指南》。

近年来，以蓝芩口服液为研究药物的Meta分析表明，其治疗手足口病在退热时间、疱疹消退时间、口腔溃疡消退时间、总病程（或住院时间）及不良反应发生率方面显著优于常规西医治疗（包括退热药、α干扰素、利巴韦林、其他对症治疗西药）。19项研究纳入2 708例患者，采用随机效应模型进行Meta分析，结果显示，试验组退热时间(d)短于对照组[$MD=-1.20$，95%CI（-1.44，-0.95）]；疱疹消退时间显著短于对照组[$MD=-1.78$，95%CI（-2.10，-1.46）]；7项研究共纳入553例患儿，试验组疱疹消退时间(d)显著短于对照组[$MD=-1.45$，95%CI（-1.62，-1.27）]。7项研究共943例，采用随机效应模型进行Meta分析，结果显示，试验组总病程短于对照组[$MD=-2.22$，95%CI（-2.39，-2.04）]。共16项研究1 260例观察了药物的安全性，试验组和对照组不良反应发生率，差异无统计学意义[$RR=1.16$，95%CI（0.79，1.70）]。

第三节 中药注射剂

手足口病多见于5岁以下儿童，中药饮片制剂由于煎煮、口感、气味等原因，往往不易被患儿接受，影响了临床的使用与治疗，中药静脉注射剂的研制与开发，无疑为手足口病的患儿带来了便利，同时也提高了临床治疗的依从性和疗效。综观文献报道，目前单一有效成分作为药物的以穿心莲为多，复方有效成分为主的主要有热毒宁注射液、痰热清注射液、清开灵注射液等。

一、热毒宁注射液

(一)组成、功用主治

热毒宁注射液是由金银花、青蒿、栀子制成的纯中药静脉注射液，其中的青蒿辛苦寒，为解表清热、宣郁散邪之良药，善清阴虚热；金银花甘寒，清热解毒、疏散风热；栀子苦寒，清泻三焦火邪、导热毒下行。三药合用，使热邪从表里双解，更增添麻杏石甘汤加味方退热解毒之功效。具有抗炎、抗病毒、清热解毒之功效。

(二)药理研究

热毒宁注射液由青蒿、金银花、栀子3种成分经现代工艺提取精制而成，青蒿含倍半萜内酯、黄酮类、青蒿酮，能抑制连苯三酚自氧化，清除超氧阴离子自由基。其衍生物通过激活Caspase通路，延迟细胞周期等对体内外多种细胞有明显的诱导炎症细胞凋亡的作用。具有抗菌、抗病毒、解热抗炎、镇痛及提高免疫力的作用，青蒿还具有免疫抑制和细胞免疫促进作用；金银花含绿原酸、环烯醚萜苷等，具有抗病原微生物作用，对多种致病菌有一定的抑制作用；栀子含有熊果酸、栀子苷、去羟栀子苷等，具有镇静降温作用，同时栀子还具有抗感染、抗微生物作用，对金黄色葡萄球菌、脑膜炎奈瑟菌等具有抑制作用。3种成分在药物动力学上无相互影响，在药效上可相互协同，上述诸药合为一剂，具有解热、抗病毒、抗细菌、增加免疫等药理作用，动物实验已证实热毒宁注射液具有明显的抗病毒、抗菌作用，对多种呼吸道病毒株培养细胞病变均有明显的抑制作用，对多种细菌菌株的生长亦有一定的抑制作用，有较好的抗炎解热功效，能有效地增加机体的免疫功能提高抗病能力。

(三)临床应用及相关研究

在抗病毒方面，中国疾病预防控制中心病毒病预防控制所在热毒宁注射液体外抑制高致病甲型H1N1流感病毒药效实验总结报告中指出，针对高致病甲型流感病毒，热毒宁注射液组治疗指数明显优于对照组磷酸奥司他韦组，具有明显的抗甲型流感病毒作用。甲型流感病毒对神经氨酸酶抑制剂敏感。科技部甲型H1N1流感联防联控应急科研项目，通过应用已建立的流感病毒神经氨酸酶(NA)抑制剂筛选模型，对具有神经氨酸酶抑制作用的部分中成药进行了体外抗病毒活性评价，结果表明，热毒宁注射液具有较高的NA抑制活性。

国内有一项相关的Meta分析结果显示，临床上热毒宁注射液联合利巴韦林对手足口病患儿产生的效果比单用利巴韦林更为显著，具体表现在：热毒宁注射液联合利巴韦林治疗手足口病不仅在总有效率方面优于单用利巴韦林，在退热、消皮疹、消口腔疱疹及住院时间方面也有显著的改善，并有效降低 WBC、CRP、AST、ALT 水平，试验组和对照组之间的差异均有统计学意义。此外，热毒宁注射液中所含成分能更加有效抑制 Cox A16，已经证实金银花具有显著抑制 Cox 的作用，患儿治疗前 $CD3^+$、$CD4^+$、$CD4^+/CD8^+$、IgA 均显著降低，治疗后其水平均显著升高，说明热毒宁有助于手足口病患儿免疫功能的恢复，更快缓解 Cox A16 所致细胞免疫应答抑制作用，机体更快地恢复到正常水平。詹国媛在对 183 例手足口病患儿的临床观察中随机分为治疗组和对照组，治疗组给予热毒宁注射液治疗，对照组给予利巴韦林注射液治疗，热毒宁注射液在治疗手足口病时其退热及退疹时间、退热及退疹显效情况、止咳均优于利巴韦林，在热毒宁注射液治疗小儿急性咽结合膜热的临床观察中对符合急性咽结合膜热临床诊断标准的病例随机分为热毒宁治疗组及对照组应用利巴韦林注射液，热毒宁组的平均退热时间、咽痛消失时间、眼结膜充血消失时间均显著短于对照组总有效率为显著优于对照组。赵建文等使用热毒宁注射液治疗手足口病，分别与利巴韦林、抗生素等药物作对照，发现热毒宁注射液在退热、减少非甾体退热剂使用次数、促进疱疹消退、咽部疼痛消失、缩短病程与住院时间等方面，具有良好的疗效，临床疗效明显优于西药，未出现不良反应发生，认为可作为手足口病中药注射剂首先选用药之一。热毒宁治疗手足口病安全有效，可供治疗手足口病时选择使用。

二、喜炎平注射液

（一）组成、功用主治

喜炎平注射液为穿心莲叶中提取的有效成分 - 穿心莲内酯（穿心莲乙素），经磺化引入亲水性基因后制成的穿心莲内酯磺酸盐灭菌水溶液。主要成分：穿心莲总内酯（穿心莲甲素、穿心莲乙素、穿心莲丙素、穿心莲丁素）、穿心莲内酯苷、脱水穿心莲内酯等，具有抗病毒、消炎、抗菌、镇咳及增强免疫力作用。主要用于支气管炎、扁桃体炎、细菌性痢疾等。

（二）药理作用研究

喜炎平注射液的药理作用：①抗病毒：对腺病毒 3 型（ADV3）、流感病毒甲Ⅰ型、流感病毒甲Ⅱ型、流感减毒甲Ⅲ型、呼吸道合胞病毒（RSV）等有灭活作用，可占据病毒复制 DNA 与蛋白质结合位点，阻止蛋白质对 DNA 片段的包裹，使病毒不能复制，从而起到抑制或杀灭病毒的作用。对腺病毒、流感病毒、呼吸道合胞病毒等有灭活作用。②抗菌：对致病性大肠杆菌、伤寒杆菌、肺炎双球菌、流感杆菌、金黄色葡萄球菌、溶血性链球菌、变形杆菌、痢疾杆菌等细菌均有明显的杀菌和抑菌作用。③解热消炎：退热作用强，清除外源性致热原，抑制内生性致热原（如白细胞介素 -1、白细胞介素 -6、肿瘤坏死因子等）的活性，使得体温调定点回落到正常水平而达到退热作用。对多种内毒素、肺炎球菌、溶血性链球菌的发热有解热作用。对多种炎症模型如蛋白、组胺、二甲苯等所致的毛细血管通透性增高具有不同程度抗炎作用。④镇咳：舒张气管、支气管平滑肌，缓解平滑肌痉挛，抑制浆液分泌，祛痰镇咳；能抑制早期毛细血管通透性增高与炎性渗出和水肿。⑤增强机体免疫：提高血清白细胞介素水平，增强白细胞和单核巨噬细胞的吞噬能力，提高血清中溶菌酶的含量，提高脾内 T、B 细胞密度，促进免疫球蛋白形成，增强细胞免疫功能。

（三）临床应用及相关研究

临床研究显示，喜炎平治疗普通型手足口病具有明显的缩短发热及皮损愈合时间，减轻口腔疱疹疼痛的作用。喜炎平注射液经过磺化工艺处理，提高了有效成分穿心莲内酯的纯度，可以减少临床使用中药注射剂的毒副作用。国内已有多项研究表明，喜炎平注射液治疗手足口病安全有效，具有疗程短、见效快、减少利巴韦林的用药量和用药次数、减少利巴韦林对骨髓抑制白细胞减少肝功能损害等不良反应、毒副作用少等优点。穿心莲内酯能抑制病毒脱壳，从而减少能有效复制的 EV-A71 病毒，可以提升 EV-A71 重症感染模型乳鼠的脾 T 淋巴细胞数量、减轻炎症损伤，说明喜炎平注射液可能在重症手足口病患儿的治疗中也发挥着一定的作用。

既往研究表明，喜炎平注射液用于治疗儿童病毒性肺炎、秋季腹泻有明显疗效。手足口病是肠道病毒感染引起的严重危害儿童身体健康的呼吸道传染病，近年来在我国不少地区暴发流行。该病无特效的抗病毒药物。谢新宝等用喜炎平注射液、利巴韦林注射液随机对照试验表明，治疗 24 小时、48 小时、72 小时，两组患儿皮疹减少口腔疱疹减少例数无显著差异；治疗 72 小时后，患儿体温正常例数喜炎平组明显多于利巴韦林组，提示喜炎平注射液和利巴韦林注射液对改善儿童手足口病的皮疹、口腔疱疹效果相当；治疗 72 小时后，喜炎平注射液降低患儿的体温有更好的效果，这可能与喜炎平能明显抑制巨噬细胞释放炎症细胞因子 TNF-α、IL-6 和 NO 有关。另外还发现，喜炎平注射液治疗后患儿的白细胞计数明显下降，提示喜炎平具有一定的抗炎作用。喜炎平注射液治疗儿童急性呼吸系统感染有较高价值，尤其在病毒感染或混合性感染中更具应用价值。

三、炎琥宁注射液

（一）组成、功用主治

炎琥宁注射液为清热解毒药穿心莲提取物，经酯化、脱水、成盐精制而成，有效成分为脱水穿心莲内酯琥珀酸半酯钾钠盐。化学名称为 14- 脱羟 -11,12- 二脱氢穿心莲内酯 -3,19- 二琥珀酸半酯钾钠盐。炎琥宁注射液是将传统的中药采用现代的制剂工艺经半合成后加工而成，给药途径更直接、药理作用更强，是具有明确的化学单体的中药西制产品；有清热解毒及抗病毒作用，主要用于病毒性肺炎和病毒性上呼吸道感染。

（二）药理研究

炎琥宁注射液具有明显的解热、抗炎及镇痛作用，能抑制早期毛细血管通透性增高与炎性渗出及水肿，特异性兴奋垂体肾上腺皮质功能，促进肾上腺皮质激素（ACTH）释放，增加腺垂体中 ACTH 的生物合成。可促进中性粒细胞、巨噬细胞的吞噬能力，提高血清中溶菌酶的含量，促进 CD4/CD8 水平变化，加强体液免疫能力，提高机体的应激能力，有助于疾病恢复。研究还表明，本品能抑制早期毛细血管通透性增高与炎性渗出和水肿。治疗组在缓解临床症状及缩短热程，特别是减轻患儿流涎、厌食方面，明显优于对照组。穿心莲内酯衍生物通过抑制病毒包膜糖基蛋白的裂解而阻止病毒入侵细胞，对细胞起到保护作用，脱水穿心莲内酯琥珀酸单酯还能部分地干扰已入侵细胞内病毒的复制，其通过抑制肌苷酸与磷酸脱氢酶，阻断肌苷酸转化为鸟苷酸，进而抑制 RNA/DNA 的合成，使病毒不能复制，对多种病毒有灭活作用。体外具有灭活腺病毒、流感病毒、呼吸道病毒等多种病毒的作用。

炎琥宁注射液采用独特的提取工艺、安全性好、溶解度更高，有抗病毒、解热、消炎、抑菌多重功效，无西药抗生素的耐药性。采取了传统中药精华，更有效；同时，解决了传统中药成分不清、杂质太多的问题，更安全。目前未发现过敏性休克、心源性猝死、血小板减少等其他同类中药注射液常见的严重副作用。

（三）临床应用及相关研究

炎琥宁注射液在临床上具有清热解毒及抗病毒作用。有 Meta 分析结果表明，炎琥宁注射液组在治疗手足口病有效性和安全性方面优于利巴韦林组，在退热时间、疱疹消退时间、溃疡消退时间上，炎琥宁注射液组治疗效果更好，与对照组单用炎琥宁的差异均有统计学意义。而炎琥宁联合利巴韦林组 VS 利巴韦林组共纳入 34 篇文献，5 040 例受试 Meta 分析结果表明炎琥宁联合利巴韦林在总有效率、退热时间、疱疹消退时间和溃疡消退时间上优于利巴韦林组。在安全性方面，炎琥宁注射液组不良反应发生率为 2.48%，略低于利巴韦林对照组 2.57%。炎琥宁注射液不良反应甚微，相对安全、低毒，且其对继发细菌感染亦可起到预防和治疗作用，避免了临床上抗生素应用所造成的不良影响，可作为较为理想的抗病毒药物，治疗手足口病可明显改善症状、提高疗效。

从临床观察结果看，炎琥宁对病毒性发热显效快、疗效显著，较利巴韦林能抑制病毒复制，对抗入侵病毒所造成机体功能紊乱和组织损害，抑制病理过程发展，加速机体受损组织功能的恢复，缩短病程，减少住院天数，减轻患儿痛苦，在临床观察中未发现皮疹及其他过敏等不良反应，避免了较长时间应用利巴韦林对血液系统造成的不良影响。并且炎琥宁能提高肾上腺皮质功能，增加机体对病原体感染的应激能力。炎琥宁注射液作为近年来迅速发展起来的纯中药单体抗炎抗病毒药物，不良反应小，尤其适用于处于生长发育期的儿童，其消炎、抗病毒效果好，且同时具有很好的退热、凉血、消肿、止痛、解表的作用，能有效缓解手足口病的高热、咽痛、流涕等上呼吸道感染样症状，大大减轻了患儿的痛苦。可作为治疗手足口病的首推药物，在临床上大力推广。

四、痰热清注射液

（一）组成、功用主治

痰热清注射液由黄芩、熊胆粉、山羊角、金银花、连翘等中药材提取精制而成。方中黄芩为君药，其味苦性寒，善归肺、胃、大肠经，能清热燥湿、泻火解毒。熊胆粉、山羊角为臣药，熊胆粉味苦性寒，具有清热解毒、化痰解痉等功效；山羊角味苦咸，性寒，具有平肝风、清热解毒等功效。山羊角水解物药性同羚羊角，主要成分为游离氨基酸，具有清热解痉的功能，可加强痰热清注射液清热、解毒、镇痉之功。金银花为佐药，以助清热解毒、宣肺化痰。连翘味苦，性微寒，具有清热解毒、疏风散结的功用，该方取其清热宣透作用，又可引诸药入肺经为使药，加强痰热清注射液的疗效。全方五药相互配伍，共奏清热解毒、化痰解痉之功。用于风温肺热病属痰热阻肺证，症见发热、咳嗽、咳痰不爽、口渴、舌红、苔黄等。可用于急性支气管炎、急性肺炎（早期）出现的上述症状。

（二）药理研究

痰热清注射液具有抗菌、镇咳、化痰、平喘、解痉作用，通过抑制细菌蛋白质的合成，对多种呼吸道细菌有抑制作用，体外试验对肺炎链球菌、乙型溶血性链球菌有一定的抑制作用；可降低金黄色葡萄球菌和流感病毒感染小鼠的死亡率；降低内毒素致热家兔和酵母致热大鼠体温；抑制硝酸士的宁和戊四唑致小鼠惊厥；增加小鼠气管酚红排泌量，延长氨水引咳小鼠和二氧化硫引咳小鼠的咳嗽潜伏期；抑制大鼠肉芽肿形成和二甲苯所致小鼠耳肿胀。

药理研究表明，痰热清注射液对大肠杆菌等多种致病菌和病毒有一定的抑制作用，并能增强机体的防御功能，促进白细胞吞噬功能；同时可降低内毒素所引起的体温升高而起到解热作用。有临床研究结果显示，痰热清注射液可以减少急性胆囊炎患者 CRP、TNF-α 浓度，达到促进炎症消退、缩短疗程的作用。另外，痰热清注射液能抑制和减轻炎症细胞的浸润，有研究显示，痰热清注射液可降低支气管肺炎肺泡灌洗液及血清 TNF-α 这一炎症细胞因子的含量，对肺泡壁毛细血管内皮细胞的形态和功能起保护作用，加速炎症吸收。有关其抗病毒作用研究：①对流感病毒血凝素的影响：以鸡胚法检测流感病毒血凝素滴度，实验组与对照组相比血凝素滴度明显降低。②对小鼠流感病毒感染死亡的保护作用：体内病毒感染保护性试验表明，在一定范围内能降低流感病毒对小鼠的致死率。

（三）临床应用及相关研究

痰热清注射液不含动物药及矿物药，有效降低了不良反应发生的概率。该药对多种细菌病毒具有抑制作用并有一定的镇咳作用，同时有扩张毛细血管、增加尿液分泌促进外周白细胞的吞噬作用，促进免疫球蛋白的形成提高机体免疫力，痰热清对中枢发热介质升高有显著的抑制作用，并能有效地阻止免疫细胞的超敏反应。临床研究表明，痰热清注射液具有抗病毒抑菌解热及抗惊厥功效。

系统评价痰热清注射液治疗手口足病的临床疗效及安全性，Meta 分析结果显示，痰热清与利巴韦林治疗手足口病相比，两组在总有效率上差异有统计学意义，痰热清更优。在退热时间、疱疹消退时间、治愈时间上，痰热清也更好，其差异均有统计学意义。在安全性方面，仅 1 篇报道在应用痰热清治疗过程中 2 例患者出现局部疼痛不适，但减慢输液速度后患者症状缓解。痰热清联合利巴韦林 vs. 利巴韦林组共纳入 27 篇文献，3 289 例患者 Meta 分析结果提示痰热清联合利巴韦林治疗手足口病的总有效率比单用利巴韦林治疗更优，两组差异有统计学意义。在退热时间、疱疹消退时间及治愈时间上，痰热清联合利巴韦林也更具优势，其差异均有统计学意义。在安全性方面，仅 1 篇文献报道治疗过程中 2 例出现皮疹、瘙痒；另有 1 篇文献报道痰热清联合利巴韦林治疗过程中 11 例患者出现 CK-MB 轻度增高，9 例大便次数增多，单用利巴韦林治疗过程中 13 例 CK-MB 轻度增高，3 例患儿发生高热惊厥，患者停药后均恢复正常。以上提示，在利巴韦林治疗过程中加用痰热清可能减轻利巴韦林导致的不良反应，但会增加痰热清所致的过敏性不良反应。

有研究发现，加用中医药治疗有缩短病情稳定时间的趋势，研究中虽然基线资料提示痰热清注射液治疗组的病情可能偏重，结果显示痰热清注射液组的体温稳定时间虽然较长，但是病情稳定时间却较常规治疗组有缩短的趋势，由此推测痰热清注射液组可能有缩短病情稳定时间的趋势，而结合临床对于手足口病并发中枢神经系统感染病情稳定的评估主要是以体温以及易惊抽搐等指标的共同改善作为标准，痰热清注射液有可能是因对“风证”改善有明显的作用而缩短了病情稳定时间。痰热清注射液联合中药汤剂治疗方案与西医治疗方案相比较，同样存在基线体温偏高，而病情稳定时间短于常规治疗组，中药汤剂与痰热清注射液相比，增加了祛湿的治疗力量，因此说明从中医实践与理论出发设立的“清热化湿，镇静息风”治疗原则对手足口病并发中枢神经系统感染有指导意义。研究从证候及病因病机研究角度进行深入探讨，证实了本病“湿热动风”的病机特点，认为痰热清注射液（黄芩、熊胆粉、山羊角、金银花、连翘）组方在改善“风证”方面更具有价值。

五、穿琥宁注射液

（一）组成、功用主治

穿琥宁注射液为清热解毒类中药穿心莲提取物，穿心莲属爵床科植物，别名一见喜、斩蛇草、苦草、橄榄莲，原产于印度，现广泛分布于我国福建、广东、广西、海南、云南等地。研究显示，穿心莲主要有效成分为二萜类内酯化合物，但该类化合物难溶于水，很难满足临床需要，因此通过在二萜类内酯化合物中引入亲水基因，增加其水溶性，便于临床使用。穿琥宁就是用穿心莲提取物——穿心莲内酯经酯化、脱水、成盐而制成的精制脱水穿心莲内酯琥珀酸半酯单钾盐化合物。化学名称为 14- 脱羟 -11,12- 二脱氢穿心莲内酯 -3,19- 二琥珀酸半酯单钾盐，分子式为 $C_{28}H_{35}KO_{10}$。

穿琥宁注射液对腺病毒、流感病毒、呼吸道合胞病毒有灭活作用。体外抑菌实验显示，其对金黄色葡萄球菌、链球菌、大肠杆菌、肺炎双球菌、肺炎克雷伯菌等多种细菌有抑制作用。适用于各种病毒及细菌感染引起的急性上呼吸道感染、流行性感冒、急性支气管炎、小儿支气管肺炎等。

（二）药理研究

穿琥宁注射液的抗病毒机制：脱水穿心莲内酯琥珀酸半酯单钾盐占据病毒复制过程中 DNA 与蛋白质结合位点，阻止蛋白质对 DNA 片段的包裹从而使病毒不能正常复制，最终达到抑制和杀灭病毒的作用。

药理研究表明，穿琥宁注射液有明显的解热、抗炎、促肾上腺皮质激素功能及镇痛作用，可促进中性粒细胞的吞噬能力，加强体液免疫能力，促进 $CD4^+/CD8^+$ 水平变化，提高血清溶菌酶含量。穿琥宁注射液以病毒颗粒溶解方式抗病毒，具有广谱抗病毒作用。病毒灭活实验表明，本品对腺病毒、流感病毒、呼吸道合胞病毒有直接灭活作用，其抗病毒机制为抑制肌苷酸 -5- 磷酸脱氢酶，阻断肌苷酸转化为鸟苷酸，进而抑制病毒的 RNA/DNA 的合成，使病毒不能复制。体外抑菌实验提示其对金黄色葡萄球菌、甲型链球菌、大肠杆菌、肺炎链球菌等多种致病菌均有抑制作用，提示穿琥宁具有明显的抗病毒、抗菌双重功效，并能增强机体免疫力。相关药理研究包括以下几方面：①对细菌内毒素引起发热的家兔有较强的解毒作用，作用迅速并可维持 4 小时以上；②能对抗由二甲苯或组胺所引起毛细血管壁通透性增高，并对肾上腺素急性肺水肿有明显对抗作用；③能缩短戊巴比妥钠引起的白鼠睡眠潜伏期，延长其睡眠时间，还能加强阈下量的戊巴比妥钠作用，引起小白鼠睡眠，该实验结果提示穿琥宁有明显的镇静作用；④能明显促进大白鼠肾上腺皮质功能，增强机体对病原体感染的应激能力；⑤临床病原学诊断实验和组织培养灭活试验表明，穿琥宁对流感病毒甲Ⅰ型、流感病毒甲Ⅲ型、肺炎腺病毒（Adv）3 型、肺炎腺病毒 4 型、肠合胞病毒及呼吸道合胞病毒（RSV）均有灭活作用。

（三）临床应用及相关研究

穿琥宁注射液已于 2002 年被国家药品监督管理局载入《中国国家药品标准》，是一种抗病毒中成药，也是国家中医药管理局批准的全国中医院急诊科（室）首批必备纯中药之一。穿琥宁注射液为纯中药制剂，具有清热解毒、抗菌消炎、抗病毒及镇静等作用。其临床应用十分广泛，是目前中医急诊中较为常用的较埋想约物。

穿琥宁注射液具有抗病毒、抑细菌的作用。不管是单纯病毒感染引起的手足口病，还是合并细菌感染的手足口病，穿琥宁注射液都适用。穿琥宁注射液无骨髓抑制等副作用，不会引起白细胞计数下降，所以对白细胞计数下降的病毒感染尤其适用，对白细胞计数下降的手足口病患者更适用。相关临床研究表明，应用穿琥宁注射液治疗手足口病的疗效优于利巴韦林（$P<0.01$），退热及疱疹消退效果显著优于利巴韦林（$P<0.05$ 和 0.01），并发症少。由于病程缩短，减轻了患儿痛苦，减少了继发感染的机会，未见明显不良反应，家长乐于接受。因此，穿琥宁注射液治疗手足口病值得临床推广应用。胡南红以穿琥宁为治疗组，以利巴韦林为对照组观察穿琥宁疗效，结果显示，治疗组总有效率为 92.8%，对照组总有效率为 76.2%（$P<0.01$），治疗组临床症状及体征消失均较对照组快，表明穿琥宁注射液疗效明显优于对照组，而且缩短疗程。金顺福等以自拟中药方（板蓝根、大青叶、金银花、连翘、栀子、薏苡仁等），配合穿琥宁静脉滴注治疗。对照组 40 例以阿昔洛韦片口服及外用阿昔洛韦软膏治疗，2 组均以 5 天为 1 个疗程，结果：总有效率治疗组为 97.5%，对照组为 77.5%，治疗组疗效较对照组有显著性差异（$P<0.05$）。认为中药方配合穿琥宁注射液治疗手足口病有解毒、抗炎、抗过敏的功效。

穿琥宁注射液是一种中药制剂，除了多种常见呼吸道病毒抑制作用，对细菌内毒素引起的发热也有较强的解热作用，能促进发热的消退。其输液剂型临床治疗起效快、疗效高、副作用小，适用于婴幼儿。

六、清开灵注射液

（一）组成、功用主治

清开灵注射液是在传统名方“安宫牛黄丸”基础上加减而成，利用现代制药工艺从中药中提取的中药制剂。其有效成分：胆酸、珍珠母（粉）、猪去氧胆酸、栀子、水牛角（粉）、板蓝根、黄芩苷、金银花。黄芩具有清热燥湿、泻火解毒、止血之功效，且有一定的活血通络作用。栀子清热泻火、凉血解毒，善清三焦火热，可助黄芩清解肺中壅滞的火毒，利于解除火毒充斥三焦的病理状态，有良好退热功效。栀子能入血，可清除血络热毒，使脉络得复。全方均为寒凉之品，方中以黄芩为君，辅以栀子，既可清上焦肺热，又可泻三焦充斥之火毒；既入气分，又达血分；使热毒得解、肺络得宁。全方解毒与通络并举，解毒以祛除络损的病理因素，利于络脉功能恢复；通络给邪以出路，使毒邪易祛，二者相辅相成，相得益彰，共奏清热凉血、解毒通络之功。

其组方中的金银花、黄芩、栀子、板蓝根具有较强的广谱抗病毒活性，动物胆酸、水牛角和珍珠母则具有很好的退热消炎、提高人体免疫力的作用。组成复方后，其抗病毒和退热消炎作用可以互补和协同增效，对呼吸道病毒性感染具有良好的预防和治疗作用。中药清热解毒、抗病毒有别于西药抗病毒，它不是针对某几种病毒，而是对病毒有广谱的抑杀作用，通俗表达为“通杀”。同时它依照中医的辨证论治原理用药，因此体内抗病毒和退热消炎效果更为明显。

（二）药理研究

1. 抗菌、抗病毒作用 清开灵注射液对革兰氏阳性球菌（如葡萄球菌尤其是产R-内酰胺酶葡萄球菌、耐甲氧西林金黄色葡萄球菌）有非常强的抑菌作用，对乙肝病毒乙型肝炎e抗原（HBeAg）也具有强抑制作用。有关学者对清开灵注射液的成分作抗病毒试验，发现天然牛黄对乙脑病毒有直接的杀灭作用，以胆红素对病毒的抑制作用为佳，猪去氧胆酸有明显效果。清开灵注射液治疗多种病毒感染可能与牛黄的抗病毒作用有关。有报道，清开灵注射液治疗流行性腮腺炎，在显效率、总有效率、退有效率、退热时间、腮肿消退时间上均明显优于一般补液对症治疗组。

2. 对免疫调节功能的影响 清开灵注射液可抑制白细胞的黏附，减少白细胞的渗出，缓解过度的炎症反应与免疫应答。动物实验结果显示，清开灵注射液可抑制免疫细胞的增殖活化，增强红细胞对免疫复合物的清除能力，进而抑制肾小球肾炎大鼠肾脏的炎症免疫反应。在蛋白脂质蛋白139-151（PLP139-151）诱发的小鼠自身免疫性脑脊髓炎实验模型中，清开灵注射液可抑制PLP139-151诱导的淋巴结细胞增殖反应及干扰素γ的分泌，发挥减轻炎症作用。

清开灵注射液能增加小白鼠腹腔巨噬细胞吞噬百分率和吞噬指数，且巨噬细胞的胞体显著扩大，细胞质空泡增加，被吞噬细胞的棘红细胞数量较多，且呈各级不同的消化状态。对大鼠蛋清性关节肿胀均有显著的抑制作用。一般在给药后1.0～4.0小时（致炎后0.5～4.0小时）作用显著，对二甲苯所致的小白鼠耳郭炎症有显著作用，证明清开灵注射液对血管通透性增加期的炎症亦有显著抑制作用。清开灵注射液能明显提高小鼠腹腔巨噬细胞吞噬率和吞噬指数，与正常对照组相比（$P<0.01$），呈现药物量效反应；并证实清开灵注射液能增加大鼠腹腔多形核白细胞（PMN）H_2O_2量的释放，随着清开灵注射液浓度的增加，PMN释放H_2O_2量也随之增加，呈现药物浓度依赖关系。这些资料表明，清开灵注射液不仅能提高吞噬能力，而且能增加细胞内氧化杀菌能力，发挥防御病原物的侵入，保持机体的稳定性，提高机体免疫功能。

3. 解热作用 清开灵注射液对内毒素性和内生致热原性发热模型家兔呈显著解热效应。实验证明，清开灵注射液主要通过抑制内生致热原（下丘脑白细胞介素）、中枢发热介质（下丘脑及脑脊液中环磷酸腺苷）的生成，促进解热物质（腹中隔区精氨酸加压素）的释放发挥体温调节作用。清开灵注射液与西药联合应用治疗小儿外感发热效果显著，具有以下特点：①有双重抗炎作用，既可抗菌，又可抗病毒，对上呼吸道感染效果良好；对病毒、细菌所致混合性感染效果也较好。②退热作用明显，效果稳定。③可降低小儿高热惊厥的发生率。④副作用小，临床应用方便。

（三）临床应用及相关研究

清开灵注射液于20世纪70年代末由北京中医学院（现北京中医药大学）研制成功，

1992 年 12 月被国家中医药管理局指定为全国中医医院急诊科（室）首批必备中成药之一，近年来被广泛应用于临床。研究表明，该药的适应证以及药理作用基本与安宫牛黄丸相似，但后来的研究发现，其作用远远超出《温病条辨》安宫牛黄丸因邪热内陷、传入心包之病证范围，可广泛用于临床多个系统的几十种疾病。

清开灵注射液抗病毒的基本作用机制正是扶正祛邪或祛邪扶正。虽然每味中药组成成分比较复杂，中药方剂作用机制也更为复杂，但其抗病毒途径主要有两条：直接灭活或抑制病毒和通过诱生干扰素或调节人体免疫功能而间接抗病毒。因对多种病毒都有抑制作用，近几年已被广泛应用于多种病毒感染性疾病。

有研究发现，清开灵注射液能明显提高小鼠腹腔巨噬细胞吞噬率和吞噬指数，呈现药物量效反应；并证实清开灵注射液能增加大鼠腹腔多形核白细胞（PMN）H_2O_2 量的释放，随着清开灵注射液浓度的增加，PMN 释放 H_2O_2 量也随之增加，呈现药物浓度依赖关系。这些资料表明，清开灵注射液不仅能提高吞噬能力，而且能增加细胞内氧化杀菌能力，从而防御病原微生物的侵入，保持机体的稳定性，提高机体免疫功能；对兔和人的 T 淋巴细胞有丝分裂反应均有明显的抑制作用，且有浓度依赖性，但当药物增加到一定浓度时，这种抑制作用不再增加或不再明显增加，说明清开灵注射液可能是一种强有力的 T 细胞抑制剂，这可能是临床治疗肝炎和葡萄膜炎等免疫性炎症疾患的重要药理机制之一；对大鼠蛋清性关节肿胀和二甲苯所致的小鼠耳郭炎症有显著抑制作用，证明清开灵注射液对血管通透性增加期的炎症亦有显著的抑制作用；能抑制多形核白细胞、淋巴细胞与人脐静脉内皮细胞的黏附，从而减少白细胞的渗出，缓解过度的炎症反应与免疫应答；降低实验性肾炎大鼠肾皮质细胞 NF-κB 的活性，减少 IL-2，IL-6 和 TNF-α 的表达，进而抑制肾脏的炎症性免疫反应；有效治疗小鼠的实验性自身免疫性脑脊髓炎，其机制可能与抑制抗原刺激的淋巴细胞增殖、降低促炎细胞因子如 IFN-γ 的释放和趋化因子的表达等作用相关。这些研究都表明了清开灵注射液在体内的免疫抑制效应及其作用机制。注射用清开灵冻干粉具有解热、抗炎的作用，具有中医上清热药的特征。其解热、抗炎的药效作用可能与其组方药黄芩、栀子、牛黄、金银花及板蓝根有关。其解热机制可能是通过抑制内生致热原 IL-1β 的生成，从而降低下丘脑发热介质 cAMP 的含量。

上呼吸道是人体和外界相连的通道，是病毒侵袭人体的主要途径，像流感病毒、感冒病毒都是通过这条通道感染人体的。而清开灵注射液恰恰就是作用于上呼吸道。实验研究已证实，清开灵注射液对呼吸道病毒具有明显的抑制和杀灭作用。临床应用显示，清开灵注射液治疗病毒性咽炎在退热、咽痛、咳嗽消失、咽充血消失时间上明显短于利巴韦林组，对治疗急性病毒性咽炎疗效确切、无明显毒副作用，可避免或减少抗生素的使用。作为推荐治疗急性病毒性咽炎的首选药物，清开灵注射液在小儿病毒性疾病得到广泛临床应用。周慧贞以清开灵注射液静脉滴注，配合中药内服治疗手足口病，结果有效率为 100%；认为清开灵注射液疗效显著，病程缩短，无明显毒副反应，患儿较易接受。

清开灵注射液疗效好、临床应用前景广阔，但复方中究竟哪些化学成分决定了其药理效应，这个谜团一直困扰着医药界。目前，大多数基础性的研究均属于拆方研究，不能反映复方中药物成分在体内的真实情况。如能将复方效应与复方成分的体内变化结合起来研究，对效应物质基础的研究将更深入、更符合临床实际应用情况。清开灵注射液主要的功效就是清热解毒，即抗病毒、细菌，退热消炎的药理作用；同时还有提高人体免疫防御能力的作用。因此，它可以有效预防病毒对人体的感染和对抗病毒对人体的侵害。

七、射干抗病毒注射液

（一）组成、功用主治

组方中包括射干、金银花、佩兰、茵陈、柴胡、蒲公英、板蓝根、大青叶。其主要成分射干为鸢尾科植物射干 *Belamcanda chinensis*（L.）DC. 的根茎，在《本草纲目》中又名野萱花、扁竹，始载于《神农本草经》，列为下品，为常用中药，收载于《中华人民共和国药典》。味苦辛，性寒，有毒，归肺肝经。具清热解毒、祛痰利咽、消瘤散结之功，可治疗咽喉肿痛、痰壅咳喘和痈肿疮毒等。射干抗病毒注射液为疗效显著的抗病毒抗菌消炎药，用于上呼吸道感染、流行性腮腺炎、带状疱疹和急性病毒性肝炎等疾病，以及治疗流行性出血热早期病症。

射干含丰富的异黄酮，有清热解毒、利咽消痰的功效，具有明显的抗炎抗病毒作用，在该方中为君药；金银花为忍冬科植物忍冬、红腺忍冬、山银花或毛花柱忍冬的干燥花蕾或带初开的花，苦、涩，寒，归肺肝脾经，主要含挥发油、黄酮、有机酸类物质，具有清热解毒、凉散风热、生血止血、生发乌发的功效；柴胡为伞形科植物柴胡狭叶柴胡的干燥根，苦、微寒，归肝胆经，主要含挥发油、皂苷、黄酮类物质，具有和解表里、疏肝、升阳的功效；蒲公英为菊科植物蒲公英、碱地蒲公英或同属数种植物的干燥全草，苦、甘，寒，归肝胃经，主要含胡萝卜素、三萜、植物甾醇、倍半萜内酯、香豆素、黄酮、有机酸类物质，具清热解毒、消肿散结、利尿通淋之功；板蓝根为十字花科植物菘蓝的干燥根，大青叶为其干燥叶，两者性味苦寒，归心胃经，主要含氨基酸、靛蓝、靛玉红，落蓝苷、腺苷、尿苷、鸟苷等核苷类物质，具有清热解毒、凉血利咽消斑的功效；佩兰为菊科植物佩兰的干燥地上部分，辛平，归脾胃肺经，主要含挥发油，具有芳香化湿、醒脾开胃、发表解暑的功效；茵陈为菊科植物滨蒿或茵陈蒿的干燥地上部分，苦辛微寒，归脾胃肝胆经，含挥发油、香豆素、有机酸等成分，具有清湿热、退黄疸的功效。

射干主要含异黄酮类化合物，此外还含酮类、醌类、酚类、二环三萜类、甾体类化合物及其他微量成分。其中，异黄酮类化合物有鸢尾苷、鸢尾苷元、野鸢尾苷、野鸢尾黄素、次野鸢尾黄素、白射干素、射干苷、甲基尼鸢尾立黄素、二甲基鸢尾黄素、明宁京、鸢尾甲黄素 A、鸢尾甲黄素 B、5- 去甲基次野鸢尾黄素、3′,5,7- 三轻基 -4′,8- 二甲氧基异黄酮、3′,4′,5,7- 四羟基 -8- 甲氧基异黄酮、射干素甲、射干素 B 等。

（二）药理研究

1. 抗炎作用　射干对炎症具有显著的抑制作用，能显著抑制组胺和醋酸所致的小鼠皮肤或腹腔毛细血管通透性的增高及大鼠棉球肉芽组织增生，明显抑制巴豆油致的炎症渗出和增生，能抑制大鼠透明质酸酶性足水肿和甲醛性脚肿胀。所含鸢尾苷和鸢尾苷元在试管中有抗透明质酸酶的作用，能抑制大鼠的透明质酸酶性的水肿。射干醇 A 可抑制 5- 酯氧酶（LO），射干酮 A 则对环氧酶有特异性抑制作用。射干中白黎芦醇和罗布麻宁对 5-LO 和 COX 有较强抑制作用，异丹叶大黄素既可抑制 5-LO，又可拮抗 LTB 受体。在小鼠腹膜巨噬细胞中，鸢尾黄素对 PGE_2 的抑制作用比鸢尾苷强，其中一个机制是鸢尾苷及鸢尾黄素通过抑制巨噬细胞核中酪氨酸酶，使 NF-κB 核易位受到抑制，进而 mRNA 水平上抑制 COX-2 酶活性。

2. 抗微生物和抗病毒作用 药理学研究证明，绿原酸和咖啡酸是射干抗病毒注射液的有效成分，具有抗病毒、抗菌、利胆、止血等药理作用。射干水煎剂对葡萄球菌、链球菌、炭疽杆菌、白喉杆菌、伤寒杆菌、人型结核杆菌均有较强抑制作用。在体外对铜绿假单胞菌具有较强的抑制作用，其最小抑菌浓度（MIC）为 31.25～3.90g/L，MIC_{50} 为 7.81g/L，MIC_{90} 为 15.62g/L；对多重耐药菌株铜绿假单胞菌 P29 抑制作用较强，同时消除其 R 质粒，其中的芒果素对结核杆菌的最小抑菌浓度为 200μg/ml。其乙醇提取物对细菌（人肠杆菌、铜绿假单胞菌、金黄色葡萄球菌、溶血性链球菌等）、真菌的抑菌浓度和抗菌谱明显优于煎剂和水浸剂。对常见致病性皮肤真菌有一定的抑制作用。鸢尾苷元也有抗真菌活性。用于流感和上呼吸道感染，射干 10% 提取液可抑制流感病毒，其 LD_{50} 为 66.78g/L，射干水煎剂或注射液在鸡胚中抑制流感病毒，在组织培养中抑制或延缓流感病毒、副流感病毒、鼻病毒、腺病毒、Cox、埃可病毒、和疱疹病毒所致细胞病变等作用；野鸢尾黄素在组织培养中抗流感病毒、延迟 Cox、埃可病毒引起的细胞病变和具有抗肺炎球菌活性。芒果苷外敷对 2 型单纯疱疹病毒有较强抑制作用。

射干煎剂或浸剂在体外对常见的致病性皮肤真菌有抑制作用。射干水煎剂或注射液在鸡胚中能抑制流感病毒，在组织培养中能抑制或延缓流感病毒、副流感病毒、鼻病毒、腺病毒、Cox、埃可病毒和疱疹病毒的致细胞病变作用。

（三）临床应用及相关研究

实验表明射干抗病毒注射液具有以下作用：

（1）广谱抗病毒作用：对呼吸道感染常见病毒呼吸道合胞病毒、腺病毒、流感病毒、副流感病毒等可有效抑制，抑制病毒所致的细胞病变。

（2）广谱抗菌作用：对引起肺炎常见病原菌肺炎链球菌、金黄色葡萄球菌、流感嗜血杆菌有明显抑制作用。

（3）解热、镇痛作用：该针剂中的成分柴胡皂苷和柴胡苷元对中枢神经系统有明显的抑制作用，同时还有良好的镇静、安定、镇痛、止咳等作用。

（4）免疫调节作用：可通过促进淋巴细胞的分泌，上调小鼠免疫功能。

（5）抗炎作用：能明显抑制炎性渗出，降低毛细血管通透性，抑制肉芽组织增生，抑制水肿。

临床观察显示，射干抗病毒注射液联合利巴韦林颗粒治疗手足口病取得很好疗效，与单独应用利巴韦林相比，在热退时间及疱疹消失时间上有明显差异。射干抗病毒注射液中的射干、板蓝根、金银花、大青叶具有清热解毒利咽作用；佩兰、茵陈、柴胡具有和解退热作用。药理学研究证明，绿原酸和咖啡酸是射干抗病毒注射液的有效成分，具有抗病毒、抗菌、利胆、止血等药理作用。与利巴韦林二者联合应用治疗手足口病疗程短、退热迅速、效果显著、无耐药性，副作用少，目前尚未出现毒副反应，不失为一种安全、有效的治疗方法。

有研究表明，射干抗病毒注射液肌内注射治疗秋季婴幼儿腹泻与利巴韦林静脉注射加思密达口服疗效相当；且疗效强于单纯氨苄青霉素或庆大霉素口服。射干乙醇提取物滴鼻观察病毒致整体小鼠动物感染模型肺质量，表明射干对小鼠流感病毒所致肺炎有抑制发生发展，使其炎症减轻作用；射干乙醇提取物体外细胞培养抗病毒试验表明射干对流感病毒 FMI 株、腺病毒型致细胞病变有抑制作用，对疱疹病毒有一定延迟作用。金秀梅等将 90 例手足口病患儿随机分为治疗组 46 例，对照组 44 例，2 组分别给予相同的基础治疗，治疗组给予射干抗病毒注射液，对照组给予利巴韦林注射液，采用肌内注射 2 次 /d；结果显示，2 组病例均全部治愈，治疗组与对照组比较，发热持续时间、疱疹消退时间、总病程时间方面比较，治疗组明显优于对照组（$P<0.01$），未见不良反应发生，提示射干抗病毒注射液治疗手足口病有效安全。

八、莪术油注射液

（一）成分、功用主治

莪术油为莪术中提取的挥发油，含有莪术酮、莪术醇、β- 榄香烯、姜黄素、莪术二酮等多种活性成分，具有抗病毒、抗肿瘤、改善微循环等功能。中医理论认为，莪术辛苦，温，归肝、脾经，具行气破血、消积止痛之功效。

（二）药理研究

温莪术挥发油试管内可抑制金黄色葡萄球菌、β 溶血性链球菌、大肠杆菌、伤寒杆菌、霍乱弧菌等的生长。有研究者用莪术油注射液治疗上呼吸道感染，用单克隆抗体桥联酶标试剂盒测定病原主要有 Ad7、Ad3、柯萨奇病毒 B 组、流感病毒 A、副流感病毒、呼吸道合胞病毒，结果显示在退热时间，症状消除时间等项指标上，莪术油组明显优于对照组（利巴韦林加青霉素），且差异有统计学意义。

莪术油可抑制猪细小病毒（PPV），其作用机制可能为：与病毒细胞作用后，一定程度上阻止 PPV 病毒受体与细胞受体的结合，延迟或阻断病毒吸附于细胞表面，阻止了病毒的吸附和侵入，病毒先侵染细胞后添加药物，药物对细胞内的病毒也起一定的抑制作用，抑制病毒在细胞内的穿入、脱壳、核酸复制、装配释放等复制过程抑制了病毒的生物合成及成熟释放；其具体作用机制还有待于进行蛋白质谱等研究验证。莪术油对 PPV 的抑制从 PK-15 细胞有无 CPE 或 CPE 轻重程度来分析，莪术油对 PPV 具有明显阻断和抑制作用，但杀灭作用不明显。其阻断作用优于抑制作用，原因在于莪术油的有效成分进入细胞后，影响细胞内某种基因的表达，抑制了病毒在细胞内的穿入、脱壳、核酸复制、装配释放等复制过程，从而发挥抗病毒作用；而其直接杀灭作用即对病毒的吸附过程的影响较小，析其原因，细小病毒具有较广泛的组织嗜性，细小病毒本身又是一种自主复制型病毒，其本身结构不足以作为药物作用的靶点。究竟其作用机制如何还有待于进一步研究。

（三）临床应用及相关研究

莪术油注射液具有高效、低毒的特点且对多种疾病有效，特别是对病毒性呼吸系统疾病效果明显。莪术油葡萄糖注射液作为抗病毒药已收入中国药典，是莪术油应用较广泛的一种剂型。有研究报道，莪术油葡萄糖注射液治疗病毒性肺炎，以利巴韦林为对照；结果表明，2 组在退热时间、喘憋和咳嗽消失均有明显差异，莪术油治疗组明显优于利巴韦林组。莪术油葡萄糖注射液治疗病毒性呼吸系统疾病疗效是肯定的。

莪术油中含有莪术醇，药理研究对入侵细胞和病毒有抑制、灭活作用，具有良好的抗病毒、抗炎、抗菌等功效。对多种儿科病毒性感染均有很好疗效。利用 Meta 方法分析莪术油注射液的临床疗效，结果显示，莪术油注射液治疗手足口等疾病的有效率明显高于对照组。在不同年龄分组中，莪术油注射液组治疗 5 岁及以下年龄组有效率明显高于对照组。在 3 种临床诊断疾病中，莪术油注射液治疗疱疹性咽峡炎和手足口病的有效率均明显高于对照组。手足口病的典型皮疹表现为斑丘疹、丘疹、疱疹，可表现为大疱样改变，伴疼痛及痒感。莪术油可能对 Cox 也有抑制作用。另外，莪术油有活血化瘀、消肿止痛的功效，能有效减轻口腔溃疡的疼痛，促进皮疹及口腔溃疡部位的血液循环，加速皮疹和溃疡面的愈合。因莪术油有抑制病毒作用，病程早期应用可以抑制病毒的复制，防止病毒的播散，减少对心肌的损害。多项临床研究结果均表明，应用莪术油注射液联合利巴韦林治疗手足口病的疗效优于单用利巴韦林，作用迅速，可以明显改善手足口病的主要症状。莪术有活血化瘀止痛退热作用，可以迅速退热、缓解口腔痛、促进口腔愈合和皮疹消退，从而有效地缩短退热时间、皮疹消退时间、口腔愈合时间和住院时间，减少继发感染的机会。莪术油注射液为乳浊液型注射液，滴速较快时，短时间内较多的莪术油乳液颗粒阻塞毛细血管，会引起不良反应，因此，临床应用时应严格控制滴速，并尽可能较少与其他药物合用。

中药静脉注射剂的研制与开发大大提高了手足口病患儿临床治疗的依从性和疗效，但近年来有关中药静脉注射剂不良反应报道较为多见，尤其是复方成分的注射剂，其形成的原因较为复杂；其次，有些药物说明书中缺乏幼儿使用剂量的规定，文献报道的使用剂量是临床医师根据常用药物剂量折算而来，这就为临床进一步广泛推广使用带来了潜在的风险。因此，提高中药静脉注射剂型的质量标准与安全性，降低药物不良反应发生率，开展幼儿安全使用剂量的研究，开展幼儿量效关系的研究等诸多方面工作，是需要今后认真思考与解决的。

第四节 组方药物分析

一、组方用药频次

有人统计了 71 个治疗方剂，其中经验方 59 个，经典方 12 个。从所组成的药物分析来看，多采取用清热解毒、利湿透疹、芳香辟浊、凉血止痒等治法。本资料总结的方剂共有药物 110 味（表 15-1），按出现频次，依次为金银花 76 次、连翘 66 次、甘草 58 次、板蓝根 40 次、黄芩 39 次、蝉蜕 35 次、石膏 31 次、生地黄 29 次、薏苡仁 29 次、薄荷 26 次、藿香 26 次、竹叶 25、栀子 25 次、大青叶 24 次、黄连 23 次、牛蒡子 20 次、紫草 17 次、滑石 17 次、牡丹皮 16 次、赤芍 16 次、玄参 15 次、防风 14 次、荆芥 13 次、知母 12 次、桔梗 11 次、芦根 11 次、野菊花 10 次、淡竹叶 10 次、灯心草 9 次、蒲公英 9 次、葛根 8 次、通草 8 次、木通 7 次、升麻 7 次、紫花地丁 6 次、黄柏 6 次、白术 5 次、苍术 5 次、半夏 5 次、茅根 5 次、青蒿 5 次、车前子 5 次、白鲜皮 5 次、蚤休 5 次、淡豆豉 5 次、佩兰 5 次、茵陈 5 次等，随证组合成方，其中多以清热解毒之类的药物作为方中君药，同时还含一些透疹凉营的药。

表 15-1　治疗手足口病中药出现频次一览表

药名	次数	比例 /%	药名	次数	比例 /%
金银花	76	75.24	升麻	7	6.93
连翘	66	65.35	紫花地丁	6	5.94
甘草	58	57.43	黄柏	6	5.94
板蓝根	40	39.60	白术	5	4.95
黄芩	39	38.61	苍术	5	4.95
蝉蜕	35	34.65	半夏	5	4.95
石膏	31	30.69	白茅根	5	4.95
生地黄	29	28.71	青蒿	5	4.95
薏苡仁	29	28.71	车前子	5	4.95
薄荷	26	25.74	白鲜皮	5	4.95
藿香	26	25.74	蚤休	5	4.95
竹叶	25	24.75	淡豆豉	5	4.95
栀子	25	24.75	佩兰	5	4.95
大青叶	24	23.76	茵陈	5	4.95
黄连	23	22.77	杏仁	4	3.96
牛蒡子	20	19.80	水牛角	4	3.96
紫草	17	16.83	柴胡	4	3.96
滑石	17	16.83	六一散	4	3.96
牡丹皮	16	15.86	山药	3	2.97
赤芍	16	15.86	土茯苓	3	2.97
玄参	15	14.85	苦参	3	2.97
防风	14	13.86	地肤子	3	2.97
荆芥	13	12.87	白豆蔻	3	2.97
知母	12	11.88	大黄	3	2.97
桔梗	11	10.89	厚朴	3	2.97
芦根	11	10.89	桑叶	2	1.98
野菊花	10	9.9	麦冬	2	1.98
淡竹叶	10	9.9	焦三仙	2	1.98
灯心草	9	8.91	鸡苏散	2	1.98
蒲公英	9	8.91	僵蚕	2	1.98
葛根	8	7.92	羚羊角	2	1.98
通草	8	7.92	浮萍	2	1.98
木通	7	6.93	贯众	2	1.98

续表

药名	次数	比例 /%	药名	次数	比例 /%
山豆根	2	1.98	豆豉	1	0.99
泽泻	2	1.98	紫荆皮	1	0.99
牛膝	2	1.98	侧柏叶	1	0.99
枳实	1	0.99	木贼草	1	0.99
射干	1	0.99	牵牛子	1	0.99
天花粉	1	0.99	玉蝴蝶	1	0.99
玉泉散	1	0.99	菊花	1	0.99
碧玉散	1	0.99	乳香	1	0.99
黛蛤散	1	0.99	没药	1	0.99
白薇	1	0.99	苇根	1	0.99
白蔹	1	0.99	夏枯草	1	0.99
卤地菊	1	0.99	赤茯苓	1	0.99
萆薢	1	0.99	瓜蒌皮	1	0.99
白芷	1	0.99	浙贝母	1	0.99
人工牛黄	1	0.99	黄芪	1	0.99
枳壳	1	0.99	马勃	1	0.99
朱砂	1	0.99	黑豆	1	0.99
冰片	1	0.99	绿豆	1	0.99
羌活	1	0.99	赤小豆	1	0.99
白花蛇舌草	1	0.99	当归	1	0.99
珍珠母	1	0.99	青黛	1	0.99
决明子	1	0.99	延胡索	1	0.99

而现代药理研究表明，这类药大多具有抗菌、抗病毒、增强机体免疫功能的作用。用药 5 次以下的药物有杏仁 4 次、水牛角 4 次、柴胡 4 次、六一散 4 次、山药 3 次、土茯苓 3 次、苦参 3 次、地肤子 3 次、白豆蔻 3 次、大黄 3 次、厚朴 3 次、桑叶 2 次、麦冬 2 次、焦三仙 2 次、鸡苏散 2 次、僵蚕 2 次、羚羊角 2 次、浮萍 2 次、贯众 2 次、山豆根 2 次、泽泻 2 次、牛膝 2 次。用药只出现 1 次的有枳实、青黛、延胡索、当归、马勃、射干、天花粉、玉泉散、碧玉散、黛蛤散、白薇、白蔹、卤地菊、萆薢、白芷、人工牛黄、枳壳、朱砂、冰片、羌活、白花蛇舌草、珍珠母、决明子、豆豉、紫荆皮、侧柏叶、木贼草、牵牛子、玉蝴蝶、菊花、乳香、没药、苇根、夏枯草、赤茯苓、瓜蒌皮、浙贝母、黑豆、绿豆、赤小豆。在对所用的 110 味药物进行分析归类（表 15-2）：清热类药物最多含有 48 味，其中清热解毒药含 16 味，清热燥湿药含 6 味，清热泻火药含 14 味，清热凉血药含 9 味，清虚热药含 2 味，清热类散剂 1 个；解表药含 16 味，其中发散风寒药含 4 味，发散风热含 12 味；祛湿类药物含 20 味，其中化

湿药含5味，利水渗湿药含11味，化湿类散剂有4个；补益药5味，其中补气健脾的有4味，补阴1味；止咳平喘药含5味；平肝息风药含5味；理血药含5味；理气药2味；泻下药有2味；安神药1味；消食类散剂1个。用药5次以上（包含5次）的药物，清热类药物有25味：金银花、连翘、板蓝根、野菊花、蒲公英、紫花地丁、重楼、石膏、竹叶、栀子、大青叶、知母、芦根、淡竹叶、黄芩、黄连、黄柏、白鲜皮、生地黄、紫草、牡丹皮、赤芍、玄参、白茅根、青蒿；解表类药物有8味：防风、荆芥、蝉蜕、薄荷、牛蒡子、葛根、升麻、淡豆豉；祛湿类药物有10味：藿香、苍术、佩兰、薏苡仁、滑石、灯心草、通草、木通、车前子、茵陈；补益类2味：甘草、白术；止咳平喘2味：桔梗、半夏。从上可知清热类药、解表类药和祛湿类药物是占比例最大的药物与使用最多的药物，其中用药5次以上（包含5次）以

表15-2　治疗手足口病110种中药分类一览表

清热类（48）	清热解毒（16）	金银花、连翘、板蓝根、野菊花、蒲公英、紫花地丁、重楼、贯众、山豆根、射干、白蔹、白花蛇舌草、马勃、青黛、绿豆、土茯苓
	清热泻火（14）	石膏、竹叶、栀子、大青叶、知母、芦根、淡竹叶、天花粉、夏枯草、玉蝴蝶、苇根、决明子、卤地菊
	清热燥湿（6）	黄芩、黄连、黄柏、白鲜皮、苦参、紫荆皮
	清热凉血（9）	生地、紫草、丹皮、赤芍、玄参、白茅根、水牛角、赤茯苓、侧柏叶
	清虚热（2）	青蒿、白薇
	清热散剂（1）	黛蛤散
解表类（16）	发散风寒（4）	防风、荆芥、白芷、羌活
	发散风热（12）	蝉蜕、薄荷、牛蒡子、淡豆豉、葛根、升麻、浮萍、柴胡、桑叶、菊花、豆豉、木贼
祛湿类（20）	化湿药（5）	藿香、苍术、佩兰、白豆蔻、草薢
	利水渗湿（11）	薏苡仁、滑石、灯心草、通草、木通、车前子、茵陈、地肤子、泽泻、赤小豆、厚朴
	化湿散剂（4）	鸡苏散、玉泉散、碧玉散、六一散
补益类（5）	补气健脾（4）	甘草、白术、山药、黄芪
	补阴药（1）	黑豆
止咳平喘（5）		桔梗、半夏、杏仁、瓜蒌皮、浙贝母
平肝息风（5）		僵蚕、羚羊角、牛黄、冰片、珍珠母
理血（5）		牛膝、延胡索、当归、乳香、没药
理气（2）		枳实、枳壳
泻下（2）		牵牛子、大黄
安神（1）		朱砂
消食散剂（1）		焦三仙

清热解毒、清热泻火、清热燥湿、清热凉血、发散风热、化湿与利水渗湿药用得最多。以上各药可随证组合成方，以清解为主，解表透疹与化湿为辅，符合温热病出疹性疾病的治则。同时根据临床上的应用发现很多著名的古方在手足口病的防治中具有良好的疗效，如银翘散、甘露消毒丹、清瘟败毒饮、导赤散、清热泻脾散等温病名方或儿科名方，体现出中医从古至今在面对类似的疫病是具有显著疗效，并且具有十分强大的生命力和实用性的。

二、药物类别分析

抗病毒感染的单味中药大多为清热解毒药，具有抑制病毒增殖或灭活、阻止病毒吸附细胞的作用。研究表明，中药通过直接和间接两种途径而发挥抗病毒作用。直接抗病毒是侵入前阻止吸附，细胞内抑制增殖和抗病毒蛋白表达以及再感染；间接抗病毒是对机体免疫系统的调节。

（一）抗病毒中药分类

根据临床实践和现代中药药理研究可将抗病毒中药分为两大类：

1. 能直接灭活或抑制病毒的中药又称直接抑制病毒中药 主要是阻断病毒繁殖过程中的某一个环节，达到抗病毒感染的目的。如黄柏、虎杖、蚕沙、贯众、鱼腥草等对鸭乙型肝炎病毒有抑制作用；大青叶、黄芩、金银花、板蓝根等对呼吸道病毒，连翘、黄连、黄柏对肠道病毒，板蓝根、大青叶等对虫媒病毒均有明显的抵抗作用。大黄醇提取液中蒽醌类对病毒具有直接的杀灭作用。中药抗病毒活性成分中的黄酮类，多糖及其衍生物（如硫酸多糖、乙酰化多糖、碘化多糖等）、三萜类化合物及其衍生物（如甘草甜素衍生物）、生物碱及苷类等，都是阻止病毒颗粒对宿主细胞的吸附过程，而发挥抗病毒作用的。

2. 通过诱生干扰素或促进人体免疫功能而达到抗病毒作用的中药 称间接抑制病毒中药，而某些药物在抗病毒的同时，极易损害宿主细胞。因此，最佳的抗病毒药物应该是既能有效抑制病毒生存、繁殖，又不损害宿主细胞。干扰素虽具这一特性，但在机体正常细胞内分泌极少，很难分离纯化。据资料报道，能够诱发淋巴细胞产生干扰素的中药大致可以分为3类：

（1）祛邪类：如抗戾散、小柴胡汤等。

（2）扶正类：如黄芪、党参、六味地黄丸等。

（3）扶正祛邪类：如玉屏风散、防感合剂等。其中尤以人参、黄芪、枸杞子、冬虫夏草诱生干扰素的能力为强。

（二）中药抗病毒临床疗效优势

1. 祛邪不伤正 抗病毒中药除了直接杀灭病毒、抑制病毒复制外，还能有效阻止病毒感染，并能双向调节人体免疫系统，通过免疫细胞识别和吞噬病毒，这是抗病毒西药所无法比拟的。

2. 广谱抗病毒 抗病毒中药一般都具有较广泛的抗病毒作用，如大青叶、板蓝根、射干、金银花、牛蒡子等中药能够抑制多种病毒。这种广谱抗病毒作用，使抗病毒中药对于一些机制不明的感染性疾病有其自身的优势，中药只是通过“祛邪”“扶正”抑杀病毒，提高机体免疫力，即可全方位对抗病毒等病原微生物，从而达到治疗目的。

3. 其他 抗病毒中药还具有疗效稳定、不良反应较小以及不易产生耐药性、不促使病毒变异等优点，而且药源丰富，价格低廉。总之，抗病毒中药以其独特的疗效优势，在治疗病毒性疾病中发挥着不可替代的作用，抗病毒中药将拥有巨大的市场和广阔的开发前景。

综上所述，经过许多医药科研人员长期的研究和探索，中医药在治疗病毒性传染病上已取得了很大的突破与进展，但同时仍存在诸多问题与不足。如药物的有效成分不明确、机体内具体的药物代谢过程不清晰、抗病毒作用机制不明确、临床疗效不确切、制剂质量不稳定、临床辨证和疗效判断标准不统一等多种问题，仍在困扰和束缚中药在临床中的广泛应用。随着病毒性疾病的日益增多，给人类公共卫生带来越来越大的危害，人们对抗病毒、杀病毒药物的需求愈来愈强烈。尽管实验已经显示出许多中药的抗病毒作用，但实际应用于临床的却寥寥无几。因此，将实验室抗病毒研究与临床结合起来，进一步检验中药抗病毒的可靠性，并以现代医药研究手段早日明确中药抗病毒的作用部位和成分，以便筛选研制出高效、特效的中药抗病毒制剂是当今迫切需要解决的问题。目前大量的实验研究集中在药物筛选，而对药物有效成分、机制方面的研究不多。今后应加强中药抗病毒作用机制以及有效成分的研究，同时还应加强中成药抗病毒现代剂型的研制，加强注射液剂型不良反应的监管以及制剂改了，进一步促进中医药更好地应用于手足口病等病毒性疾病防治。

（过建春　李春青　荀运浩　包剑锋）

参考文献

1. 赵国平，戴慎，陈仁寿．中药大辞典[M]. 2版．上海：上海科学技术出版社，2006.
2. 沈映君．中药药理学[M]. 北京：人民卫生出版社，2006.
3. 马丽，李作孝．白芍总苷的免疫调节功能及其临床应用[J]. 中国实验方剂学杂志，2010，16(17)：244-246.
4. 于习民．银花白芍饮对乙肝病毒的灭活试验[J]. 中国中医药科技，1998，5(5)：331.
5. 杨建昕，李峰，李娜，等．板蓝根抗病毒活性成分研究进展[J]. 辽宁中医药大学学报，2016，18(7)：141-143.
6. 邓九零，陶玉龙，何玉琼，等．板蓝根抗流感病毒活性成分及其作用机制研究进展[J]. 中国中药杂志，2021，46(8)：2029-2036.
7. 黄远，李菁，徐科一，等．板蓝根抗流感病毒有效成分研究进展[J]. 中国现代应用药学，2019，36(20)：2618-2623.
8. 申元英，杨占秋，刘建军，等．大黄在体内抗柯萨奇病毒B3的实验研究[J]. 中国病毒学，2001，16(1)：85-87.
9. 雷湘，陈科力，杨占秋，等．大黄素配伍对柯萨奇病毒B3感染小鼠的病毒抑制作用研究[J]. 中药药理与临床，2019，35(1)：121-126.
10. 徐霞，李凌，丛江．中药大黄抗病毒研究概况[J]. 中国药师，2005，8(1)：70-72.
11. 陈冉，王婷婷，李开铃，等．免疫调节抗病毒中药的特性与应用[J]. 中草药，2020，51(6)：1412-1426.
12. 蒋茂明．小柴胡汤加味治疗急性病毒性心肌炎的疗效观察[J]. 世界最新医学信息文摘，2015，15(35)：1-14.
13. Kant NM，Agrawal AS，Bose S，et al. Antiviral activity of baicalin against influenza virus H1N1-pdm09 is due to modulation of NS1-mediated cellular innate immune responses[J]. J Antimicrob Chemother，2014，69(5)：1298-310.

14. Li X，Liu Yn，Wu T，et al. The antiviral effect of baicalin on enterovirus 71 in vitro[J]. Viruses，2015，7（8）：4756-4771.

15. 刘玮炜，蒋凯俊，邵仲柏，等．黄芩苷抗病毒药理作用研究进展 [J]．徐州工程学院学报：自然科学版，2020，35（4）：13-17.

16. 张明发，沈雅琴．苦参碱类生物碱抗病毒的临床药理作用研究进展 [J]．抗感染药学，2018，15（2）：185-191.

17. 玄延花，曹春花，曹东铉，等．苦参碱对体外培养小鼠心肌细胞感染柯萨奇 B3 病毒的影响 [J]．中国中医药科技，2000，7（2）：90.

18. Yuanyuan Zhang，Haiyan Zhu，Guan Ye. Antiviral effects of sophoridine against coxsackievirus B3 and its pharmacokinetics in rats[J]. Life Sciences，2006，78（17）：1998-2005.

19. Cinatl J，Morgenstern B，Bauer G，et al. Glycyrrhizin，an active component of liquorice roots，and replication of SARS-associated coronavirus[J]. Lancet，2003，361（9374）：2045-2046.

20. 杨秀伟．甘草酸的抗病毒作用 [J]．中国现代中药，2020，22（4）：533-541.

21. 徐强，刘虹，胡思源，等．抗病毒口服液治疗小儿手足口病肺脾湿热证的随机对照、多中心临床研究 [J]．药物评价研究，2019，42（5）：973-978.

22. 许明利，胡思源，林侃侃，等．抗病毒口服液治疗手足口病的研究进展 [J]．中国药物经济学，2020，15（1）：125-128.

23. 张运谋．抗病毒口服液治疗口腔溃疡临床观察 [J]．药物与临床，2011，18（3）：54-57.

24. 刘晓帆，张艳，王宇翎．抗病毒口服液在鸡胚内的抗病毒作用研究 [J]．安徽医药，2004，8（4）：249-250.

25. 魁艳凤．小儿化毒散治疗小儿手足口病口腔溃疡 67 例疗效观察 [J]．齐齐哈尔医学院学报，2011，32（1）：89.

26. 徐泽合，时青．双黄连口服液（儿童型）联合干扰素 α1b 治疗小儿手足口病的临床观察 [J]．中国药物评价，2018，35（4）：292-294.

27. 沈汶，蒋卓霖，吴雨晴，等．基于网络药理学探究银黄药对抗病毒作用机制 [J]．中成药，2020，42（5）：1329-1333.

28. 于莹，张功，韩涛，等．清热解毒类中药口服液治疗手足口病的网状 Meta 分析 [J]．中国中医基础医学杂志，2020，26（11）：1665-1670.

29. 荣潇，李刚，段建飞，等．蒲地蓝消炎口服液对小儿手足口病免疫功能及炎性因子的影响 [J]．中华中医药学刊，2019，37（3）：714-717.

30. 徐英莉，郭姗姗，崔晓兰，等．基于网络药理学和分子对接技术探讨小儿热速清口服液治疗手足口病的物质基础及作用机制 [J]．中国中药杂志，2020，45（23）：5745-5752.

31. 于梦琦，张婉乔，王成祥，等．基于 Meta 分析的热毒宁注射液联合利巴韦林治疗小儿手足口病有效性和安全性评价 [J]．药物流行病学杂志，2020，29（2）：97-104.

32. 徐巧，黄列平，李艳华，等．热毒宁对不同病毒分型手足口病儿童临床疗效及免疫功能的影响 [J]．浙江中西医结合杂志，2016，26（9）：832-835.

33. 潘明明，蔡剑雄，王怡婷，等．炎琥宁注射液治疗手足口病疗效评价的 Meta 分析 [J]．中国实验方剂学杂志，2015，21（14）：209-215.

34. 梁锦枝，罗钦宏，方乙生，等．痰热清注射液治疗手足口病疗效评价的 Meta 分析 [J]．中国循证医学杂志，2013，13（12）：1446-1454.

35. 国家药典委员会编．国家药品标准：第一册 [M]．北京：化学工业出版社，2002.

36. 苗明三，李振国. 现代实用中药质量控制技术 [M]. 北京：人民卫生出版社，2000.

37. 金秀梅，王立忠，王立杰. 射干抗病毒注射液治疗小儿手足口病疗效观察 [J]. 中国现代医药杂志，2008，10（4）：107.

38. 马秋月，景文展，刘珏，等. 莪术油注射液治疗手足口病效果与安全性 Meta 分析 [J]. 国际病毒学杂志，2019，26（1）：54-59.

39. 张国梁，李泽庚，尚莉丽，等. 手足口病中医药防治实践回顾性分析（二）[J]. 中医药临床杂志，2011，23（10）：917-925.

第十六章

中医预防与调护

第一节　治未病

“治未病”是中医最具原创性的健康理念，它体现了中医学先进、超前的医学思想，其理论在中医发展史上绵延已久，各代医家对此学说均有阐述。治未病理论出现于《黄帝内经》。举例来说，《素问•四气调神大论》云：“是故圣人不治已病治未病。不治已乱治未乱，此之谓也。夫病已成而后药之，乱已成而后治之，譬犹渴而穿井，斗而铸锥，不亦晚乎？”这句话提出了“治未病”的思想，阐明了“治未病”的重要性。《灵枢•逆顺》载：“上工刺其未生者也，其次刺其未盛者也，其次刺其已衰者也……故曰，上工治未病不治已病，此之谓也。”这也就是“未病先防”的理念。《素问•刺热》载：“肝热病者，左颊先赤；心热病者，颜先赤；脾热病者，鼻先赤；肺热病者，右颊先赤；肾热病者，颐先赤。病虽未发，见赤色者刺之，名曰治未病。”这里的“治未病”是“既病防变”的意思，即及时截断病邪，阻止疾病传变。总而言之，中国传统医学中的“治未病”理论一般指“未病先防，既病防变，病后防复”。即“未病先防，治在未病之先”，平时注重养生保健，防止病邪入侵；“既病防变，治在发病之初”，即生病以后，及时治疗，防止疾病加重；“病后防复，治在反复之前”，即病愈后注意调理，防止疾病复发。因此，就手足口病而言，中医治未病学术思想也应该包括上述三方面的主要内容。

治未病路径

（一）中医危险因素的研究

古代医籍中无手足口病之病名，从其传染性、流行性和严重性的特点来分析，可将其归属于中医学“风温”“湿温”“春温”“疫疹”“浸淫疮”“时疫”等范畴。如《素问•六元正纪大论》所载“初之气，地气迁，风胜乃摇，寒乃去，候乃大温，草木早荣。寒来不杀，温病乃起，其病气怫于上，血溢目赤，咳逆头痛，血崩，胁满，肤腠中疮”，认为本病的起病与气候反常与骤变密切相关，温邪时疫由口鼻进入体内，出现咳嗽、头痛及疮疡等症状。宋代钱乙《小儿药证直诀•疮疹候》载有“小儿在胎十月，食五脏血秽，生下则其毒当出，故疮疹之状，皆五脏之液”以及“并疮疹证，此天行之病也”，叙述了疮疹的出现受先天因素的影响，并具有一定的传染性。宋代杨士瀛《仁斋直指方论•瘾疹风论》所载“风气挟热，起于腠理，皮肤不肿不疼，发为瘙痒，谓之瘾疹，此风热之浮浅者也。其亦有寒、暑、湿之气行焉。风热在表，天时炎暄而燥气乘之，则为赤疹；风热在表，天时寒凉而冷气折之，则为白疹”，说明瘾疹、疮疹由风热之邪，郁于腠理所致，又兼有寒、暑、湿之气的影响。元代曾世荣《活幼心书·疮疹》指出此类疾病的发生，主要是“因其血热在里，再遇六淫侵袭，两相攻击，自内而形于外”所致，又指出“疹毒乃天行气运变迁之使然，亦随天地乖戾之气而受病，故曰时气”，更加明确了“血热在里”，再加上外感时邪疫毒，内外因素共同作用，是导致疮疹性疾病发生的主要病因病机。明代王肯堂《证治准绳·幼科》指出小儿疮疹“痘之始发，有因伤风伤寒而得者，有因时气传染而得者，有因伤食呕吐而得者，有跌扑惊恐蓄血而得者”，指出疮疹的病因有外感风寒、时气传染、伤食呕吐、跌仆惊恐等。又，《证治准绳·疮疡》所载“小儿时毒，因感四时不正之气，致鼻面耳项或咽喉赤肿，寒热头痛，甚者恍惚不宁，咽喉闭塞，状如伤寒，五七日间亦能杀人”，指出本病的发病特点为“状如伤寒”，具有较强的传染性与危害性。清代叶桂《温热论·辨斑疹》所载“春夏之间，湿病俱发斑疹为甚”，提出发疹性疾病与外感湿邪有关。清代陈复正《幼幼集成·口疮证治》也认为小儿“心脾积热，熏蒸于上”，而致“满口生疮”。小儿为纯阳之体，素体内热偏盛，又多食厚味，脾胃积热，再加风热之邪，由肌表侵入，内应于脾胃而发病。清代高秉钧《疡科心得集·辨口疮口糜论》所载“夫口疮与口糜者，乃心脾气滞，更外感风热所致。初起不可便用凉药敷掺，恐寒凝不散，内溃奔走，久而难愈”，指出口疮的形成多由“心脾气滞”，更“感受风热”所致，并对治疗提出注意事项。

中医各医家虽尚未统一该病的病因病机，但基本观点均为外感手足口病时邪疫毒，内伤湿热，致肺气失宣，宣降失调，发为内热，湿热内蕴，熏蒸于外。本病多发于夏秋季节，为湿热当令之时，而小儿为纯阳之体，内热偏盛，湿热疫毒侵入，首先袭肺，肺气失宣，卫阳被遏，则症见发热、咳嗽；脾失健运，胃失和降，则症见纳差、呕吐。邪毒内郁，熏蒸肌表，则症见手足肌肤、口咽部疱疹、溃疡。感邪较重或素体虚弱，热毒内盛伤及营血，则症见身热持续，疱疹稠密，甚至波及臀部。若邪毒内陷，耗伤气阴，则可出现神昏、抽搐甚或心阳欲脱等危重之症。小儿脏腑娇嫩，成而未全，全而未壮，稚阴稚阳，易虚易实，易寒易热。故临床上本病以实证、热证居多，若病情进一步发展，也可表现为虚证或虚实夹杂之证。

（二）有关危险因素的现代研究

魏东泓通过走访的方式选取长葛市 5 所幼儿园 150 例手足口病（HFMD）患儿（2017 年 6 月—2019 年 6 月），并选取同期健康幼儿 92 例为对照组，采用描述性流行病学研究方法进行统计分析，调查幼儿园 HFMD 疫情的流行病学、消毒情况。分析结果表明，幼儿园 HFMD 发病具有明显季节性，多集中于 5—6 月，好发于 4～5 岁男孩。偶尔或经常咬手指、幼儿园消毒不合格是 HFMD 发病的独立危险因素，应结合上述危险因素，加强幼托机构 HFMD 防控工作，建立幼儿园消毒监督机制，加大幼儿园消毒硬软件设施投入力度，帮助幼儿养成良好生活方式。

赵玉秋等从安徽省手足口病患病率 2015—2017 年排名均在前十位和后十位的县（区）中选取 5 岁以下手足口病儿童和同一村庄或小区、年龄相差小于 6 个月的未患病儿童为研究对象。采用自行设计的问卷收集儿童的基本信息、家庭和行为相关信息，5 岁以下儿童手足口病患病与儿童饭前便后洗手频率、平时身体健康状况和常规疫苗接种情况密切相关。

邵丽丽、王艳艳等收集整理河北省昌黎县 2016 年 2 月—2018 年 3 月 HFMD 监测资料，采用描述性流行病学方法分析 HFMD 流行特征。结果表明，河北省昌黎县 HFMD 呈散发分布，男性、4 岁以下、家里通风条件差、饭前便后少洗手、室内无消毒或少消毒、家长缺乏手足口病知识为 HFMD 重复发病的独立危险因素，为提高预防与控制效果，应重点关注 4 岁以下男性儿童，并加强疫苗接种以及监护人健康教育工作。

关倩雅等对广东省医院内儿科门诊、输液区、接种门诊等儿童密集区域的外环境进行涂抹采样，用实时定量荧光 PCR 检测人肠道病毒等手足口病感染常见分型。结果表明，儿童暴露于医院内，存在交叉感染手足口病的风险，而在就诊高峰时段，挂号机、分诊登记台、候诊椅、厕所接触式水龙头、诊室及注射接种台都检测出肠道病毒，其中污染最严重的是诊室内诊台，因此针对诊室内物表增加消毒频次，能够降低手足口病的传播风险。鉴于暴露于接种门诊的儿童大部分为手足口病的高发易感年龄段（5 岁以下）儿童，独立设置的预防接种门诊能大大降低儿童暴露于手足口病感染的风险。

（三）实施路径

手足口病的预防原则是尽量避免有关的危险因素，实施原则简述如下。

1. 个人预防

（1）患儿家长应当通过各种正规渠道了解手足口病有关知识。以便尽早发现疾病，及时送患儿到医院治疗。

（2）注意搞好个人卫生，让孩子养成饭前便后、外出后用肥皂或洗手液洗手的习惯，禁饮生水、吃生冷食物，避免接触患病儿童。

（3）定期使用消毒液，对患儿所居住的房间和有关物品进行消毒，特别是幼儿的奶瓶、奶嘴、玩具等。注重患儿粪便及排泄物的消毒，可使用 3% 漂白粉澄清液浸泡，衣物置太阳光下暴晒。

（4）保证患儿皮肤清洁，定期修剪小儿患者的指甲，以免皮疹被抓破；及时处理疱疹和流出的液体，防止疱疹溃烂感染正常皮肤；所穿衣物应当及时更换。

（5）本病流行期间，家长尽量避免带孩子去人群聚集的公共场所，注意保持家庭环境卫生，居室要保持通风。

（6）居家治疗的儿童，注意与其他易感人群隔离措施。轻症患儿一般不必住院，宜居家治疗、休息，以减少交叉感染。日常注重清淡饮食，建议少食多餐。

2. 托幼机构及小学等集体单位的预防控制措施

（1）建立晨检制度，发现可疑患儿时，要采取及时送诊、居家休息的措施；应该对密切接触患儿者隔离观察 7～10 大，并对患儿所用的物品立即进行消毒处理。

（2）本病流行期间，教室和宿舍等场所要保持良好的通风，每日对玩具、个人卫生用具、餐具等物品及时进行消毒。

（3）进行清扫或消毒工作时，工作人员应戴手套，清洗工作结束后应立即洗手，尤其注意门把手、楼梯扶手、桌面等物体表面进行擦拭消毒。

（4）患儿增多时，要及时向卫生和教育部门报告。根据疫情控制需要，教育和卫生部门可决定采取托幼机构或小学放假措施。

（5）印刷相关宣传品，加大宣传及全民教育力度，进一步加强手足口病相关知识的普及，加强提高人们对手足口病的辨识力。

3. 医疗机构的预防控制措施

(1) 医院加强预检分诊制度，规范分诊导流路径，设置清晰的门诊导向牌，引导发热患儿和发热出疹患儿分别到发热门诊和手足口病诊室就诊，严格管控门诊候诊区域，避免人员聚集。

(2) 落实诊室及病房通风和消毒措施。每日通风2～3次，每次不少于30分钟。使用紫外线灯照射或采用循环风式空气消毒机进行空气消毒，每日不少于1次。

(3) 加强环境和污物消毒处理，对发热门诊、儿科门诊、儿科病房、手足口病诊室、手足口病病房、预防接种门诊等桌椅、门墙、地面与扶手等表面采用含有效氯500mg/L消毒剂溶液擦拭或喷洒消毒，对卫生间或被患儿粪便、疱疹液等污染的物体表面、地面和墙壁用含有效氯1 000mg/L消毒剂溶液擦拭或喷洒消毒。

(4) 要在儿童就诊量大的科室摆放手消液等消毒用品，发放手足口病防控的科普材料，充分利用宣传栏、健康告知书、面对面教育等方式，加强手足口病防治知识宣传，提高儿童监护人落实个人防控责任，增强防病意识，养成良好卫生行为，推广疫苗接种。

(5) 强调医务人员注意手卫生，诊疗、护理患儿前后均进行消毒，防止交叉感染，诊疗、护理患儿过程中所使用的非一次性的仪器、物品等要擦拭消毒。患儿的呼吸道分泌物和粪便及其污染的物品要按规定进行消毒处理。

第二节　中药预防

“预防”的理念在中医古典文献中多以“养生”的形式出现，这种理念早就刻在古人的日常生活中。《丹溪心法》云：“与其救疗于有疾之后，不若摄养于无疾之先，盖疾成而后药者，徒劳而已。”但随着社会经济发展，生活节奏的加快，社会、工作、家庭的压力加大，人们渐渐忽视预防的重要性，把治愈疾病当成评估身体是否健康的关键所在。因此，很有必要纠正轻视预防的错误倾向，并使人们懂得，药物的作用不仅限于治疗，也可用于预防。中医认为“正气存内，邪不可干”，说明人体疾病发生的根本原因就在于肌体正气的盛衰。强调以提高正气抗病能力为主的摄生观点，主张通过顺时调养、饮食调养、精神调养、药物调养、针灸调养和运动调养等摄生措施。发挥预防药物保养和维护正气，强壮体质，以预防疾病的发生。

一、概述

预防药物是指为预防疾病，控制疾病的流行，于一定范围内，对可能感染温邪的人群投用药物以防止温病的发生。临床试验证明，中药预防手足口病具有非常好的生津化湿、清热解毒、提高抵抗力，且副作用较少等作用。在预防手足口病的过程中，中药多采用以“清热化湿”之药性为根本，辅以固护胃气，以“正气存内，邪不可干”为预防手足口病的出发点，结合患儿自身的体质，所在地区的气候环境特点，选择相应的药物。《中医药防治手足口病临床技术指南(2009年版)》提出在手足口病流行期间素有内热的患儿可用白菊花、生甘草、生山楂加冰糖泡水饮用；而素有脾胃虚弱者用生薏苡仁、白扁豆加冰糖适量，煮粥调服。随着中医药事业的发展，中医药对本病的研究不断获得满意的成果，在诊疗工作中体现出越来越多的优势，并积累了许多有效的经验。众医家认为本病以邪犯肺脾、湿热熏蒸及气阴亏虚、余邪留恋证多见，故治疗多以清热泻火、化湿解毒为主，兼顾养阴益气；中成药、中医特色疗法以前述治法为原则，随证加减，灵活运用，多有增益。中医提出"中气实者，其病必微"，所以儿童要合理休息和运动，使身体处于一种平和状态，并且尤为注意的是素有脾胃积热的婴幼儿要少食肥甘厚味，饮食宜清淡，宜服用梨汁、苹果汁、西瓜汁、荸荠汁等，不宜食用辛辣食物，不宜食用发物，以防脾胃积热加重而更易罹患此病。

二、常用方药

现将临床常用的预防手足口病的药物及方药列举如下：

张立峰在预防手足口病时，提出可使用红景天。《本草纲目》提出以红景天"煎水浴小儿，去烦热惊气，风疹恶痒，小儿丹毒及发热"。根据现代研究，红景天有"有促进 T 细胞功能，进而促进细胞免"的功效。因此，可选用红景天来预防手足口病。

袁莉用金银花 6g、大青叶 6g、绵茵陈 15g、生薏苡仁 10g、生甘草 3g，水煎服，1 日分 2 次服用，连续 5～7 天，预防手足口病。本方具有清热解毒，健脾化湿之功。以上为 3～6 岁剂量，3 岁以内婴幼儿可减量服用，6 岁以上者可加量服用。但体虚，容易腹泻的小儿不宜使用。

陈华认为，预防手足口病可将金银花、茵陈、生薏苡仁、大青叶（即板蓝根的叶子）、甘草等放入水中，煮开后 20 分钟倒出，当茶饮用。三五天即可，但体虚、容易腹泻的小儿不宜使用。对于口内长疱疹、有溃疡、口气臭的孩子，除了上方之外，还可用灯心花、藿香、生石膏、防风、淡竹叶煎水饮用，可清心火。对于食欲不振的小儿，还可在灯心花方中增加麦芽以开胃。如果小儿手足出现疱疹，则可采用外洗法，用野菊花、紫草、地肤子、苦参等煮沸，冷却至适中温度时浸泡手足，以起到清热、化湿、凉血的作用。

顾植山对于疫疹的中医预防提倡使用近乎食疗的预防方，如元代《世医得效方》中的"三豆汤"（又名"扁鹊三豆饮"），用赤小豆、黑大豆、绿豆、甘草，得到后世许多医家的论证。

《浙江省中医药防治手足口病技术指导方案（试行）》建议：

（1）无密切接触史者：①白菊花 6g，金银花 6g，生甘草 3g，沸水 200ml 冲泡，可加适量冰糖，代茶饮。②生薏苡仁 10g，白扁豆 10g，绿豆 10g，煮粥食用。③佩戴中药香囊：藿香、艾叶、肉桂、山柰等各等量。将处方中各味药作洁净处理，去除杂质，置入烘箱 60℃下干燥后，在洁净区内将药材混合粉碎至 100 目以上，有条件者粉碎至 1 000 目，将粉碎的药粉包装成 4g/ 袋，再制成香囊袋剂，每天佩戴胸前，晚上睡觉时放置枕边。④儿童中药口腔喷雾法：金银花 6g，贯众 6g，板蓝根 10g，白茅根 10g，生甘草 3g，薄荷 3g。

（2）有密切接触史者：金银花 6g，贯众 6g，藿香 6g，生甘草 3g。3～6 岁儿童每日 2 次，每次 20～30ml；6 岁以上儿童每日 2 次，每次 30～50ml；3 岁儿童以下酌减。

（3）另以中药熏香剂熏蒸法：藿香 10g，艾叶 10g，石菖蒲 10g，佩兰 10g。也可起到芳香化浊辟秽，清热利湿解毒等预防效果。

《安徽省中医药防治手足口病临床技术方案（试行）》给出的组方为：

（1）金银花 6g，芦根 10g，淡竹叶 3g，生甘草 3g。适用对象：3 岁以内婴幼儿可减量服用；3～6 岁可服用本剂量；6 岁以上者可加量服用，连续服用 7～10 天。

（2）食补方：①竹叶粥：竹叶 20 片，灯心 10 根，扁豆 15g，滑石 6g。用法：加少许糖，煎饮用。②荷叶粥的组方即为鲜荷叶 2 张、白米 50g，荷叶切碎，煮粥食用。

（3）双花防毒饮：金银花 10g，野菊花 10g，蚤休 15g，茯苓 10g，甘草 3g。以上药加水 300ml，浸泡 30 分钟，以武火（大火）煎煮沸腾，改用文火（小火）煎煮 15 分钟，煎成药液 150ml。每日 1 剂，药液分 2～3 次服，连续服用 7～10 天。3 岁以下婴幼儿可减量服用。

在预防手足口病方面，除“洗净手，喝开水、吃熟食、勤通风、晒衣被”等预防措施外，可以煎服含金银花、板蓝根、生甘草等成分的中药药方或饮用具有清热解毒、生津化湿、调脾助运功效的中药冲剂。中医学“未病先防”的理念与手足口病的预防需要相契合，并且中药具有价格低廉、副作用小的特点，因此应该积极推行切实有效的中医预防手足口病的措施，可降低该疾病的发病率，维护广大儿童的健康成长。

三、小儿的体质与疾病的防治

中医体质学说体现在中医学的各个学说中，王琦等主编的《中医体质学说》把这些理论加以总结和发展，形成了中医学的体质学说。对于临床防护与辨证论治有着重大意义。对于小儿而言，体质则更为特殊：一方面，小儿身体处于快速生长生殖发育阶段，一旦患病，疾病的发生发展则会快速传变；另一方面，小儿“稚阴稚阳”，脏腑娇嫩形气未充，故易受邪气侵袭。对于同为小儿而言，也可因先天禀赋、后天养护、药食等因素造成个体差异，不同的体质决定了机体的功能状态会有所不同，对于外界刺激的反应性、亲和性、耐受性也就不同。故中医体质学说可加强临床对于小儿体质的了解，在临床工作中亦可以针对不同体质做出正确防治，甚至可以达到事半功倍之效。再结合手足口病的危险因素及其病原学特点，我们提出的防治原则如下：

（一）未病先防要因质制宜

1. 先天禀赋 先天禀赋在小儿的生长生殖发育过程中占有极其重要的地位。《景岳全书·传忠录》曰：“以人之禀赋言，则先天强厚者多寿，先天薄弱者多夭”。一方面，胚胎是由母体孕育，其生长生殖营养所需均依靠母体的供给。因此母亲的体能、营养、精神状态均会直接影响胎儿的生长生殖发育。如《格致余论》说：“儿之在腹与母同体，得热则热，得寒俱寒，病则俱病，安则俱安。”《景岳全书·小儿则》言：“母多火者，子必有火病；母多寒者，子必有寒病；母之脾肾不足者，子亦如之。”以此可以看出，母亲身体寒热病安与否会直接影响小儿的体质。这也可以为同为小儿，体质却各不相同作出解释。如《诸病源候论·漆疮候》对漆过敏有如下论述：“漆有毒，人有禀性畏漆，但见漆便中其毒……也有性自耐者，终日浇煮，竟不为害也。”另一方面，胚胎是由精子卵子相结合而成，其结合初期的体质好坏与否取决于父母双方。故男女若想孕育胎儿，必先调护好自身、修身养性，以确保胎儿体质的良好。如《女科正宗·广嗣总论》说：“男精壮，而女经调，有子之道也。”

2. 喂养得当 对于小儿而言，脾胃娇嫩、肾气未充，心肺脾胃肾的形态功能均未完善，故若后天喂养不当、饮食失节，则较易损伤脾胃，从而引起心血不足、肺气亏虚、脾胃虚弱、肾气不固，进而影响小儿体质。如《灵枢·逆顺肥瘦》曰：“婴儿者，其肉脆血气少弱。”《育婴家秘》曰：“血气未充……肠胃脆弱……神气怯弱。”《诸病源候论·脾病候》曰：

“脾气不足……后泄食不化，呕逆，腹胀肠鸣，是为脾气之虚也。”又言之，小儿身体处于快速生长生殖发育阶段，需消耗大量营养，但小儿神志未清，语言未明，不能准确了解自身所需以及准确表达自身所需，故往往容易食之过多，造成脾胃受累严重，加之本就娇嫩，故会导致脾胃虚弱，影响小儿体质。如《素问·痹论》说：“饮食自倍，肠胃乃伤。”故对于小儿饮食方面，家长需特别注意。一方面纠正其挑食偏食等，对于食物需先质软后逐渐坚硬、先单一后逐渐多样化、少盐易消化，提倡每日 1 杯牛奶、自然饮食、均衡膳食，在一日三餐之外，可适当加以乳类、营养点心等物；另一方面，家人吃饭需围坐一桌，不看电视、手机等，为小儿提供良好的进食环境与氛围；最后一点儿为重要，家长需注意饮食的干净整洁，培养小儿做到饭前洗手等良好习惯。

3. 环境适宜 对于地理位置，如《医学源流论·五方异治论》亦有类似论述：“人察天地之气以生，故其气随地而不同，西北之人气深而厚……东南之人气浮而薄。”由此可看出地理位置不同，造就的小儿体质特点亦会不同；对于地域环境而言，如在岭南特殊气候环境下气候潮湿，故湿邪较盛。小儿脾胃虚弱，加之外湿引动，常湿邪蕴结，郁而化热，故易见痰湿与湿热体。在东部寒地气候寒冷，小儿肺气不足，多易感受外寒，又因小儿纯阳之体，易于化热；且寒地饮食多以肥甘浓咸为主，易于酿生湿热；对于家庭环境而言，一个在和睦温馨的家庭氛围、积极乐观的生活方式中成长的小儿与一个在吵闹打骂分居的家庭氛围、消极倦怠的生活方式中成长的小儿，两者的生理、心理素质绝对是存在差别的，自身调节亦会受到严重影响。故家长一方面需因地制宜地制订小儿饮食，积极努力地为小儿营造一个乐观、积极、温馨的生活环境；另一方面，家长需培养小儿梳理自身不良情绪的能力，培养其乐观自信的心态，以一个强大的心理面对来自各种途径的消极面。

4. 慎用医药 小儿脏腑疏薄，气血未定，成而未全，全而未壮，易触外邪而致病。用药要慎重，有毒、性味猛烈的药味尽量不用或少用；苦寒之品慎用。《温病条辨·解儿难》云：“其用药也，稍呆则滞，稍重则伤，稍不对证则莫知其乡，捉风捕影，转救转剧，转去转远。”由此可看出，医药因素在小儿体质特点的形成中亦有不容忽视的作用。而对于很多家长，在面对小儿生病时，均是自己根据经验给小儿用药，时间一长，病情不见好转或者已经恶化才就医，因此耽误小儿病情，甚则损伤小儿体质。临床上由于诊疗不当，或用药过于温燥，形成阴虚内热的体质；或用药过于苦寒，形成阳虚内寒的体质。许多疾病及其用药日久也可以改变小儿的体质，如厌食、反复感冒、肥胖、腹泻等，治疗不当，经常可见小儿体质越来越差；此外，如抗生素的滥用、白血病患儿化疗、肾病患儿长期用糖皮质激素等，导致小儿体内菌群失调，免疫力低下，从而影响小儿体质特点。

小儿的体质特点是决定手足口病发病与否的关键所在，因而临床医务工作者在小儿保育及疾病的诊疗上一定要重视小儿各阶段的体质特点，有针对性地防护，方可减少疾病的发生。

另外，当代医家朱锦善提出：“小儿处于生长发育阶段，可塑性很大，掌握了小儿的体质类型，就可针对其成因，做好保健调理，以起到转化和调整体质类型的作用，使不正常体质逐渐趋于正常，最终达到提高免疫力，减少疾病发生的目的。”可见，家长及有关监护人员的日常调护也是十分重要的。

（二）已病防变需切中要义

古代医籍中无手足口病之病名，古人从本病的传染性、流行性和严重性的特点来分析，认为其应属于中医学“温病”范畴。早于隋唐时期的医家就认为本病与心密切相关，本病的主要病因病机为正气不足、气候反常与骤变、感受温邪、戾气，经脉瘀阻。宋金元时期，医家对温病、疮疹等发病的病位及特点有了更具体的认识，将先天因素“胎毒”纳入到发病病因中去，并指出本病具有一定的传染性，认为内有血热加外感风热，兼有寒、暑、湿之气，或时邪疫毒等，内外因素共同影响，是本病发生的最终原因。明清时期，医家指出本病病位在于脾胃，具有较强的传染性，本病的病因病机为感受温热、湿热之邪气，或脏腑积热而致，并把经络理论与情志因素纳入其中。至现代医家整理得出本病正气不足，湿热内蕴为本病发生的内在病理基础；气候骤变，时邪疫毒盛行，或感受风、热、湿邪等是发生本病的重要外在条件。故临床诊治过程中，需内外结合，补虚、卸热、解表三者有机结合，方能更好论治本病。

对于手足口病早期治疗，《中医药防治手足口病临床技术指南》强调“婴幼儿系稚阴稚阳之体，感受疫毒后，病情变化迅速，宜早发现，早治疗，防变证”。现代医学对于手足口病的防治主要是从控制传染源、切断传播途径、保护易感人群三方面入手。①控制传染源：一旦有一人发病，迅速将其隔离，专门诊治，直至痊愈后才能解除隔离。②切断传播途径：手足口病主要通过呼吸道、接触传播，因此发病人员需佩戴口罩、穿隔离衣，与之接触人员亦需如此。③保护易感人群：在社区、托幼机构、小学等场所进行手足口病预防知识普及，倡导建立良好的卫生习惯；加强手足口病疫情的监测，对托幼机构和小学等重点单位要加强晨检，以尽早尽快发现病例。但手足口病的预防控制难度较高主要是源于多种致病原和隐性感染率高的特点，故其较易发生传变，成为重型手足口病患者。

重型手足口病患儿主要表现为发病 1～5 天左右出现脑干脑炎、脑脊髓炎、脑膜炎、神经源性肺水肿、循环障碍等并发症。极少数病例病情危重，可致死亡。另一方面，危重症手足口病可能的危险因素有：①血糖升高：许多研究发现血糖 >8.3mmol/L 为手足口病合并神经源性肺水肿的危险因素；②心动过速、血压升高：危重症手足口病早期脑干受损，导致调节中枢受损，交感神经兴奋，引起儿茶酚胺大量释放，导致心率增快、血压升高；③肠道病毒 71（EV71）感染：EV71 是危重症手足口病的主要病原体之一；④不典型皮疹；⑤持续高热：体温≥39℃，持续时间≥3 天；⑥白细胞计数升高：手足口病病原体感染，其血常规改变以白细胞计数升高、中性粒细胞比率升高为主；⑦手足口病基因多态性：基因的多态性决定了手足口病患儿的转归。

一旦患儿手足口病转为重型，需立刻制订治疗方案，积极予以治疗。《圣济总录》记载：“论曰：口疮者，由心脾有热，气冲上焦，熏发口舌，故作疮也，又有胃气弱，谷气少，虚阳上发而为口疮者，不可执一而论，当求所受之本也。治热毒发动，口疮心烦躁，玄参煎方。”有部分中医学者主张，本病可分为心脾积热、湿热交阻 2 个证型，前者可以采取清心泻火燥湿之法，选择黄连泻心汤加减治疗；后者则可以采取调理脾胃、清热止泻之法，选择采用甘草泻心汤加减治疗。此外，还有研究人员认为可以采用泻黄散联合病毒唑片剂能够获得较好的治疗效果。另一方面，目前西医对于该病主要是采取抗病毒对症支持治疗：对于出现高热的患儿可以采取物理降温或药物降温等措施；对于并发心肌炎的患儿则采取糖皮质激素治疗，同时给予抗菌药物预防继发性细菌感染；对于并发脑膜炎的患儿则可以给予脱水剂以及糖皮质激素治疗，必要时加入呼吸中枢兴奋剂和镇静剂。目前该病的抗病毒治疗主要是使用利巴韦林，该药物是一种广谱抗病毒药物，能够有效阻断肌苷酸转变为鸟苷酸，从而抑制病毒核酸合成，有助于抑制病毒合成。利巴韦林气雾剂的研发使得患儿对其治疗依从性有效提高，能够提高局部药物浓度，并且避免口服、静脉用药引起的消化道反应，具有疗效高且安全性高的优势，是中西医结合治疗中的常用西药。

临床治疗者们也采取了许许多多的措施用以早期干预，以求在手足口病的轻症时期及时有效地阻断疾病的进展。例如石庆生主张临床上密切监测血压、血糖、血常规、心率、呼吸、胸片、心肌酶谱，及时抽取脑脊液化验，及时发现异常。发现异常后及时予以抗病毒、保护心血管、糖皮质激素冲击、控制血糖、降低颅内压等一系列措施，必要时行无创通气甚至机械通气，方能阻止病情进一步发展，降低病死率。

第三节 生活调护

《淮南子》曰："良医者，常治无病之病，故无病；圣人者，常治无患之患，故无患也。"这些朴素的防患于未然的思想，便是"治未病"思想的萌芽。中医"治未病"之说源于《黄帝内经》中的《素问·四气调神大论》，即"上工治未病，不治已病，此之谓也"。其主要内涵为未病先防，既病防变，愈后防复。其是指采取预防或治疗手段防止疾病发生、发展的方法，是中医防治疾病的理论基础和准则。中医儿科"治未病"则是在继承《黄帝内经》"治未病"核心理论，结合儿童生理、病理特点的基础上，经过历代医家不断的实践总结，逐渐发展出的指导儿科临床疾病防治的方法。而小儿的生长发育尚未成熟，处于"脏腑娇嫩，形气未充"的阶段，肺脾肾三脏常不足，而心肝又常有余，易感于外邪，易伤于乳食，易带有先天疾患，因此小儿发病容易，传变迅速，正如钱乙在《小儿药证直诀》中所言"脏腑娇嫩，易虚易实，易寒易热"。同时，小儿又具有"脏气清灵易于康复"的特点，故虽易病，但亦易趋康复，可塑性较强。故可言小儿较成人具有"易病易复"的特点，基于这一特点，"治未病"在小儿临床应用中的重要性更加突出，且有效性也可能更优于成人。王亚君等根据小儿体质特点，将小儿体质分为均衡型、肺脾气虚型、脾虚湿盛型、心肝火旺型、脾胃伏火型、阴虚型、肝肾亏虚型、特禀型，体质相异则调护随之有变，现简述如下。

一、目标体质

1. 均衡型

总体特征：阴阳之气血调和，以目光有神、面色红润、精力充沛及其体态匀称等为主要临床特征。

形体特征：体形健硕匀称。

常见表现：目光炯炯有神，发质稠密有光泽，肤色、唇色红润，鼻色润泽，嗅觉通畅，精力充沛，不易疲劳，可耐受寒热，睡眠质量良好，胃纳可，二便正常，淡红舌，薄白苔，脉按之和缓有力。

心理特征：性格随和且开朗。

发病倾向：平素较少患病。

对外界环境的适应能力：对社会环境及外界自然环境均有较强的适应力。

此类小儿一般无需特意调养，也无需服用药物，保证小儿机体各项功能处于最佳状态，增强抗病能力。

2. 肺脾气虚型

总体特征：元气不足，以自汗、气短、疲劳、纳呆、反复上呼吸道感染等气虚为主要临床特征。

形体特征：肌肉松软而不实。

常见表现：平素声音低弱，气短懒言，且易疲劳，精神不振，易于出汗，舌淡红，舌边有齿痕，脉按之弱。

心理特征：性格常内向，不喜欢冒险。

发病倾向：常易患感冒、内脏下垂等相关疾病；病后则康复相对缓慢。

对外界环境的适应能力：较差，不可耐受寒邪、暑邪、湿邪、风邪等外感邪气。

此类型日常保健可服玉屏风散、四君子丸、异功散之类以健脾益气（不能峻补，易碍脾胃之气），强壮御邪，提高免疫力。适当锻炼和户外活动，避免劳动或激烈运动时出汗受风；不要过于劳作，以免损伤正气，经常敲打足三里，益血补气又健脾。增进食欲，注意饮食调节，宜富于营养，又易消化吸收，不使脾胃负担过重，少吃生冷苦寒、瓜类水果、辛辣燥热之食物。

3. 脾虚湿盛型

总体特征：常痰湿凝聚，以便溏疲劳、少动懒言、体型肥胖、痰多咳嗽、舌苔滑腻等痰湿为主要临床特征。

形体特征：体型偏肥胖，其腹部可见肥满松软。

常见表现：面色淡黄或无华，面部皮肤分泌油脂较多，胸闷，多汗易疲劳，多肥胖，多痰，易便溏，喜食肥甘厚腻，口多甜或黏腻，苔腻，脉按之多滑。

心理特征：性情多稳重、沉稳、温和且易忍耐。

发病倾向：易患水肿、泄泻、消渴等疾病。

对外界环境的适应能力：对梅雨季节及湿重环境适应能力差。

平时保健要加强户外活动、适当出汗为宜，使自身功能逐渐活跃起来；注意保暖，湿得温则行，遇寒则凝。不宜在潮湿的环境里久留，阴雨季节水湿难于在体内运化，应避免湿邪的侵袭。可常服健脾化湿之剂，如异功散、六君子丸之类。少食滋腻难化之食物及水分过多之食物。

4. 心肝火旺型

总体特征：火邪炽盛，以狂躁、心烦易怒、多动、胸胁胀痛等火旺为主要临床表现。

形体特征：肌肉坚实，体型多偏瘦。

常见表现：平素易心烦易怒，眩晕头痛，胸胁胀痛，口苦咽干，舌质红，舌苔黄，脉按之多弦硬。

心理特征：性格易急躁易怒，情绪波动多较大。

发病倾向：易患情绪障碍、夜惊、多动、性早熟等疾病。

对外界环境的适应能力：对外界精神刺激适应能力较差，不适应高温天气。

此类型日常保健应当注意休息，放松心情，多喝水，给清淡饮食，适当增加维生素，饮食要搭配合理，不能吃辛辣油腻、有刺激性的食物。平时还可以用金银花、莲子心、菊花、决明子等泡水喝，另外还可以做容易降火的饮食，如绿豆汤，还有要给孩子吃草莓、西瓜、银耳、雪梨等等。

5. 脾胃伏火型

总体特征：热邪壅滞，以消谷善饥、脘腹痞满、大便干燥等中焦伏火为主要特征。

形体特征：肌肉偏瘦。

常见表现：平素多食易饥，脘腹痞满胀痛，呕恶嗳气，口渴喜冷饮，便干，口易臭，齿龈多肿痛，舌质红，苔黄厚，脉按之多弦数。

心理特征：性格多急躁抑郁且多忧虑。

发病倾向：易患便秘、消渴、惊厥等疾病。

对外界环境适应能力：对燥热湿浊环境适应能力差。

平时保健根据泻脾胃伏火的原则，可服用泻黄散制剂。同时适当运动，并且饮食宜易于消化，如小米粥、藕粉、蛋汤等，注意保持良好的心态，不要过于疲劳。

6. 阴虚型

总体特征：阴液多亏少，以手足心热、口咽干燥等其他虚热为主要临床特征。

形体特征：体型多偏瘦。

常见表现：口咽干燥，手足心热，鼻衄，干咳，鼻多微干，多喜冷饮，大便干结，舌红，少津，脉按之多细数。

心理特征：性格易急躁，活泼，好动，多外向。

发病倾向：易患多动、不寐、性早熟及虚劳等疾病；感受外邪易从热化。

对外界环境的适应能力：多耐冬季不耐夏季；常不耐热邪、暑邪、燥邪等。

平时保健根据滋阴降火的原则，可常服生脉散制剂，以益气育阴，还可适量频服西洋参。同时适当增强营养，饮食宜易于消化，注意避免受寒感冒和过于疲劳。

7. 肝肾亏虚型

总体特征：阴阳两虚，以腰膝酸软疼痛、筋脉失养、心悸不寐等气血精津亏虚为主要特征。

形体特征：肌肉松弛。

常见表现：平素神疲体乏，腰膝酸软，耳鸣眩晕，发育迟缓，运动、智能障碍，小便不利或遗尿，舌体瘦小或淡胖，苔少，脉细弱。

心理特征：性格易惊恐或易烦躁。

发病倾向：易患淋证、癃闭等疾病。

对外界环境适应能力：对外界适应能力较差，容易被时邪所侵，抵抗力弱。

平时保健根据滋补肝肾的原则，可服用六味地黄丸或杞菊地黄丸，还可用枸杞和山药以及粳米一起煮粥食用，有着很好的治疗亏虚的作用。同时，每天要适量运动，因适量运动有补气血的功效，能帮助身体生阴，帮助调节身体阴阳。

8. 特禀型

总体特征：表现为先天失常，多以过敏反应、生理性缺陷为主要临床表现。

形体特征：过敏体质的儿童一般多无特殊体质类型；先天禀赋异常的儿童可能有生理缺陷，亦可能有畸形。

常见表现：过敏体质的儿童常见有鼻塞，咽痒，喷嚏，荨麻疹，哮喘等；有遗传性疾病患儿则有家族性、先天性、垂直遗传等特征；有胎传性疾病的患儿有母体影响胎儿个体生长发育及其他相关疾病的特征。

心理特征：禀质不同则情况各异。

发病倾向：过敏体质的儿童易患荨麻疹、哮喘，以及花粉类、海鲜类和药物过敏等；遗传性疾病如唐氏综合征、血友病等疾病；胎传性疾病如五迟（语迟、齿迟、发迟、行迟、立迟）、五软（口软、肌肉软、手足软、项软、头软）、胎惊、解颅、胎痫等。

对外界环境适应能力：适应能力差，如过敏体质的儿童在易过敏的季节，接触过敏原容易引发宿疾等。

平时保健可服用玉屏风散或消风散，以预防过敏，同时要避免食用各种致敏食物，减少发作机会。饮食宜清淡、均衡、粗细搭配适当，荤素配伍合理。起居应有规律，保持充足睡眠，不要过度劳累。在起居上避免过敏原，保持室内清洁、通风，被褥、床单要经常洗晒，可防止对尘螨过敏。

小儿的体质理论是中医体质学说的重要组成部分，与儿童发病学密切相关。人体生理病理特点及防病保健等方面皆与体质的差异有关。儿童处于生长发育阶段，可塑性很强，总结儿童体质理论，研究小儿体质特点及个体差异，倡导“因质制宜”的儿童保健，将对预防疾病、保证儿童的健康成长、提高人口质量等起着重要作用。所以把握小儿的体质类型是关键，然后就可针对其成因，做好保健调理，以起到转化调整体质类型的作用，使不正常质逐渐趋于正常，最终达到提高机体免疫力，减少疾病发生的目的。纠正体质以后接下来要做的工作就是围绕整体观为中心，顺应四时，合乎万物生长浮沉，养神、养形二者兼具，缺一不可，具体的又可分为情志调护、饮食调护、起居调护。

二、情志调护

情志，即喜、怒、忧、思、悲、恐、惊等 7 种情志变化。人的心理活动，中医学将其统称为情志，它是人在接触和认识客观事物时人体本能的综合反映，七情的正常活动对机体生理功能有着重要的调节作用。情志活动属于人类正常的生理现象，是对外界刺激和体内刺激的保护性反应，正常情志活动有益于身心健康。七情六欲，人皆有之，而任何事物的变化，都有两重性，既能有利于人，也能有害于人。同样，人的情绪、情感的变化，亦是有利有弊的。如《养性延命录》云：“喜怒无常，过之为害。”《素问·经脉别论》曰：“故春秋冬夏，四时阴阳，生病起于过用，此为常也。”若是七种情志变化反应过于强烈则会使人体气机紊乱，情志失调，从而导致情志疾病的产生。所以情志调护也就概括为以下几点：

1. 精神内守 “精神内守”就是要求对精和神，尽量减少流失。在人的生命活动过程中，人的肉体和灵性都在进行着与生俱来的新陈代谢。生命的能量在不断产生，同时，又在不断消耗，流失。耗散得越多越快，则死亡来得越早，寿命随之缩减；反之，则能长寿。

眼视、耳听、鼻嗅、口尝、身触、意会都能消耗。消耗就是向外发散，反之就是内守。《庄子·天地》称："五色乱目，使目不明；五声乱耳，使耳不聪；五臭熏鼻，困惾中颡；五味浊口，使口厉爽；趣舍滑心，使性飞扬。此五者，皆生之害也。"精神内守，就是根据道家（老子、庄子）这个思想来的。《庄子·在宥》云："我守其一，以处其和。"意思是持守浑一的大道又处阴阳二气于和谐的境界。人的心情舒畅，情绪稳定，是脏腑功能正常的有利保证，可见内养心神可以有利于身心健康，提高机体的防病抗病能力。同时家长老师们也应当与孩子多交流、多沟通，树立正确的人生观，保持一颗积极乐观向上的心态，身心兼养，才能减少心身疾病发生的可能。

2. 随其所喜、避之所恶 《素问·阴阳应象大论》云："人有五脏化五气，以生喜怒悲忧恐。"七情是人体对客观外界的反应，若七情太过，则易成为内伤致病因素。如《灵枢·百病始生》告诫人们，忧思伤心，愤怒伤肝，喜怒不节则伤脏。而《黄帝内经》所谓的"和喜怒，养心神"，所强调的是要求人体保持心理平衡，笑是"喜"的表现，喜气平和能神振气畅，营卫舒调，使他们情绪稳定，为孩子创造良好适宜的精神环境，有利于疾病的预防和康复。现代生理学、心理学研究证实，情志活动与直接控制人体生命活动和物质代谢的大脑边缘系统有密切的关系。高兴、欢欣、愉快等积极的情绪能提高整个神经系统的张力，提高脑力、体力、机体的耐受力，使各个器官功能协调一致，增强人的抗病能力。

3. 动以养身，静以养心 俗话讲："动以养身，静以养心。"生命在于运动，一身动，气血通。运动不但使肢体娇健、关节灵活、骨质坚强，还能保持气血的流畅，有助于脏器功能健全、机体平衡。清代颜元指出："养身莫善于习动，夙兴夜寐，振起精神，寻事去做，行之有常，并不困疲，日益精壮。"动，包括走动、活动、运动、劳动等，以动而不疲、动而有序、持之以恒为原则。清静养心，就是要求人体保持心理的平衡。有研究发现，当人的身心都入静之后，人的脏腑、肌肤、心血管、神经等系统都处于松弛状态，这时机体的气血调和、经脉流通，脏腑功能活动有序。所以提倡动静兼修，动静适宜，保持动静协调状态，才能使气血调畅，营卫安和。

三、饮食调护

1. 饮食有节 《黄帝内经》提出"正气存内，邪不可干""邪之所凑，其气必虚"。疾病发生的病因是虚邪贼风，不发生则是因为正气存内，邪不可干。因此，小儿脾胃的调护就是预防常见疾病最为重要的一个方面。明代万全提出"若要小儿安，常受三分饥与寒"。既体现了"治未病"思想，也为我们在日常脾胃的调护中提供了指导意义。"饥，谓节其饮食也；寒，谓适其寒温也。勿令太饱太暖之意，非不食不衣之谬说也。"因此，我们既要使小儿脾胃消磨水谷、布散精气的功能正常，又要让小儿的生长发育得以正常进行。我们要适其寒温，使得脾胃功能在可耐受的寒热刺激下得以充分发挥，从而减少小儿脾胃疾病的发生。并且每天一定要督促孩子用餐，同时要注意定时、定量，这样才能逐渐养成良好的饮食习惯。有了一个规律的饮食习惯以后，胃肠的消化液分泌也就有了规律，能够很好地将食物消化、吸收。不是说孩子想吃多少就给他吃多少，给孩子准备的三餐中一定要适量，如果好吃的就任他吃，很有可能伤及脾胃。因此在给孩子准备食物一定要细心，切勿过多或过少。

2. 饮食因质制宜，谨和五味 《素问·脏气法时论》记述了五脏所食及五味所宜的食味与食品："肝色青，宜食甘。粳米、牛肉、枣、葵皆甘。心色赤，宜食酸。小豆、犬肉、李、韭皆酸。肺色白，宜食苦。麦、羊肉、杏、薤皆苦。脾色黄，宜食咸。大豆、猪肉、栗、藿皆咸。肾色黑，宜食辛。黄黍、鸡肉、桃、葱皆辛。辛散、酸收、甘缓、苦坚、咸软。毒药攻邪。五谷为养，五果为助，五畜为益，五菜为充。气味合而服之，以补精益气。"论述了饮食五味与五脏的补益关系。饮食五味作为人体不可缺少的营养物质，食物之间的搭配是十分重要的，粮食、蔬菜、肉类、果品等为食物的主要组成部分，其中又以粮食为主食，肉类为副食，蔬菜、果品为补充。从现代营养学的观点来说，这种组合规律是非常科学的。如果饮食调养时不注意调节五味，出现五味偏嗜，久之就会导致五脏之间的功能活动失调，进而引起多种疾病的发生。《素问·生气通天论》指出："阴之五宫，伤在五味。"并在《素问·五脏生成》中详细阐述了饮食五味太过会损伤五脏精气、造成五脏功能失调："是故味过于酸，肝气以津，脾气乃绝；味过于咸，大骨气劳，短肌，心气抑；味过于甘，心气喘满，色黑，肾气不衡；味过于苦，脾气不濡，胃气乃厚；味过于辛，筋脉沮弛，精神乃央。""多食咸，则脉凝涩而色变；多食苦，则皮槁而毛拔；多食辛，则筋急而爪枯；多食甘，则骨痛而发落，此五味之所伤也。"饮食偏嗜，尤其是五味偏嗜，扰乱了五脏之气的生克制化关系，伤克五脏，从而出现相应症状，导致疾病的发生。因此，饮食宜清淡，不宜过度嗜咸及肥甘厚味之品，应多食蔬菜、瓜果，健脾开胃，促进食物吸收，从而达到预防疾病的目的。

3. 寒热适宜 中医理论认为，食物除五味外，还有寒、热、温、凉等不同性质。它包含两方面的意义：一是指食物属性的寒热阴阳；二是指饮食入腹时的状况（食物生熟及冷热温度）。四性中、寒与凉、热与温有其共性，只是程度上的不同，温次于热，凉次于寒；而介于寒热之间者则为平性。寒、热、温、凉四性，是与疾病寒、热相对。常见食物中，平性食物居多，温热性食物次之，而寒凉性食物则较少。温热食物多有温经、散寒、助阳、补虚、活血、通络等食疗作用，适合寒证、平素体质偏寒之人，如薏米、荞麦等；寒凉食物多有滋阴、清热、解毒、泻火、凉血等食疗作用，适宜热证、平素体质偏热之人，如糯米、黑米、高粱；平性食物适合于所有体质、寒凉、热性病症的人都可选用，可作为主食长期食用，如大米、小米、玉米、黄豆等。此外，进食时食物的温度也不应过冷过热。当消化道内食物的温度和人体的温度大致相同时，人体中各种消化酶才可以充分发挥作用。温度过高或过低，均不利于食物营养成分的消化和吸收，反而对消化道本身产生一种刺激。

4. 饮食因时、因地制宜 中医学认为，人是自然界中不可分割的一部分，人所从事的生产生活、生长发育也离不开外界的影响，故饮食调护时，应结合气候、地域环境特点。因时制宜是指食物的选择要与气候相适应。人的生理功能随气候的变化而有所改变，古人早就提出"春食凉，夏食寒，秋食温，冬食热"的原则，以顺应四时。春天万物生发，阳气发越，多温病，易患呼吸道感染，宜多食清淡甘凉之品，如萝卜、豆类、水果等。夏天气候炎热多雨，易中暑及患脾胃疾病，宜多食清淡甘寒解暑之品，如绿豆粥、西瓜、荷叶粥等。秋天凉爽干燥，易患咳嗽，宜多食润肺生津之品，如雪梨、百合、杏仁等。冬天气候寒冷，万物收藏，宜多食温养脾肾之品，但小儿为纯阳之体，一般不宜峻补或温补，应选甘润强壮之品，如羊肉、牛肉、鸽肉、鸡肉、核桃、冬菇等。因地制宜是指根据不同的地域配制不同的饮食方案。各地自然环境、生活习惯不同，人的生理活动和病变特点也不同。如感冒一病，在西北地区常用姜葱粥，在东南地区常用桑菊薄荷饮。

四、起居调护

起居调护主要是指起卧作息和日常生活的各个方面建立一定的规律，使其符合自然界和人体的生理常度。人与自然界是统一的整体，人体阴阳气血受日月星辰、四时八节的影响而不断发生周期性变化，从而使人体存在着一定的生命节律。一年四季，寒暑往来，阴阳消长。《素问•四气调神大论》曰："春三月……夜卧早起，被发缓形，广步于庭……夏三月……夜卧早起，无厌于日……秋三月……早卧早起，与鸡俱兴……冬三月……早卧晚起，必待日光。"这是在《黄帝内经》中明确提出的关于四时起居的原则，这样安排是为了顺应阳气的春生、夏长、秋收、冬藏。正所谓"春夏养阳，秋冬养阴"。一日之内随着昼夜晨昏交替，阴阳也会产生消长变化，人体的阳气在白天运行于外，推动着人体的脏腑组织器官进行各种功能活动，所以白天是学习或工作的最佳时机。夜晚人体的阳气内敛而趋向于里，则有利于机体休息以便恢复精力。正所谓"日出而作，日入而息"，这种古老的生活作息方式，恰恰是与自然界阴阳消长的变化规律相适应，也就有益于健康。现代研究也表明，良好的睡眠不仅能消除疲劳，恢复体力，更能保护大脑，恢复精力，增强免疫力，康复机体，除此之外尚能促进生长发育，对于孩子的成长有着举足轻重的作用。平日生活里家长们要保证孩子们的作息时间充裕，睡眠质量良好。尽量保证按时作息，让孩子们得到充分的休息，利于机体各项功能恢复和完善。要顺应四时，忌四时不分，要求室内有适宜的温度，随着气候的变化要注意增减衣服，穿衣戴帽应宽松舒适，透气吸汗，外出活动时更要避免着凉或中暑等。不宜熬夜，更不应昼夜不分，保持良好生活起居习性。

参考文献

1. 齐佳龙，齐昌菊，杨睿，等. 中医治未病理论的古代文献梳理及内涵浅析 [J]. 中医文献杂志，2021，39（1）：34-36.
2. 齐玉立，孔长征，曹宏，等. 历代医家对手足口病病因病机的认识 [J]. 河南中医，2012，37（4）：636-637.
3. 魏东泓. 幼儿园手足口病疫情流行病学及消毒情况调查 [J]. 中国卫生工程学，2021，20（4）：586-587.
4. 赵玉秋，张进，邓舒，等. 安徽省 5 岁以下儿童手足口病患病的家庭和行为因素 [J]. 预防医学，2020，33（7）：693-696.
5. 邵丽丽，王艳艳，王雷，等. 2016—2018 年昌黎县手足口病的流行病学调查及重复发病影响因素分析 [J]. 实用预防医学，2021，28（5）：612-614.
6. 关倩雅，张彦丽，邱宗耀，等. 广东省佛山市南海区公立医院就诊儿童手足口病暴露风险因素分析 [J]. 医学动物防治，2018，34（11）：1097-1099.
7. 李莉，李琳，刘靖靖，等. 中医药防治新生儿喂养不耐受研究概况 [J]. 辽宁中医药大学学报，2019，21（1）：146.
8. 吕凯峰，张伟，陈宏. 小儿体质的中医研究进展 [J]. 安徽中医药大学学报，2020，39（3）：85-86.
9. 齐玉立，孔长征，曹宏，等. 历代医家对手足口病病因病机的认识 [J]. 河南中医，2017，37（4）：636-637.

10. 王亚君，邵海珍，郑风姣，等. 中医小儿体质分类与判定探讨 [J]. 中医研究，2017，30（6）：10-12.
11. 张伟荣，李靖. 浅谈系统生物学与中医体质学的关系 [J]. 中西医结合学报，2006（6）：575-578.
12. 尹巧，张伟，杨蕻. 中医制怒刍议 [J]. 湖南中医杂志，2013，29（11）：110-111.
13. 姚春鹏.《庄子》养生思想探析 [J]. 齐鲁学刊，2012（6）：23-28.
14. 崔庆科，张洁，钱美加，等. "若要小儿安，常受三分饥与寒"与"治未病"思想的一致性 [J]. 中医儿科杂志，2017，13（3）：24-26.
15. 颜德馨. 动以养形，静以养神 [N]. 中国中医药报，2014-03-07（006）.
16. 钱会南.《内经》"生病起于过用"解析 [J]. 中医研究，2002（2）：2-4.
17. 万拯群. 粮食食物的"四性"和"五味"[J]. 黑龙江粮食，2016（2）：53.
18. 熊常初. 浅谈中医起居调摄法 [J]. 湖北中医药大学学报，2014，16（1）：66-68.